本书获得以下项目资助：
中央本级重大增减支项目（2060302）
国家中医药管理局“道地药材目录制定”（GZY-KJS-2018-016-07、GZY-KJS-2019-012）
国家自然科学基金重大项目“中药道地性环境成因”（81891014）
全国中药资源普查（GZY-KJS-2018-004）
国家科技部重点研发计划“中药材生态种植技术研究及应用”（2017YFC1700701）

道地药材标准汇编

上 册

黄璐琦　郭兰萍　詹志来　主编

北京科学技术出版社

图书在版编目（CIP）数据

道地药材标准汇编／黄璐琦，郭兰萍，詹志来主编
.--北京：北京科学技术出版社，2020.1（2025.1 重印）
ISBN 978-7-5714-0558-8

Ⅰ.①道… Ⅱ.①黄… ②郭… ③詹… Ⅲ.①中药材-标准-汇编 Ⅳ.①R282-65

中国版本图书馆 CIP 数据核字（2019）第 242700 号

道地药材标准汇编

主　　编：黄璐琦　郭兰萍　詹志来
责任编辑：侍　伟　李兆弟　白世敬　尤竞爽　王治华　陶　清　陈媞颖　刘　佳　吴　丹
责任校对：贾　荣
责任印制：李　茗
出 版 人：曾庆宇
出版发行：北京科学技术出版社
社　　址：北京西直门南大街 16 号
邮政编码：100035
电话传真：0086-10-66135495（总编室）
0086-10-66113227（发行部）
0086-10-66161952（发行部传真）
电子信箱：bjkj@bjkjpress.com
网　　址：www.bkydw.cn
经　　销：新华书店
印　　刷：北京建宏印刷有限公司
开　　本：889mm×1242mm　1/16
字　　数：2490 千字
印　　张：88.5
版　　次：2020 年 1 月第 1 版
印　　次：2025 年 1 月第 2 次印刷
ISBN 978-7-5714-0558-8/R·2697

定　　价：**680.00 元（全 2 册）**

编写委员会名单

主　　编　黄璐琦　郭兰萍　詹志来

编　　委　（以 * 号标记者为常务编委）（以姓氏笔画为序）

于大庆	于立伟	于武高	万修福*	卫梽强	马　庆	马　玲*
马　蕾	马方励	马东来	马存德*	马临科	马美兰	马常念
马聪吉	马毅平	王　升*	王　丹*	王　巧*	王　乐	王　庆*
王　冰	王　芳	王　丽	王　莹	王　晓*	王　凌*	王　浩
王　萌	王　乾	王　敏	王　瑛	王　静	王二欢	王小平
王太庆	王丹丹*	王文乐	王文全*	王文昊	王文亮	王玉娇
王龙台	王汉波	王汉卿	王伟明	王众宽	王兴海	王如伟
王红兰	王志安*	王利丽	王谷强	王英华*	王林丽	王雨华
王国军	王昌华*	王明辉	王忠和	王佳豪	王孟虎	王春丽
王笃军	王胜升	王洪苏	王勇庆	王晓宇*	王晓彤	王海洋
王家葵*	王继永*	王彩红	王康才	王鹏飞	王慧中	王璐喷
木盼盼	牛伟霞	毛志勤	毛碧增	公　剑	方　艳	方文韬*
方成武*	方良朋	方清茂*	方清影	尹　震	尹茂财	尹旻臻*
尹海波	邓先能	邓爱平*	邓家刚	左应梅*	厉永强	石　磊
石永坚	卢小雨	卢飞飞	卢有媛	卢江杰	卢兴松*	卢泽雨
田守生	田佳鑫	叩根来	付　晓*	白吉庆*	白宗利*	乐智勇*
冯　剑	冯汪银	冯泊润	兰青山*	邢建永	邢艳萍	成胜荣
毕雅琼*	师立伟	吕圭源	吕惠珍	朱文涛	朱寿东	朱良辉

朱育凤　朱建军　任亚风　任江剑　任思冲　任振丽*　华　桦
华　涛　向增旭*　危永胜　刘　引　刘　伟　刘　雨　刘　佳
刘　洋　刘　勇　刘　峰　刘　浩*　刘　娟　刘　培　刘　雳*
刘　翔　刘　嘉　刘大会*　刘义梅*　刘天成　刘军民　刘红娜
刘志凤　刘雨莎　刘国雄　刘佳陇　刘宝莲　刘建军　刘春显
刘洋洋*　刘洋清*　刘根喜　刘晖晖*　刘爱朋　刘海滨　刘新丽
齐耀东*　产清云*　羊翠芳　江　波　江建铭　江维克　汤依娜
安　昌*　安　巍　祁　伟　祁春雷　许　亮*　许冬瑾*　许宗亮
农东新　孙　和　孙　健　孙　鸿　孙　辉　孙　景　孙乙铭
孙广振　孙洪兵　孙培龙　孙朝奎　牟　燕　纪宝玉　严　辉*
严寒静　杜　杰　杜玖珍*　杜崇福　杜鸿志　李　华　李　杰
李　明　李　虹　李　科　李　娜　李　莹　李　娟*　李　薇
李　霞*　李天祥　李文庭　李玉云　李可意　李石飞*　李先宽
李会娟　李名海　李军德*　李纪潮　李志山　李青苗*　李明辉
李明焱*　李旻辉*　李忠贵　李金鑫　李学兰*　李建军　李建淼
李钟军　李胜男　李莹露*　李振丰　李振宇　李振皓*　李晓菲
李晓瑾　李海波　李培红*　李隆云*　李惠军　杨　光*　杨　军
杨　丽　杨　波　杨　春　杨　珂　杨　俊*　杨　莓　杨　倩
杨　萍　杨　野　杨　琳　杨　蕾　杨子墨　杨天梅*　杨文钰
杨玉霞　杨成梓*　杨红兵*　杨青山　杨昌贵　杨金平　杨祎辰
杨绍兵*　杨美权*　杨得坡　杨维泽　杨雅雯　杨翠云　杨燕云
杨燕梅　肖　特*　肖凤霞　肖生伟　肖承鸿*　肖草茂　吴　卫
吴　萍*　吴卫刚　吴正军　吴叶锋　吴华庆　吴志刚　吴国民
吴忠义　吴和珍*　吴学谦　吴涛涛　吴啟南*　邱　涛　何子清
何伯伟*　何国庆　何国振　何祥林　何雅莉*　佘瑶瑶　余　坤*
余　意　余丽莹*　余建强　余玲玲　余威府　邹　琦　汪文杰
汪英俊　汪享惠　汪玲娟　沙秀秀　沈正先　沈宇峰　沈学根
沈晓霞*　宋仙水　宋学斌　张　飞*　张　元*　张　丹*　张　伟
张　全　张　旭　张　美　张　淹　张　辉　张　颖　张　静

张　璇	张　燕*	张大川	张万昌	张小波*	张天娥	张水利*
张水寒*	张文婷	张立伟	张永清*	张伟全	张守元	张丽霞
张松林	张国亮	张明泉	张金宏	张金渝*	张枭将	张建逵
张承程	张春红	张春波	张春椿*	张植玮	张智慧	张婷婷
张瑞贤*	张福生*	张福强	张慧芳	张慧康	张慧慧	陈　兵
陈　杰	陈　鸣	陈　康	陈　雷	陈小新	陈玉锋	陈达婷
陈旭玉	陈坚波	陈彤垚	陈若茜	陈国鹏	陈昌婕	陈金文
陈金龙	陈宗良	陈建钢	陈科力*	陈美兰	陈美红	陈铁柱
陈海平	陈随清*	陈碧莲*	陈德力	苗　静	苗云峰	苟燕梅
范骁辉	林　励	林永强	林伟国	林青青	林慧彬*	欧阳臻*
尚明远	明淑芳	易进海	罗　冰	罗　镭	罗水孟	罗丹丹
罗寅珠	季丁福	金　艳*	金　燕	周　奇	周　洁*	周　根
周　涛*	周　毅	周先建	周泽辉	周建永	周建松	周修腾
周益权	周海燕*	周祥山*	庞　颖	郑开颜	郑化先	郑玉光*
郑本川	郑平汉	郑福勃	宗侃侃*	孟武威	孟祥才	赵　仁
赵　雨	赵　明	赵　容	赵　祥	赵万生	赵云鹏	赵凤杰
赵玉姣	赵世燕	赵安洁	赵军宁*	赵纪峰*	赵贵富	赵润怀*
赵维良*	赵殿龙	郝向峰	郝向慧	郝庆秀	郝近大*	胡　平*
胡　蓉*	胡世林*	胡志刚	胡忠庆	胡凌娟*	胡崇武	南铁贵*
柯　芳	查良平*	钟　灿	段小波	段金廒*	侯　凯	侯兴坤
侯芳洁	侯美利	俞飞龙	俞巧仙	俞旭平	俞春英	俞静波
施枝江	姜　武	姜　涛	姜娟萍	祝浩东	姚　闽	姚李祥
姚茂洪	姚国富	姚德中	贺军平	秦雪梅	袁　帅	袁　婷
袁海军	都盼盼	聂小忠	聂正宝	晋　玲*	桂　春	贾志伟
夏燕莉	顾　扬	晁现民	钱大玮	钱江平	徐　杨	徐　娇
徐　靖*	徐云鹏*	徐丹彬	徐文政	徐建中	徐凌艳	徐菲拉
徐蒸轶	徐福荣	徐攀辉	栾　震	高　速	高　峰*	高文远*
高贵武	高笑笑	高善荣	郭　龙	郭　阳	郭　亮*	郭　梅
郭　盛	郭文芳	郭兰萍*	郭秀良	郭尚伟	郭怡飏	郭俊霞*

郭瑞齐	郭增祥	郭增喜	席倬霞	唐志书*	唐德英	诸葛磊
陶正明	桑滨生	黄　斌	黄龙涛	黄必胜*	黄红宙	黄志芳
黄迎春	黄昌杰	黄宝优	黄泽豪	黄显章*	黄胜良	黄桂福
黄雪彦	黄得栋	黄清泉	黄煜权	黄璐琦*	梅全喜	曹　发
曹　林	曹有龙	曹兆军	曹鉴清	龚文玲	常　晖	崔永霞
崔秀明	崔阔澍	银福军*	康廷国*	康传志*	康利平*	梁　伟
梁建宁	梁勇满	梁瑞雪	彭　昕*	彭　政	彭玉德	彭平安
彭华胜*	彭良升	彭婷睿	葛君霞	董　琳	董政起	蒋　齐
蒋舜媛*	韩正洲*	韩邦兴	韩志广	韩晓静	景　浩	喻本霞
程文生	程铭恩	焦连魁*	储姗姗	舒　抒*	童健全	曾　燕
曾建国*	温秀萍*	谢　景	谢月英	谢红旗	谢称石*	靳李娜
蓝祖栽	蒲雅洁	赖娟华	雷　咪	雷振宏	虞金宝*	路俊仙
简邦丽	詹志来*	詹若挺	窦德强	蔡沓栗	臧宏军	裴　林*
裴莉昕	管仁伟	管金发	谭　沛*	谭　睿	熊　峥	缪　希
缪剑华*	颜鸿远	潘春柳	潘秋祥	潘超美	薛文军	薛淑娟
薛紫鲸	魏　民	魏　均	魏伟锋	魏建和*	瞿显友*	

前言

中药材是中医药事业传承和发展的物质基础，其品质优劣直接关系到临床疗效的发挥，因此，历代医家通过长期的实践与总结，逐步形成了固定产地的方法，即使用“道地”思想来控制药材的品质。早在秦汉时期成书的现存最早的药学专著《神农本草经》中便有“土地所出，真伪新陈，并各有法”的思想，该书收录了多味被冠以地名的药材，如巴豆、巴戟天、蜀椒、秦皮、秦椒、吴茱萸、阿胶等，均具有鲜明的地域特征，这与野生状态下不同物种的分布与资源及其生态环境相关，是“道地”思想形成的源头。

南北朝时期的陶弘景在《本草经集注》中对“道地”思想有了较大的发展，其在序录中提出：“案诸药所生，皆的有境界。秦、汉以前，当言列国，今郡县之名，后人所改耳。自江东以来，小小杂药，多出近道，气势理，不及本邦。假令荆、益不通，则令用历阳当归，钱唐三建，岂得相似，所以治病不及往人者，亦当缘此故也。”此处明确提出了不同产地药材的疗效不同，深刻认识到不同产地的物种及其生境不同所产生的疗效差异。此外，陶弘景对人参、苍术等诸多药材不同产地物种的特征及其疗效均有精辟论述，采用“第一、为佳、为良、次之、不堪用”等词汇作疗效评价，为后世所推崇，并成为性-效关联控制的代表，可谓开“道地”之先河。

唐代《新修本草》更加明确地提出：“窃以动植形生，因方舛性，春秋节变，感气殊功。离其本土，则质同而效异。”强调了生境对药材疗效的影响。贞观元年（627），唐太宗将全国按照山川形势、交通便利分为十个“道”，按需要设监察性的官吏协助中央监管州级行政区，这也是后世认为“道地”一词最早的出处。药王孙思邈在其《千金翼方》之《药出州土》篇中按当时行政区划归纳产出药材，提出：“其出药土地，凡一百三十三州，合五百一十九种，其余州土皆有，不堪进御，故不繁录耳。”这是根据产地择药之优良的代表，为后世“道地药材”形成固定的学术名词奠定了基础。此外，唐代骨伤专著《仙授理伤续断秘方》中也有多味冠以地名的药材，如川当归、川续断、川牛膝等。

宋金元时期，古人在前代的基础上对物种、生境、产地、功效之间关系的认识更加深入。如宋代官方多次修订本草，并由政府下令全国各郡县将所产药材送往京都，绘图而成《本草图经》。该书相同药材名下有不同产地，图题均冠以产地名，部分药材有优劣比较。宋代寇宗奭在《本草衍义》中提出：“凡用药必须择州土所宜者，则药力具，用之有据。如上党人参、川蜀当归、齐州半夏、华州细辛。”元代《汤液本草》记载：“凡药之昆虫草木，产之有地；根叶花实，采之有时。失其地，则性味少异矣；失其时，则性味不全矣。又况新陈之不同、精粗之不等，倘不择而用之，其不效者，医之过也。”可见，宋金元时期古人对药材具有不同产地有进一步的认识，为明代“道地药材”术语的产生提供了条件。

明代是“道地药材”术语正式出现的时期，其诞生是历史发展的必然。在历经宋代及以前上千年的发展和前人不断总结的基础上，古人深刻认识到产地与物种及其生境之间的关系，同时发现产地不同，同种药材的临床疗效有所差异，最终采用“道地”加以高度概括，这体现了临床优选的过程。《本草品汇精要》在二百多种常用药材产地项下单独列出“道地”，均为前代推崇的品质较优的产区，成为“道地药材”形成的标志。同时，明代道地药材的观念已经深入人心，“道地药材”一词不但在本草著作中出现，在戏剧、绘画中也有体现，如明代著名画家仇英所创作的明代苏州版《清明上河图》中便有药店挂牌“道地药材”的景象，明代戏剧大师汤显祖在其不朽名著《牡丹亭》之诇药中写道：“〔末〕老姑姑到来。〔净〕好铺面！这‘儒医’二字杜太爷赠的。好道地药材！”至今戏曲舞台上仍有不少剧目有“道地药材”的演绎。正如陈嘉谟《本草蒙筌·出产择地土》所说：“凡诸草本、昆虫，各有相宜地产。气味功力，自异寻常。谚云：一方风土养万民，是亦一方地土出方药也。”可见，一方水土养一方药材已为世人所公认。

清代医家在前代医家的基础上，进一步强调道地药材在保证药材品质、确保临床疗效方面的重要性，如汪昂在《本草备要·凡例》中提出：“药品稍近遐僻者，必详其地道形色。如习知习见之药，则不加详注。”《医学源流论·药性变迁论》曰：“当时初用之始，必有所产之地，此乃其本生之土，故气厚而力全，以后传种他方，则地气移而力薄矣。”在诸多方书中也普遍提及“道地药材”，如《验方新编·卷十八·臌胀经验十九方》曰：“以上十九方，药料务要真正道地药材，分两必要秤准，切不可稍事妄加增减。”《友渔斋医话·橘旁杂论下卷》写道：“凤州党参，陕州黄芪，于潜白术，无不种者，安能气味纯厚，得及上古哉？出处道地，最为难得，欲求天生者，非我所知也。”《证治心传》曰：“药必躬自捡察，购买道地上品，煎时必亲自看视，逐味查对，防其错误。”《医论选》曰：“医必究乎气化，药必究乎道地。其道直探造化之玄妙而泄之，精且奥也。”如此不胜枚举。现存清宫医案中有大量处方使用各地所产道地药材。

随着中药材需求量的增加，产区不断扩大，为保证药材品质，近代以来更加讲究选用道地药材。近代诸多专著，如《药物出产辨》《增订伪药条辨》《中国药学大辞典》《药物学备考》等，在各药材项内均普遍提及道地产区。此举被邻国日本所推崇，以至日本诸多近代本草著作中也设有道地药材专项，如《中国药物学大纲》中各药材项下设有“辨别道地”的条目。

中华人民共和国成立以来，党和政府高度重视中医药事业的发展，道地药材相关科研投入逐年增加。相关专家、学者、老药工在中药材传统鉴别经验的传承方面做了大量工作，归纳总结各地区道地药材，逐渐形成了“浙八味”“四大怀药”“川药”“关药”等学术名词，并写入高等医药院校教材。近年来，道地药材相关研究的学术文章不断涌现。2016 年颁布的《中华人民共和国中医药法》对道地药材做了定义："是指经过中医临床长期应用优选出来的，产在特定地域，与其他地区所产同种中药材相比，品质和疗效更好，且质量稳定，具有较高知名度的中药材。"

在古代药材以野生为主体来源的背景下，药材资源的分布受到生态环境的影响和制约，且当时物种分类难以细化到种的水平。而在长期的临床实践中，人们认识到不同区域的物种或居群由于分布不同，药材中所含的有效成分存在差异，加之各地区采收、加工方法也有所差异，因此，药材外观性状与疗效也不同。经过漫长的临床优选，逐步形成了通过产地来将相关因素加以固定的方法。可见，古代人们通过产地这一结合了种质、生境、加工等多因素的综合方法，对药材质量加以控制，找到了"产地—物种—生境—生产—采收—疗效"之间的关联，化繁为简，将诸多影响因素统一到地域上加以控制，具有深邃的科学内涵，至今值得借鉴。

然而，随着中医药事业的不断发展，中药材的需求量大幅度增加，野生资源难以满足临床所需，多数道地药材逐步转为人工种养。目前道地药材存在资源无序开发、生产不规范、传统技术传承不足等情况，影响中医药持续健康发展。因此，急需开展道地药材的传承与保护，而标准化是其中的关键。2015 年 3 月 26 日，国务院印发了《深化标准化工作改革方案》。同年 6 月，国务院标准管理委员会下发《国家标准委办公室关于下达团体标准试点工作任务的通知》，决定将包括中华中医药学会在内的 12 家单位作为试点单位，进行为期两年的团体标准试点工作。在首批试点工作中，道地药材标准在中华中医药学会立项。

本批标准是由中国中医科学院中药资源中心牵头组织，全国几十所科研、教学、监管、企业等单位共同起草完成的。道地药材标准的制定突出的是"临床长期应用优选"，采取黄璐琦院士所提出的"三代本草""百年历史"的遴选原则，在系统梳理历代本草、医籍、方志等文献资料的基础上，通过本草考证，并综合考虑品种选育、农业技术发展、可操作性，兼顾当前生产实际等因素，将历代推崇并至今为临床所认可的道地药材以标准的形式予以规范。为了方便使用，现将已发布的标准以汇编的形式集结出版。"传承精华、守正创新"，愿本批标准的实施能进一步推动道地药材的传承与发展。标准样品由彭华胜教授统一拍摄，在此一并表示感谢。

编　者

2019 年 12 月

目　录

上　册

下　册

ICS 11.120.01
C 23

团　　体　　标　　准

T/CACM 1020.1—2016

道地药材　第1部分：标准编制通则

Daodi herbs—Part 1: Guidelines for the preparation

2016-06-01 发布　　2016-06-01 实施

中华中医药学会　发布

前　言

T/CACM 1020《道地药材》标准分为157个部分：

——第1部分：标准编制通则；

——第2部分：茅山苍术；

——第3部分：怀地黄；

……

——第157部分：汉射干。

本部分为T/CACM 1020的第1部分。

本部分按照GB/T 1.1—2009给出的规则起草。

本部分由道地药材国家重点实验室及国家中医药管理局道地药材生态遗传重点研究室提出。

本部分由中华中医药学会归口。

本部分起草单位：中国中医科学院中药资源中心。

本部分主要起草人：黄璐琦、郭兰萍、詹志来、金艳、张小波、杨光、何雅莉、桑滨生、李钟军、张燕、朱寿东、王凌、郝庆秀。

引　言

道地药材是指经过中医临床长期应用优选出来的，产在特定地域，与其他地区所产同种中药材相比，品质和疗效更好，且质量稳定，具有较高知名度的中药材。

为保证道地药材的品质和特色，规范道地药材认证及道地药材标志的使用等，提升道地药材的市场竞争力，保障人民用药安全，保护传统中医药文化遗产，特制定本标准。

道地药材　第1部分：标准编制通则

1　范围

本部分规定了道地药材标准撰写的通用格式和要求。

本部分适用于道地药材标准的编制。

2　规范性引用文件

下列文件对于本文件的应用是必不可少的。凡是注日期的引用文件，仅注日期的版本适用于本文件。凡是不注日期的引用文件，其最新版本（包括所有的修改单）适用于本文件。

GB/T 191　包装储运图示标志

中华人民共和国药典一部

3　术语和定义

下列术语和定义适用于本文件。

3.1

道地药材　daodi herbs

经过中医临床长期应用优选出来的，产在特定地域，与其他地区所产同种中药材相比，品质和疗效更好，且质量稳定，具有较高知名度的中药材。

3.2

道地产区　place of origin for daodi herbs

有确切的本草文献记载，所产药材具有百余年甚至更长的应用历史，并被历代医家所认可，得到行业公认的道地药材产地。

4　编制规则及要求

4.1　范围

明确界定标准化对象和所涉及的各个方面，由此指明标准的适用界限。

标准化对象的陈述应使用：本部分规定了……；本部分确立了……。

标准适用性的陈述应使用：本部分适用于……；本部分不适用于……。

4.2　规范性引用文件

列出标准制定过程中所引用的文件。

示例：中华人民共和国药典一部、GB/T 191　包装储运图示标志、SB/T 11094　中药材仓储管理规范、SB/T 11095　中药材仓库技术规范。

4.3 术语和定义

写出标准中出现的需要说明的术语和定义。

示例：见3.1、3.2。

4.4 来源及形态

4.4.1 来源

应用植物、动物或矿物的形态学和分类学知识，对药材的来源进行鉴定，确定其正确的动植物学名、矿物名称，以保证基原的准确无误。

4.4.2 形态特征

对原植物、动物或矿物进行形态学描述，重点描述道地药材与其他产区基原形态特征的差别。

注：如未发现道地药材特有的形态特征，则本条可以省略。

4.5 历史沿革

对道地药材历史沿革进行本草考证，该信息应包括：

a）对本草、医籍、方书、史志等历史文献所载该药材的基原、产地进行系统的名实考证，为道地药材基原的确定及其相应道地产区的界定提供依据；

b）对历史文献所载该道地药材的生产、采收、加工等进行考证与梳理，为道地药材标准的制定提供依据；

c）对历史文献所载该药材的品质优劣进行考证，梳理出历代医家所推崇的优质药材产区及其性状特征，为道地药材标准的制定提供依据。

注：本条是确定道地药材的必要条件，应详尽描述。

4.6 道地产区及生境特征

根据本草考证，明确道地药材分布的区域范围。

比较道地产区与其他产区自然环境的差异，描述与道地药材品质形成相关的道地产区的土壤、气候等立地条件。

4.7 遗传特征

对于个别已发现特定分子特征的道地药材，或经过研究证明存在特定的品种、品系的道地药材，鼓励对其特定且稳定的遗传特征进行描述。

注：如未发现道地药材存在特有遗传特征，则本条可以省略。

4.8 栽培及采收加工

描述道地产区特有的、与药材优良品质相关的栽培、养殖、采收及加工方法。

注：如未发现道地药材存在特有的栽培、养殖、采收及加工方法，或已制定与该药材相关的栽培及采收、加工标准者，则本条可以省略。

4.9 质量要求

4.9.1 符合药典规定

道地药材的质量应符合《中华人民共和国药典》对该药材的各项规定。

4.9.2 道地药材性状特征

记述经验鉴别方法，包括肉眼观察到的性状或借助仪器观察到的微性状、组织结构等特征。重点描述道地药材有别于其他产区药材的特征，并将其作为鉴别道地药材的依据。

注：道地药材较之其他产区药材具有可区分的性状特征者，应列出二者的性状差异；道地药材较之其他产区药材尚无特征性状者，则可只列出药材的性状特征。

4.9.3 化学成分特征

记述道地药材与其他产区药材的化学成分差异，包括特征性成分、成分类群、不同成分比例、指纹图谱特征等。

注：如未发现道地药材具有特有的化学成分特征，则本条可以省略。

4.9.4 其他特征

记述道地药材与其他产区药材的其他特征差异，例如：生物活性。

注：如未发现道地药材具有其他特征，则本条可以省略。

ICS 11.120.01
C 23

团 体 标 准

T/CACM 1020.2—2016

道地药材 第2部分：茅山苍术

Daodi herbs—Part 2: Maoshancangzhu

2016-06-01 发布 2016-06-01 实施

中华中医药学会 发布

前　言

T/CACM 1020《道地药材》标准分为157个部分：

——第1部分：标准编制通则；

——第2部分：茅山苍术；

——第3部分：怀地黄；

……

——第157部分：汉射干。

本部分为T/CACM 1020的第2部分。

本部分按照GB/T 1.1—2009给出的规则起草。

本部分由道地药材国家重点实验室及国家中医药管理局道地药材生态遗传重点研究室提出。

本部分由中华中医药学会归口。

本部分起草单位：中国中医科学院中药资源中心、湖北中医药大学、南京农业大学、南京蛙鸣农业科技有限公司、北京中研百草检测认证有限公司。

本部分主要起草人：郭兰萍、余坤、汪文杰、詹志来、黄璐琦、张小波、杨光、何雅莉、张燕、朱寿东、王凌、郝庆秀、向增旭、薛文军、孙景、唐德英、陈雷、明淑芳、郭亮。

道地药材 第2部分：茅山苍术

1 范围

T/CACM 1020 的本部分规定了道地药材茅山苍术的来源及形态、历史沿革、道地产区及生境特征、质量特征。

本部分适用于中华人民共和国境内道地药材茅山苍术的生产、销售、鉴定及使用。

2 规范性引用文件

下列文件对于本文件的应用是必不可少的。凡是注日期的引用文件，仅注日期的版本适用于本文件。凡是不注日期的引用文件，其最新版本（包括所有的修改单）适用于本文件。

T/CACM 1020.1—2016 道地药材 第1部分：标准编制通则

中华人民共和国药典一部

3 术语和定义

T/CACM 1020.1—2016 界定的以及下列术语和定义适用于本文件。

3.1

茅山苍术 maoshancangzhu

产于以江苏茅山地区为核心及其周边江苏西南部丘陵地区的苍术。

4 来源及形态

4.1 来源

本品为菊科植物茅苍术 *Atractylodes lancea*（Thunb.）DC. 的干燥根茎。

4.2 形态特征

多年生草本。根茎肥大，横走，呈结节状。茎直立，高 30cm～100cm，常单生，不分枝或上部稍分枝。叶互生，几无柄；叶片革质，卵圆状披针形或倒卵状披针形，长 3cm～8cm，宽 1cm～3cm，先端渐尖，基部渐狭，边缘有刺状齿，上面深绿色且有光泽，下面淡绿色；植株中下部叶片不裂或 3～5 羽状浅裂至深裂，先端裂片披针形、椭圆形或长椭圆形，侧裂片较小，上部叶常不裂，较小。头状花序数个，直径约 1cm，长约 1.5cm，单生茎枝先端，不形成明显的花序式排列；总苞杯状，具 5 层～7 层总苞片；花序基部的苞叶披针形，针刺状羽状全裂或深裂；小花多数，两性或单性异株；花冠管状，白色或稍带红色，长约 1cm；两性花具多数羽状分裂的冠毛，单性花一般为雌花，具 5 枚线状退化雄蕊，先端略卷曲。瘦果倒卵圆形，被稠密的顺向贴伏的白色长直毛。花期 8 月～10 月，果期 9 月～12 月。

5 历史沿革

5.1 品种沿革

术之名较早出现于西汉《五十二病方》和东汉《武威汉代医简》中，被称为"枺""秫""茶"和"术"。《神农本草经》将术列为上品，云："味苦，温。主风寒湿痹，死肌，痉，疸。止汗除热，消食。作煎饵，久服可轻身延年，不饥。一名山蓟，生山谷。"

至三国魏晋南北朝时期，术已被分为赤术和白术。在东晋时期《肘后备急方》中，术和白术均被提及。南北朝时期陶弘景在《本草经集注》中明确指出术有赤术和白术之分，并对术的产地、采收期、形态、功效、品质等均进行注解，云："郑山，即南郑也。今处处有，以蒋山、白山、茅山者为胜。十一月、十二月、正月、二月采好，多脂膏而甘。"陶弘景并引《仙经》云："术乃有两种：白术叶大有毛而作桠，根甜而少膏，可作丸散用；赤术叶细无桠，根小苦而多膏，可作煎用。昔刘涓子挼取其精而丸之，名守中金丸，可以长生。东境术大而无气烈，不任用。"

唐代早期的《新修本草》对《神农本草经》《本草经集注》等著作进行了汇总。至唐代晚期，《仙授理伤续断秘方》首次明确将苍术和白术分开使用，对于它们的形态未有新的描述。

宋代苏颂《本草图经》对术的形态进行了较为详细的描述，云："春生苗，青色无桠。一名山蓟，以其叶似蓟也。茎作蒿秆状，青赤色，长三二尺以来；夏开花，紫碧色，亦似刺蓟花，或有黄白花者；入伏后结子，至秋而苗枯；根似姜，而旁有细根，皮黑，心黄白色，中有膏液紫色。二月、三月、八月、九月采，曝干。"并进一步对白术和赤术进行了区分，云："白术叶大而有毛，甜而少膏，赤术细苦而多膏是也。其生平地而肥，大于众者，名杨抱蓟，今呼之马蓟。然则杨抱即白术也。今白术生杭、越、舒、宣州高山岗上，叶叶相对，上有毛，方茎，茎端生花，淡紫碧红数色，根作桠生，二月、三月、八月、九月采根，曝干。以大块紫花者为胜，又名乞力伽。凡古方云术者，乃白术也，非谓今之术矣。"

明代医家对苍术的形态有更为详细的描述。《救荒本草》记载："茎作蒿干。叶抱茎而生，梢叶似棠叶，脚叶有三五叉，皆有锯齿小刺。开花紫碧色，亦似刺蓟花，或有黄白花者。根长如指大而肥实，皮黑茶褐色。"李时珍《本草纲目》记载："苍术，山蓟也，处处山中有之。苗高二三尺，其叶抱茎而生，梢间叶似棠梨叶，其脚下有三五叉，皆有锯齿小刺。根如老姜之状，苍黑色，肉白有油膏。"

清代本草著作中已广泛收录苍术，对苍术的认识更加全面，对其药性、产地、使用等已形成共识。《植物名实图考》中所绘苍术图片较为精细，与现今茅苍术 *Atractylodes lancea*（Thunb.）DC. 的形态最为符合。

纵观历代本草著作对苍术原植物的形态描述，结合产地及附图信息，可确定苍术即为当今所用茅苍术 *Atractylodes lancea*（Thunb.）DC. 或北苍术 *Atractylodes chinensis*（DC.）Koidz.。历代本草著作均认为产自茅山地区的茅苍术品质较好，有1500余年的应用历史，且被广大医家所认可，因此，本标准将苍术的道地药材定为茅山苍术。

5.2 产地沿革

南北朝时期《本草经集注》首次指出术的产地，并认为蒋山、白山、茅山地区所产药材质量较好，曰："郑山，即南郑也。今处处有，以蒋山、白山、茅山者为胜。"其中蒋山为现今南京钟山，白山为现今南京东部（一说为现今陕西眉县和太白交界处的太白山，为秦岭山脉的主峰所在地），茅山位于现今江苏句容茅山风景区，与金坛交界。

宋代苏颂《本草图经》记载："术，生郑山山谷、汉中、南郑，今处处有之，以嵩山、茅山者为佳。"可见，此时进一步认定茅山地区所产药材质量较好。

明代的大多数本草著作均把茅山作为苍术的道地产区之一。《救荒本草》记载："生郑山、汉中山谷，今近郡山谷亦有，嵩山、茅山者佳。"认为嵩山（今河南嵩山地区）、茅山（今江苏茅山地区）所产术品质较好。李时珍在《本草纲目》中沿袭了前人有关苍术品质的记载。《本草原始》苍术项下记载："今以茅山者为良。"认为茅山苍术质量较高。《本草汇言》记载："苍术，处处山中有之，惟嵩山、茅山者良。"《本草乘雅半偈》记载："出嵩山、茅山者良。"

清代医家多推崇茅山所产苍术，认为其质量上乘。《本草备要》记载："出茅山坚小有朱砂点点者良。"《本草经解》记载："苍术苦辛气烈……苍术茅山者良，糯泔浸焙也。"《本草便读》记载："苍术汉时名赤术，处处山谷皆有之，而以江苏茅山者为上，其形较白术为小，切之内有朱砂点。"

民国时期《增订伪药条辨》记载："又有南京茅山出者，曰茅术，亦有朱砂点，味甘辛，性糯，形瘦长，有细须根，利湿药中用之，亦佳。"

现代《500味常用中药材的经验鉴别》记载："两种苍术商品均以个大、形如连珠状、质坚实、有油性、断面朱砂点或雄黄点众多、折断或切片后放置生白霜（苍术醇的白色针状结晶），及香气浓郁者为佳。多认为茅苍术优于北苍术，京苍术（茅山苍术）又为苍术中之极品。"

综上所述，历代本草著作对茅山苍术较为推崇，认为以江苏茅山地区为核心的周边区域所产苍术品质较高，为道地药材，因此，本标准采纳茅山苍术称谓。茅山苍术产地沿革见表1。

表1　茅山苍术产地沿革

年代	出处	产地及评价
南北朝	《本草经集注》	郑山，即南郑也。今处处有，以蒋山、白山、茅山者为胜
宋	《本草图经》	术，生郑山山谷、汉中、南郑，今处处有之，以嵩山、茅山者为佳
明	《救荒本草》	生郑山、汉中山谷，今近郡山谷亦有，嵩山、茅山者佳
	《本草原始》	今以茅山者为良
	《本草汇言》	苍术，处处山中有之，惟嵩山、茅山者良
	《本草乘雅半偈》	出嵩山、茅山者良
清	《本草备要》	出茅山坚小有朱砂点点者良
	《本草经解》	苍术茅山者良
	《本草便读》	处处山谷皆有之，而以江苏茅山者为上，其形较白术为小
民国	《增订伪药条辨》	又有南京茅山出者，曰茅术
现代	《500味常用中药材的经验鉴别》	多认为茅苍术优于北苍术，京苍术（茅山苍术）又为苍术中之极品

6　道地产区及生境特征

6.1　道地产区

江苏茅山及其周边江苏西南部丘陵地区，北起镇江长江边，南至溧阳大溪水库，西起南京江宁陶吴，东达常州钟楼，主要包括江苏句容、南京东南部、常州西部、溧阳北部。

6.2　生境特征

茅山及其周边区域属北亚热带季风气候，四季分明，日照充足，雨量充沛，年平均气温约15℃，热月平均最高气温约32℃，冷月平均最低气温约－1℃，年平均降水量1000mm～1200mm，无霜期228d。茅山苍术喜凉爽气候，主要生长在海拔150m以下的丘陵山区，常生于向阳山坡疏林边缘，灌从、草丛中，土壤条件一般为腐殖质较多的疏松砂壤土。

7 质量特征

7.1 质量要求

应符合《中华人民共和国药典》一部对苍术的相关质量规定。

7.2 性状特征

苍术多为疙瘩状或圆柱形，长4cm～9cm，直径1cm～4cm。表面黑棕色，除去外皮者黄棕色。质较疏散，断面散有黄棕色油点。香气较淡，味辛、苦。

茅山苍术多呈不规则连珠状或结节状圆柱形，略弯曲，偶有分枝，长3cm～10cm，直径1cm～2cm。外表面灰褐色至黑棕色，有皱纹、横曲纹及残留须根，先端具类圆形茎痕或残留茎基。质坚实，断面不平坦，黄白色或灰白色，散有多数橙黄色或棕红色油点，暴露稍久，可析出白色细针状结晶。气香特异，芳香浓郁，味微甘、辛、苦。

茅山苍术与其他产地苍术性状鉴别要点见表2。

表2 茅山苍术与其他产地苍术性状鉴别要点

比较项目	茅山苍术	其他产地苍术
外形	不规则连珠状或结节状，表面黑棕色，除去外皮者黄棕色	与茅山苍术基本一致
断面	油点较多	油点较少
质地	坚实	较疏散
起霜	暴露稍久可起霜	暴露稍久不起霜或起霜
气味	气香特异，芳香浓郁，味微甘、辛、苦	香气较淡，味辛、苦

7.3 化学成分特征

苍术挥发油中主要含茅术醇、β-桉叶醇、苍术素和苍术酮4种成分，其中多数产区苍术挥发油中茅术醇和β-桉叶醇含量大于苍术素和苍术酮含量。

茅山苍术挥发油主要组分的含量明显不同于其他产地的苍术。与其他产地苍术相比，茅山苍术总挥发油含量较低，其气相色谱归一化法计算的百分含量大于1%的组分数目较多，苍术酮加苍术素的相对含量较高，而茅术醇加β-桉叶醇的相对含量较低。茅山苍术的道地性在挥发油中的表现主要是苍术酮、茅术醇、β-桉叶醇及苍术素的相对含量呈现（0.70～2.00）:(0.04～0.35):(0.09～0.40):1的配比关系。

参 考 文 献

[1] 严健民. 五十二病方注补译 [M]. 北京：中医古籍出版社，2005：251.

[2] 张延昌. 武威汉代医简注解 [M]. 北京：中医古籍出版社，2006：7.

[3] 尚志钧. 神农本草经校注 [M]. 北京：学苑出版社，2008：37.

[4] 刘小斌，魏永明.《肘后备急方》全本校注与研究 [M]. 广州：广东科技出版社，2018：41.

[5] 陶弘景. 本草经集注（辑校本）[M]. 尚志钧，尚元胜辑校. 北京：人民卫生出版社，1994：196.

[6] 苏敬. 新修本草 [M]. 尚志钧辑校. 合肥：安徽科学技术出版社，1981：151.

[7] 臧励龢. 中国古今地名大辞典 [M]. 上海：上海书店出版社，2015：245.

[8] 蔺道人. 仙授理伤续断秘方 [M]. 北京：人民卫生出版社，1957：11.

[9] 苏颂. 本草图经 [M]. 尚志钧辑校. 合肥：安徽科学技术出版社，1994：72.

[10] 王锦秀，汤彦承. 救荒本草译注 [M]. 上海：上海古籍出版社，2015：180.

[11] 李时珍. 本草纲目 [M]. 北京：人民卫生出版社，2007：733.

[12] 吴其濬. 植物名实图考 [M]. 北京：中华书局，1963：153.

[13] 李中立. 本草原始 [M]. 张卫，张瑞贤校注. 北京：学苑出版社，2011：16.

[14] 卢之颐. 本草乘雅半偈 [M]. 冷方南，王齐南校点. 北京：人民卫生出版社，1986：77.

[15] 倪朱谟. 本草汇言 [M]. 郑金生，甄雪燕，杨梅香点校. 北京：中医古籍出版社，2005：62.

[16] 张秉成. 本草便读 [M]. 张效霞校. 北京：学苑出版社，2010：22.

[17] 汪昂. 本草备要 [M]. 谢观，董丰培评校. 重庆：重庆大学出版社，1996：60.

[18] 叶天士. 本草经解 [M]. 张淼，伍悦点校. 北京：学苑出版社，2011：177.

[19] 曹炳章. 增订伪药条辨 [M]. 刘德荣点校. 福州：福建科学技术出版社，2004：31.

[20] 卢赣鹏. 500 味常用中药材的经验鉴别 [M]. 北京：中国中医药出版社，1999：37.

ICS 11.120.01
C 23

团 体 标 准

T/CACM 1020.3—2019

道地药材 第3部分：怀地黄

Daodi herbs—Part 3: Huaidihuang

2019-08-13 发布 2019-08-13 实施

中华中医药学会 发布

前　言

T/CACM 1020《道地药材》标准分为157个部分：

——第1部分：标准编制通则；

——第2部分：茅山苍术；

——第3部分：怀地黄；

——第4部分：怀牛膝；

……

——第157部分：汉射干。

本部分为T/CACM 1020的第3部分。

本部分按照GB/T 1.1—2009给出的规则起草。

本部分由道地药材国家重点实验室及国家中医药管理局道地药材生态遗传重点研究室提出。

本部分由中华中医药学会归口。

本部分起草单位：河南中医药大学、中国中医科学院中药资源中心、华润三九医药股份有限公司、无限极（中国）有限公司、北京中研百草检测认证有限公司。

本部分主要起草人：陈随清、王利丽、黄璐琦、郭兰萍、詹志来、薛淑娟、张飞、裴莉昕、谭沛、张辉、余意。

道地药材　第3部分：怀地黄

1　范围

T/CACM 1020 的本部分规定了道地药材怀地黄的来源及形态、历史沿革、道地产区及生境特征、质量特征。

本部分适用于中华人民共和国境内道地药材怀地黄的生产、销售、鉴定及使用。

2　规范性引用文件

下列文件对于本文件的应用是必不可少的。凡是注日期的引用文件，仅注日期的版本适用于本文件。凡是不注日期的引用文件，其最新版本（包括所有的修改单）适用于本文件。

T/CACM 1020.1—2016　道地药材　第1部分：标准编制通则

中华人民共和国药典一部

3　术语和定义

T/CACM 1020.1—2016 界定的以及下列术语和定义适用于本文件。

3.1

怀地黄　huaidihuang

产于以河南焦作温县、武陟、孟州、沁阳、博爱、修武等为核心及其周边适宜地区的栽培地黄。

4　来源及形态

4.1　来源

本品为玄参科植物地黄 *Rehmannia glutinosa* Libosch. 的新鲜或干燥块根。

4.2　形态特征

全株高 25cm ~ 40cm，被灰白色长柔毛及腺毛。根肥厚肉质，呈块状，圆柱形或纺锤形，直径 2cm ~ 9cm，表面橘黄色，有半月形节及芽痕。叶呈倒卵形或长椭圆形，长 3cm ~ 10cm，宽 1.5cm ~ 4cm，先端钝，基部渐窄下延成长叶柄，叶面多皱缩，边缘具不整齐钝齿。花茎直立，圆柱状，先端着生稀疏的总状花序；花萼钟状，长约 1.5cm，先端 5 裂；花冠宽筒状，稍弯曲，长 3cm ~ 4cm，外面暗紫色，内面杂以黄色，有明显紫纹，花冠管先端 5 浅裂，略成二唇形；雄蕊 4，二强，着生于花冠管的近基部处；子房上位，卵形，2 室，花后渐变 1 室，花柱单一，柱头膨大。蒴果卵形或先端有宿存花柱，基部有宿萼。花期 4 月 ~ 5 月，果期 5 月 ~ 6 月。

5 历史沿革

5.1 品种沿革

地黄本名为苄，《尔雅·释草》曰："苄，地黄。"干地黄之名最早记载于《神农本草经》，其曰："干地黄，一名地髓，味甘、寒，无毒。"另有牛奶子、婆婆奶、狗奶子等别名。

《神农本草经》最早记载地黄"生川泽"，《名医别录》认为生咸阳黄土地的地黄质量最佳。随后《本草经集注》记载："以彭城干地黄最好，次历阳，今用江宁板桥者为胜。"可见，在南北朝时期，地黄的出产范围较大，安徽历阳，江苏彭城、江宁等均为地黄的主要产地。

到了宋代，地黄的产地进一步扩大，苏颂《本草图经》记载："地黄，生咸阳川泽，黄土地者佳，今处处有之，以同州为上。""大宜肥壤虚地，则根大而多汁。"同州大致属于今陕西渭南大荔。在宋代，地黄在全国各地多有种植，但以同州所产者为佳。虽然关中为地黄的传统道地产区，但从咸阳、渭城、渭南大荔、翼州和沂州的变化来看，反映出地黄道地产区在逐渐东移。

河南怀庆作为地黄的道地产区源于明代。朱橚《救荒本草》记载"地黄苗……生咸阳川泽，今处处有之""千亩地黄，其人与千户侯等；怀之谷，亦以此减于他郡"。怀即怀庆，为今河南焦作沁阳，而周定王朱橚的封地也在河南开封，可以推测出，当时河南境内已大面积种植地黄，且地黄生产繁荣。到明代中期以后，陈嘉谟在《本草蒙筌》中记载："江浙种者，多种肥壤，受南方阳气，质虽光润，力微；怀庆生者，多生深谷，禀北方纯阴，皮有疙瘩，力大。"提出怀庆所产地黄功效较佳。《本草品汇精要》记载："今怀庆者为胜。"李时珍在《本草纲目》中也记载："今人惟以怀庆地黄为上，亦各处随时兴废不同尔。"清代《植物名实图考》记载："地黄旧时生咸阳、历城、金陵、同州，其为怀庆之产自明始，今则以一邑供天下矣。"《本草乘雅半偈》记载："今惟怀庆地黄为上。"《本草问答》记载："河南居天下之中，名产地黄……河南地厚水深，故地黄得中央湿土之气而生，内含润泽。"充分证明河南是生产优质地黄的地区。可见，古代人们对于优质地黄产地的认识几经变迁，但自明代以来，即确定了怀庆地黄的道地地位。

早在1000多年前，古人就实现了将地黄"野生变家种"。《本草图经》虽有"根大而多汁"的记载，但只说明了当时就有块根膨大的栽培类型，并未提及不同类型。《本草蒙筌》的两幅附图（翼州地黄和沂州地黄）较早反映了地黄的不同类型，该书称怀庆地黄具有"皮有疙瘩"这一特征。《本草乘雅半偈》称其"甚有一枝重数两者"，这是"细如手指"的野生地黄所不可能达到的。这种块根膨大类型的存在是地黄品种选育的基础。清代《药性蒙求》还记载："今肆中所用鲜生地是另一种，出杭州笕桥，其形亦细长不同，其治亦大热之证。"《植物名实图考》所附两图则首次清晰地反映了地黄膨大的块根，以及叶形和叶缘锯齿的区别，揭示了地黄存在不同品种，但均未确定具体的品种名称。从本草文献中发现，地黄历来为玄参科植物地黄 *Rehmannia glutinosa* Libosch. 的块根。至近代，人们培育出了"四齿毛"新品种，随后李开寿培育出"金状元"，接着陆续出现的还有"小黑英""郭里锚"，以及20世纪60年代出现的"北京1号系列""85－5""金九"等新品种。

近百年来，本草文献记载河南怀庆府（今属焦作地区）为地黄的道地产区，例如，《中药材手册》记载："一般以河南怀庆等县所产为道地，现各地皆有栽培，主产于河南孟县、温县、武陟，浙江笕桥、仙居等地。"《药材资料汇编》记载："主产河南旧怀庆府所属之温县、孟县、沁阳、博爱、焦作、武陟等处。"《中华本草》记载："地黄全国大部分地区均有生产，以河南温县、博爱、武陟、孟县等地产量大，质佳。"焦作产怀地黄于2003年被评为国家地理标志产品。

综上分析，地黄的道地产区最初在关中地区，随后逐渐东移，至明代以后，怀庆地黄逐渐成为道地药材"四大怀药之一"，河南怀庆一带作为地黄的道地产区延续至今。地黄品种经历几度变迁，从野生逐渐变家种，其后出现不同品种，但本草文献未明确指出品种名称。至近代，人们培育出"四齿毛”品种，随着种植技术的改进，逐渐培育出如“金状元”“85－5”等许多主流品种。

5.2　产地沿革

地黄产地经历了从西向东变迁的过程，明代之前以咸阳所产的地黄质量为佳，明代之后，确定了怀地黄的道地地位。怀地黄产地沿革见表1。

表1　怀地黄产地沿革

年代	出处	产地及评价
秦汉	《神农本草经》	生川泽
南北朝	《名医别录》	生咸阳黄土地者佳
	《本草经集注》	“以彭城干地黄最好，次历阳，今用江宁板桥者为胜。”彭城：今江苏徐州铜山县。历阳：今安徽和县、含山县。江宁板桥：今江苏南京
宋	《本草图经》	“生咸阳川泽，黄土地者佳，今处处有之，以同州为上。”“大宜肥壤虚地，则根大而多汁。”同州：今陕西大荔
明	《救荒本草》	“千亩地黄，其人与千户侯等；怀之谷，亦以此减于他郡。”怀：指怀庆
	《本草蒙筌》	“江浙种者，多种肥壤，受南方阳气，质虽光润，力微；怀庆生者，多生深谷，禀北方纯阴，皮有疙瘩，力大。”怀庆：今河南温县、武陟、博爱、修武等地
	《本草品汇精要》	今怀庆者为胜
	《本草纲目》	今人惟以怀庆地黄为上，亦各处随时兴废不同尔
清	《植物名实图考》	地黄旧时生咸阳、历城、金陵、同州，其为怀庆之产自明始，今则以一邑供天下矣
	《本草乘雅半偈》	今惟怀庆地黄为上
	《本草问答》	河南居天下之中，名产地黄……河南地厚水深，故地黄得中央湿土之气而生，内含润泽
现代	《中药材手册》	一般以河南怀庆等县所产为道地
	《药材资料汇编》	主产河南旧怀庆府所属之温县、孟县、沁阳、博爱、焦作、武陟等处
	《中华本草》	地黄全国大部分地区均有生产，以河南温县、博爱、武陟、孟县等地产量大，质佳

6　道地产区及生境特征

6.1　道地产区

主要分布于河南焦作温县、武陟、孟州、沁阳、博爱、修武等核心及其周边适宜种植地区。

6.2　生境特征

地黄主要分布在豫北怀川平原。豫北怀川平原属黄河中下游、沁河冲积平原，地势平坦，土壤肥沃，日照充足，四季分明，年平均气温18.3℃，年平均降水量520mm，年平均日照时数1872h，相对湿度63%。该地区土壤类型主要为褐土、两合土和淤砂土，土壤中富含钾元素，适合地黄的生长。

7 质量特征

7.1 质量要求

应符合《中华人民共和国药典》一部对地黄的相关质量规定。

7.2 性状特征

鲜地黄呈纺锤形或条块状，长 8cm ~ 24cm，直径 2cm ~ 9cm。外皮薄，表面浅红黄色，具弯曲的横沟纹、芽痕、横长皮孔样突起及不规则疤痕。肉质，易断，断面皮部淡黄白色，可见橘红色油点，木部黄白色，导管呈放射状排列。气微，味微甜、微苦。

干地黄多呈不规则的团块状或长圆形，中间膨大，两端稍细，有的细小长条块状，稍扁而扭曲，长 6cm ~ 12cm，直径 2cm ~ 6cm。表面棕黑色或棕灰色，极皱缩，具不规则的横曲纹和纵皱纹。体重，质较软而韧，不易折断，断面棕褐色、棕黑色或乌黑色。气微，味微甜。

怀地黄鲜品呈纺锤形或条块状，大小和性状随不同品种而变化，如现今主流品种“85 - 5”多为纺锤形团块状，“北京 3 号”多呈长条块状，外皮薄，表面浅红黄色，具弯曲的横沟纹、芽痕、横长皮孔样突起及不规则疤痕。质地坚实，肉质多汁，皮部淡黄白色，可见橘红色油点，木部黄白色，导管呈放射状排列。气微，味微甜、微苦。

怀地黄干品多呈不规则的团块状或长圆形，中间膨大，两端稍细，有的细小长条块状。表面棕黑色或棕灰色，极皱缩，具不规则的横曲纹和纵皱纹。体重，质地致密，坚实，油润，不易折断，断面棕褐色、棕黑色或乌黑色，有光泽，具黏性。气微，味微甜。

怀地黄与其他产地地黄性状鉴别要点见表 2。

表 2 怀地黄与其他产地地黄性状鉴别要点

比较项目	怀地黄	其他产地地黄
表皮	鲜地黄表面浅红黄色，具弯曲的横沟纹、芽痕、横长皮孔样突起及不规则疤痕； 干地黄表面棕黑色或棕灰色，极皱缩，具不规则的横曲纹和纵皱纹	栽培品性状与怀地黄栽培品基本一致
断面	鲜地黄断面皮部淡黄白色，可见橘红色油点，木部黄白色，导管呈放射状排列； 干地黄断面棕褐色、棕黑色或乌黑色	栽培品性状与怀地黄栽培品基本一致
质地	鲜地黄质地坚实，肉质多汁； 干地黄质地致密，坚实，油润，不易折断	鲜地黄质地坚实，肉质，但与怀地黄相比，汁液较少； 断面质地较软，无怀地黄致密、油润、质重的特征
长度/直径	鲜地黄和干地黄因品种不同，其长度和大小均不同	鲜地黄和干地黄因品种不同，其长度和大小不同

参 考 文 献

［1］佚名. 神农本草经［M］. 孙星衍，孙冯翼辑. 北京：人民卫生出版社，1963：13.

［2］陶弘景. 本草经集注（辑校本）［M］. 尚志钧，尚元胜辑校. 北京：人民卫生出版社，1994：23.

［3］苏颂. 本草图经［M］. 尚志钧辑校. 合肥：安徽科学技术出版社，1994：80.

［4］陈嘉谟. 本草蒙筌［M］. 周超凡，陈湘萍，王淑民点校. 北京：人民卫生出版社，1988：34.

［5］刘文泰. 本草品汇精要［M］. 北京：人民卫生出版社，1982：228.

［6］张瑞贤，王家葵，张卫. 植物名实图考校释［M］. 北京：中医古籍出版社，2008：195.

［7］卢之颐. 本草乘雅半偈［M］. 冷方南，王齐南校点. 北京：人民卫生出版社，1986：44.

［8］黄杰熙. 本草问答评注［M］. 太原：山西科学教育出版社，1991：22.

［9］中华人民共和国卫生部药政管理局. 中药材手册［M］. 北京：人民卫生出版社，1959：76.

［10］中国药学会上海分会. 药材资料汇编［M］. 上海：上海科学技术出版社，1959：16.

［11］国家中医药管理局《中华本草》编委会. 中华本草：第7册［M］. 上海：上海科学技术出版社，1999：376－383.

［12］张小波，陈敏，黄璐琦，等. 我国地黄人工种植生态适宜性区划研究［J］. 中国中医药信息杂志，2011，18（5）：55－59.

ICS 11.120.01
C 23

团　　体　　标　　准

T/CACM 1020.4—2019

道地药材　第4部分：怀牛膝

Daodi herbs—Part 4: Huainiuxi

2019-08-13 发布　　　　2019-08-13 实施

中华中医药学会　发布

前　　言

T/CACM 1020《道地药材》标准分为157个部分：

——第1部分：标准编制通则；

……

——第3部分：怀地黄；

——第4部分：怀牛膝；

——第5部分：怀山药；

……

——第157部分：汉射干。

本部分为T/CACM 1020的第4部分。

本部分按照GB/T 1.1—2009给出的规则起草。

本部分由道地药材国家重点实验室及国家中医药管理局道地药材生态遗传重点研究室提出。

本部分由中华中医药学会归口。

本部分起草单位：河南中医药大学、中国中医科学院中药资源中心、华润三九医药股份有限公司、北京中研百草检测认证有限公司。

本部分主要起草人：陈随清、王利丽、张飞、黄璐琦、郭兰萍、詹志来、刘嘉、裴莉昕、谭沛、张辉。

道地药材　第4部分：怀牛膝

1　范围

T/CACM 1020的本部分规定了道地药材怀牛膝的来源及形态、历史沿革、道地产区及生境特征、质量特征。

本部分适用于中华人民共和国境内道地药材怀牛膝的生产、销售、鉴定及使用。

2　规范性引用文件

下列文件对于本文件的应用是必不可少的。凡是注日期的引用文件，仅注日期的版本适用于本文件。凡是不注日期的引用文件，其最新版本（包括所有的修改单）适用于本文件。

T/CACM 1020.1—2016　道地药材　第1部分：标准编制通则

中华人民共和国药典一部

3　术语和定义

T/CACM 1020.1—2016界定的以及下列术语和定义适用于本文件。

3.1

怀牛膝　huainiuxi

产于以河南焦作的温县、武陟、博爱、沁阳、孟州等为核心及其周边地区的栽培牛膝。

4　来源及形态

4.1　来源

本品来源于苋科植物牛膝 *Achyranthes bidentata* Bl. 的干燥根。

4.2　形态特征

多年生草本，高30cm～100cm。根细长，直径0.6cm～1cm，外皮土黄色或白色。茎直立，有棱角或四方形，具条纹，绿色或带紫色，有白色贴生或开展柔毛，或近无毛，节上对生分枝，节膨大。单叶对生；叶柄长5mm～30mm；叶片膜质，椭圆形或椭圆状披针形，长5cm～12cm，宽2cm～6cm，先端渐尖，基部楔形或广楔形，全缘，两面被柔毛。穗状花序顶生及腋生，初时花序短，花紧密，有白色柔毛，其后伸长，连下部总梗在内长15cm～20cm；花多数，密生，长5mm；苞片宽卵形，长2mm～3mm，先端长渐尖；小苞片刺状，长2.5mm～3mm，先端弯曲，基部两侧各有1卵形膜质小裂片，长约1mm；花被片披针形，长3mm～5mm，光亮，先端急尖，有1中脉；雄蕊长2mm～2.5mm；退化雄蕊先端平圆，稍有缺刻状细锯齿。胞果长圆形，长2mm～2.5mm，黄褐色，光滑。种子1枚，长圆形，长1mm，黄褐色。花期7月～9月，果期9月～10月。

5 历史沿革

5.1 品种沿革

牛膝始载于《神农本草经》，又名百部，被列为上品。《广雅》云："牛茎，牛膝也。"认为牛膝盖下部的骨头称"茎"，故有"牛茎"之说。而最早从植物形态方面为牛膝定名的当属陶弘景，牛膝"其茎有节，似牛膝，故以为名"，明代之后又有对节草、对节菜、山苋菜、铁牛膝等别名，由此可以看出，牛膝从古到今别名诸多，"怀牛膝"之称在宋代开始出现。

《吴普本草》明确指出牛膝"生河内或临邛"。唐代之前焦作一带属于河内县，宋代以后改为怀庆府。到梁代，牛膝的产地有所扩大。陶弘景《名医别录》云："生河内及临朐。"至明代，咸阳、同州(陕西大荔)、江淮、闽、粤等地"处处有之"。可以看出牛膝在关中、江浙一带逐渐发展起来。关于牛膝的道地产区，多数人认为当数"怀州者为佳"。《日华子本草》谓："怀州者长白。"《本草图经》曰："牛膝生河内川谷及临朐，今江淮、闽、粤、关中亦有之，然不及怀州者为真。"牛膝"出怀庆府，长大肥润者良"。李时珍《本草纲目》也记载："惟北土及川中人家栽莳者为良。"而北土即河南的黄河以北，指的正是现在的焦作辖区。清代《本草从新》记载："牛膝出怀庆府，长大肥润者良。"更加明确了怀庆府地区牛膝质佳。由此看来，古人认为上佳牛膝应又粗又长，质地细润，色泽白，且产地主要在怀庆府一带，这与现在怀牛膝的特征相符合。从以上历代本草文献对牛膝的记载可以看出：唐以后，牛膝多以怀州产者为佳，怀牛膝为历代所沿用的牛膝，也就是《中华人民共和国药典》收载的苋科植物牛膝 *Achyranthes bidentata* Bl. 的根，为道地药材。

近百年来，药材方面的文献记载均以河南怀庆为道地产区。例如，《中药材手册》记载："牛膝，主产于河南武陟、温县、孟县、博爱、沁阳等地。"《药材资料汇编》记载："河南武陟、温县为主产地，以旧属怀庆府故称怀牛膝。"《中华本草》记载："主产于河南武陟、温县、孟县、博爱、沁阳、辉县等地……以河南栽培的怀牛膝质量最好。"2003 年，怀牛膝被评为国家地理标志产品。

综上分析，牛膝产地自古至今分布在河南、四川及山东，其中以河南古怀庆地区产者历史悠久，品质优良，形成道地药材，是"四大怀药之一"，因此，本标准将牛膝的道地药材定为怀牛膝。

5.2 产地沿革

牛膝历代产地记载较为明确，自唐宋以来就记载为河南焦作一带，以怀庆府为道地产区。近代以来，河南焦作的温县、武陟、博爱、沁阳、孟州等及其周边地区为怀牛膝的主产区。怀牛膝产地沿革见表 1。

表 1 怀牛膝产地沿革

年代	出处	产地及评价
魏晋	《吴普本草》	生河内或临邛
南北朝	《名医别录》	生河内及临朐
五代	《日华子本草》	怀州者长白
宋	《本草图经》	生河内川谷及临朐，今江淮、闽、粤、关中亦有之，然不及怀州者为真
明	《本草纲目》	惟北土及川中人家栽莳者为良
清	《本草从新》	牛膝出怀庆府，长大肥润者良

表1（续）

年代	出处	产地及评价
现代	《中药材手册》	牛膝，主产于河南武陟、温县、孟县、博爱、沁阳等地
	《药材资料汇编》	河南武陟、温县为主产地，以旧属怀庆府故称怀牛膝
	《中华本草》	主产于河南武陟、温县、孟县、博爱、沁阳、辉县等地……以河南栽培的怀牛膝质量最好

6 道地产区及生境特征

6.1 道地产区

以河南温县、武陟、博爱、沁阳、孟州等为核心及周边适宜种植的地区。

6.2 生境特征

此地区日照充足，冬冷夏热，春暖秋凉，四季分明，年平均气温12.8℃～14.8℃，年平均降水量575.1mm，无霜期211d。地处豫北怀川平原，属黄河中下游黄河、沁河冲积平原，地势平坦，土壤肥沃，井渠等农田基本建设配套完备，抗自然灾害能力强。怀药产区土壤类型较多，主要有褐土化中壤土和砂壤土，大部分土层深厚，养分含量较高，保水保肥力强，排灌条件良好。该地区的生境环境非常适合牛膝的栽培生长，因此，怀牛膝在该区的栽培种植历史悠久，人工种植规模较大。

7 质量特征

7.1 质量要求

应符合《中华人民共和国药典》一部对牛膝的相关质量规定。

7.2 性状特征

牛膝呈细长圆柱形，挺直或稍弯曲，上端稍粗，下端较细，长15cm～70cm，直径0.4cm～1cm。表面灰黄色或淡棕色，有微扭曲的细纵皱纹、排列稀疏的侧根痕和横长皮孔样的突起。质硬而脆，易折断，断面平坦，淡棕色，略呈角质样而油润，黄白色，其外周散有多数黄白色点状维管束，断续排列成2轮～4轮。气微，味微甜而稍苦、涩。

怀牛膝呈细长圆柱形，长40cm～70cm，挺直或稍弯曲，粗细均匀，直径0.4cm～0.8cm。表面浅黄白色至淡棕黄色，有微扭曲的细纵皱纹。断面平坦，淡黄棕色，质地致密而油润，中心维管束木质部黄白色，较小。

怀牛膝与其他产地牛膝性状鉴别要点见表2。

表2 怀牛膝与其他产地牛膝性状鉴别要点

比较项目	怀牛膝	其他产地牛膝
表皮	表面灰黄色或淡棕色，有微扭曲的细纵皱纹、排列稀疏的侧根痕和横长皮孔样的突起	栽培品性状与怀牛膝栽培品基本一致
断面	怀牛膝断面维管束2轮～4轮，中心木质部较小，黄白色	其他栽培品断面黄白色，其外周散有多数黄白色点状维管束，断续排列成2轮～4轮

表2（续）

比较项目	怀牛膝	其他产地牛膝
质地	怀牛膝目前以烘干为主，质地致密而稍角质，干品质地致密而油润	质硬而脆，易折断，断面平坦，淡棕色，略呈角质样而油润
长度/直径	怀牛膝呈细长圆柱形，长 40cm～70cm，较其他产地牛膝长度均匀，挺直或稍弯曲，芦头小，主根粗细均匀	呈细长圆柱形，挺直或稍弯曲，上端稍粗，下端较细，长 15cm～70cm，直径 0.4cm～1cm

参 考 文 献

［1］尚志钧．神农本草经辑校［M］．北京：学苑出版社，2014：36．

［2］吴普．吴普本草［M］．尚志钧辑校．北京：人民卫生出版社，1987：15．

［3］陶弘景．名医别录（辑校本）［M］．尚志钧辑校．北京：人民卫生出版社，1986：34．

［4］日华子．日华子本草［M］．尚志钧辑释．合肥：安徽科学技术出版社，2005：38－39．

［5］苏颂．本草图经［M］．尚志钧辑校．合肥：安徽科学技术出版社，1994：94．

［6］李时珍．本草纲目（校点本）：上册［M］．北京：人民卫生出版社，1982：1027－1030．

［7］吴仪洛．本草从新［M］．窦钦鸿，曲京峰点校．北京：人民卫生出版社，1990：68－69．

［8］中华人民共和国卫生部药政管理局．中药材手册［M］．北京：人民卫生出版社，1959：37．

［9］中国药学会上海分会，上海市药材公司．药材资料汇编［M］．上海：上海科学技术出版社，1959：20．

［10］国家中医药管理局《中华本草》编委会．中华本草：第2册［M］．上海：上海科学技术出版社，1999：830－836．

ICS 11.120.01
C 23

团　体　标　准

T/CACM 1020.5—2019

道地药材　第5部分：怀山药

Daodi herbs—Part 5: Huaishanyao

2019-08-13 发布　　2019-08-13 实施

中华中医药学会　发布

前　　言

T/CACM 1020《道地药材》标准分为157个部分：

——第1部分：标准编制通则；

……

——第4部分：怀牛膝；

——第5部分：怀山药；

——第6部分：怀菊；

……

——第157部分：汉射干。

本部分为T/CACM 1020的第5部分。

本部分按照GB/T 1.1—2009给出的规则起草。

本部分由道地药材国家重点实验室及国家中医药管理局道地药材生态遗传重点研究室提出。

本部分由中华中医药学会归口。

本部分起草单位：天津大学、中国中医科学院中药资源中心、河南中医药大学、河北美威药业股份有限公司、广州白云山中一药业有限公司、华润三九医药股份有限公司、无限极（中国）有限公司、北京中研百草检测认证有限公司。

本部分主要起草人：李霞、高文远、王莹、纪宝玉、王海洋、黄璐琦、郭兰萍、詹志来、康传志、何雅莉、张春波、邹琦、尹震、刘国雄、谭沛、张辉、郭亮、余意、马方励。

道地药材　第5部分：怀山药

1　范围

T/CACM 1020 的本部分规定了道地药材怀山药的来源及形态、历史沿革、道地产区及生境特征、质量特征。

本部分适用于中华人民共和国境内道地药材怀山药的生产、销售、鉴定及使用。

2　规范性引用文件

下列文件对于本文件的应用是必不可少的。凡是注日期的引用文件，仅注日期的版本适用于本文件。凡是不注日期的引用文件，其最新版本（包括所有的修改单）适用于本文件。

T/CACM 1020.1—2016　道地药材　第1部分：标准编制通则

中华人民共和国药典一部

3　术语和定义

T/CACM 1020.1—2016 界定的以及下列术语和定义适用于本文件。

3.1

怀山药　huaishanyao

产于河南武陟、温县、沁阳、孟州及周边区域的栽培山药。

4　来源及形态

4.1　来源

本品为薯蓣科植物薯蓣 *Dioscorea opposita* Thunb. 的干燥根茎。

4.2　形态特征

缠绕草质藤本。块茎长圆柱形，垂直生长，长可达1m多，断面干时白色。茎通常带紫红色，右旋，无毛。单叶，在茎下部的互生，中部以上的对生，很少3叶轮生；叶片变异大，卵状三角形至宽卵形或戟形，长3cm~9cm（~16cm），宽2cm~7cm（~14cm），先端渐尖，基部深心形、宽心形或近戟形，边缘常3浅裂至3深裂，中裂片卵状椭圆形至披针形，侧裂片耳状，圆形、近方形至长圆形；幼苗时一般叶片为宽卵形或卵圆形，基部深心形。叶腋内常有珠芽（零余子）。雌雄异株。雄花序为穗状花序，长2cm~8cm，近直立，2个~8个着生于叶腋，偶尔呈圆锥状排列；花序轴明显地呈“之”字状曲折；苞片和花被片有紫褐色斑点；雄花的外轮花被片为宽卵形，内轮卵形，较小；雄蕊6。雌花序为穗状花序，1个~3个着生于叶腋。蒴果不反折，三棱状扁圆形或三棱状圆形，长1.2cm~2cm，宽1.5cm~3cm，外面有白粉；种子着生于每室中轴中部，四周有膜质翅。

5 历史沿革

5.1 品种沿革

山药始载于《神农本草经》，被列为上品，名为“署豫”。在本草文献中，山药沿用的名称尚有署预、薯预、薯蓣等。有关山药产地的最早记载见于《山海经》，曰“景山北望少泽”，其草多“藷薁”，景山在今山西闻喜。《范子计然》云：“藷薁，本出三辅，白色者，善。”藷薁，即山药别称；三辅，指今陕西中部地区。

魏晋时期《吴普本草》记载：“一名诸署，秦、楚名玉延，齐、越名山羊，郑、赵名山羊，一名玉延，一名修脆，一名儿草。或生临朐、钟山。始生，赤茎细蔓，五月华白，七月实青黄，八月数落。根中白，皮黄，类芋。”对产地描述为“或生临朐、钟山”（临朐，西汉置临朐县，今之山东潍坊临朐。钟山，今山东胶东地区）。此段描述辑自清代孙星衍、孙冯翼所辑之《神农本草经》。

南北朝时期《名医别录》记载：“秦楚名玉延，郑越名土诸，生嵩高。”（嵩高，古山名，即今河南登封北嵩山。）《本草经集注》记载：“今近道处处有之，东山、南江皆多，掘取食之以充粮。南康间最大而美，服食亦用之。”［东山，古山名，在今湖北荆门东。南江，古水名，今之赣江，为江西最大河流。南康，南朝宋永初元年（420）改南康郡置，治葛姥城（今江西赣州东北）。］描述了山药分布于湖北、江西等地，可作为食物，江西生长的山药个大味美的情况。其山药名称和品种继续沿用《名医别录》中的记载。

唐代苏敬《新修本草》记载：“谨按……此有两种：一者白而且佳；一者青黑，味亦不美。蜀道者尤良。”唐代本草文献记载了两种山药，认为白色者优于青黑者，意味着山药在早期可能存在不同的物种基原，这与《范子计然》中所述之“白色者善”相吻合。其道地产区唐代以“蜀道”者为佳，此产区没有延续至今。后世仅有明代的《本草述钩元》提到“必以翼州所产为胜”。［翼州，北周天和元年（566）置，后几经迁废。唐武德六年（623）移治翼针县（今四川茂县西北校场坝南），辖境相当于今四川茂县西北部和黑水县东部。］描述了在唐代，将山药分为白色和青黑色两种，白色味道好，并且四川山药质量最好的情况。

北宋时期苏颂《本草图经》记载：“薯蓣，生嵩高山山谷，今处处有之，以北都、四明者为佳。春生苗，蔓延篱援。茎紫叶青，有三尖角似牵牛更浓而光泽。夏开细白花，大类枣花。秋生实于叶间，状如铃。二月、八月采根，今人冬春采，刮之白色者为上，青黑者不堪，曝干用之。法取粗根，刮去黄皮，以水浸，末白矾少许掺水中，经宿取，净洗去涎，焙干。近都人种之极有息。春取宿根头，以黄沙和牛粪作畦种。苗生以竹梢作援，援高不得过一二尺，夏月频溉之。当年可食，极肥美。南中有一种，生山中，根细如指，极紧实，刮磨入汤煮之，作块不散，味更珍美，云食之尤益人，过于家园种者。又江湖、闽中出一种，根如姜、芋之类而皮紫。极有大者，一枚可重斤余，刮去皮，煎煮食之俱美，但性冷于北地者耳。彼土人为单呼为薯（音若殊），亦曰山薯。而《山海经》云：景山北望少泽，其草多薯（音与薯蓣同）。郭璞注云：根似芋可食。今江南人单呼薯（音储），语或用轻重耳。据此注，则薯蓣与薯乃一种。南北之产或有不同，故其形类差别。”［北都，武周长寿元年（692），因并州是武氏故里，建为北都，即宋之太原府。四明，在今浙江宁波西南。南中大概是指南康，即今之赣州，北宋称为虔州。闽中，即福州府。］结合所附的“滁州”“明州”“眉州”“永康军”4幅薯蓣图的形态及分布来看，滁州薯蓣与薯蓣 *Dioscorea opposita* Thunb. 一致，明州薯蓣与参薯 *Dioscorea alata* L. 相似，而眉州、永康军薯蓣则与褐苞薯蓣 *Dioscorea persimilis* Prain et Burkill 相近，而“极有大者，一枚可重斤余”可能是山薯 *Dioscorea fordii* Prain et Burkill 一类。

明代《本草乘雅半偈》记载：“江中、闽中一种，根如姜芋，皮紫，极大者重数斤，煮食虽美，但气寒于北地者。”明代《救荒本草》记载：“出明州、滁州，生嵩山山谷，今处处有之。人家园圃种者，肥大如手臂，味美，怀孟间产者入药最佳。”（明州与四明同指，辖境约为当今浙江甬江流域及慈溪、舟山群岛等地。怀孟，辖境相当于今河南的黄河以北，修武、武陟两县以西地区。）可见山药的种植范围非常广泛。菜山药粗壮味美，河南产山药入药效果好。作为“四大怀药”之一的山药，在《救荒本草》中第一次被指出“怀孟间产者入药最佳”。据《救荒本草》之图文，所述当为薯蓣 *Dioscorea opposita* Thunb. 的栽培品。明代刘文泰《本草品汇精要》记载：“〔道地〕北都四明，今河南者佳。”《本草蒙筌》云：“南北州郡俱产，惟怀庆者独良。”明代李中立《本草原始》云：“今人多用怀庆者，肉白指细紧实者入药。”明末《农政全书》记载：“玄扈先生曰：山药出处，见《山海经》凡四，《本草》复云出嵩山、北京、四明、东山、南江、永康、滁州、眉州，大率处处有之，今齐鲁之间尤多。”道出明末齐鲁山药栽培也得到了较大发展，但或许只适合食用，仅载于农书，而未被医书收录。

清代吴仪洛《本草从新》又强调：“色白而坚者佳。形圆者为西山药，形扁者为怀山药，入药为胜。俱系家种，野生者更胜。”《本草从新》认识到怀山药入药最好，并提供了鉴别怀山药的方法，与种植的山药相比，野生怀山药药效更好。《植物名实图考》云：“生怀庆山中者白细坚实，入药用之。”《本草求真》记载：“淮产色白而坚者良。”

民国时期，陈仁山的《药物出产辨》云：“淮山产河南怀庆府，温县、沁阳、武陟、孟县四县，以温县为最多。”民国时期沁阳、武陟、孟县、温县四地与现今行政区划大致相同，位于怀庆府附近，所产山药以温县者为最好。

《中华本草》收载山药品种考证为：山药出自侯宁极《药谱》，药材基原为薯蓣科植物山药的块茎。关于产地，该书记载：“主产于河南，产量大，质量优，销全国，并大量出口。”《中药材手册》云：“习惯认为河南怀庆产者品质最佳，故有‘怀山药’之称。”《药材资料汇编》云：“主产河南旧怀庆府所属温县、孟县、沁阳、博爱、武陟等县，以上地区因土壤气候适合，产量多，品质优。”

综上所述，历代本草文献记载山药主要按产地评价其外观性状。宋代《本草图经》记载的山药主要以野生品为主，《本草图经》中开始载有“家园者”（栽培）品种，且之后以栽培山药为主。大多数本草书籍记载山药的来源主要是薯蓣，今闽浙及两广地区的山药，可能是褐苞薯蓣或山薯，也有参薯或福建山药等，均当作山药使用，其中道地药材怀山药为薯蓣科植物薯蓣 *Dioscorea opposita* Thunb. 的干燥根茎。

5.2 产地沿革

明代以前，山药产在山西、河南、山东、浙江、江苏、江西、四川等地，其中评价出产“佳”或“良”的产地，各部本草文献说法不同，道地性不显著。而山药道地产区从明代初期开始已经显现，且看法较为一致，为古怀庆地区，相当于今焦作辖境，包括武陟、沁阳、温县、孟州、修武、博爱等处。现代文献延续了明清的道地产区的说法，即山药以产自河南焦作武陟、沁阳、温县、孟州、修武、博爱的质量为佳，为四大怀药之一，是中国国家地理标志产品。怀山药产地沿革见表1。

表1 怀山药产地沿革

年代	出处	产地及评价
秦汉	《神农本草经》	生嵩山山谷
	《范子计然》	“藷薁，本出三辅。”藷薁，即山药别称；三辅，指今陕西中部地区
魏晋	《吴普本草》	“或生临朐、钟山。”临朐，西汉置临朐县，今之山东潍坊临朐。钟山，今山东胶东地区

表1（续）

年代	出处	产地及评价
南北朝	《名医别录》	“生嵩高。”嵩高，古山名，即今河南登封北嵩山
	《本草经集注》	“今近道处处有之，东山、南江皆多。”“东山”，在今湖北荆门东。“南江”，今之赣江。“南康”，今江西赣州东北
唐	《新修本草》	“蜀道者尤良”，而此产区没有延续至今
宋	《本草图经》	“生嵩高山山谷，今处处有之，以北都、四明者为佳。”北都，即宋之太原府。四明山，在今浙江宁波西南，属明州。 “南中有一种，生山中……过于家园种者。”“南中”大概是指“南康”，即今之赣州，北宋称为虔州。闽中，即福州府。“又江湖、闽中出一种，根如姜、芋之类而皮紫”。 总之，薯蓣生境为嵩高山山谷，且种植广泛，野生山药的味道和功效比种植的山药好
明	《救荒本草》	“出明州、滁州，生嵩山山谷，今处处有之。人家园圃种者，肥大如手臂，味美，怀孟间产者入药最佳。”明州与四明同指，辖境约为当今浙江甬江流域及慈溪、舟山群岛等地。怀孟，辖境相当今河南的黄河以北，修武、武陟两县以西地区
	《本草品汇精要》	〔图经曰〕生嵩高山山谷及临朐、钟山，今处处有之。〔陶隐居云〕东山、南江、南康。〔唐本注云〕蜀道。〔道地〕北都四明，今河南者佳
	《本草蒙筌》	南北州郡俱产，惟怀庆者独良
清	《本草从新》	色白而坚者佳。形圆者为西山药，形扁者为怀山药，入药为胜
	《本草崇原》	始出嵩山山谷，今处处有之，入药野生者为胜
民国	《药物出产辨》	产河南怀庆府，温县、沁阳、武陟、孟县四县，以温县为最多
现代	《中华本草》	主产于河南，产量大，质量优，销全国，并大量出口
	《中药材手册》	习惯认为河南怀庆产者品质最佳，故有“怀山药”之称
	《药材资料汇编》	主产河南旧怀庆府所属温县、孟县、沁阳、博爱、武陟等县，以上地区因土壤气候适合，产量多，品质优

6 道地产区及生境特征

6.1 道地产区

河南武陟、温县、孟州、博爱、沁阳（旧怀庆府所在地，现属焦作地区）等。

6.2 生境特征

焦作属温带大陆性季风气候，日照充足，冬冷夏热、春暖秋凉，四季分明。年平均气温19.76℃～19.88℃，相对湿度65.54%～66.26%，年平均降水量727.81mm～737.98mm，年平均日照时数2203.32h～2215.16h。流域面积在$100km^2$以上的河流有23条，地表水资源充裕，是天然的地下水汇集盆地，已探明地下水储量为$(35.4\times10^8)\ m^3$，南水北调中线工程也从焦作通过。焦作日照时间长，热量充足，无霜期长，雨热同期，降水量年际变化大。另外，焦作北依太行，与山西晋城的陵川搭界，南临黄河，既有地势平缓的丘陵区，也有黄河冲洪积扇边缘。土壤以潮土、脱潮土等土壤类型为主。

怀山药种植区土壤、空气、水质无污染，位于耕地资源和劳动力资源丰富的黄河流域豫北平原，非常适合栽培山药。

7 质量特征

7.1 质量要求

应符合《中华人民共和国药典》一部对山药的相关质量规定。

7.2 性状特征

毛山药略呈圆柱形，弯曲而稍扁，长 15cm ~ 30cm，直径 1.5cm ~ 6cm。表面白色或黄白色，有纵沟、纵皱纹及须根痕，偶有浅棕色外皮残留。体重，质坚实，不易折断，断面白色，粉性。气微，味淡、微酸，嚼之发黏。

山药片为不规则的厚片，边缘卷缩，皱缩不平，断面颗粒状突起明显，切面白色或黄白色，质坚脆，粉性。气微，味淡、微酸。

光山药呈圆柱形，条均挺直，光滑圆润，两端平齐，长 9cm ~ 18cm，直径 1.5cm ~ 3cm。内外均为白色。质坚实，粉性足。味淡。

怀山药与其他产地山药形态相似，难以区分，但怀山药一般呈圆柱形，较顺直，色白，粉性和黏性相对较强，表面和断面较细腻。味微酸，质坚实，敲之声音较哑，无刚音。

参 考 文 献

[1] 尚志钧. 神农本草经校注 [M]. 北京：学苑出版社，2008：42－43.

[2] 吴普. 吴普本草 [M]. 尚志钧辑校. 北京：人民卫生出版社，1987：37－38.

[3] 陶弘景. 名医别录（辑校本）[M]. 尚志钧辑校. 北京：中国中医药出版社，2013：26.

[4] 陶弘景. 本草经集注（辑校本）[M]. 尚志钧，尚元胜辑校. 北京：人民卫生出版社，1994：203.

[5] 苏敬. 新修本草（辑复本）[M]. 尚志钧辑校. 合肥：安徽科学技术出版社，1962：158－159.

[6] 黄雄，崔晓艳.《本草述钩元》释义 [M]. 太原：山西科学技术出版社，2009：546.

[7] 苏颂. 本草图经 [M]. 尚志钧辑校. 合肥：安徽科学技术出版社，1994：86.

[8] 卢之颐. 本草乘雅半偈 [M]. 刘更生，蔡群，朱姝，等校注. 北京：中国中医药出版社，2016：30－31.

[9] 倪根金. 救荒本草校注 [M]. 北京：中国农业出版社，2008：158.

[10] 刘文泰. 本草品汇精要 [M]. 陆拯，黄辉，方红，等校点. 北京：中国中医药出版社，2013：144－145.

[11] 陈嘉谟. 本草蒙筌 [M]. 王淑民，陈湘萍，周超凡点校. 北京：人民卫生出版社，1988：50.

[12] 李中立. 本草原始 [M]. 张卫，张瑞贤校注. 北京：学苑出版社，2011：30－32.

[13] 石声汉. 农政全书校注 [M]. 上海：上海古籍出版社，1979：687.

[14] 吴仪洛. 本草从新 [M]. 陆拯，赵法新，陈明显校点. 北京：中国中医药出版社，2013：196－197.

[15] 吴其濬. 植物名实图考 [M]. 北京：中华书局，1963：211.

[16] 黄宫绣. 本草求真 [M]. 王淑民校注. 北京：中国中医药出版社，1997：24－25.

[17] 陈仁山，蒋淼，陈思敏，等. 药物出产辨（十一）[J]. 中药与临床，2012，3（1）：64－65.

[18] 国家中医药管理局《中华本草》编委会. 中华本草：第8册 [M]. 上海：上海科学技术出版社，1999：241.

[19] 中华人民共和国卫生部药政管理局. 中药材手册 [M]. 北京：人民卫生出版社，1959：14.

[20] 中国药学会上海分会，上海市药材公司. 药材资料汇编 [M]. 上海：科技卫生出版社，1959：18.

ICS 11.120.01
C 23

团 体 标 准

T/CACM 1020.6—2019

道地药材 第6部分：怀菊

Daodi herbs—Part 6：Huaiju

2019-08-13 发布 2019-08-13 实施

中华中医药学会 发布

前　言

T/CACM 1020《道地药材》标准分为157个部分：

——第1部分：标准编制通则；

……

——第5部分：怀山药；

——第6部分：怀菊；

——第7部分：浙白术；

……

——第157部分：汉射干。

本部分为T/CACM 1020的第6部分。

本部分按照GB/T 1.1—2009给出的规则起草。

本部分由道地药材国家重点实验室及国家中医药管理局道地药材生态遗传重点研究室提出。

本部分由中华中医药学会归口。

本部分起草单位：康美药业股份有限公司、康美（北京）药物研究院有限公司、广东康美药物研究院有限公司、无限极（中国）有限公司、华润三九医药股份有限公司、中国中医科学院中药资源中心、北京中研百草检测认证有限公司。

本部分主要起草人：许冬瑾、乐智勇、黄璐琦、郭兰萍、白宗利、都盼盼、詹志来、张小波、杨光、何雅莉、郭亮、谭沛、张辉、余意、马方励。

道地药材　第6部分：怀菊

1　范围

T/CACM 1020 的本部分规定了道地药材怀菊的来源及形态、历史沿革、道地产区及生境特征、质量特征。

本部分适用于中华人民共和国境内道地药材怀菊的生产、销售、鉴定及使用。

2　规范性引用文件

下列文件对于本文件的应用是必不可少的。凡是注日期的引用文件，仅注日期的版本适用于本文件。凡是不注日期的引用文件，其最新版本（包括所有的修改单）适用于本文件。

T/CACM 1020.1—2016　道地药材　第1部分：标准编制通则

中华人民共和国药典一部

3　术语和定义

T/CACM 1020.1—2016 界定的以及下列术语和定义适用于本文件。

3.1

怀菊　huaiju

产于以河南焦作（沁阳、孟州、温县、博爱、武陟、修武）为核心产区及焦作周边地区的栽培菊花。

4　来源及形态

4.1　来源

本品为菊科植物菊 *Chrysanthemum morifolium* Ramat. 的干燥头状花序。

4.2　形态特征

多年生草本，高 60cm ~ 150cm。茎直立，基部常木化，上部多分枝，被细毛或柔毛。叶互生，卵圆形或长卵形，长约 5cm，宽 3cm ~ 4cm，边缘有粗大锯齿或深裂成羽状，裂片内呈大小不等的猫眼状空隙，基部常偏斜不等，下面被白色茸毛；具叶柄。头状花序顶生或腋生，直径 3cm ~ 5cm；总苞盘状，总苞片 3 层 ~ 4 层，外层绿色，条形，被白色茸毛，边缘膜质。舌状花雌性，白色；管状花两性，少数，黄色，基部偶见托片。花序托三角形，高 2mm ~ 3mm，宽 3mm ~ 4.5mm；花盘直径 1.8cm ~ 2cm。瘦果无冠毛。花期 9 月 ~ 11 月。

5 历史沿革

5.1 品种沿革

菊花，始载于《神农本草经》，被列为上品，未言产地，但著有生境，谓："生川泽及田野。"最早记载菊花产地的是《名医别录》，书中曰："菊花，生雍州川泽及田野。"雍州，即今陕西凤翔一带。《证类本草》引陶隐居云："南阳郦县最多，今近道处处有。"《本草图经》引唐《天宝单方图》云："菊花，原生南阳山谷及田野中……诸郡皆有。"南阳郦县及南阳，均为今河南南阳境内。根据以上文献所记载的菊花的产地和生境可以看出，在宋代以前，我国药用菊花应是取之于野生品类。

西晋时期张华的《博物志》是较早记录菊花品类的文献。张氏曰："菊有两种，苗花如一，惟味小异，苦者不中食。"南北朝时期陶弘景《本草经集注》注文云："菊有两种，一种茎紫、气香、味甘，叶可作羹食者，为真；一种青茎而大，作蒿艾气，味苦不堪食者，名苦薏，非真。其叶正相似，唯以甘苦别之尔……又有白菊，茎、叶都相似，唯花白。"

唐代《新修本草》转录了陶氏之说。《本草图经》引唐《天宝单方图》云："白菊，颍川人呼为回蜂菊，汝南名荼苦蒿，上党及建安郡、顺政郡并名羊欢草，河内名地薇蒿。"颍川、汝南、河内，均为今河南境内；上党，即今山西长治；建安郡，即今福建境内；顺政郡，即今陕西略阳。根据以上文献记载的"青茎而大，作蒿艾气，味苦不堪食者，名苦薏"的品种，经考证，应是现今菊科植物野菊 *Chrysanthemum indicum* L.。而"茎紫、气香、味甘，叶可作羹食者"，按其产地、形态特征，对照《中国植物志》收载的17种菊属植物，认为该品应是现今菊科植物甘菊 *Chrysanthemum lavandulifolium*（Fisch. ex Trautv.）Makino 或其变种。至于陶氏所言和唐《天宝单方图》记载的白菊，按其产地、花色推断，很可能是紫花野菊 *Chrysanthemum zawadskii* Herbich 或毛华菊 *Chrysanthemum vestitum*（Hemsl.）Stapf。但据唐《天宝单方图》述及的其产地有河南、陕西、山西、福建等，认为是紫花野菊的可能性更大。

宋代苏颂《本草图经》记载："菊花，生雍州川泽及田野，今处处有之，以南阳菊潭者为佳……然菊之种类颇多，有紫茎而气香，叶厚至柔嫩可食者，其花微小，味甚甘，此为真。有青茎而大，叶细作蒿艾，气味苦者花亦大，名苦薏，非真也。"又云："南阳菊亦有两种：白菊，叶大似艾叶，茎青，根细，花白，蕊黄；其黄菊，叶似茼蒿，花蕊都黄……南京又有一种开小花，花瓣下如小珠子，谓之珠子菊，云入药亦佳。"南阳菊潭，即今河南内乡；南京，即今河南商丘。寇宗奭《本草衍义》云："近世有二十余种，惟单叶花小而黄绿，叶色深小而薄，应候而开者是也。《月令》所谓菊有黄花者也。又邓州白菊、单叶者亦入药，余医经不用。"按《本草图经》所载"今处处有之，以南阳菊潭者为佳"，说明宋代仍应用野生菊类。考"紫茎而气香，花微小，味甚甘者"和"青茎而大，叶作蒿艾，气味苦者花亦大，名苦薏"，前者是甘菊 *Chrysanthemum lavandulifolium*（Fisch. ex Trautv.）Makino；后者无疑是野菊 *Chrysanthemum indicum* L.。对照《中国植物志》所载甘菊的花序直径为1cm～1.5cm，野菊的花序直径为1.5cm～2.5cm，显然，甘菊的花小于野菊的花，此说与苏颂所说相符。从苏氏和寇氏的载文可以看出，宋代菊花品种明显多于宋以前。《本草纲目》云："菊之品，凡百种，宿根自生，茎叶花色，品品不同。宋人刘蒙全、范致能、史正志皆有菊谱，亦不能尽收也。"据此可以看出，宋时菊花品种已相当丰富。又考苏颂云"南阳菊亦有两种：白菊，叶大似艾叶，茎青，根细，花白，蕊黄；其黄菊，叶似茼蒿，花蕊都黄"，依其描述，当是范成大《范村菊谱》中收载的栽培药菊邓州白和邓州黄。范氏云："邓州白，九月末开，单叶双纹，白花中有细蕊，出铃萼中，香比诸菊甚烈，而又正为药中所用，盖邓州菊潭所出尔。"又云："邓州黄，开以九月末，单叶双纹，深于鹅黄，而浅于郁金，中有细叶，出铃萼上，形样甚似邓州白，但差小尔。"所述与苏氏完全一致。《范村菊谱》除收载了邓州白和邓州黄药菊外，还收载了古本草文献中的甘菊。范氏曰："甘菊生雍州川泽，开以九月，深黄单叶，闾巷小人且能识之。”此处所言之甘菊，显然就是前面考证的甘菊 *Chrysanthemum lavandulifolium*（Fisch. ex Trautv.）Makino。李时珍对入药菊花品种也进行过考证，曰：“大抵惟以单叶味甘者入药，《菊谱》所载甘菊、邓州黄、邓州白者是矣。”《本草图经》所载的“茎紫而气香，味甚甘”之菊和“南阳白菊与黄菊”，则分别是范成大和李时珍所言的甘菊、邓州白与邓州黄。以上三菊被《范村菊谱》收载，可见在宋代已有栽培药菊。邓州白、邓州黄和甘菊，可能就是我国栽培菊中较早选育出来的药用菊。它们的培育成功，不仅丰富了菊花品种，而且为以后发展怀菊、亳菊、滁菊、贡菊、杭菊、川菊等，提供了优良的种质资源。至于苏颂所述的“南京又有一种开小花，花瓣下如小珠子，谓之珠子菊”的品种，经考证此菊仍属甘菊 *Chrysanthemum lavandulifolium*（Fisch. ex Trautv.）Makino 之类。其花小，是因其生长环境不良所致。清代赵学敏认为，此菊为“杭城石罅生菊，枝叶极瘦小，九月开花如豆，香而且甘的成头菊”。

由于宋代艺菊技术不断发展，推动了药菊品种的选育和生产，其栽培区不断扩大，产量与质量不断提高，从而使菊 *Chrysanthemum morifolium* Ramat. 逐渐成为宋以后药菊的主流品种。陈嘉谟《本草蒙筌》记载：“山野间味苦茎青，名苦薏勿用；家园内味甘茎紫，谓甘菊，堪收。”李时珍《本草纲目》云：“甘菊始生于山野，今人皆栽植之。”可见，明代药菊已广为栽培，野生菊已不再作为甘菊药用，仅作野菊用。至于栽培菊的品种，当是经人工长期选育栽培出来具有较高药用价值的菊 *Chrysanthemum morifolium* Ramat.。吴仪洛《本草从新》云：“家园所种，杭产者良。”赵学敏《本草纲目拾遗》云：“杭州钱塘所属良渚桧葬地方，乡人多种菊为业，秋十月采取花，挑入城市以售。”凌奂《本草害利》云：“滁州菊，单瓣色白味甘者为上。杭州黄白茶菊，微苦者次之。”从以上文献记载可见，清代是药菊栽培最盛的时期，也是形成道地药菊品种的重要阶段。经过自然和人工选择，一些优良的品种勃然兴起，并形成了固定的产地，如河南的怀菊，安徽的亳菊、滁菊、贡菊，浙江的杭菊，四川的川菊，就是在这个时期发展起来的，但有些品种早在清代以前就已产生，如怀菊、亳菊等。

综上所述，宋代以前我国药菊应是野生品甘菊 *Chrysanthemum lavandulifolium*（Fisch. ex Trautv.）Makino。宋代栽培菊 *Chrysanthemum morifolium* Ramat. 已出现，并作药用。明清时期是药菊栽培和发展的最盛时期，也是形成道地药菊品种的重要阶段。随着药菊栽培区的扩大，药菊的产量与质量不断提高，最终使栽培菊 *Chrysanthemum morifolium* Ramat. 完全取代了野生菊类。

5.2 产地沿革

宋代以前，我国药菊取之于野生品，主要分布在河南、山西、福建、陕西等地。宋代的菊花品种明显多于以前，邓州白、邓州黄和甘菊可能是我国栽培菊中较早选育出来的药菊，它们的栽培成功，不仅丰富了菊花品种，而且为后来发展亳菊、贡菊、杭菊、怀菊、滁菊、川菊等，提供了优良的种质资源。清代《武陟县志》记载：“白菊河内名地薇蒿，其性入金水阳分，黄者入金水阴分，红者行妇人血分，皆可入药。今县西间有种此者。”民国时期《续修武陟县志》记载：“菊花尤武陟所独优。”《药物出产辨》记载：“白者以产安徽亳州为最，其次河南怀庆府。”《祁州药志》记载：“白菊花分两种，产于亳州者称亳菊花，产于怀庆者称怀菊花。”在清代，武陟县已栽培菊花；民国时期，在河南武陟、怀庆形成怀菊药材道地产区。怀菊为四大怀药之一，其产地沿革见表1。

表1 怀菊产地沿革

年代	出处	产地及评价
清	《武陟县志》	今县西间有种此者
民国	《续修武陟县志》	菊花尤武陟所独优
	《药物出产辨》	其次河南怀庆府
	《祁州药志》	产于怀庆者称怀菊花

6 道地产区及生境特征

6.1 道地产区

以河南焦作（沁阳、孟州、温县、博爱、武陟、修武）为核心产区，包括焦作周边地区。

6.2 生境特征

怀菊产区地处北纬34°48′~35°30′，东经112°02′~113°38′。年平均日照时数24h~84h，年日照百分率54%，年平均气温14.1℃~14.9℃，全年有效积温为4632℃~4875℃，无霜期为215d~240d，年平均降水量为550mm~700mm。适应怀菊生长的土壤主要以两合土、砂壤土为主，要求土层深厚、养分含量高、保水和肥力能力强、排灌条件良好，pH 7.2~7.7。

7 质量特征

7.1 质量要求

应符合《中华人民共和国药典》一部对菊花的相关质量规定。

7.2 性状特征

怀菊呈不规则球形或扁球形，直径1.5cm~2.5cm。多数为舌状花，舌状花类白色，不规则扭曲，内卷，边缘皱缩，有时可见腺点；管状花大多隐藏。体轻，质柔润，干时松脆。气清香，味甘、微苦。

怀菊与其他产地菊花性状鉴别要点见表2。

表2 怀菊与其他产地菊花性状鉴别要点

比较项目	怀菊	亳菊	滁菊	贡菊	杭菊
形状	呈不规则球形或扁球形，直径1.5cm~2.5cm	呈倒圆锥形或圆筒形，有时稍压扁呈扇形，直径1.5cm~3cm，离散	呈不规则球形或扁球形，直径1.5cm~2.5cm	呈扁球形或不规则球形，直径1.5cm~2.5cm	呈碟形或扁球形，直径2.5cm~4cm，常数个相连成片
舌状花	多数为舌状花，舌状花类白色，不规则扭曲，内卷，边缘皱缩，有时可见腺点	舌状花数层，雌性，位于外围，类白色，劲直，上举，纵向折缩，散生金黄色腺点	舌状花类白色，不规则扭曲，内卷，边缘皱缩，有时可见淡褐色腺点	舌状花白色或类白色，斜升，上部反折，边缘稍内卷而皱缩，通常无腺点	舌状花类白色或黄色，平展或微折叠，彼此粘连，通常无腺点
管状花	管状花大多隐藏	管状花多数，两性，位于中央，为舌状花所隐藏，黄色，先端5齿裂	管状花大多隐藏	管状花少，外露	管状花多，外露

参 考 文 献

[1] 尚志钧. 神农本草经校注 [M]. 北京：学苑出版社，2008：43.

[2] 陶弘景. 名医别录（辑校本）[M]. 尚志钧辑校. 北京：人民卫生出版社，1986：27.

[3] 唐慎微. 重修政和经史证类备用本草 [M]. 北京：人民卫生出版社，1957：148.

[4] 苏颂. 本草图经（辑复本）[M]. 胡乃长，王致谱辑注. 福州：福建科学技术出版社，1988：58.

[5] 李时珍. 本草纲目（校点本）：下册 [M]. 北京：人民卫生出版社，2004：930.

[6] 陶弘景. 本草经集注（辑校本）[M]. 尚志钧，尚元胜辑校. 北京：人民卫生出版社，1994：205.

[7] 苏敬. 新修本草 [M]. 尚志钧辑校. 合肥：安徽科学技术出版社，1981：159.

[8] 中国科学院中国植物志编辑委员会. 中国植物志：第七十六卷 [M]. 北京：科学出版社，1989：42.

[9] 寇宗奭. 本草衍义 [M]. 颜正华，常章富，黄幼群点校. 北京：人民卫生出版社，1990：45.

[10] 范成大. 范村菊谱 [M]. 北京：紫禁城出版社，2007：36.

[11] 赵学敏. 本草纲目拾遗 [M]. 北京：人民卫生出版社，1963：227.

[12] 陈嘉谟. 本草蒙筌 [M]. 北京：人民卫生出版社，1988：78.

[13] 吴仪洛. 本草从新 [M]. 北京：红旗出版社，1996：64.

[14] 凌奂. 本草害利 [M]. 北京：中医古籍出版社，1982：46.

[15] 王荣陛. 武陟县志 [M]. 方履篯纂. 台北：成文出版社，1976：500.

[16] 史延寿. 续修武陟县志 [M]. 王世杰纂. 台北：成文出版社，1968：251.

[17] 陈仁山，蒋淼，陈思敏，等. 药物出产辨（四）[J]. 中药与临床，2010，1（4）：62-64.

[18] 赵燏黄. 祁州药志 [M]. 樊菊芬点校. 福州：福建科学技术出版社，2004：36.

ICS 11.120.01
C 23

团 体 标 准

T/CACM 1020.7—2019

道地药材 第7部分：浙白术

Daodi herbs—Part 7：Zhebaizhu

2019-08-13 发布 2019-08-13 实施

中华中医药学会 发布

前　言

T/CACM 1020《道地药材》标准分为157个部分：

——第1部分：标准编制通则；

……

——第6部分：怀菊；

——第7部分：浙白术；

——第8部分：浙贝母；

……

——第157部分：汉射干。

本部分为T/CACM 1020的第7部分。

本部分按照GB/T 1.1—2009给出的规则起草。

本部分由道地药材国家重点实验室及国家中医药管理局道地药材生态遗传重点研究室提出。

本部分由中华中医药学会归口。

本部分起草单位：浙江省中药材产业协会、中国中医科学院中药资源中心、浙江省中药研究所有限公司、磐安县中药材研究所、金华寿仙谷药业有限公司、浙江康恩贝制药股份有限公司、磐安县中药材检验检测中心、天台县农业技术推广总站、新昌县农林技术推广中心、华润三九医药股份有限公司、金华市中医医院、金华市食品药品检验检测研究院、金华市中心医院、金华职业技术学院、北京中研百草检测认证有限公司。

本部分主要起草人：何伯伟、李明焱、潘秋祥、詹志来、黄璐琦、郭兰萍、王志安、吴华庆、宗侃侃、王如伟、姚德中、王瑛、李建淼、张伟金、姚国富、徐丹彬、谭沛、张辉、吴忠义、陈宗良、徐非拉、王国军、张慧芳、陈坚波、张元、祝浩东、郭亮。

道地药材　第7部分：浙白术

1　范围

T/CACM 1020 的本部分规定了道地药材浙白术的来源及形态、历史沿革、道地产区及生境特征、质量特征。

本部分适用于中华人民共和国境内道地药材浙白术的生产、销售、鉴定及使用。

2　规范性引用文件

下列文件对于本文件的应用是必不可少的。凡是注日期的引用文件，仅注日期的版本适用于本文件。凡是不注日期的引用文件，其最新版本（包括所有的修改单）适用于本文件。

T/CACM 1020.1—2016　道地药材　第1部分：标准编制通则

中华人民共和国药典一部

3　术语和定义

T/CACM 1020.1—2016 界定的以及下列术语和定义适用于本文件。

3.1

浙白术　zhebaizhu

产于以浙江绍兴（新昌、嵊州）、金华（磐安、东阳、武义）、台州天台、杭州临安为中心，包括浙东丘陵低山小区、浙中丘陵盆地小区、浙西北丘陵山地小区等周边地区的栽培白术。

4　来源及形态

4.1　来源

本品为菊科植物白术 *Atractylodes macrocephala* Koidz. 的干燥根茎。

4.2　形态特征

多年生草本。高 30cm～80cm，根茎结节状。茎直立，通常自中上部长分枝，全部光滑无毛。叶互生，中部茎叶长 3cm～6cm，叶片通常 3～5 羽状全裂，极少兼杂不裂而叶为长椭圆形的。侧裂片 1 对～2 对，倒披针形、椭圆形或长椭圆形，长 4.5cm～7cm，宽 1.5cm～2cm；顶裂片比侧裂片大，倒长卵形、长椭圆形或椭圆形；自中部茎叶向上向下，叶渐小，与中部茎叶等样分裂，接花序下部的叶不裂，椭圆形或长椭圆形，无柄；或大部茎叶不裂，但总兼杂有 3～5 羽状全裂的叶。全部叶质较薄，两面绿色，叶背色较浅，无毛，叶脉显著突起，边缘或裂片边缘为锯刺状。头状花序单生茎枝先端，植株通常有 6 个～10 个头状花序，但不形成明显的花序式排列。苞叶绿色，长 3cm～4cm，针刺状羽状全裂。总苞大，宽钟状，直径 3cm～4cm。总苞片 9 层～10 层，覆瓦状排列；外层及中外层长卵形或三角形，长 6mm～8mm；中层披针形或椭圆状披针形，长 11mm～16mm；最内层宽线形，长 2cm，先端紫红色。

全部苞片先端钝，边缘有白色蛛丝毛。小花长1.7cm，紫红色，冠屋檐5深裂。瘦果倒圆锥状，长7.5mm，被顺向稠密白色的长直毛。冠毛刚毛羽毛状，污白色，长1.5cm，基部结合成环状。花果期8月~10月。

5 历史沿革

5.1 品种沿革

早在西汉时期的《五十二病方》中已有关于术的记载，《神农本草经》将术列为上品，《伤寒杂病论》中应用了术。然而秦汉时期尚无苍术、白术之分。从各文献所描述的术的分布区域来看，当时所用的术应为苍术。

南北朝时期，陶弘景《本草经集注》记载："术乃有两种：白术，叶大有毛而作桠，根甜而少膏，可作丸散用；赤术，叶细无桠，根小苦而多膏，可作煎用……东境术大而无气烈，不任用。"苍术属植物叶片变异较大，难以通过叶片推定其物种，然而其所言"东境术"从分布区域来看，似今日所用之白术。由此可见，在魏晋南北朝至唐代时期，或已有苍术、白术之名，但在临床应用时，并未将这两种药材加以严格区分。

宋代《本草图经》云："春生苗，青色无桠，一名山蓟，以其叶似蓟也。茎作蒿秆状，青赤色，长三二尺以来；夏开花，紫碧色，亦似刺蓟花，或有黄白花者，入伏后结子，至秋而苗枯。根似姜而傍有细根，皮黑，心黄白色，中有膏液紫色……今白术叶叶相对，上有毛，方茎，茎端生花，淡紫碧红数色，根作桠生。二月、三月、八月、九月采根，曝干。以大块紫花者为胜。"同时附了多幅图，其中"舒州术"接近当今的白术 *Atractylodes macrocephala* Koidz.。此外，"越州术""齐州术"可认定为白术，"商州术"疑是北苍术 *Atractylodes chinensis*（DC.）Koidz.，但"荆门军术""石州术"不是苍术属植物，至于"歙州术"则很难判断。从书中所描述的地域如"杭、越、舒、宣州"等地，结合"以大块紫花者为胜"来看，其描述与今日的白术一致。从明代《本草纲目》附的白术原植物图来看，图中白术与当今白术的特征相吻合，确认其为白术 *Atractylodes macrocephala* Koidz.。

在魏晋南北朝以前，白术与苍术统称为术，至魏晋白术与苍术始有区分，宋代正式将白术与苍术分为两药，明确白术为菊科植物白术 *Atractylodes macrocephala* Koidz.。

5.2 产地沿革

对白术产地的描述最早见于《神农本草经》："术味苦……生郑山山谷、汉中、南郑。"《名医别录》曰："生郑山山谷、汉中、南郑。"南北朝时期陶弘景《本草经集注》记载："今处处有，以蒋山、白山、茅山者为胜。"但不明确为白术。

宋代《本草图经》云："今白术生杭、越、舒、宣州高山岗上。"表明在宋代，白术就以杭州产者为著，如在宋代方志中较多地记载了浙江产的白术。《嘉定赤城志》云："术，白者叶大有毛，甘而少膏，赤者反是。"《乾道临安志》载有白术，《会稽志》记载石鼓山多黄精、白术，《海盐澉水志》记载的药品中有白术。当今被公认为最道地的浙江于潜白术，则载于《咸淳临安志》，其后《本草品汇精要》云白术"杭州于潜佳"，万历《杭州府志》亦云"白术以产于潜者佳，称于术"。

明代《本草蒙筌》云："浙术，俗呼云头术，种平壤，颇肥大，由粪力滋溉。"《本草纲目》专门记载了白术的栽种，云："白术，桴蓟也，吴越有之。人多取根栽莳，一年即稠。嫩苗可茹，叶稍大而有毛，根如指大，状如鼓槌，亦有大如拳者……白而肥者，是浙术；瘦而黄者，是幕阜山所出，其力劣。"万历《绍兴府志》云："白术，新昌多。"表明在明代已栽种白术，其产地为浙江一带。

清代《本草纲目拾遗》除详细记载了于潜白术外，还较为详细地记载了杭州周边的小和山、翁家山和仙居、青田等县所产的白术。《本草从新》亦言："产于潜者最佳，今甚难得……种白术，产浙江台州、烟山。"台州、烟山即今新昌、磐安、天台交界的彩烟山、天台山一带。《本草纲目拾遗》和《本草求真》云："出浙江于潜地者为于潜术，最佳。"

民国时期陈仁山《药物出产辨》云："白术产于浙江宁波府。"《增订伪药条辨》云："白术种类甚多，云术肥大气壅，台术条细力薄，宁国狗头术，皮赤稍大，皆栽灌而成，故其气甚浊，却少清香之味。当以浙江于潜野生者，名于术，为第一。一名天生术，形小有鹤颈，甚长，内有朱砂点，术上有须者尤佳，以得土气厚也。"民国22年（1933）《中国实业志》记载："浙江省白术，以新昌所产为最多，计产白术2.05万担。"民国29年（1940）《重修浙江通志》记载："磐安生产药材，白术9600担。"

《中药材手册》记载："主产于浙江新昌、嵊县、天台、东阳、磐安，安徽歙县、宁国，江苏南通，江西修水、铜鼓等地。此外，湖南平江、衡阳，湖北通城、利川各地亦产。"《中华本草》云："白术 *Rhizoma Atractylodis Macrocephalae* 主产于浙江、安徽，湖北、湖南、江西、福建、四川等地亦产。以浙江产量最大，销全国，并出口。"

综上所述，从《本草图经》记载杭州和越州产白术开始，至明清，诸医家倍加推崇浙江产的白术，尤其推崇于潜所产野生者。然白术用量大，野生白术难以满足所需，自明代开始人工栽培白术，且在采收加工中用柴火烟熏干燥，其气味清香，质量佳，疗效好。因此，浙江逐渐成为白术的道地产区，并一直延续至今。鉴于白术为"浙八味"之一，因此，本标准采纳浙白术称谓。浙白术产地沿革见表1。

表1　浙白术产地沿革

年代	出处	产地及评价
宋	《本草图经》	今白术生杭（今浙江杭州及周边地区）、越（浙江绍兴市）、舒（安徽潜山）、宣州（安徽宣城）高山岗上
	《会稽志》	石鼓山多黄精、白术
明	《本草品汇精要》	杭州于潜佳
	《杭州府志》	白术以产于潜者佳，称于术
	《本草纲目》	白术，桴蓟也，吴越（江苏、浙江一带）有之
清	《本草纲目拾遗》	于潜出产白术为于术
	《本草从新》	产于潜者最佳，今甚难得……种白术，产浙江台州、烟山
	《本草求真》	出浙江于潜地者为于潜术，最佳
民国	《药物出产辨》	白术产于浙江宁波府
	《增订伪药条辨》	当以浙江于潜野生者，名于术，为第一
	《中国实业志》	浙江省白术，以新昌所产为最多，计产白术2.05万担
	《重修浙江通志》	磐安生产药材，白术9600担
现代	《中药材手册》	主产于浙江新昌、嵊县、天台、东阳、磐安，安徽歙县、宁国，江苏南通，江西修水、铜鼓等地。此外，湖南平江、衡阳，湖北通城、利川各地亦产
	《中华本草》	白术 *Rhizoma Atractylodis Macrocephalae* 主产于浙江、安徽，湖北、湖南、江西、福建、四川等地亦产。以浙江产量最大，销全国，并出口

6 道地产区及生境特征

6.1 道地产区

以浙江绍兴（新昌、嵊州）、金华（磐安、东阳、武义）、台州天台、杭州临安为中心，包括浙东丘陵低山小区、浙中丘陵盆地小区、浙西北丘陵山地小区等周边地区。

6.2 生境特征

白术产区属亚热带气候，气候温和湿润，四季分明。夏初雨热同步，而盛夏多晴热，秋冬光温互补，灾害性天气较多。年平均日照时数1900h，年平均气温16.6℃，年平均降水量1500mm，无霜期240d。栽培于海拔300m～600m玄武岩发育而成的红黄壤土为佳。

7 质量特征

7.1 质量要求

应符合《中华人民共和国药典》一部对白术的相关质量规定。

7.2 性状特征

浙白术为不规则的肥厚团块，长3cm～13cm，直径1.5cm～7cm。表面灰黄色或灰棕色，有瘤状突起及断续的纵皱和沟纹，并有须根痕，先端有残留茎基和芽痕。质坚硬不易折断，断面不平坦，黄亮，有棕黄色的点状油室散在；烘干者形似如意或青蛙，断面角质样，有裂隙，色较深，呈菊花纹，气清香，味甘、微辛，嚼之略带黏性。

浙白术与其他产地白术性状鉴别要点见表2。

表2 浙白术与其他产地白术性状鉴别要点

比较项目	浙白术	其他产地白术
断面	黄亮	黄白色至淡棕色
烘干者外形	形似如意或青蛙	无特殊外形
烘干者断面	角质样，有裂隙，色较深，呈菊花纹	角质样，色较深或有裂隙

参 考 文 献

[1] 佚名．神农本草经 [M]．孙星衍辑．呼和浩特：内蒙古人民出版社，2006：21．

[2] 陶弘景．本草经集注（辑校本）[M]．尚志钧，尚元胜辑校．北京：人民卫生出版社，1994：197．

[3] 陶弘景．名医别录（辑校本）[M]．尚志钧辑校．北京：人民卫生出版社，1986：22．

[4] 苏颂．本草图经 [M]．胡乃长，王致谱辑注．福州：福建科学技术出版社，1988：67．

[5] 李时珍．本草纲目 [M]．北京：人民卫生出版社，1977：734．

[6] 陈嘉谟．本草蒙筌 [M]．王淑民，陈湘萍，周超凡点校．北京：人民卫生出版社，1988：32．

[7] 赵学敏．本草纲目拾遗 [M]．北京：中国中医药出版社，1998：71．

[8] 吴仪洛．本草从新 [M]．上海：上海科学技术出版社，1958：10．

[9] 黄宫绣．本草求真 [M]．上海：上海科学技术出版社，1959：8．

[10] 陈仁山．药物出产辨 [M]．广州：广东中医药专门学校，1930：17．

[11] 中华人民共和国卫生部药政管理局．中药材手册 [M]．北京：人民卫生出版社，1959：42-43．

[12] 国家中医药管理局《中华本草》编委会．中华本草：第21卷（第7册）[M]．上海：上海科学技术出版社，1999：715-720．

ICS 11.120.01
C 23

团 体 标 准

T/CACM 1020.8—2019

道地药材　第8部分：浙贝母

Daodi herbs—Part 8: Zhebeimu

2019-08-13 发布　　2019-08-13 实施

中华中医药学会　发布

前　言

T/CACM 1020《道地药材》标准分为 157 个部分：
——第 1 部分：标准编制通则；
……
——第 7 部分：浙白术；
——第 8 部分：浙贝母；
——第 9 部分：浙麦冬；
……
——第 157 部分：汉射干。

本部分为 T/CACM 1020 的第 8 部分。

本部分按照 GB/T 1. 1—2009 给出的规则起草。

本部分由道地药材国家重点实验室及国家中医药管理局道地药材生态遗传重点研究室提出。

本部分由中华中医药学会归口。

本部分起草单位：浙江省中药研究所有限公司、中国中医科学院中药资源中心、浙江省中药材产业协会、磐安县中药材研究所、浙江寿仙谷医药股份有限公司、浙江省食品药品检验研究院、浙江康恩贝制药股份有限公司、浙江中医药大学、浙江大学、浙江胡庆余堂本草药物有限公司、磐安县中药材检验检测中心、鄞州浙贝母产业协会、华润三九医药股份有限公司、金华市中医医院、金华市食品药品检验检测研究院、金华市中心医院、金华职业技术学院、北京中研百草检测认证有限公司。

本部分主要起草人：王志安、李明焱、黄璐琦、郭兰萍、詹志来、何伯伟、江建铭、沈晓霞、吴华庆、宗侃侃、臧宏军、胡凌娟、陈碧莲、马临科、李文庭、王如伟、姚德中、吕圭源、毛碧增、张春椿、诸葛磊、谭沛、张辉、吴忠义、陈宗良、徐菲拉、王国军、张慧芳、陈坚波、张元、祝浩东、郭亮。

道地药材　第8部分：浙贝母

1　范围

T/CACM 1020 的本部分规定了道地药材浙贝母的来源及形态、历史沿革、道地产区及生境特征、质量特征。

本部分适用于中华人民共和国境内道地药材浙贝母的生产、销售、鉴定及使用。

2　规范性引用文件

下列文件对于本文件的应用是必不可少的。凡是注日期的引用文件，仅注日期的版本适用于本文件。凡是不注日期的引用文件，其最新版本（包括所有的修改单）适用于本文件。

T/CACM 1020.1—2016　道地药材　第1部分：标准编制通则

中华人民共和国药典一部

3　术语和定义

T/CACM 1020.1—2016 界定的以及下列术语和定义适用于本文件。

3.1

浙贝母　zhebeimu

产于以浙江宁波（鄞州、海曙、象山）、金华（磐安、东阳、武义）为中心，包括浙东丘陵低山小区、浙东沿海平原小区、浙中丘陵盆地小区及周边地区的栽培浙贝母。

4　来源及形态

4.1　来源

本品为百合科植物浙贝母 *Fritillaria thunbergii* Miq. 的干燥鳞茎。

4.2　形态特征

多年生草本。鳞茎半球形，直径1.5cm～6cm，有2片～3片肉质的鳞片。茎单一，直立，圆柱形，高50cm～80cm。叶无柄；茎下部的叶对生，罕互生，狭披针形至线形，长6cm～17cm，宽6mm～15mm；中上部的叶常3片～5片轮生，罕互生，叶片较短，先端卷须状。花单生于茎顶或叶腋，花梗长1cm～1.5cm；花钟形，俯垂；花被6片，2轮排列，长椭圆形，先端短尖或钝，淡黄色或黄绿色，具细微平行脉，内面并有淡紫色方格状斑纹，基部具腺体；雄蕊6，花药基部着生，外向；雌蕊1，子房3室，每室有多数胚珠，柱头3枚。蒴果卵圆形，直径约2.5cm，有6条较宽的纵翅，成熟时室背开裂。种子扁平，近半圆形，边缘具翅。花期3月～4月。果期4月～5月。

5 历史沿革

5.1 品种沿革

贝母之名最早见于东汉时期，原名“莔”“蝱”。唐代以前的本草著作对贝母已有记载，如《神农本草经》云：“贝母，味辛、平，主伤寒烦热，淋沥邪气，疝，瘕，喉痹，乳难，金疮风痉。”并将其列为中品。《名医别录》云：“一名药实，一名苦花，一名苦菜，一名商（莔字）草，一名勒母……十月采根，曝干。”经考证，这里的贝母可能涵盖葫芦科及百合科贝母属两类植物。《本草经集注》云：“形似聚贝子，故名贝母。断谷服之不饥。”根据形状描述，可推断此书所载的贝母为浙贝母。

唐代苏敬《新修本草》记载：“贝母，此叶似大蒜，四月蒜熟时采，良。……江南诸州亦有，味甘苦不辛。”其中产江南者是浙贝母。宋代苏颂《本草图经》云：“贝母……根有瓣子，黄白色，如聚贝子，故名贝母。二月生苗，茎细，青色，叶亦青。”此记载描述的是百合科贝母属植物。根据产地及书中附图，产寿州、滁州、润州者，是浙贝母 *Fritillaria thunbergii* Miq.。

明代《本草汇言》云：“贝母，开郁、下气、化痰之药也……至于润肺消痰，止嗽定喘，则虚劳火结之证……必以川者为妙。若解痈毒，破癥结，消实痰，敷恶疮，又以土者为佳。”据考证，这里的“川者”指四川产的贝母，“土者”指浙江产的贝母。至此，川、浙贝母始以产地冠名区别开来，时至今日，这两个品种仍然是药用贝母的重要品种。

历代各家对贝母形态、产地等涉及百合科贝母属 *Fritillaria* 川贝母、浙贝母、湖北贝母等植物及葫芦科的土贝母 *Bolbostemma paniculatum*（Maxim.）Franquet（也称假贝母）等进行了阐述，至《本草纲目拾遗》将浙贝母单独分条列述，该书引《百草镜》之言曰：“浙贝出象山，俗呼象贝母。皮糙味苦，独颗无瓣，顶圆心斜，入药选圆白而小者佳。”又云：“宁波象山所出贝母，亦分两瓣，味苦而不甜，其顶平而不尖。”从以上对贝母形态的描述来看，浙贝母植物形态与现所用浙贝母完全一样。因此，遵循2015年版《中华人民共和国药典》的规定，将浙贝母基原定为 *Fritillaria thunbergii* Miq.。

5.2 产地沿革

最早对贝母的产地描述见于南北朝时期的《名医别录》，书中云：“生晋地。”《本草经集注》云：“今出近道（今江苏镇江句容茅山或江苏全境）。”

唐代苏敬《新修本草》记载：“贝母……出润州（今江苏镇江）、荆州（今湖北荆州）、襄州（今湖北襄阳）者最佳。江南诸州亦有，味甘苦不辛。”可见，浙贝母在中医临床应用历史悠久。宋代苏颂《本草图经》云：“贝母，生晋地。今河中（今山西永济）、江陵府（今湖北江陵）、郢（今湖北武汉）、寿（今安徽风台）、随（今湖北随县）、郑（今河南郑州）、蔡（今河南汝南）、润（今江苏镇江）、滁（今安徽滁州）州皆有之。”其中产寿州、滁州、润州者，是浙贝母 *Fritillaria thunbergii* Miq.。

清代吴仪洛《本草从新》记载：“川产开瓣，圆正底平者良；浙江产形大，亦能化痰，散结，解毒。”赵学敏《本草纲目拾遗》记载：“出川者曰川贝，出象山者名象贝，绝大者名土贝。”又云：“贝形大如钱，独瓣不分，与川产迥别，各处皆产。有出安徽六安之安山者，有出江南宜兴之章注者，有出宁国府之孙字埠者，浙江惟宁波鄞县之樟村及象山有之。入药选白大而燥皮细者良。”《象山县志》记载：“贝母乾隆志：邑产之最良者。道光志：象山出者象贝，异他处……近象产甚少，所用浙贝皆鄞小溪产。”表明在清代，象山农民将野生贝母转为人工栽培，称象贝。后鄞县樟村一带大批种植贝母，改称浙贝。

民国时期《药物出产辨》云：“浙贝母产浙江宁波府。”

《中药材手册》云：“浙贝，主产于浙江宁波专区的鄞州。”《中华本草》云：“浙贝母主产于浙江，江苏等地亦产。销全国并出口。”

综上所述，在《本草纲目》以前的历代本草著作中，没有说明何地贝母优质，直至明代《本草汇言》始有“川者为妙”之说。《本草从新》曰：“川产最佳。”自此才有川贝、浙贝、土贝之分。浙贝母从清代开始转引为家种。临床医家从实践中认识到浙贝母疗效独特，并广泛使用，使其逐渐成为药材市场中的主要药材之一，被人们称为道地药材。鉴于浙贝母为“浙八味”之一，早在汉代著名医学家张仲景的《伤寒杂病论》中就有应用，因此，本标准采纳浙贝母称谓。浙贝母产地沿革见表1。

表1　浙贝母产地沿革

年代	出处	产地及评价
明	《本草汇言》	贝母，开郁、下气、化痰之药也……若解痈毒，破癥结，消实痰，敷恶疮，又以土者为佳
清	《本草从新》	浙江产形大，亦能化痰，散结，解毒
	《本草纲目拾遗》	出川者曰川贝，出象山者名象贝，绝大者名土贝。贝形大如钱，独瓣不分，与川产迥别，各处皆产。有出安徽六安之安山者，有出江南宜兴之章注者，有出宁国府之孙字埠者，浙江惟宁波鄞县之樟村及象山有之。入药选白大而燥皮细者良
民国	《药物出产辨》	浙贝母产浙江宁波府
现代	《中药材手册》	浙贝，主产于浙江宁波专区的鄞州
	《中华本草》	浙贝母主产于浙江，江苏等地亦产。销全国并出口

6　道地产区及生境特征

6.1　道地产区

以浙江宁波（鄞州、海曙、象山）、金华（磐安、东阳、武义）为中心，包括浙东丘陵低山小区、浙东沿海平原小区、浙中丘陵盆地小区及周边地区。

6.2　生境特征

宁波、金华地区均为亚热带季风性气候特征，四季分明，冬无严寒，夏无酷暑，光照充足（年平均气温为16℃～17℃），温和湿润，雨量丰沛（年平均降水量在1350mm以上）。

贝母喜温凉的气候环境，稍耐寒，忌高温干燥。浙贝母下种后，气温渐渐下降，一般年内只长根不出苗。翌年2月初，当地温在6℃～10℃时，幼芽开始出土；当气温在17℃左右时，地上部分生长迅速；超过20℃时，浙贝母生长趋缓；气温低于4℃或高于30℃时，浙贝母停止生长。浙贝母对土壤要求较严，要求土壤湿润，忌干旱又怕涝，适宜栽培在富含腐殖质、土深疏松、排水良好、微酸或微碱性的砂壤土中，要求“抓起成团，放之即散”，pH 5.5～7.5。对土壤水分的要求比较高，土壤水分不足或过多均可造成植株生长不良，影响药材的产量和质量。土壤含水量为10%～30%，以25%左右为宜，低于10%不能发根，低于6%不能生长。越夏鳞茎的土壤含水量要控制在20%以下。浙贝母喜阳，生长期间要求有充足的阳光。如生长期在搭棚遮阴，要比正常生长情况下的产量下降30%～50%。因此，浙江象山、鄞州、磐安、东阳等地的气候非常适合浙贝母的生长。

7　质量特征

7.1　质量要求

应符合《中华人民共和国药典》一部对浙贝母的相关质量规定。

7.2 性状特征

大贝为鳞茎外层的单瓣鳞叶，略呈新月形，高 1cm ~ 2cm，直径 2cm ~ 3.5cm。外表面类白色至淡黄色，内表面白色或淡棕色，被有白色粉末。质硬而脆，易折断，断面白色至黄白色，富粉性。气微，味微苦。

珠贝为完整的鳞茎，呈扁圆形，高 1cm ~ 1.5cm，直径 1cm ~ 2.5cm。表面类白色，外层鳞叶 2 瓣，肥厚，略似肾形，互相抱合，内有小鳞叶 2 ~ 3 和干缩的残茎。

浙贝片为鳞茎外层的单瓣鳞叶切成的片。椭圆形或类圆形，直径 1cm ~ 2cm，边缘表面淡黄色，切面平坦，粉白色。质脆，易折断，断面粉白色，富粉性。

参 考 文 献

[1] 佚名. 神农本草经 [M]. 吴普等述. 孙星衍，孙冯翼辑. 北京：商务印书馆，1955：68.

[2] 陶弘景. 名医别录（辑校本）[M]. 尚志钧辑校. 北京：人民卫生出版社，1986：123.

[3] 苏敬. 新修本草 [M]. 尚志钧辑校. 合肥：安徽科学技术出版社，1981：210.

[4] 苏颂. 本草图经 [M]. 尚志钧辑校. 合肥：安徽科学技术出版社，1994：164.

[5] 倪朱谟. 本草汇言 [M]. 戴慎，陈仁寿，虞舜点校. 上海：上海科学技术出版社，2005：86.

[6] 吴仪洛. 本草从新 [M]. 上海：上海科学技术出版社，1982：32.

[7] 赵学敏. 本草纲目拾遗 [M]. 北京：人民卫生出版社，1983：123.

[8] 陈汉章. 象山县志 [M]. 北京：方志出版社，1921：676.

[9] 陈仁山，蒋森，陈思敏，等. 药物出产辨（三）[J]. 中药与临床，2010（3）：62-64.

[10] 中华人民共和国卫生部药政管理局. 中药材手册 [M]. 北京：人民卫生出版社，1959：88-89.

[11] 国家中医药管理局《中华本草》编委会. 中华本草：第22卷（第8册）[M]. 上海：上海科学技术出版社，1999：91-94.

ICS 11.120.01
C 23

团 体 标 准

T/CACM 1020.9—2019

道地药材 第9部分：浙麦冬

Daodi herbs—Part 9: Zhemaidong

2019-08-13 发布 2019-08-13 实施

中华中医药学会 发布

前　言

T/CACM 1020《道地药材》标准分为157个部分：

——第1部分：标准编制通则；

……

——第8部分：浙贝母；

——第9部分：浙麦冬；

——第10部分：浙玄参；

……

——第157部分：汉射干。

本部分为T/CACM 1020的第9部分。

本部分按照GB/T 1.1—2009给出的规则起草。

本部分由道地药材国家重点实验室及国家中医药管理局道地药材生态遗传重点研究室提出。

本部分由中华中医药学会归口。

本部分起草单位：浙江省中药材产业协会、正大青春宝药业有限公司、中国中医科学院中药资源中心、浙江省中药研究所有限公司、杭州胡庆余堂国药号有限公司、浙江省食品药品检验研究院、浙江寿仙谷医药股份有限公司、浙江大学、三门鸿禾瑞堂中药材专业合作社、慈溪兴兴麦冬种植场、宁波金瑞农业发展有限公司、华润三九医药股份有限公司、金华市中医医院、北京中研百草检测认证有限公司。

本部分主要起草人：刘雳、李振丰、李明焱、黄璐琦、郭兰萍、何伯伟、王志安、詹志来、俞旭平、徐建中、管金发、郑化先、王汉波、陈碧莲、郭增喜、张文婷、马临科、吴华庆、范骁辉、李振皓、谭沛、张辉、杜崇福、陈建钢、罗水孟、吴忠义、郭亮。

道地药材　第9部分：浙麦冬

1　范围

T/CACM 1020 的本部分规定了道地药材浙麦冬的来源及形态、历史沿革、道地产区及生境特征、质量特征。

本部分适用于中华人民共和国境内道地药材浙麦冬的生产、销售、鉴定及使用。

2　规范性引用文件

下列文件对于本文件的应用是必不可少的。凡是注日期的引用文件，仅注日期的版本适用于本文件。凡是不注日期的引用文件，其最新版本（包括所有的修改单）适用于本文件。

T/CACM 1020. 1—2016　道地药材　第1部分：标准编制通则

中华人民共和国药典一部

3　术语和定义

T/CACM 1020. 1—2016 界定的以及下列术语和定义适用于本文件。

3. 1

浙麦冬　zhemaidong

产于浙江杭州、宁波慈溪、台州三门，包括钱塘江流域、浙北平原区、浙东丘陵低山小区及周边地区的栽培3年的麦冬。

4　来源及形态

4. 1　来源

本品为百合科植物麦冬 *Ophiopogon japonicus*（L. f）Ker－Gawl. 的干燥块根。

4. 2　形态特征

多年生草本。根较粗，中间或近末端常膨大成长椭圆形或纺锤形的块根；块根长 1. 5cm～3. 0cm，或更长，宽 5mm～10mm，淡褐黄色；地下走茎细长，直径 1mm～2mm，节上具膜质的鞘。茎很短，叶基生成丛，禾叶状，长 10cm～50cm，少数更长，宽 1. 5mm～3. 5mm，具3条～7条脉，边缘具细锯齿。花葶长 6cm～15cm，通常明显比叶短，总状花序长 2cm～5cm，或更长，具几朵至十几朵花；花单生或成对着生于苞片腋内；苞片披针形，先端渐尖，最下面的长可达 7mm～8mm；花梗长 3mm～4mm，关节位于中部以上或近中部；花被片常稍下垂而不展开，披针形，长约 5mm，白色或淡紫色；花药三角状披针形，长 2. 5mm～3mm；花柱长约 4mm，较粗，宽约 1mm，基部宽阔，向上渐狭。种子球形，直径 7mm～8mm。花期 5mm～8mm，果期8月～9月。

5 历史沿革

5.1 品种沿革

麦冬始载于《神农本草经》，被列为上品。宋代《本草图经》云：“叶青似莎草，长及尺余，四季不凋，根黄白色，有须根作连珠，形似穬麦颗，故名麦门冬。四月开淡红花，如红蓼花，实碧而圆如珠。江南出者，叶大者苗如粗葱，小者如韭，大小有三四种，功用相似，或云吴地者尤胜。”并绘有睦州麦门冬图和随州麦门冬图，结合植物形态、生境、花期等的描述，推断其分别为今之麦冬与山麦冬，说明在宋代已有麦冬和山麦冬之分。

明代李时珍曰：“此草根似麦而有须，其叶如韭，凌冬不凋，故谓之麦门冬。”本草所述叶如韭的麦冬，与今所用麦冬相符。《本草乘雅半偈》云：“细皱香美，宛如麦粒，功力殊胜也。四季不凋，秋冬根叶转茂、丛生如韭，青似莎草，长尺余，多纵理，四月开花如蓼，结实翠碧如珠，根须亢，贯须连结，俨便易燥，且不损药力。”从形态方面进一步表明当时的麦冬来源于百合科植物麦冬 *Ophiopogon japonicus*（L. f）Ker-Gawl. 。

本品自明代以来一直延续使用至今，为历版《中华人民共和国药典》所收载。

5.2 产地沿革

唐代《本草拾遗》记载：“出江宁（今江苏南京）小润，出新安（今浙江淳安）大白。”当时苏南、浙西、皖南产麦门冬。宋代《本草图经》云：“生亟谷川谷及堤坂肥土石间久废处，今所在有之。”表明在唐宋时期，麦冬的产区主要在江浙。

明代李时珍推崇浙江所产的麦门冬，曰：“浙中来者甚良，其叶似韭多纵纹且坚韧为异。”此即今之浙麦冬。明代《本草乘雅半偈》云：“出函谷川谷，及隄坡肥土石间者，多野生。出江宁、新安及仁和笕桥者多种莳。古人唯用野生者。”明清以来，四川、云南、贵州等地的麦冬产量较大，这些地区渐渐成为麦冬的另一主产区。清代《植物名实图考》记载：“处处有之，蜀中种以为业……滇有小园，护阶除者皆麦门冬也。”

民国时期《增订伪药条辨》记载：“麦门冬，出杭州笕桥者，色白有神，体软性糯，细长，皮光洁，心细味甜，为最佳。安徽宁国、七宝，浙江余姚出者，名花园子，肥短体重，心粗，色白带黄，略次。”说明出产于杭州笕桥的麦冬是最好的。《药物出产辨》记载：“产浙江杭州者名苏东。”《中药材手册》记载：“浙江产者习惯上称杭麦冬，质佳。”并记载了浙麦冬与川麦冬的性状区别。《中华本草》记载：“分布于华东、中南及河北、陕西、四川、贵州、云南等地。浙江、四川、广西有大量栽培。”

综上分析，在唐宋时期，江、浙、皖是麦门冬的主要产区，自明代起，麦冬的主产区逐渐扩散至四川、云贵等地。医家历来推崇浙江所产的麦冬，以浙江杭州笕桥产的笕麦冬为最佳产品，认为其品质上乘。但数十年来，因浙江杭州笕桥地区经济发展和产业结构调整，笕麦冬逐渐减产。目前，宁波慈溪、台州三门一带成为麦冬的主产区。鉴于浙麦冬为“浙八味”之一，因此，本标准采纳浙麦冬称谓。浙麦冬产地沿革见表1。

表1 浙麦冬产地沿革

年代	出处	产地及评价
唐	《本草拾遗》	出江宁（今江苏南京）小润，出新安（今浙江淳安）大白

表1（续）

年代	出处	产地及评价
宋	《本草图经》	江南出者，叶大者苗如粗葱，小者如韭，大小有三四种，功用相似，或云吴地者尤胜
明	《本草纲目》	浙中来者甚良，其叶似韭多纵纹且坚韧为异
	《本草乘雅半偈》	出函谷川谷，及堤坡肥土石间者，多野生。出江宁、新安及仁和笕桥者多种莳
民国	《增订伪药条辨》	麦门冬，出杭州笕桥者，色白有神，体软性糯，细长，皮光洁，心细味甜，为最佳。安徽宁国、七宝，浙江余姚出者，名花园子，肥短体重，心粗，色白带黄，略次
	《药物出产辨》	产浙江杭州者名苏东
现代	《中药材手册》	浙江产者习惯上称杭麦冬，质佳
	《中华本草》	分布于华东、中南等地。浙江有大量栽培

6 道地产区及生境特征

6.1 道地产区

以浙江杭州、宁波慈溪、台州三门为中心，包括钱塘江流域、浙北平原区、浙东丘陵低山小区及周边地区。

6.2 生境特征

浙江平原土壤类型单一，成土年代晚近，分布规则，土层深厚，肥力稳长，生产利用率高。近山平原土质复杂，多属水稻土，结构层次分明，土层深厚，土质均细，黏粒含量高，蓄水量足，质地以重壤为主。主产区慈溪处北亚热带南缘，属季风型气候，四季分明，冬夏稍长，春秋略短。年平均日照时数2038h，年日照百分率47%。年平均气温16℃，7月气温最高，平均气温28.2℃，1月气温最低，平均气温3.8℃。

7 质量特征

7.1 质量要求

应符合《中华人民共和国药典》一部对麦冬的相关质量规定。

7.2 性状特征

麦冬呈纺锤形，两端略尖，长1.5cm~3cm，直径0.3cm~0.6cm。表面淡黄色或灰黄色，有细纵纹。质柔韧，断面黄白色，半透明，中柱细小。气微香，味甘、微苦。

浙麦冬呈纺锤形，两端尖，长1cm~3cm，直径0.3cm~0.6cm。表面淡黄色或灰黄色，纵纹明显。质柔韧，干后质坚硬。断面黄白色，半透明，中柱明显且有韧性。气香，味甘、微苦。

浙麦冬与其他产地麦冬性状鉴别要点见表2。

表2　浙麦冬与其他产地麦冬性状鉴别要点

比较项目	浙麦冬	其他产地麦冬
形状	呈纺锤形，两端尖	呈纺锤形，两端略尖
大小	长 1cm～3cm，直径 0.3cm～0.6cm	长 1.5cm～3cm，直径 0.3cm～0.6cm
表面	表面淡黄色或灰黄色，纵纹明显	表面淡黄色或灰黄色，有细纵纹
中柱	中柱明显且有韧性	中柱细小
气味	气香	气微香

参 考 文 献

［1］佚名．神农本草经［M］．顾观光辑．杨鹏举校注．北京：学苑出版社，2007：44－46．

［2］苏颂．本草图经［M］．胡乃长，王致谱辑注．福州：福建科学技术出版社，1988：71．

［3］李时珍．本草纲目［M］．太原：山西科学技术出版社，2014：476．

［4］卢之颐．本草乘雅半偈（校点本）［M］．冷方南，王齐南校点．北京：人民卫生出版社，1986：50．

［5］陈藏器．本草拾遗［M］．尚志钧辑释．合肥：安徽科学技术出版社，2002：331．

［6］曹炳章．增订伪药条辨［M］．刘德荣点校．北京：人民卫生出版社，1982：32．

［7］陈仁山，蒋淼，陈思敏，等．药物出产辨（四）［J］．中药与临床，2010（4）：62－64．

［8］中华人民共和国卫生部药政管理局．中药材手册［M］．北京：人民卫生出版社，1959：90－91．

［9］国家中医药管理局《中华本草》编委会．中华本草：第22卷（第8册）［M］．上海：上海科学技术出版社，1999：122－129．

ICS 11.120.01
C 23

团 体 标 准

T/CACM 1020.10—2019

道地药材 第10部分：浙玄参

Daodi herbs—Part 10: Zhexuanshen

2019-08-13 发布 2019-08-13 实施

中华中医药学会 发布

前　　言

T/CACM 1020《道地药材》标准分为157个部分：

——第1部分：标准编制通则；

……

——第9部分：浙麦冬；

——第10部分：浙玄参；

——第11部分：浙元胡；

……

——第157部分：汉射干。

本部分为T/CACM 1020的第10部分。

本部分按照GB/T 1.1—2009给出的规则起草。

本部分由道地药材国家重点实验室及国家中医药管理局道地药材生态遗传重点研究室提出。

本部分由中华中医药学会归口。

本部分起草单位：磐安县中药材研究所、湖北中医药大学、浙江省中药材产业协会、浙江省中药研究所有限公司、浙江康恩贝制药股份有限公司、浙江大学、中国中医科学院中药资源中心、武义寿仙谷中药饮片有限公司、杭州胡庆余堂国药号有限公司、磐安县中药材检验检测中心、华润三九医药股份有限公司、金华市中医医院、金华市食品药品检验检测研究院、金华市中心医院、金华职业技术学院、北京中研百草检测认证有限公司。

本部分主要起草人：宗侃侃、李娟、李明焱、何伯伟、吴华庆、王志安、姚德中、赵云鹏、黄璐琦、郭兰萍、詹志来、管金发、姜娟萍、俞飞龙、刘志风、王晓彤、谭沛、张辉、陈美红、吴忠义、陈宗良、徐菲拉、王国军、张慧芳、陈坚波、张元、祝浩东、郭亮。

道地药材　第10部分：浙玄参

1　范围

T/CACM 1020 的本部分规定了道地药材浙玄参的来源及形态、历史沿革、道地产区及生境特征、质量特征。

本部分适用于中华人民共和国境内道地药材浙玄参的生产、销售、鉴定及使用。

2　规范性引用文件

下列文件对于本文件的应用是必不可少的。凡是注日期的引用文件，仅注日期的版本适用于本文件。凡是不注日期的引用文件，其最新版本（包括所有的修改单）适用于本文件。

T/CACM 1020.1—2016　道地药材　第1部分：标准编制通则

中华人民共和国药典一部

3　术语和定义

T/CACM 1020.1—2016 界定的以及下列术语和定义适用于本文件。

3.1

浙玄参　zhexuanshen

产于浙江金华磐安，包括大盘山山脉、钱塘江流域及周边地区的栽培玄参。

4　来源及形态

4.1　来源

本品为玄参科植物玄参 *Scrophularia ningpoensis* Hemsl. 的干燥根。

4.2　形态特征

多年生草本，可达1m余。支根数条，纺锤形或胡萝卜状膨大，粗可达3cm以上。茎四棱形，有浅槽，无翅或有极狭的翅，无毛或多少有白色卷毛，常分枝。叶在茎下部多对生而具柄，上部的有时互生而柄极短，柄长者达4.5cm，叶片多变化，多为卵形，有时上部的为卵状披针形至披针形，基部楔形、圆形或近心形，边缘具细锯齿，稀为不规则的细重锯齿，大者长达30cm，宽达19cm，上部最狭者长约8cm，宽仅1cm。花序为疏散的大圆锥花序，由顶生和腋生的聚伞圆锥花序合成，长可达50cm，但在较小的植株中，仅有顶生聚伞圆锥花序，长不及10cm，聚伞花序常2回~4回复出，花梗长3mm~30mm，有腺毛；花褐紫色，花萼长2mm~3mm，裂片圆形，边缘稍膜质；花冠长8mm~9mm，花冠筒多少球形，上唇长于下唇约2.5mm，裂片圆形，相邻边缘相互重叠，下唇裂片略卵形，中裂片稍短；雄蕊稍短于下唇，花丝肥厚，退化雄蕊大而近于圆形；花柱长约3mm，稍长于子房。蒴果卵圆形，连同短喙长8mm~9mm。花期6月~10月，果期9月~11月。

5 历史沿革

5.1 品种沿革

玄参又名元参、玄台、馥草、野脂麻等，其药用历史悠久，历代本草著作均有记载。玄参入药始载于秦汉时期的《神农本草经》，该书将玄参列为中品，曰："玄参，味苦、微寒。主腹中寒热积聚，女子产乳余疾，补肾气，令人目明。一名重台。生川谷。"

魏晋时期《吴普本草》记载："一名鬼藏，一名正马，一名重台，一名鹿肠，一名端，一名玄台。神农、桐君、黄帝、雷公、扁鹊：苦，无毒。岐伯：咸。李氏：寒……二月生，叶如梅毛，四四相植，似芍药，黑茎，茎方，高四五尺，华赤生枝间，四月实黑。"南北朝时期《本草经集注》记载："味苦，咸，微寒，无毒……三月、四月采根，曝干（恶黄芪、干姜、大枣、山茱萸，反藜芦）……茎似人参而长大。根甚黑，亦微香，道家时用，亦以合香。"补充说明了玄参的植物形态。唐代《新修本草》对《神农本草经》《本草经集注》等著作进行了汇总，但未有进一步的论述。以上文献记载的玄参来源于玄参科植物玄参 *Scrophularia ningpoensis* Hemsl.。

宋代《开宝本草》云："玄参茎方大，高四五尺，紫赤色而有细毛，叶如掌大而尖长。根生青白，干即紫黑。"《本草图经》云："二月生苗。叶似脂麻，又如槐柳，细茎青紫色。七月开花碧色，八月结子黑色。亦有白花，茎方大，紫赤色而有细毛。有节若竹者，高五六尺……一根可生五七枚。"综上所述，参考《本草图经》的衡州玄参附图，发现其特征与现代所用的玄参原植物基本相符，是玄参科植物玄参 *Scrophularia ningpoensis* Hemsl.。

明代《本草品汇精要》记载："【时】〔生〕二月生苗。〔采〕三月、四月、八月、九月取根。【收】曝干。【用】根黑润者为好。【质】形如续断而黑。【色】紫黑。【味】咸苦。【臭】香。"记载了玄参以根黑润为佳。李时珍《本草纲目》记载："今用玄参，正如苏颂所说。其根有腥气，故苏恭以为臭也。宿根多地蚕食之，故其中空。花有紫白二种。"卢之颐《本草乘雅半偈》记载："二月生苗，高四五尺，茎方而大，作节若竹，色紫赤，有细毛，叶生枝间，四四相植，形似芍药。七月开花，白色或茄花色，形似大蓟，花端丛刺，刺端有钩，最坚且利，八月结子黑色。一种茎方而细，色青紫，叶似脂麻对生，又似槐柳尖长，边有锯齿，七月开花青碧，八月结子黑褐，根都科生，一根五七枚，生时青白，干即紫黑，宜三八月采。"

以上书中记载玄参存在两种花色的来源，一种是茄紫色花玄参，即玄参科植物玄参 *Scrophularia ningpoensis* Hemsl.；另有一种青碧色或白色花玄参，可能是玄参科植物北玄参 *Scrophularia buergeriana* Miq.。

5.2 产地沿革

魏晋时期《吴普本草》记载："或生冤句（即今山东菏泽）山阳。"南北朝时期《本草经集注》记载："生河间（即今河北河间）川谷及冤句（即今山东菏泽）……今出近道，处处有。"指出玄参在当时广泛存在。《本草图经》附有衡州玄参图，指出玄参分布广泛，但未指出品质较好的玄参的产地。

明代《本草品汇精要》记载："〔图经曰〕生河间（即今河北河间）、川谷及冤句（即今山东菏泽），今处处有之。〔道地〕江州（即今江西九江）、衡州（即今湖南衡阳）、邢州（即今河北邢台）。"

明代卢之颐《本草乘雅半偈》记载："生河间（即今河北河间）川谷，及冤句（即今山东菏泽），山阳近道亦有之。"清代光绪年间《杭州府志》记载："玄参出仁和者多，笕桥者佳。"

从民国时期开始，药物学文献记载玄参的道地产区从江西、湖南、河北等地迁移到浙江，例如，《药物出产辨》记载："产浙江杭州府。"《中国药学大辞典》记载："元参为浙江之特产……然浙江元参之产地非处处有之，亦有栽培者，有不栽培者。栽培者如杭县之笕桥、乔司及临平等地方为多。”《本草药品实地之观察》记载：“北方药肆之玄参，皆谓来自杭州，著者特移植杭州笕桥之玄参苗，及笕桥人之所谓乌玄参者，培植结果，知为 *Scrophularia ningpoensis* Hemsl.。”民国 29 年（1940）《重修浙江通志》记载：“磐安生产药材，元参 270 担、元胡 580 担、芍药 420 担、白术 9600 担。”

《中药材手册》记载：“主产于浙江磐安、杭州笕桥、东阳。”另有记载将浙江产的元参称为乌元参，“乌”表示玄参中环烯醚萜类物质含量高，是浙产玄参质量优良的标志。

《中华本草》记载：“主产于浙江东阳、杭州、临海、义乌、临安、富阳、桐庐等地。此外，四川、陕西、贵州、湖北、江西、河北等地亦产。以浙江产量最大，销全国，并有出口。”

综上分析，历代玄参药用来源以玄参科植物玄参 *Scrophularia ningpoensis* Hemsl. 为主。民国以前，本草著作中未曾有关于玄参的道地产区的记载。直至民国时期，各种本草著作较为推崇浙产玄参，认为其以肥壮、坚实、内色乌黑为佳，并认为浙江产的玄参品质较高。玄参的道地产区及主产区为浙江一带，产量大、质量高、疗效好，享誉海内外，为道地药材。鉴于玄参为“浙八味”之一，因此，本标准采纳浙玄参称谓。浙玄参产地沿革见表 1。

表 1　浙玄参产地沿革

年代	出处	产地及评价
清	《杭州府志》	玄参出仁和者多，笕桥者佳
民国	《药物出产辨》	产浙江杭州府
	《中国药学大辞典》	元参为浙江之特产……然浙江元参之产地非处处有之，亦有栽培者，有不栽培者。栽培者如杭县之笕桥、乔司及临平等地方为多
	《本草药品实地之观察》	北方药肆之玄参，皆谓来自杭州，著者特移植杭州笕桥之玄参苗，及笕桥人之所谓乌玄参者，培植结果，知为 *Scrophularia ningpoensis* Hemsl.
	《重修浙江通志》	磐安生产药材，元参 270 担、元胡 580 担、芍药 420 担、白术 9600 担
现代	《中药材手册》	主产于浙江磐安、杭州笕桥、东阳
	《中华本草》	主产于浙江东阳、杭州、临海、义乌、临安、富阳、桐庐等地。此外，四川、陕西、贵州、湖北、江西、河北等地亦产。以浙江产量最大，销全国，并有出口

6　道地产区及生境特征

6.1　道地产区

以浙江金华磐安为中心，核心区域包括大盘山山脉、钱塘江流域及周边地区。

6.2　生境特征

道地产区属亚热带季风气候，四季分明，年温适中，热量丰富，雨量充足，干湿两季明显。年平均气温为 13.9℃～17.4℃，年平均降水量为 1409.8mm～1527.8mm。浙玄参喜温暖湿润的气候，主要生长在海拔 600m～1200m 的丘陵、低山坡地区，常生于向阴的林下、坡地，土壤条件一般为排水良好的砂壤土。

7 质量特征

7.1 质量要求

应符合《中华人民共和国药典》一部对玄参的相关质量规定。

7.2 性状特征

浙玄参呈类圆柱形，中间略粗或上粗下细，有的微弯曲，长 6cm ~ 20cm，直径 1cm ~ 3cm。表面灰黄色或灰褐色，有不规则的纵沟纹、横长皮孔样突起及稀疏的横裂纹和须根痕。体重、质坚实、肉肥厚，断面黑色、柔润，微有光泽。有浓郁焦糖气味，味甘、微苦。

浙玄参与其他产地玄参性状鉴别要点见表 2。

表 2　浙玄参与其他产地玄参性状鉴别要点

比较项目	浙玄参	其他产地玄参
质地	体重，质坚实，肉肥厚，断面黑色、柔润，微有光泽	质坚实，断面黑色，微有光泽
气味	有浓郁焦糖气味，味甘、微苦	气特异，似焦糖，味甘、微苦

参 考 文 献

［1］尚志钧．神农本草经校注［M］．北京：学苑出版社，2008：122.

［2］吴普．吴氏本草经［M］．尚志钧辑校．北京：中医古籍出版社，2005：41-42.

［3］陶弘景．本草经集注（辑校本）［M］．尚志钧，尚元胜辑校．北京：人民卫生出版社，1994：279.

［4］卢多逊，李昉．开宝本草（辑复本）［M］．尚志钧辑校．合肥：安徽科学技术出版社，1998：189.

［5］苏颖，赵宏岩．《本草图经》研究［M］．北京：人民卫生出版社，2011：302.

［6］刘文泰．本草品汇精要［M］．陆拯，黄辉，方红，等校点．北京：中国中医药出版社，2013：211-212.

［7］李时珍．本草纲目（金陵版排印本）［M］．北京：人民卫生出版社，1999：675-677.

［8］卢之颐．本草乘雅半偈（校点本）［M］．冷方南，王齐南校点．北京：人民卫生出版社，1986：201.

［9］陈仁山，蒋淼，陈思敏，等．药物出产辨（二）［J］．中药与临床，2010，1（2）：60-63.

［10］陈存仁．中国药学大辞典［M］．上海：世界书局，1935：322-327.

［11］赵燏黄．本草药品实地之观察［M］．樊菊芬点校．福州：福建科学技术出版社，2006：87-88.

［12］中华人民共和国卫生部药政管理局．中药材手册［M］．北京：人民卫生出版社，1959：63-64.

［13］国家中医药管理局《中华本草》编委会．中华本草：第20卷（第7册）［M］．上海：上海科学技术出版社，1999：392-396.

ICS 11.120.01
C 23

团　体　标　准

T/CACM 1020.11—2019

道地药材　第 11 部分：浙元胡

Daodi herbs—Part 11: Zheyuanhu

2019-08-13 发布　　2019-08-13 实施

中华中医药学会　发布

前　言

T/CACM 1020《道地药材》标准分为157个部分：

——第1部分：标准编制通则；

……

——第10部分：浙玄参；

——第11部分：浙元胡；

——第12部分：杭白菊；

……

——第157部分：汉射干。

本部分为T/CACM 1020的第11部分。

本部分按照GB/T 1.1—2009给出的规则起草。

本部分由道地药材国家重点实验室及国家中医药管理局道地药材生态遗传重点研究室提出。

本部分由中华中医药学会归口。

本部分起草单位：浙江省中药研究所有限公司、浙江寿仙谷医药股份有限公司、东阳市种植业技术推广中心、浙江省中药材产业协会、中国中医科学院中药资源中心、浙江康恩贝制药股份有限公司、磐安县中药材研究所、浙江省食品药品检验研究院、武义寿仙谷中药饮片有限公司、磐安县中药材检验检测中心、东阳市华阳元胡专业合作社、华润三九医药股份有限公司、金华市中医医院、金华市食品药品检验检测研究院、金华市中心医院、金华职业技术学院、北京中研百草检测认证有限公司。

本部分主要起草人：沈晓霞、王志安、李明焱、何伯伟、厉永强、徐文政、黄璐琦、郭兰萍、詹志来、王如伟、姚德中、赵维良、马临科、吴华庆、沈宇峰、孙乙铭、孙健、江建铭、俞春英、李振皓、宗侃侃、徐靖、胡凌娟、徐凌艳、陈海平、谭沛、张辉、吴忠义、陈宗良、徐菲拉、王国军、张慧芳、陈坚波、张元、祝浩东、郭亮。

道地药材　第 11 部分：浙元胡

1　范围

T/CACM 1020 的本部分规定了道地药材浙元胡的来源及形态、历史沿革、道地产区及生境特征、质量特征。

本部分适用于中华人民共和国境内道地药材浙元胡的生产、销售、鉴定及使用。

2　规范性引用文件

下列文件对于本文件的应用是必不可少的。凡是注日期的引用文件，仅注日期的版本适用于本文件。凡是不注日期的引用文件，其最新版本（包括所有的修改单）适用于本文件。

T/CACM 1020.1—2016　道地药材　第 1 部分：标准编制通则

中华人民共和国药典一部

3　术语和定义

T/CACM 1020.1—2016 界定的以及下列术语和定义适用于本文件。

3.1

浙元胡　zheyuanhu

产于浙江金华（磐安、东阳），包括金衢盆地及其周边地区的栽培元胡。

4　来源及形态

4.1　来源

本品为罂粟科植物延胡索 *Corydalis yanhusuo* W. T. Wang 的干燥块茎。

4.2　形态特征

多年生草本，高 10cm ~ 30cm。块茎圆球形，直径 0.5cm ~ 2.5cm，质黄。茎直立，常分枝，基部以上具 1 鳞片，有时具 2 鳞片，通常具 3 枚 ~ 4 枚茎生叶，鳞片和下部茎生叶常具腋生块茎。叶二回三出或近三回三出，小叶三裂或三深裂，具全缘的披针形裂片，裂片长 2cm ~ 2.5cm，宽 5mm ~ 8mm；下部茎生叶常具长柄；叶柄基部具鞘。总状花序疏生 5 花 ~ 15 花。苞片披针形或狭卵圆形，全缘，有时下部的稍分裂，长约 8mm。花梗花期长约 1cm，果期长约 2cm。花紫红色。萼片小，早落。外花瓣宽展，具齿，先端微凹，具短尖。上花瓣长 1.5cm ~ 2.2cm，瓣片与距常上弯；距圆筒形，长 1.1cm ~ 1.3cm；蜜腺体约贯穿距长的 1/2，末端钝。下花瓣具短爪，向前渐增大成宽展的瓣片。内花瓣长 8mm ~ 9mm，爪长于瓣片。柱头近圆形，具较长的 8 乳突。蒴果线形，长 2cm ~ 2.8cm，具 1 列种子。花期 4 月，果期 5 月 ~ 6 月。

5 历史沿革

5.1 品种沿革

延胡索之名始见于唐《本草拾遗》，后易名数次。早在南北朝时期该植物已入药，名为“玄胡”，唐代始有“玄胡索”之名。元代名医王好古曰：“本名玄胡索，避宋真宗讳，改玄为延也。”该药因此得名“延胡索”。明代贾所学在《药品化义》中称其为“元胡索”，现简称为“元胡”。元胡已有将近1500年的药用历史。

五代时期李珣《海药本草》云：“延胡索生奚国，从安东道来……蛀蚛成末者，使之为良，偏主产后病也。”宋代刘翰、马志等编《开宝本草》记载：“玄胡索生奚国，根如半夏，色黄。”唐慎微《大观本草》亦云：“生奚国，根如半夏色黄。”根据植物的分布和药用部位的特点分析，以上文献记载的延胡索应来源于罂粟科植物齿瓣延胡索 *Corydalis turtschaninovii* Bess. 及其变种。

从明代开始，延胡索的品种发生了明显变化。《本草蒙筌》一书的延胡索附图中分别记有“茅山玄胡索”和“西玄胡索”之名。李时珍《本草纲目》记载：“奚乃东北夷地也。今二茅山西上龙洞种之。每年寒露后栽，立春后生苗，叶如竹叶样，三月长三寸高，根丛生如芋卵样，立夏掘起。”并附有植物形态图。李中立《本草原始》记载：“始生胡地，玄言其色也，索言其苗交纽也……今茅山玄胡索皮皱形小而黄……玄胡索以茅山为胜。”清代黄宫绣《本草求真》曰：“元胡出茅山佳。”吴其濬《植物名实图考》记载：“其入药盖已久，今茅山种之。”以上诸多文献所述的延胡索看似产地发生了变迁，实则为植物物种的变化，即从罂粟科植物齿瓣延胡索 *Corydalis turtschaninovii* Bess. 变成了同属植物延胡索 *Corydalis yanhusuo* W. T. Wang。国产紫堇属 *Corydalis* 植物近 300 种，只有延胡索 *Corydalis yanhusuo* W. T. Wang 是《中华人民共和国药典》规定的延胡索的唯一来源品种。李时珍对延胡索的应用既有传承，又有创新，不仅运用“心痛欲死，速觅延胡”的古人经验救治患者，而且发现延胡索“专治一身上下诸痛，用之中的，妙不可言”。现代研究发现，延胡索中的延胡索乙素确有止痛功效，延胡索乙素可作为含量测定指标，用来评价其药材质量。

5.2 产地沿革

明代后期，延胡索 *Corydalis yanhusuo* W. T. Wang 的产地从江苏转移到浙江。明代《本草乘雅半偈》记载：“今茅山上空洞，仁和（杭州的旧称）笕桥亦种之……立春后生苗，高三四寸，延蔓布地，叶必三之，宛如竹叶，片片成个，细小嫩绿，边色微红，作花黄色亦有紫色者，根丛生，乐蔓延，状似半夏，但黄色耳。”刘若金《本草述》记载：“今茅山上龙洞仁和笕桥亦种之。”迁居浙江湖州的医家凌奂在其名著《本草害利》中提道：“今多出浙江笕桥。”《康熙重修东阳县志》记载：“延胡索生田中，虽平原亦种。”以上记载标志着浙产延胡索逐渐形成规模，在全国处于主导地位。

近百年来，本草文献无不以浙江为元胡的道地产区和主产地，例如，《药物出产辨》记载：“延胡索……产浙江宁波府。”《中药材手册》记载延胡索“主产于浙江东阳、磐安、缙云、永康等地。此外，东北及内蒙古等地亦有产”。《药材资料汇编》记载：“玄胡是浙江省主要药材出产之一，主要以东阳和磐安两地出产为大宗。”《中华本草》记载：“延胡索主产于浙江东阳、磐安，销全国并出口；湖北、湖南、江苏等地的栽培品，多自产自销。”

综上分析，明代后期，元胡产地从江苏转移到浙江，且逐渐规模化；民国至今，元胡主要依靠人工栽培，浙江中部的东阳、缙云、磐安、永康等地栽培的元胡产量大、质量高、疗效好，享誉海内外，为道地药材。鉴于元胡为“浙八味”之一，因此，本标准采纳浙元胡称谓。浙元胡产地沿革见表 1。

表1 浙元胡产地沿革

年代	出处	产地及评价
明	《本草乘雅半偈》	今茅山上空洞，仁和（杭州的旧称）笕桥亦种之……立春后生苗，高三四寸，延蔓布地，叶必三之，宛如竹叶，片片成个，细小嫩绿，边色微红，作花黄色亦有紫色者，根丛生，乐蔓延，状似半夏，但黄色耳
清	《本草述》	今茅山上龙洞仁和笕桥亦种之
	《本草害利》	今多出浙江笕桥
民国	《药物出产辨》	延胡索……产浙江宁波府
	《中国实业志》	元胡产地以东阳为中心，其区域包括磐安、永康、缙云几个县的交界处，直径50公里。过去四县交界地区年产量1000担左右，属于东阳政区内有五六百担
现代	《中药材手册》	主产于浙江东阳、磐安、缙云、永康等地。此外，东北及内蒙古等地亦有产
	《药材资料汇编》	玄胡是浙江省主要药材出产之一，主要以东阳和磐安两地出产为大宗
	《中华本草》	延胡索主产于浙江东阳、磐安，销全国并出口；湖北、湖南、江苏等地的栽培品，多自产自销
	《中药材产销》	浙江的东阳为著名产地；磐安、缙云、永康为主产地

6 道地产区及生境特征

6.1 道地产区

以浙江金华（磐安、东阳）为中心，包括金衢盆地及其周边地区。

6.2 生境特征

磐安、东阳位于浙江中部，地处金衢盆地东缘、浙东丘陵西侧，地形以丘陵和盆地为主。属于亚热带季风气候，气候温和，雨量充沛，空气湿润，四季分明，光照充足，年平均气温17℃，年平均日照时数2000h，年平均降水量1500mm，无霜期为200d～260d。土壤大多呈弱酸性至中性，土层深厚，质地疏松，透气性好，有机质含量高，保肥力强。该地区的自然环境正符合延胡索喜温暖湿润，怕旱、怕涝、怕强光照的生物学特性。

7 质量特征

7.1 质量要求

应符合《中华人民共和国药典》一部对延胡索的相关质量规定。

7.2 性状特征

浙元胡呈不规则的扁球形，直径0.7cm～1.5cm。表面黄色或黄褐色，有不规则网状皱纹。先端有多数凹陷的茎痕，底部中央稍凹陷呈脐状，也有底部略呈圆锥状突起。质硬而脆，断面金黄色至黄棕色，角质样，有蜡样光泽。气微，味苦。以个大、饱满、皮细、质坚、断面金黄色、角质样、有光泽者为佳。

浙元胡与其他产地元胡性状鉴别要点见表2。

表2 浙元胡与其他产地元胡性状鉴别要点

比较项目	浙元胡	其他产地元胡
形状	不规则的扁球形	不规则的扁球形
直径	0.7cm～1.5cm	0.5cm～1.5cm
先端	先端有多数凹陷的茎痕	先端有略凹陷的茎痕
底部	底部中央稍凹陷呈脐状，也有底部略呈圆锥状突起	底部常有疙瘩状突起
质地	质硬而脆	质硬而脆
断面	断面金黄色至黄棕色，角质样，有蜡样光泽	黄色，角质样，有蜡样光泽

参 考 文 献

［1］尚志钧．《本草拾遗》辑释［M］．合肥：安徽科学技术出版社，2002：90．

［2］贾所学．药品化义［M］．李延昰补订．陆拯，王咪咪，陈明显校点．北京：中国中医药出版社，2013：38－39．

［3］李珣．海药本草［M］．尚志钧辑校．北京：人民卫生出版社，1997：25－26．

［4］卢多逊，李昉．开宝本草（辑复本）［M］．尚志钧辑校．合肥：安徽科学技术出版社，1998：214．

［5］陈嘉谟．本草蒙筌［M］．王淑民，陈湘萍，周超凡点校．北京：人民卫生出版社，1988：150．

［6］李时珍．本草纲目（校点本）：上册［M］．北京：人民卫生出版社，1982：808．

［7］李中立．本草原始［M］．郑金生，汪惟刚，杨梅香整理．北京：人民卫生出版社，2007：127．

［8］吴其濬．植物名实图考［M］．上海：上海古籍出版社，2003：63．

［9］卢之颐．本草乘雅半偈［M］．刘更生，蔡群，朱姝校注．北京：中国中医药出版社，2016：432－433．

［10］郑怀林，焦振廉，任娟莉，等．本草述校注［M］．北京：中医古籍出版社，2005：152－153．

［11］凌奂．本草害利［M］．北京：中医古籍出版社，1982：15．

［12］陈仁山．药物出产辨［M］．台北：新医药出版社，1977：56．

［13］中华人民共和国卫生部药政管理局，中国药品生物制品检定所．中药材手册［M］．北京：人民卫生出版社，1990：130．

［14］中国药学会上海分会，上海市药材公司．药材资料汇编：上集［M］．上海：科技卫生出版社，1959：215－217．

［15］国家中医药管理局《中华本草》编委会．中华本草：第9卷（第3册）［M］．上海：上海科学技术出版社，1999：643－648．

ICS 11.120.01
C 23

团　　　　体　　　　标　　　　准

T/CACM 1020.12—2019

道地药材　第12部分：杭白菊

Daodi herbs—Part 12: Hangbaiju

2019-08-13 发布　　　　2019-08-13 实施

中华中医药学会　发布

前　言

T/CACM 1020《道地药材》标准分为157个部分：

——第1部分：标准编制通则；

……

——第11部分：浙元胡；

——第12部分：杭白菊；

——第13部分：杭白芍；

……

——第157部分：汉射干。

本部分为T/CACM 1020的第12部分。

本部分按照GB/T 1.1—2009给出的规则起草。

本部分由道地药材国家重点实验室及国家中医药管理局道地药材生态遗传重点研究室提出。

本部分由中华中医药学会归口。

本部分起草单位：浙江寿仙谷医药股份有限公司、浙江省中药研究所有限公司、浙江康恩贝制药股份有限公司、桐乡市农业技术推广服务中心、浙江省中药材产业协会、桐乡市杭白菊产业协会、金华市康寿制药有限公司、浙江大学、浙江省食品药品检验研究院、浙江寿仙谷植物药研究院有限公司、杭州师范大学、华润三九医药股份有限公司、中国中医科学院中药资源中心、无限极（中国）有限公司、北京中研百草检测认证有限公司。

本部分主要起草人：李振皓、王瑛、李振宇、王志安、沈晓霞、马常念、周建松、沈学根、李明焱、何伯伟、曹鉴清、王龙台、郑化先、王汉波、吴叶锋、赵凤杰、吴华庆、毛碧增、赵维良、郭增喜、张文婷、王如伟、姚德中、张国亮、王慧中、黄璐琦、郭兰萍、詹志来、谭沛、张辉、郭亮、余意。

道地药材　第12部分：杭白菊

1　范围

T/CACM 1020 的本部分规定了道地药材杭白菊的来源及形态、历史沿革、道地产区及生境特征、质量特征。

本部分适用于中华人民共和国境内道地药材杭白菊的生产、销售、鉴定及使用。

2　规范性引用文件

下列文件对于本文件的应用是必不可少的。凡是注日期的引用文件，仅注日期的版本适用于本文件。凡是不注日期的引用文件，其最新版本（包括所有的修改单）适用于本文件。

T/CACM 1020.1—2016　道地药材　第1部分：标准编制通则

中华人民共和国药典一部

3　术语和定义

T/CACM 1020.1—2016 界定的以及下列术语和定义适用于本文件。

3.1

杭白菊　hangbaiju

产于浙江桐乡，包括杭嘉湖平原、金衢盆地及周边地区的药用栽培杭菊。

4　来源及形态

4.1　来源

本品为菊科植物菊 *Chrysanthemum morifolium* Ramat. 的干燥头状花序。

4.2　形态特征

多年生草本植物。株高 60cm ~ 150cm，经人工矮化栽培后株高 50cm ~ 60cm。茎直立，后期呈半匍匐状。分枝能力强，被柔毛。叶绿色，单叶互生，卵形或披针形，长约 5cm，羽状浅裂或半裂，有短柄，叶下面被白色短柔毛。头状花序顶生或腋生，直径 2.5cm ~ 5cm。总苞半球形，外层总苞绿色，条形，有白色绒毛，边缘膜质。中层苞片阔卵形，内层苞片长椭圆形或长圆形；花托小，凸出，呈半球形；舌状花雌性，着生花序边缘，长达 2cm ~ 3cm，宽 3mm ~ 6mm，白色，无雄蕊，雌蕊 1 枚，花柱短，柱头 2 裂。管状花两性，位于花须中央，黄色，花冠管状，先端 5 裂，聚药雄蕊 5 枚；雌蕊 1 枚，子房下位，长圆形；花柱线形。瘦果柱状，无冠毛。花期 10 月 ~ 11 月。

5 历史沿革

5.1 品种沿革

《神农本草经》记载菊花“生川泽及田野，久服能轻身延年”，并将其列为上品。《本草经集注》收载了道家推崇的白菊。

南宋时期范成大在《吴郡志》卷三十中记载：“杭州属邑，有白菊者，曰甘菊，一名家种以供蔬茹，叶淡绿柔莹，味甘，咀嚼香味俱胜，撷以作羹及泛茶，极有风致。”元明时期的文献记载了菊花，如《万历杭州府志》云：“杭州城精产甘菊，香味清美，及时采之，胜于诸品。”明末清初桐乡著名学者、农学家张履祥，在《补农书》中对杭白菊的栽培情况进行了记载：“甘菊性甘温，久服最有益，古人春食苗、夏食英、冬食根……亦有以此为业者……黄白两种，白者为胜。”因此，早在300多年前，桐乡人即以种菊为业，不断积累种菊经验，并将白菊作为商品菊进行栽培。

自明末清初以来，菊花作为商品逐渐被栽培驯化。本部分遵循2015年版《中华人民共和国药典》的规定，将杭白菊基原定为菊 *Chrysanthemum morifolium* Ramat.。

5.2 产地沿革

有关浙江种植菊花的最早记载见于南宋乾道五年（1169）周淙的《乾道临安志》，书中记载：“物产菊花。”清代吴仪洛《本草从新》记载：“甘菊花，家园所种，杭产者良。有黄白二种，单瓣味甘者入药、点茶、酿酒、作枕俱佳。”《本草纲目拾遗》云：“甘菊即茶菊，出浙江、江西者佳，形细小而香……近日杭州笕桥、安徽池州、绍兴新昌唐公市、湖北皆产入药。”《桐乡县志》记载：“长期以来，崇德、桐乡（今合并为桐乡）是全国有名的菊花之乡。”清光绪三十四年（1908）《杭州白话报》记载：杭州白菊在清宫曾作为御用上品“贡菊”。因此，清代菊花以杭产者佳，杭产菊花被广泛栽培与应用。

民国时期《本草正义》记载：“近今药物恒用之品，则以杭产黄色小花为正，而杭产白色小花，其气味醇静，味最甘缓，清香幽静，尤为过之。”曹炳章《增订伪药条辨》云：“产杭州海宁等处……有蒸晒二种，蒸菊，将鲜菊入蒸笼内先蒸瘪再晒、烘焙至燥，其色老黄，收藏朵瓣不散。晒菊，以鲜花烈日晒干，其花嫩黄，朵松花瓣易散，皆道地。”民国35年（1946）《浙江工商年鉴》记载：“茶菊以杭县、塘栖、乔司、临平及杭市笕桥所产者为著，为杭州名贵特产。每年输出上海，转销粤港达1.2万担，以杭产者为大宗。”由此可见，在当时杭菊产量非常之大。

《中药材手册》记载：“杭菊：主产于浙江桐乡、崇德、海宁。”《中华本草》记载：“为栽培种，培育的品种极多，头状花序多变化，形色各异。全国各地均有栽培。药用菊花以河南、安徽、浙江栽培最多……产于浙江嘉兴、桐乡、吴兴多系茶菊，产于浙江海宁者多系黄菊，此二者，统称‘杭菊’……出口以杭菊为主。销全国，并出口。”

综上分析，杭产菊花闻名全国，海宁、石门（原崇德）、桐乡、嘉兴等地所产菊花统称杭菊。又因杭产菊花以白色为主，又称杭白菊。杭白菊既是白菊，也是甘菊，又是茶菊，更是杭菊的主体（杭黄菊现在较少）。头状花序的舌状花片较宽，管状花多数而外露，其常用处方名为白菊花和甘菊花，其质量要求是色白、气香、味甘。从清代开始，杭菊主产地逐渐向北推移，在桐乡形成了全国规模最大的药茶两用菊花种植基地。经过历代医药学家长期的临床实践，推选出来的杭菊疗效好、质量佳，为道地药材，同时，杭菊也是中国国家地理标志产品。杭白菊产地沿革见表1。

表1 杭白菊产地沿革

年代	出处	产地及评价
宋	《乾道临安志》	物产菊花
明	《万历杭州府志》	杭州城精产甘菊，香味清美，及时采之，胜于诸品
清	《本草从新》	甘菊花，家园所种，杭产者良。有黄白二种，单瓣味甘者入药、点茶、酿酒、作枕俱佳
	《本草纲目拾遗》	甘菊即茶菊，出浙江、江西者佳，形细小而香……近日杭州笕桥、安徽池州、绍兴新昌唐公市、湖北皆产入药
	《桐乡县志》	长期以来，崇德、桐乡（今合并为桐乡）是全国有名的菊花之乡
民国	《本草正义》	近今药物恒用之品，则以杭产黄色小花为正，而杭产白色小花，其气味醇静，味最甘缓，清香幽静，尤为过之
	《增订伪药条辨》	产杭州海宁等处……有蒸晒二种，蒸菊，将鲜菊入蒸笼内先蒸瘪再晒、烘焙至燥，其色老黄，收藏朵瓣不散。晒菊，以鲜花烈日晒干，其花嫩黄，朵松花瓣易散，皆道地
	《浙江工商年鉴》	茶菊以杭县、塘栖、乔司、临平及杭市笕桥所产者为著，为杭州名贵特产。每年输出上海，转销粤港达1.2万担，以杭产者为大宗
现代	《中药材手册》	主产于浙江桐乡、崇德、海宁
	《中华本草》	药用菊花以河南、安徽、浙江、栽培最多……产于浙江嘉兴、桐乡、吴兴多系茶菊，产于浙江海宁者多系黄菊，此二者，统称“杭菊”……出口以杭菊为主。销全国，并出口

6 道地产区及生境特征

6.1 道地产区

以浙江桐乡为中心，包括杭嘉湖平原、金衢盆地及周边地区。

6.2 生境特征

杭白菊产地地处浙北杭嘉湖平原腹地的水网地带，此地区属亚热带季风湿润气候。全年气候温和，四季分明，年平均气温15.8℃，全年大于或等于10℃的平均积温5258℃，无霜期238.6d，年平均日照时数1983.4h，年平均降水量1193.8mm。田面高程在海拔吴淞基面2.8m～6.0m，平均4.05m，地面高程海拔为5m～8m。地质为钱塘江下游冲积平原，沉积层厚度从西南部约100m增至东北部的180m左右，土层深厚，土壤肥沃，熟化程度高，宜种性广。旱地土壤略偏酸性，pH 6.5左右，多系粉细黏壤土，俗称“硬红壤”。

7 质量特征

7.1 质量要求

应符合《中华人民共和国药典》一部对菊花的相关质量规定。

7.2 性状特征

杭白菊呈碟形或扁平状，直径2. 5cm～4cm，有分散或数个相连成片。舌状花浅黄色，平展或微折叠，彼此粘连，通常无腺点；管状花多数，外露。体轻，质柔润，干时松脆。气清香，味甘、微苦。

杭白菊与其他产地杭菊性状鉴别要点见表2。

表2 杭白菊与其他产地杭菊性状鉴别要点

比较项目	杭白菊	其他产地杭菊
外形	呈碟形或扁平状，有分散或数个相连成片	呈碟形或扁球状，常数个相连成片
舌状花颜色	类白色或浅黄色	黄色

参 考 文 献

[1] 佚名. 神农本草经 [M]. 孙星衍，孙冯翼辑. 北京：人民卫生出版社，1982：11.

[2] 陶弘景. 本草经集注（辑校本）[M]. 尚志钧，尚元胜辑校. 北京：人民卫生出版社，1994：498.

[3]《杭州市地方志》编撰委员会. 万历杭州府志 [M]. 北京：中华书局，2005：42.

[4] 张履祥. 补农书 [M]. 北京：农业出版社，1983：59.

[5] 吴仪洛. 本草从新 [M]. 北京：红旗出版社，1996：64.

[6] 赵学敏. 本草纲目拾遗 [M]. 北京：人民卫生出版社，1983：262.

[7] 曹炳章. 增订伪药条辨 [M]. 福州：福建科学技术出版社，2004：117.

[8] 中华人民共和国卫生部药政管理局. 中药材手册 [M]. 北京：人民卫生出版社，1959：404-405.

[9] 国家中医药管理局《中华本草》编委会. 中华本草：第21卷（第7册）[M]. 上海：上海科学技术出版社，1999：805-810.

ICS 11.120.01
C 23

团　体　标　准

T/CACM 1020.13—2019

道地药材　第13部分：杭白芍

Daodi herbs—Part 13: Hangbaishao

2019-08-13 发布　　2019-08-13 实施

中华中医药学会　发布

前　言

T/CACM 1020《道地药材》标准分157个部分：

——第1部分：标准编制通则；

……

——第12部分：杭白菊；

——第13部分：杭白芍；

——第14部分：杭白芷；

……

——第157部分：汉射干。

本部分为 T/CACM 1020 的第13部分。

本部分按照 GB/T 1.1—2009 给出的规则起草。

本部分由道地药材国家重点实验室及国家中医药管理局道地药材生态遗传重点研究室提出。

本部分由中华中医药学会归口。

本部分起草单位：浙江省中药材产业协会、康美药业股份有限公司、浙江寿仙谷医药股份有限公司、浙江省中药研究所有限公司、东阳市农业科学研究所、中国中医科学院中药资源中心、康美（北京）药物研究院有限公司、广东康美药物研究院有限公司、浙江康恩贝制药股份有限公司、杭州胡庆余堂国药号有限公司、磐安县中药材研究所、磐安县中药材检验检测中心、东阳市龙腾中药材专业合作社、华润三九医药股份有限公司、金华市中医医院、金华市食品药品检验检测研究院、金华市中心医院、金华职业技术学院、北京中研百草检测认证有限公司。

本部分主要起草人：李明焱、许冬瑾、何伯伟、乐智勇、王志安、黄璐琦、郭兰萍、詹志来、白宗利、马美兰、李振宇、李振皓、王如伟、姚德中、管金发、吴华庆、宗侃侃、徐靖、马蕾、羊翠芳、谭沛、张辉、吴忠义、陈宗良、徐菲拉、王国军、张慧芳、陈坚波、张元、祝浩东、郭亮。

道地药材 第13部分：杭白芍

1 范围

T/CACM 1020 的本部分规定了道地药材杭白芍的来源及形态、历史沿革、道地产区及生境特征、质量特征。

本部分适用于中华人民共和国境内道地药材杭白芍的生产、销售、鉴定及使用。

2 规范性引用文件

下列文件对于本文件的应用是必不可少的。凡是注日期的引用文件，仅注日期的版本适用于本文件。凡是不注日期的引用文件，其最新版本（包括所有的修改单）适用于本文件。

T/CACM 1020.1—2016 道地药材 第1部分：标准编制通则

中华人民共和国药典一部

3 术语和定义

T/CACM 1020.1—2016 界定的以及下列术语和定义适用于本文件。

3.1

杭白芍 hangbaishao

产于浙江杭州、金华（磐安、东阳），包括浙中丘陵盆地小区及其周边地区的栽培白芍。

4 来源及形态

4.1 来源

本品为毛茛科植物芍药 *Paeonia lactiflora* Pall. 的干燥根。

4.2 形态特征

多年生草本。高 60cm ~ 80cm。根粗肥，通常圆柱形或略呈纺锤形。茎直立，无毛。茎下部叶为二回三出复叶；小叶窄卵形、披针形或椭圆形，长 7.5cm ~ 12cm，边缘密生骨质白色小乳突，下面沿脉疏生短柔毛；叶柄长 6cm ~ 10cm。春季开花，花顶生并腋生，直径 5.5cm ~ 10cm；苞片 4 ~ 5，披针形，长 3cm ~ 6.5cm；萼片 4，长 1.5cm ~ 2cm；花瓣白色或粉红色，9 片 ~ 13 片，倒卵形，长 3cm ~ 5cm；雄蕊多数；心皮 4 ~ 5，无毛。

5 历史沿革

5.1 品种沿革

长沙马王堆汉墓出土的《五十二病方》最早记载了芍药入药的史实。《神农本草经》将芍药列为中品，云："生中岳川谷。"无赤芍、白芍之分。

南北朝时期陶弘景在《本草经集注》中最早提及赤白，从"白而长大""余处亦有而多赤，赤者小利"的描述可以看出，此时已将芍药分为赤、白两种，但未明确赤、白的划分方法。

唐代《备急千金要方》之"论合和第七"云："凡茯苓、芍药，补药须白者，泻药须赤者。"这可能是白芍补、赤芍泻功效分化的肇始。

宋代《证类本草》引《开宝本草》云："今按别本注云：此有两种：赤者利小便下气。白者止痛散血。其花亦有红、白二色。"首次明确提到根随花的颜色分为赤、白。其后明代《本草纲目》云："根之赤、白，随花之色也。"清代《本草崇原》也引文云："开赤花者为赤芍，开白花者为白芍。"《本草备要》曰："赤、白各随花色。"《本草害利》云："赤芍，单瓣红芍药入药。"表明从宋开始，根据根及花的颜色来分辨白芍和赤芍，但与今之赤白芍花色不一致。

《证类本草》引陈承《重广补注神农本草并图经》云："按本经芍药生丘陵川谷，今世所用者多是人家种植。"宋代药用芍药已广泛人工栽培。《本草衍义》云："芍药，全用根，其品亦多，须用花红而单叶，山中者为佳。花叶多即根虚。然其根多赤色，其味涩苦，或有色白粗肥者益好。"所强调的"花红单叶"或许是影响白芍种植的主要因素。结合目前各地栽培的芍药品种来看，芍药 *Paeonia lactiflora* Pall. 红花单瓣型应是我国古今栽培的芍药主流品种。

张锡纯《医学衷中参西录》云："白芍出于南方，杭州产者最佳，其色白而微红，其皮则红色又微重。为其色红白相兼，故调和气血之力独优。赤芍出于北方关东三省，各山皆有，肉红皮赤其质甚粗，若野草之根。"可见，张锡纯对芍药的产地、性状和功效的研究较深入。

民国时期赵燏黄先生在其《本草药品实地之观察》中记载："《本经》中品，《纲目》列于芳草类，其原植物为毛茛科之 *Paeonia lactiflora* Pall.，北方药市中，有赤芍及白芍二种，赤芍即为本地西北一带山中野生者，其干燥根部长 20cm～30cm，径 0.6cm～1.0cm，为一种直长之根，外面皮鳞黑褐色而带紫红，具横裂及纵皱；破折面不平坦，露出木质纤维；切开面灰白色而带土红，皮部较薄，呈红褐色，易与木部分离，木部现放射状。白芍为四川及浙江之培植品，在原产地已略去枹皮，拣选品质，加工制成，故形体比较肥大而整齐，长 13cm～15cm，径 1.5cm～1.8cm，外面淡红褐色（肉棕色），具短横裂及细纵皱；已经蒸制，故淀粉糊化，质硬坚而呈角质状；切开面白色而微带赤，略现放射纹。微有苦味而稍涩；在杭州笕桥培植者，特称杭白芍，为芍药中之上品。"

5.2 产地沿革

南北朝时期陶弘景《本草经集注》最早提及白芍的产地，云："今出白山（今江苏江宁）、蒋山（今南京紫金山）、茅山（今江苏句容境内）最好。"

明代《本草品汇精要》云："泽州（山西晋城）、白山（今江苏江宁）、蒋山（今南京紫金山）、茅山（今江苏句容境内）、淮南（今安徽淮南、亳州等地区）、海盐（今浙江海盐）、杭越（今杭州、绍兴）。"清代《本草崇原集说》云："芍药始出中岳山谷，今白山、蒋山、茅山、淮南、扬州、江浙、吴淞处处有之。"《清宫医案研究》收载的御医处方中多次应用杭白芍，清代医药学家对浙江出产的芍药推崇备至。

民国时期《药物出产辨》云："产浙江杭州为杭芍。"《中药材手册》云："习惯认为浙江产者品质最佳，因集散地为杭州，故俗称杭白芍……主产于浙江东阳、磐安，四川中江，安徽亳县、涡阳等地。"

综上分析，从古至今医家对芍药的论述较多。在汉代，赤、白芍的名称与疗效不分；至唐代，虽明确了赤、白芍药名不同，但临床上混用；宋代以后，才将两者进行了明确的区分，其配伍、炮制、剂量、产地等大相径庭。通过考证历代医家临床使用芍药的状况，可以肯定的是，在中医学发展史上，浙江芍药品质佳，在清代被广泛应用于临床。因此，杭州及周边地区白芍种植、加工、炮制历史悠久，为道地药材。鉴于白芍为"浙八味"之一，结合文献，本标准采纳杭白芍称谓。杭白芍产地沿革见表1。

表1　杭白芍产地沿革

年代	出处	产地及评价
明	《本草品汇精要》	泽州、白山、蒋山、茅山、淮南、海盐、杭越
清	《本草崇原集说》	芍药始出中岳山谷，今白山、蒋山、茅山、淮南、扬州、江浙、吴淞处处有之
民国	《医学衷中参西录》	产浙江杭州为杭芍
	《药物出产辨》	白芍出于南方，杭州产者最佳，其色白而微红，其皮则红色又微重
	《本草药品实地之观察》	在杭州笕桥培植者，特称杭白芍，为芍药中之上品
现代	《中药材手册》	习惯认为浙江产者品质最佳，因集散地为杭州，故俗称杭白芍……主产于浙江东阳、磐安，四川中江，安徽亳县、涡阳等地

6　道地产区及生境特征

6.1　道地产区

以浙江杭州、金华（磐安、东阳）为中心，包括杭州地区、浙中丘陵盆地小区及其周边地区。

6.2　生境特征

浙江位于我国东南沿海，地处北纬27°02′~31°31′，东经118°01′~123°10′。属亚热带季风气候，四季分明，气温适中，光照较多，雨量丰沛，空气湿润，雨热季节变化同步，气象灾害繁多。年平均气温15℃~18℃，1月、7月分别为全年气温最低和最高的月份，5月、6月为集中降雨期。极端最高气温44.1℃，极端最低气温-17.4℃；浙江年平均降水量为980mm~2000mm，年平均日照时数1710h~2100h。杭白芍喜温湿气候，耐寒，怕涝；宜在阳光充足、排水良好、土层深厚、肥沃的土壤栽种。

7　质量特征

7.1　质量要求

应符合《中华人民共和国药典》一部对白芍的相关质量规定。

7.2　性状特征

杭白芍呈圆柱形，平直或略弯曲，两端平截，长10cm~20cm，直径1.5cm~2.6cm。表面淡棕红色，全体光洁或有纵皱纹及细根痕，偶有残存的外皮，粗壮者有断续突出横纹。质坚实，不易折断，断面颗粒状，微带棕红色，形成层环明显，射线放射状。气微，味微苦、酸。

杭白芍与其他产地白芍性状鉴别要点见表2。

表2　杭白芍与其他产地白芍性状鉴别要点

比较项目	杭白芍	其他产地白芍
外形	呈圆柱形，平直或略弯曲，两端平截，长10cm~20cm，直径1.5cm~2.6cm	呈圆柱形，平直或稍弯曲，两端平截，长5cm~18cm，直径1cm~2.5cm

表2（续）

比较项目	杭白芍	其他产地白芍
表面	表面淡棕红色，全体光洁或有纵皱纹及细根痕，偶有残存的外皮，粗壮者有断续突出横纹	表面类白色或淡棕红色，光洁或有纵皱纹及细根痕，偶有残存的棕褐色外皮
断面	断面颗粒状，微带棕红色	断面较平坦，类白色或微带棕红色
切片	煎熬久煮不烟	久煮会烟

参 考 文 献

[1] 马王堆汉墓帛书整理小组. 五十二病方 [M]. 北京: 文物出版社, 1979: 95.

[2] 尚志钧. 神农本草经校注 [M]. 北京: 学苑出版社, 2008: 114.

[3] 陶弘景. 本草经集注(辑校本)[M]. 尚志钧, 尚元胜辑校. 北京: 人民卫生出版社, 1994: 267-268.

[4] 仲昴庭. 本草崇原集说 [M]. 孙多善点校. 北京: 人民卫生出版社, 1997: 81.

[5] 刘文泰. 本草品汇精要 [M]. 陈仁寿, 杭爱武点校. 上海: 上海科学技术出版社, 2005: 302.

[6] 陈仁山, 蒋淼, 陈思敏, 等. 药物出产辨(三)[J]. 中药与临床, 2010, 1(3): 62-64.

[7] 中华人民共和国卫生部药政管理局. 中药材手册 [M]. 北京: 人民卫生出版社, 1959: 49-51.

ICS 11.120.01
C 23

团 体 标 准

T/CACM 1020.14—2019

道地药材 第14部分：杭白芷

Daodi herbs—Part 14: Hangbaizhi

2019-08-13 发布 2019-08-13 实施

中华中医药学会 发布

前　　言

T/CACM 1020《道地药材》标准分为157个部分：

——第1部分：标准编制通则；

……

——第13部分：杭白芍；

——第14部分：杭白芷；

——第15部分：台乌药；

……

——第157部分：汉射干。

本部分为T/CACM 1020的第14部分。

本部分按照GB/T 1.1—2009给出的规则起草。

本部分由道地药材国家重点实验室及国家中医药管理局道地药材生态遗传重点研究室提出。

本部分由中华中医药学会归口。

本部分起草单位：浙江省中药材产业协会、中国中医科学院中药资源中心、浙江省中药研究所有限公司、磐安县中药材研究所、浙江寿仙谷植物药研究院有限公司、金华寿仙谷药业有限公司、浙江康恩贝制药股份有限公司、华润三九医药股份有限公司、北京联合大学、金华市中医医院、金华市食品药品检验检测研究院、金华市中心医院、金华职业技术学院、无限极（中国）有限公司、北京中研百草检测认证有限公司。

本部分主要起草人：詹志来、李明焱、何伯伟、黄璐琦、郭兰萍、吴华庆、王志安、宗侃侃、张国亮、王瑛、李振宇、徐凌艳、汪享惠、王如伟、姚德中、姜娟萍、陈美红、王彩红、谭沛、张辉、吴忠义、陈宗良、徐菲拉、张慧芳、陈坚波、张元、祝浩东、郭亮、余意。

道地药材　第14部分：杭白芷

1　范围

T/CACM 1020 的本部分规定了道地药材杭白芷的来源及形态、历史沿革、道地产区及生境特征、质量特征。

本部分适用于中华人民共和国境内道地药材杭白芷的生产、销售、鉴定及使用。

2　规范性引用文件

下列文件对于本文件的应用是必不可少的。凡是注日期的引用文件，仅注日期的版本适用于本文件。凡是不注日期的引用文件，其最新版本（包括所有的修改单）适用于本文件。

T/CACM 1020.1—2016　道地药材　第1部分：标准编制通则

中华人民共和国药典一部

3　术语和定义

T/CACM 1020.1—2016 界定的以及下列术语和定义适用于本文件。

3.1

杭白芷　hangbaizhi

产于以浙江杭州、宁波、金华为中心，包括杭州湾地区、金衢盆地及周边地区的栽培白芷。

4　来源及形态

4.1　来源

伞形科植物杭白芷 *Angelica dahurica*（Fisch. ex Hoffm.）Benth. et Hook. f. var. *formosana*（Boiss.）Shan et Yuan 的干燥根。

4.2　形态特征

多年生高大草本，高1m～1.5m。茎及叶鞘多为黄绿色。根长圆锥形，上部近方形，表面灰棕色，有多数较大的皮孔样横向突起，略排列成数纵行，质硬较重，断面白色，粉性大。果实长圆形至卵圆形，黄棕色，有时带紫色，长0.4cm～0.7cm，宽0.4cm～6cm，无毛，背棱扁，厚而钝圆，近海绵质，远较棱槽为宽，侧棱翅状，较果体狭；棱槽中有油管1，合生面油管2。花期7月～8月，果期8月～9月。

5　历史沿革

5.1　品种沿革

白芷之名最早见于《离骚》，书中有“辟芷”“芳芷”“茝”等多种称谓。西汉时期的《五十二病方》中即有以白芷治痈的记载。最早的药学专著《神农本草经》将其列为中品，云："味辛，温。主女人漏下赤白，血闭，阴肿，寒热，风头侵目泪出。长肌肤，润泽，可作面脂。一名芳香。生川谷。"《名医别录》云："一名茝，一名莞，一名蘺，一名苻蓠，一名泽芬……生河东下泽。"《说文》云："楚谓之蓠，晋谓之蘺，齐谓之茝。"可见白芷在古代别名较多，而宋代以前关于其原植物的记载甚少，旧说乃为兰槐之根，如《荀子·劝学》云："兰槐之根为芷。"杨倞注："兰槐，香草，其根是为芷也。"

宋代《本草图经》详细记载了白芷的原植物形态，从"白芷……根长尺余，白色，粗细不等，枝杆去地五寸以上，春生。叶相对婆娑。紫色，阔三指许。花白，微黄。入伏后结子，立秋后苗枯"的文字描述，结合所附的"泽州白芷"图来看，宋代所使用的白芷为伞形科植物的根无疑，与今所用主流品种基本一致。明代李时珍《本草纲目》中关于白芷植物形态的记载基本沿用了《本草图经》中关于白芷的描述。

清代吴其濬撰《植物名实图考》中关于白芷的记载，主要对滇产白芷的原植物进行了较详细的记载："白芷，《本经》中品。滇南生者，肥茎绿缕，颇似茴香，抱茎生枝，长尺有咫，对叶密挤，锯齿槎枒、龈齶翘起，涩纹深刻，稍开五瓣白花，黄蕊外涌，千百为族，间以绿苞，根肥白如大拇指，香味尤窜。"并附插图。兰茂著《滇南本草》中关于白芷（别名香白芷、滇白芷）的文字记述和附图与《植物名实图考》的记载吻合，从插图可见此种白芷叶形很大，叶为二回羽状深裂，裂片无小叶柄，叶柄扩大为鞘状抱茎；花二型，白色，边花较大，不整齐，中央花较小，整齐，故此种植物为伞形科独活属 *Heracleum* 植物，实为滇白芷的原植物。之后经利彬、吴征镒等在编著《滇南本草图谱》时对白芷（滇白芷）进行了较为详细的考证，对原植物进行了调查、解剖、鉴定，指出滇产白芷和历代本草文献所记载的白芷，与现今外地所产白芷不同，而与《植物名实图考》的记载相符，定名为糙独活 *Heracleum scabridum* Franch.。由此可见，我国历史上使用的白芷，其原植物至少为两个属，即当归属和独活属的植物。

宋万志、朱兆仪等对全国10种白芷的原植物进行了研究，结果发现其中有7种植物分属于伞形科当归属和牛防风属。袁昌齐于20世纪70年代对中药白芷药材和原植物进行了整理、鉴定和合并，认为中药白芷的原植物主要来源于当归属的白芷及杭白芷。本文遵循2015年版《中华人民共和国药典》的规定，将杭白芷基原定为 *Angelica dahurica*（Fisch. ex Hoffm.）Benth. et Hook. f. var. *formosana*（Boiss.）Shan et Yuan。

5.2 产地沿革

南北朝时期的《名医别录》最早记载了杭白芷的产地生境，云："生河东（今山西境内）川谷下泽。"其后《本草经集注》记载："今出近道处处有，近下湿地，东间甚多。"文中"东间"可能指陶弘景所在的江苏及邻近等地。宋代《本草图经》对白芷产地进行了详尽描述："白芷生河东川谷下泽，今所在有之，吴地（今江浙及其邻省）尤多。"并附有泽州（今山西晋城）白芷图。《本草衍义》也有"出吴地者良"的记载。由此可见，早在宋代，浙江已开始栽培白芷，至今有千年的历史，后被移栽至四川，发展成为另一道地药材，即川白芷。

明代《本草乘雅半偈》也有相关记载："所在有之，吴地尤多，近钱唐笕桥亦种莳矣。"《本草蒙筌》云："味辛，气温。气味俱轻，升也，阳也。无毒。所在俱生，吴地尤胜。气甚香窜，又名芳香。"《本草品汇精要》中也记载："道地泽州，吴地尤胜。"由此可见，在明代以前，杭州一带就是白芷的道地产区之一。清代郑梅涧于乾隆年间撰喉科专著《重楼玉钥》中便以"杭白芷"之名入药。《太医院秘藏膏丹丸散方剂》中之连翘败毒丸处方中亦用"杭白芷"之名，可见在清代，杭白芷就已被临床大夫所习用。

民国时期《药物出产辨》记载："产四川为正，味馨香。有产浙江宁波、杭州等名杭芷，又名宁波芷，又名老头芷……有名会芷产河南。"《余杭县志》云："药材种植，宋时已出名，香白芷等13味药材列为贡品。"《本草药品实地之观察》记载："北平及祁州药市有二，一为自杭州来，称杭白芷，另一自河南禹州来，称禹州白芷。"

综上分析，在唐代以前，白芷以野生为主，到了宋代，江浙等地开始人工栽种，并认为吴地所产为优，列为道地，并引种至四川成为川白芷；清代以后，人们推崇杭州所产白芷；近现代以来，逐渐形成当今的三大白芷产地，即浙江（杭白芷）、四川（川白芷）和河南禹县（禹白芷）产地。中华人民共和国成立后，安国引种者习称白芷为祁白芷，其中以杭白芷历史最为悠久。目前受城市经济发展等影响，杭白芷的产地已由杭州迁移至相邻浙中金华地区的磐安、东阳等地。鉴于白芷为"浙八味"之一，结合文献，本标准采纳杭白芷称谓。杭白芷产地沿革见表1。

表1　杭白芷产地沿革

年代	出处	产地及评价
宋	《本草图经》	白芷生河东川谷下泽，今所在有之，吴地（今浙江及其邻近地区）尤多
	《本草衍义》	出吴地者良
明	《本草乘雅半偈》	所在有之，吴地尤多，近钱唐笕桥亦种莳矣
	《本草蒙筌》	所在俱生，吴地尤胜。气甚香窜，又名芳香
	《本草品汇精要》	道地泽州，吴地尤胜
民国	《药物出产辨》	有产浙江宁波、杭州等名杭芷，又名宁波芷，又名老头芷
	《余杭县志》	药材种植，宋时已出名，香白芷等13味药材列为贡品
	《本草药品实地之观察》	北平及祁州药市有二，一为自杭州来，称杭白芷，另一自河南禹州来，称禹州白芷

6　道地产区及生境特征

6.1　道地产区

以浙江杭州、宁波、金华为中心，包括杭州湾地区、金衢盆地及周边地区。

6.2　生境特征

杭州属于亚热带季风气候，四季分明，雨量充沛，全年平均气温17.8℃，平均相对湿度70.3%，年平均降水量1454mm，年平均日照时数1765h。宁波地处宁波平原，属亚热带季风气候，温和湿润，四季分明，年平均气温16.4℃，无霜期一般为230d～240d，年平均降水量1480mm，年平均日照时数1850h。磐安、东阳属亚热带季风气候，气候温和，雨量充沛，空气湿润，四季分明，光照充足，年平均气温17℃，年平均日照时数2002h，年平均降水量1351mm。

7　质量特征

7.1　质量要求

应符合《中华人民共和国药典》一部对白芷的相关质量规定。

7.2　性状特征

杭白芷呈类圆锥形而具四棱，长10cm～20cm，直径1.5cm～2.5cm，先端有凹洼的茎痕。表面灰黄色或淡棕色，有较少的纵皱纹，布有多数长 0.5cm～1cm 的皮孔样横向突起，习称“疙瘩丁”，多排列成四纵行，因之而具四棱，突起处色较深，有时也有支根切除的痕迹。质坚硬。断面粉质，白色或类白色，皮部有多数棕色油点，形成层环状棕色，近方形。木质部淡棕灰色，约占横断面的1/2，射线紧密，自中心向四周辐射。气芳香，味苦、辛。以根条粗大、皮细、粉性足、香气浓者为佳。条小或过大、体轻松、粉性小、香气淡者质次。

杭白芷与其他产地白芷性状鉴别要点见表2。

表2　杭白芷与其他产地白芷性状鉴别要点

比较项目	杭白芷	其他产地白芷
形状	类圆锥形而具四棱	长圆锥形
大小	长 10cm～20cm，直径 1.5cm～2.5cm	长 10cm～25cm，直径 1.5cm～2.5cm
表面	表面灰黄色或淡棕色	表面灰棕色或黄棕色
质地	质坚硬	质坚实
断面	断面粉质，白色或类白色，皮部有多数棕色油点，形成层环状棕色，近方形。木质部淡棕灰色，约占横断面的1/2，射线紧密，自中心向四周辐射	断面白色或灰白色，粉性，形成层环棕色，近方形或近圆形，皮部散有多数棕色油点
气味	气芳香，味苦、辛	气芳香，味辛、微苦

参考文献

[1] 张愚山．楚辞译注［M］．济南：山东教育出版社，1986：4－5，21．

[2] 苏颂．本草图经（辑复本）［M］．胡乃长，王致谱辑注．福州：福建科学技术出版社，1988：168．

[3] 唐慎微．重修政和经史证类备用本草［M］．北京：人民卫生出版社，1982：206．

[4] 李时珍．本草纲目（校点本）［M］．北京：人民卫生出版社，1977：845．

[5] 吴其濬．植物名实图考［M］．上海：商务印书馆，1957：621．

[6] 经利彬，吴征镒，匡可任，等．滇南本草图谱［M］．昆明：云南科技出版社，2007：74－78．

[7] 徐国钧，徐珞珊，王峥涛．常用中药材品种整理和质量研究：南方协作组：第二册［M］．福州：福建科学技术出版社，1994：287－289．

[8] 宋万志，朱兆仪．中药白芷的原植物问题［J］．药学学报，1965，12（7）：460．

[9] 陶弘景．名医别录（辑校本）［M］．尚志钧辑校．北京：人民卫生出版社，1986：138．

[10] 陈嘉谟．本草蒙筌［M］．王淑民，陈湘萍，周超凡点校．北京：人民卫生出版社，1988：103．

[11] 卢之颐．本草乘雅半偈［M］．冷方南，王齐南校点．北京：人民卫生出版社，1986：271．

[12] 刘文泰．本草品汇精要［M］．北京：人民卫生出版社，1982：308．

[13] 陈仁山，蒋淼，陈思敏，等．药物出产辨（三）［J］．中药与临床，2010（3）：62－64．

[14]《余杭县志》编纂委员会．余杭县志［M］．杭州：浙江人民出版社，1990：189．

[15] 赵燏黄．本草药品实地之观察［M］．福州：福建科学技术出版社，2006：90－92．

ICS 11.120.01
C 23

团　　　　体　　　　标　　　　准

T/CACM 1020.15—2019

道地药材　第15部分：台乌药

Daodi herbs—Part 15: Taiwuyao

2019-08-13 发布　　　　2019-08-13 实施

中华中医药学会　发布

前　言

T/CACM 1020《道地药材》标准分为157个部分：

——第1部分：标准编制通则；

……

——第14部分：杭白芷；

——第15部分：台乌药；

——第16部分：温郁金；

……

——第157部分：汉射干。

本部分为T/CACM 1020的第15部分。

本部分按照GB/T 1.1—2009给出的规则起草。

本部分由道地药材国家重点实验室及国家中医药管理局道地药材生态遗传重点研究室提出。

本部分由中华中医药学会归口。

本部分起草单位：浙江红石梁集团天台山乌药有限公司、浙江医药高等专科学校、浙江省中药材产业协会、天台县农业技术推广总站、中国中医科学院中药资源中心、浙江省食品药品检验研究院、金华寿仙谷药业有限公司、浙江省中药研究所有限公司、浙江中医药大学、浙江寿仙谷植物药研究院有限公司、北京中研百草检测认证有限公司。

本部分主要起草人：彭昕、王志安、何国庆、王太庆、姚国富、黄璐琦、郭兰萍、詹志来、李明焱、何伯伟、吴华庆、陈碧莲、郭增喜、胡凌娟、王晓彤、吕圭源、胡崇武、周根、沙秀秀、张国亮、余威府、葛君霞、王璐喷、陈若茜、郭亮。

道地药材　第 15 部分：台乌药

1　范围

T/CACM 1020 的本部分规定了道地药材台乌药的来源及形态、历史沿革、道地产区及生境特征、质量特征。

本部分适用于中华人民共和国境内道地药材台乌药的生产、销售、鉴定及使用。

2　规范性引用文件

下列文件对于本文件的应用是必不可少的。凡是注日期的引用文件，仅注日期的版本适用于本文件。凡是不注日期的引用文件，其最新版本（包括所有的修改单）适用于本文件。

T/CACM 1020.1—2016　道地药材　第 1 部分：标准编制通则

中华人民共和国药典一部

3　术语和定义

T/CACM 1020.1—2016 界定的以及下列术语和定义适用于本文件。

3.1

台乌药　taiwuyao

产于以浙江台州天台为中心，包括仙霞岭山脉、括苍山山脉及周边地区的栽培乌药。

4　来源及形态

4.1　来源

本品来源于樟科植物乌药 *Lindera aggregata*（Sims）Kosterm. 的干燥块根。

4.2　形态特征

常绿灌木或小乔木，高可达 5m，胸径 4cm；树皮灰褐色；根有纺锤状或结节状膨胀，一般长 3.5cm～8cm，直径 0.7cm～2.5cm，外面棕黄色至棕黑色，表面有细皱纹。顶芽长椭圆形。叶互生，卵形，椭圆形至近圆形，通常长 2.7cm～5cm，宽 1.5cm～4cm，有时可长达 7cm，先端长渐尖或尾尖，基部圆形，革质或有时近革质，上面绿色，有光泽，下面苍白色。伞形花序腋生，无总梗，常 6～8 花序集生于一 1mm～2mm 长的短枝上，每花序有一苞片，一般有花 7 朵；花被片 6，近等长，外面被白色柔毛，内面无毛，黄色或黄绿色，偶有外乳白内紫红色；花梗长约 0.4mm，被柔毛。雄花花被片长约 4mm，宽约 2mm；雄蕊长 3mm～4mm，花丝被疏柔毛，第三轮有 2 宽肾形具柄腺体，着生花丝基部，有时第二轮也有腺体 1 枚～2 枚；退化雌蕊坛状。雌花花被片长约 2.5mm，宽约 2mm，退化雄蕊长条片状，被疏柔毛，长约 1.5mm，第三轮基部着生 2 具柄腺体；子房椭圆形，长约 1.5mm，被褐色短柔毛，柱头头状。果卵形或有时近圆形，长 0.6cm～1cm，直径 4mm～7mm。花期 3 月～4 月，果期

5月~11月。

5 历史沿革

5.1 品种沿革

乌药始载于宋代《开宝本草》，书中云："生岭南、邕、容州及江南。树生似茶，高丈余。一叶三桠，叶青阴白。根色黑褐，作车毂形，状似山芍药根，又似乌樟根。自余直根者不堪用。一名旁其。八月采根。"又《本草图经》云："木似茶槚，高五、七尺；叶微圆而尖，作三桠，面青背白，五月开细花，黄白色；六月结实。如山芍药而有极粗大者，又似钓樟根，然根有二种：岭南者黑褐色而坚硬；天台者白而虚软，并八月采。根以作车毂形如连珠状者佳。"可见自宋代起，天台产乌药已被奉为上品。《本草图经》中还附有台州乌药、信州乌药、潮州乌药、衡州乌药四图，四者各不相同。经过考证，四种乌药来源各有不同，其中台州乌药为本种，衡州乌药为防己科植物樟叶木防己 *Cocculus laurifolius*（Roxb.）DC.，而其他两种未能说明来源。此后，《重修政和经史证类备用本草》对乌药的描述与《开宝本草》《本草图经》相同。《嘉定赤城志》记载："乌药……右十二品按本草皆出天台山。"《太平惠民和剂局方》中的"大陈香丸""术香散"用到"天台乌药"，"乌沉汤""鸡舌香散"用到"天台乌"。《卫生家宝方》《魏氏家藏方》《严氏济生方》《类编朱氏集验医方》中均有用到"天台乌药"的方剂，其中《魏氏家藏方》中的"固真丹"，即《中华人民共和国药典》中的"缩泉丸"，是临床用药强调产地的例证。天台乌药后世多被简称为台乌药或台乌。元代《医学发明》载有"天台乌药散"，这是继宋代《圣济总录》所载"乌药散"中的乌药改用道地药材后，方剂首次以天台乌药命名。

明代《本草蒙筌》云："乌药，一名旁其，味辛，气温。气厚于味，阳也。无毒。此药甚贱，各处俱生。虽称天台者，香白固优。"《本草纲目》云："吴、楚山中极多，人以为薪，根、叶皆有香气，但根不甚大，才如芍药尔。嫩者肉白，老者肉褐者。其子如冬青子，生青熟紫，核壳极薄，其仁亦香极苦。"指出乌药的老、嫩根在色泽上有差别，其果实的形态和生熟颜色亦有差别等。《本草纲目》载有"川芎穹、天台乌药等分，为末"，治气厥头痛、妇人气盛头痛及产后头痛，书中还有诸多方剂用到了天台乌药。《普济方》所载方剂"天台乌药丸"，《赤水玄珠》所载"乌药顺气散""六磨汤"，均用到天台乌药。

清代医学家对于乌药的认识更加全面，如《本草易读》云："乌药，辛，温，无毒……木似茶，高丈余，一叶三桠。五月开细花白花，六月结实。"《植物名实图考》云乌药"开花如桂"，并附一图，形与现乌药一致。历代本草文献对于乌药的形态特征以及性味功效的记载与2015年版《中华人民共和国药典》的描述基本一致，可确定其为樟科植物乌药 *Lindera aggregata*（Sims）Kosterm.。

5.2 产地沿革

宋代《本草图经》记载："乌药，生岭南邕容州及江南，今台州、雷州、衡州亦有之，以天台者为胜。"《嘉定赤城志》记载："乌药……右十二品按本草皆出天台山。"

明代《本草品汇精要》明确指出："〔道地〕天台者胜。"《本草乘雅半偈》云："生岭南邕州、容州，今台州、雷州、衡州皆有，以天台者为胜。"

《清·康熙天台县志》记载：元代，岁贡"药味，乌药二十斤"；明代，"岁进药味，乌药三十斤"，"岁办药材，乌药三百斤"。从元代开始，天台乌药成为朝廷贡品，证明其质较佳。《本草易读》云："乌药……生岭南、江南诸处，今台州、雷州、衡州皆有之。以天台者为胜。"

《中药材手册》记载："商品中习惯以浙江天台所产乌药量大而质佳，故有台乌药之称……惟湖南产者纤维性强，粉性小，质量较台乌药为差。"《中药大辞典》记载乌药"主产浙江、湖南、安徽、广东、广西……习惯以浙江天台所产者品质最佳，故称‘天台乌药’或‘台乌药’”。《中华本草》记载：“主产于浙江、安徽、湖南、广东、广西；江西、福建、台湾、湖北、陕西、四川等地亦产。以浙江产量最大，品质最好，销全国。”

综上分析，乌药自宋代起以产于天台者为胜，即现今的台乌药。经过长期的临床应用，公认为浙江天台所产者为道地药材，其品质最佳，是浙江省传统道地药材之一。台乌药产地沿革见表1。

表1　台乌药产地沿革

年代	出处	产地及评价
宋	《开宝本草》	生岭南、邕、容州及江南
	《本草图经》	乌药，生岭南邕容州及江南，今台州、雷州、衡州亦有之，以天台者为胜
	《太平惠民和剂局方》	“大陈香丸”“术香散”用到“天台乌药”，“乌沉汤”“鸡舌香散”用到“天台乌”
	《卫生家宝方》	方剂“胜金散”：天台乌药、茴香、香橘皮、良姜
	《嘉定赤城志》	乌药……右十二品按本草皆出天台山
	《魏氏家藏方》	“固真丹”：天台乌药、益智子各等分
	《严氏济生方》	“四磨汤”：人参、槟榔、沉香、天台乌药
	《类编朱氏集验医方》	载有方剂“八宝回春汤”，共用到24味药材，其中包含天台乌药
元	《医学发明》	载有方剂“天台乌药散”
明	《普济方》	载有方剂“天台乌药丸”
	《本草品汇精要》	〔道地〕天台者胜
	《本草蒙筌》	虽称天台者，香白固优
	《本草纲目》	“川芎穹、天台乌药等分，为末”，治气厥头痛，妇人气盛头痛及产后头痛。本书中还有诸多方剂也用到了天台乌药
	《赤水玄珠》	“乌药顺气散”“六磨汤”均用到天台乌药
	《本草乘雅半偈》	生岭南邕州、容州，今台州、雷州、衡州皆有，以天台者为胜
清	《清·康熙天台县志》	元代，岁贡“药味，乌药二十斤”；明代，“岁进药味，乌药三十斤”，“岁办药材，乌药三百斤”
	《本草易读》	生岭南、江南诸处，今台州、雷州、衡州皆有之，以天台者为胜
	《本草纲目拾遗》	乌药，生岭南邕州、容州及江南
现代	《中药材手册》	商品中习惯以浙江天台所产乌药量大而质佳，故有台乌药之称
	《中药大辞典》	主产浙江、湖南、安徽、广东、广西……习惯以浙江天台所产者品质最佳，故称“天台乌药”或“台乌药”
	《中华本草》	以浙江产量最大，品质最好，销全国

6　道地产区及生境特征

6.1　道地产区

以浙江台州天台为中心，包括仙霞岭山脉、括苍山山脉及周边地区。

6.2 生境特征

主产区天台位于浙江东中部，地处北纬28°57′02″~29°20′39″，东经120°41′24″~121°15′46″，属于亚热带季风气候，四季分明，降水丰沛，热量充足。年平均气温为17.0℃，年平均相对湿度为78%，年平均昼夜温差为10.5℃，年平均降水量为1412mm，无霜期为243d。又因四周山体环绕，中间低平，盆地小区域气候特征显著。台乌药主要分布在海拔300m~600m的灌木林中或林缘，以及山麓、旷野、蒿草丛中阳光充足、土壤疏松肥沃处，年平均气温为12.2℃，土壤为黄壤土以及红黄壤土，呈微酸性（pH 4.8~6.3），平均有机质含量5.87%，全氮0.293%，速效磷6PPM，速效钾126PPM。

7 质量特征

7.1 质量要求

应符合《中华人民共和国药典》一部对乌药的相关质量规定。

7.2 性状特征

乌药多呈纺锤形，略弯曲，有的中部收缩成连珠状，长6cm~15cm，直径1cm~3cm。表面黄棕色或黄褐色，有纵皱纹及稀疏的细根痕。质坚硬。切片厚0.2mm~2mm，切面黄白色或淡黄棕色，射线放射状，可见年轮环纹，中心颜色较深。气香，味微苦、辛，有清凉感。质老、不呈纺锤状的直根，不可供药用。

台乌药具有“色黄白、气芳香、味微苦、清凉感”的品质特征。

台乌药的块根呈纺锤形、连珠状。长5cm~15cm，直径1cm~3cm。表面灰褐色或棕褐色，有须根痕，并有细纵皱纹及横生环状裂纹。质嫩有韧性，不易折断，横切面类圆形，断面黄白色，粉性大，中心色略深，外层皮部棕褐色，甚薄；木质部有放射状纹理及年轮环纹。

台乌药块根的切片分为薄片与厚片两种，均为类圆形片状。厚片有时斜切成椭圆形，直径1cm~2cm，厚约1.5mm；薄片厚约1mm以下。均平整而有弹性。切面黄白色，有放射状纹理及年轮环纹。

台乌药与其他产地乌药性状鉴别要点见表2。

表2 台乌药与其他产地乌药性状鉴别要点

比较项目	台乌药	其他产地乌药
外形	块根中间膨大，均呈纺锤形、连珠状。长5cm~15cm，直径1cm~3cm	块根中间膨大，多呈纺锤形，连珠状少。两头稍尖，略弯曲，中间膨大，长6cm~15cm，直径1cm~3cm
外形颜色	表面灰褐色或棕褐色，有须根痕，并有细纵皱纹及横生环状裂纹	表面黄棕色或黄褐色，有纵皱纹及稀疏的细根痕
质地	质嫩有韧性不易折断	质坚实可折断
气味	气芳香，味微苦，有清凉感	气香，味微苦、辛，有清凉感
新鲜个体切面	横切面类圆形，黄白色，粉性大，中心色略深，外层皮部棕褐色，甚薄；木质部有放射状纹理及年轮环纹；无黑斑	横切面椭圆，浅棕色，纤维性强，粉性小，射线放射状，可见年轮环纹，中心颜色较深，有少量黑斑
切片	干燥切片多呈黄白色，平整无黑斑	干燥切片多呈淡黄棕色，易卷有少量黑斑

参 考 文 献

[1] 卢多逊，李昉. 开宝本草［M］. 尚志钧辑校. 合肥：安徽科学技术出版社，1998：285.

[2] 苏颂. 本草图经［M］. 尚志钧辑校. 北京：学苑出版社，2017：391－392.

[3] 唐慎微. 重修政和经史证类备用本草［M］. 陆拯，郑苏，傅睿校注. 北京：中国中医药出版社，2013：889－890.

[4] 陈耆卿. 嘉定赤城志［M］. 齐硕修. 上海：上海古籍出版社，2016：123－124.

[5] 太平惠民和剂局. 太平惠民和剂局方［M］. 刘景源整理. 北京：人民卫生出版社，2017：74，78

[6] 朱端章. 卫生家宝方［M］. 杨雅西校注. 北京：中国中医药出版社，2015：47.

[7] 魏岘. 海外回归中医善本古籍丛书：魏氏家藏方［M］. 北京：人民卫生出版社，2010：99.

[8] 严用和. 严氏济生方［M］. 刘阳校注. 北京：中国医药科技出版社，2012：28.

[9] 朱佐. 类编朱氏集验医方［M］. 郭瑞华，孙德立，姜玉玫，等点校. 上海：上海科学技术出版社，2003：6.

[10] 李东垣. 医学发明［M］. 北京：中华书局，1991：28.

[11] 陈嘉谟. 本草蒙筌［M］. 张印生，韩学杰，赵慧玲校注. 北京：中医古籍出版社，2009：233.

[12] 李时珍. 本草纲目［M］. 北京：人民卫生出版社，1982：840，1949.

[13] 孙一奎. 赤水玄珠［M］. 周琦校注. 北京：中国医药科技出版社，2011：102，146.

[14] 汪讱庵. 本草易读［M］. 太原：山西科学技术出版社，2015：330.

[15] 张瑞贤. 植物名实图考校释［M］. 北京：中医古籍出版社，2008：54.

[16] 刘文泰. 御制本草品汇精要［M］. 上海：上海科学技术出版社，2005：683－684.

[17] 卢之颐. 本草乘雅半偈［M］. 北京：中国医药科技出版社，2016：427.

[18] 天台县地方志编纂委员会办公室. 清·康熙天台县志（点校本）［M］. 北京：方志出版社，2012：152－153.

[19] 中华人民共和国卫生部药政管理局. 中药材手册［M］. 北京：人民卫生出版社，1959：145－146.

[20] 江苏新医学院. 中药大辞典：上册［M］. 上海：上海科学技术出版社，1986：462－463.

[21] 国家中医药管理局《中华本草》编委会. 中华本草：第7卷（第3册）［M］. 上海：上海科学技术出版社，1999：56－59.

ICS 11.120.01
C 23

团　体　标　准

T/CACM 1020.16—2019

道地药材　第16部分：温郁金

Daodi herbs—Part 16: Wenyujin

2019-08-13 发布　　2019-08-13 实施

中华中医药学会　发布

前　言

T/CACM 1020《道地药材》标准分为 157 个部分：

——第 1 部分：标准编制通则；

……

——第 15 部分：台乌药；

——第 16 部分：温郁金；

——第 17 部分：川芎；

……

——第 157 部分：汉射干。

本部分为 T/CACM 1020 的第 16 部分。

本部分按照 GB/T 1. 1—2009 给出的规则起草。

本部分由道地药材国家重点实验室及国家中医药管理局道地药材生态遗传重点研究室提出。

本部分由中华中医药学会归口。

本部分起草单位：浙江省中药研究所有限公司、浙江寿仙谷医药股份有限公司、浙江省亚热带作物研究所、中国中医科学院中药资源中心、浙江省中药材产业协会、康美药业股份有限公司、浙江康恩贝制药股份有限公司、瑞安市通明温郁金专业合作社、华润三九医药股份有限公司、温州科技职业学院、北京中研百草检测认证有限公司。

本部分主要起草人：王志安、任江剑、许冬瑾、乐智勇、李明焱、黄璐琦、郭兰萍、詹志来、何伯伟、沈晓霞、俞旭平、孙健、陶正明、姜武、吴志刚、李振皓、徐靖、胡凌娟、王如伟、姚德中、吴华庆、姜涛、黄龙涛、谭沛、张辉、金艳、白宗利、郑福勃、朱建军、郭亮。

道地药材　第16部分：温郁金

1　范围

T/CACM 1020的本部分规定了道地药材温郁金的来源及形态、历史沿革、道地产区及生境特征、质量特征。

本部分适用于中华人民共和国境内道地药材温郁金的生产、销售、鉴定及使用。

2　规范性引用文件

下列文件对于本文件的应用是必不可少的。凡是注日期的引用文件，仅注日期的版本适用于本文件。凡是不注日期的引用文件，其最新版本（包括所有的修改单）适用于本文件。

T/CACM 1020.1—2016　道地药材　第1部分：标准编制通则

中华人民共和国药典一部

3　术语和定义

T/CACM 1020.1—2016界定的以及下列术语和定义适用于本文件。

3.1

温郁金　wenyujin

产于以浙江温州瑞安为中心，包括温州飞云江、瓯江流域及周边地区的栽培温郁金。

4　来源及形态

4.1　来源

本品为姜科植物温郁金 *Curcuma wenyujin* Y. H. Chen et C. Ling 的干燥块根。

4.2　形态特征

多年生草本，植株高约1m；根茎肉质，肥大，椭圆形或长椭圆形，黄色，芳香；根端膨大呈纺锤状。叶基生，叶片长圆形，长30cm～60cm，宽10cm～20cm，先端具细尾尖，基部渐狭，叶面无毛，叶背无毛；叶柄约与叶片等长。花葶单独由根茎抽出，与叶同时发出或先叶而出；穗状花序圆柱形，长约15cm，直径约8cm，有花的苞片淡绿色，卵形，长4cm～5cm，上部无花的苞片较狭，长圆形，白色而染淡红，先端常具小尖头，被毛；花萼被疏柔毛，长0.8cm～1.5cm，先端3裂；花冠管漏斗形，长2.3cm～2.5cm，喉部被毛，裂片长圆形，长约1.5cm，白色而不染红，后方的一片较大，先端具小尖头，被毛；侧生退化雄蕊淡黄色，倒卵状长圆形，长约1.5cm；唇瓣黄色，倒卵形，长约2.5cm，顶微2裂；子房被长柔毛。花期4月～5月。

5 历史沿革

5.1 品种沿革

本草文献有关郁金品种的记载，在不同时代有所不同。郁金、姜黄、蓬莪茂（莪术或蒁药）都来源于姜科姜黄属植物，不仅形态相似，而且在药用部位根茎和块根的采用上互有交叉，古代本草文献对此进行了阐述，例如：宋代《本草图经》就有“不能分别，乃如一物”的评述。因此，在考证温郁金的本草源流时，就不能不将其与郁金、姜黄、莪术一并讨论，加以区分。

第一，植物基原明确。国产姜黄属植物种类并不多，花期和花的抽出部位是分类检索表列出的鉴别种特征。因为分布较广的植物郁金 *Curcuma aromatica* Salisb. 未见于浙江产郁金药材中，浙江也没有姜黄 *Curcuma longa* L.、蓬莪术 *Curcuma aeruginosa* Roxb.（或 *Curcuma phaeocaulis* Val.）等姜黄属植物的分布记录，迄今温郁金药材只产于浙江，因此，《本草图经》又云：“江浙或有之。三月生苗，在田野中。”所指即为温郁金 *Curcuma wenyujin* Y. H. Chen et C. Ling。唐代《新修本草》对郁金和姜黄的描述与当前的植物分类对应是颠倒的，记载姜黄“其花春生于根，与苗并出，入夏花烂无子”；记载郁金“末秋出茎，心无实，根黄赤，取四畔子根，去皮，火干之”。《本草图经》记载姜黄为“春末方生，其花先生，次方生叶，不结实。根盘屈，黄色，类生姜而圆，有节……八月采根，片切，暴干”。该处的描述与温郁金的生物性状是相一致的。

第二，药用部位明确。唐代《新修本草》记载郁金是否用块根不明确，其描述“末秋出茎，心无实，根黄赤，取四畔子根，去皮，火干之”明显是指姜黄 *Curcuma longa* L. 的根茎。根据《本草图经》的记载，可知北宋时期还采用了郁金 *Curcuma aromatica* Salisb. 或蓬莪术 *Curcuma Phaeocaulis* Val. 等的根茎作为姜黄。《本草图经》记载：“而茂在根下，似鸡、鸭卵，大小不常。九月采，削去粗皮，蒸熟，暴干用。”这是对“温莪术”的部位、形态、采收期和加工方法的详细描述，与目前生产实际基本相同。唐宋时期的本草文献对于药用部位的记述不可能用现代术语诸如根茎、块根等准确记载，因此，郁金、姜黄和莪术三个药名和物种及其药用部位的关系可能错位。然而，《本草拾遗》云：“而今郁金味苦寒，色赤，主马热病；姜黄味辛温，色黄；蒁药味苦色青。三物不同，所用各别。”说明姜黄用根茎、郁金用块根可以追溯到唐代。另外，同一物种温郁金 *Curcuma wenyujin* Y. H. Chen et C. Ling 的地下部分成为温莪术、片姜黄、温郁金三种药性有所不同的中药，也是浙八味道地药材特色的体现。

5.2 产地沿革

《本草图经》云：“江浙或有之。三月生苗，在田野中。”说明在北宋时期，温郁金可能已经被栽培在田野中。《本草图经》还有“温州蓬莪茂”附图，把“江浙或有之”具体化为温州。药用植物专家认为温州蓬莪茂的基原植物是温郁金 *Curcuma wenyujin* Y. H. Chen et C. Ling。北宋时期唐慎微的《重修政和经史证类备用本草》在记载蓬莪茂时，更冠以“温州”二字，以示道地。在盛用郁金（含莪术、姜黄）的南宋，温州地区已成为郁金（含莪术、姜黄）的重要产地，该药材在温州瑞安已有1000多年的种植历史。据《浙江分县简志》记载，南宋淳熙年间（1174～1189）凿峻的永瑞塘河，促使瑞安成为浙江特产药材温郁金的重要产地，这一情况延续至今。宋代周淙《乾道临安志》记载瑞安是莪术、郁金的主要产地，生产量居全国首位。民国时期《增订伪药条辨》记载：“老郁金虽产四川，近今名称广郁金。所谓川郁金，乃温州产也，色黯黑，形扁亦有心，唯不香耳。”《中药材手册》记载：“川郁金主产于浙江温州，故又称温郁金，为莪术的附生根；又因其外皮呈灰黑色，故亦称黑郁金。”《中华本草》记载：“温郁金（黑郁金）主产于浙江瑞安。销全国，主销华东及京津地区。”

综上分析，“温郁金”在唐代始见，苏敬的《新修本草》将其归类在姜黄条中。到宋代，则单独有温郁金的形态描述，且有“温州蓬莪茂”之说，足以证明现今温郁金来源于当时所称的“温州蓬莪茂"，并且古今温郁金药用情况基本相似。经过医学家的长期临床实践证明，瑞安产的郁金（含莪术、姜黄）质量上佳，为道地药材。鉴于温郁金为"浙八味"之一，因此，本标准采纳温郁金称谓。温郁金产地沿革见表1。

表1 温郁金产地沿革

年代	出处	产地及评价
宋	《本草图经》	今广南（今云南东南部）、江西（包括今江西及广东大部）州郡亦有之，然不及蜀中者佳……江浙或有之。附端州蓬莪茂和温州蓬莪茂图
	《乾道临安志》	瑞安是莪术、郁金的主要产地，生产量居全国首位
民国	《增订伪药条辨》	所谓川郁金，乃温州产也，色黯黑，形扁亦有心，唯不香耳
现代	《中药材手册》	川郁金主产于浙江温州，故又称温郁金，为莪术的附生根；又因其外皮呈灰黑色，故亦称黑郁金
	《中华本草》	温郁金（黑郁金）主产于浙江瑞安。销全国，主销华东及京津地区

6 道地产区及生境特征

6.1 道地产区

以浙江温州瑞安为中心，包括温州飞云江、瓯江流域及周边地区。

6.2 生境特征

温郁金产区最显著的特点是温暖湿润、阳光充足、雨量充沛。温郁金一般栽培于土层深厚、土质疏松、排水良好的地方，以中性或微酸性冲击土或砂壤土为佳，最好是上层疏松、下层紧密的土壤。温州年平均相对湿度为76.5%～85.3%；年平均日照时数1313h～1794h；年平均降水量1425mm～1700mm；年平均气温19.8℃～25.2℃，1月最低气温1.2℃，7月最高气温33.8℃，大于或等于10℃积温为3741.3℃～7281.5℃。

7 质量特征

7.1 质量要求

应符合《中华人民共和国药典》一部对温郁金的相关质量规定。

7.2 性状特征

温郁金呈长圆形或卵圆形，稍扁，有的微弯曲，两端渐尖，长3.5cm～7cm，直径1.2cm～2.5cm。表面灰褐色或灰棕色，具不规则的纵皱纹，纵纹隆起处色较浅。质坚实，断面灰棕色，角质样；内皮层环明显。气微香，味微苦。

参 考 文 献

[1] 苏颂. 本草图经 [M]. 尚志钧辑校. 合肥：安徽科学技术出版社，1994：222.

[2] 苏敬等. 新修本草（辑复本）[M]. 尚志钧辑校. 合肥：安徽科学技术出版社，1981：244－245.

[3] 唐慎微. 重修政和经史证类备用本草 [M]. 北京：人民卫生出版社，1982：228－232.

[4] 中华人民共和国卫生部药政管理局. 中药材手册 [M]. 北京：人民卫生出版社，1959：109－110.

[5] 国家中医药管理局《中华本草》编委会. 中华本草：第24卷（第8册）[M]. 上海：上海科学技术出版社，1999：637－642.

ICS 11.120.01
C 23

团 体 标 准

T/CACM 1020.17—2019

道地药材　第 17 部分：川芎

Daodi herbs—Part 17：Chuanxiong

2019-08-13 发布　　2019-08-13 实施

中华中医药学会　发 布

前　言

T/CACM 1020《道地药材》标准分为157个部分：

——第1部分：标准编制通则；

……

——第16部分：温郁金；

——第17部分：川芎；

——第18部分：川乌；

……

——第157部分：汉射干。

本部分为T/CACM 1020的第17部分。

本部分按照GB/T 1.1—2009给出的规则起草。

本部分由道地药材国家重点实验室及国家中医药管理局道地药材生态遗传重点研究室提出。

本部分由中华中医药学会归口。

本部分起草单位：四川省中医药科学院、四川省道地药材系统开发工程技术研究中心、华润三九医药股份有限公司、中国中医科学院中药资源中心、北京中研百草检测认证有限公司。

本部分主要起草人：李青苗、郭俊霞、赵军宁、易进海、王晓宇、吴萍、刘宝莲、黄璐琦、郭兰萍、詹志来、苟燕梅、张松林、汤依娜、华桦、谭沛、张辉、罗冰、郭亮。

道地药材　第 17 部分：川芎

1　范围

T/CACM 1020 的本部分规定了道地药材川芎的来源及形态、历史沿革、道地产区及生境特征、质量特征。

本部分适用于中华人民共和国境内道地药材川芎的生产、销售、鉴定及使用。

2　规范性引用文件

下列文件对于本文件的应用是必不可少的。凡是注日期的引用文件，仅注日期的版本适用于本文件。凡是不注日期的引用文件，其最新版本（包括所有的修改单）适用于本文件。

T/CACM 1020. 1—2016　道地药材　第 1 部分：标准编制通则

中华人民共和国药典一部

3　术语和定义

T/CACM 1020. 1—2016 界定的以及下列术语和定义适用于本文件。

3.1

川芎　chuanxiong

产于四川盆地中央丘陵平原区的都江堰、彭州、什邡、崇州、邛崃、眉山等地的川芎。

4　来源及形态

4.1　来源

本品为伞形科植物川芎 *Ligusticum chuanxiong* Hort. 的干燥根茎。

4.2　形态特征

多年生草本植物，全草有香味，根茎发达，形成不规则的结节状拳形团块，具浓烈香气。株高 40cm ~ 60cm，地上茎丛生，茎直立，圆柱形，具纵条纹，上部多分枝，下部茎节膨大呈盘状（苓子）。一般单株茎达 17 个 ~ 25 个，多的可达到 40 个以上，茎下部叶具柄，柄长 3cm ~ 10cm，基部扩大成鞘。叶片轮廓卵状三角形，长 12cm ~ 15cm，宽 10cm ~ 15cm，3 ~ 4 回三出式羽状全裂，羽片 4 对 ~ 5 对，卵状披针形，叶片颜色呈绿色或黄绿色，长 6cm ~ 7cm，宽 5cm ~ 6cm，末回裂片线状披针形至长卵形，长 2mm ~ 5mm，宽 1mm ~ 2mm，具小尖头；茎上部叶渐简化，茎上部嫩叶片及叶脉生长有短柔毛，生长较老的茎中部及下部叶片没有柔毛。川芎的叶片数较多，生长旺盛期植株单株叶片数一般都达到 50 片 ~ 65 片，有的植株叶片数达到 100 片以上。复伞形花序顶生或侧生；总苞片 3 ~ 6，线形，长 0. 5cm ~ 2. 5cm；伞辐 7 ~ 24，不等长，长 2cm ~ 4cm，内侧粗糙；小总苞片 4 ~ 8，线形，长 3mm ~ 5mm，粗糙；萼齿不发育；花瓣白色，倒卵形至心形，长 1. 5mm ~ 2mm，先端具内折小尖头；花柱基圆锥状，花柱2，长2mm～3mm，向下反曲。幼果两侧扁压，长2mm～3mm，宽约1mm；背棱槽内油管1～5，侧棱槽内油管2～3，合生面油管6～8。花期7～8月，幼果期9～10月。

5 历史沿革

5.1 品种沿革

川芎又名芎䓖，药用历史悠久。入药始载于《神农本草经》，被列为上品，书中记载其原名，曰："芎䓖味辛、温，主中风入脑，头痛，寒痹，筋挛，缓急，金创，妇人血闭，无子。"《名医别录》曰："一名胡䓖，一名香果。"《本草经集注》记载："今惟出历阳（今安徽和县），节大茎细，状如马衔，谓之马衔芎䓖。蜀中亦有而细。"安徽等地所产恐非今日所用之川芎，缘因当时南北阻隔，就地取用所致，到了唐代已被淘汰。宋代《本草图经》曰："形块重实，作雀脑状者，谓之雀脑芎。生武功川谷、斜谷西岭。生雍州川泽及冤句，今关陕、蜀川、江东山中多有之，而以蜀川者为胜。关中所出者，俗呼为京芎，亦通用惟贵。"并附有永康军芎䓖图，系伞形科植物。永康军在今四川都江堰境内。南宋时期范成大在《吴船录》中记载灌县（今四川都江堰）栽培川芎的历史："癸酉（1153）西登山五里，至上清宫……上六十里，有坦夷白芙蓉坪，道人于此种川芎。"可见到了宋代，四川一带种植川芎较为普遍，且质量较佳，已在当时闻名。《本草品汇精要》正式将川芎定为道地："〔图经曰〕生武功（今陕西咸阳武功）川谷。〔道地〕蜀川（今四川）者为胜……今出川中大块，其里色白，不油，嚼之微辛，甘者佳。"指出了四川为川芎的道地产区，且质量佳，同时新增一幅"四川芎䓖"图，与今所用川芎基原一致，足见明代四川所产芎䓖已经成为当时主流。《本草乘雅半偈》描述川芎为："芎䓖，川中者胜。胡戎者曰胡芎，关中者曰京芎，蜀中者曰川芎，天台者曰台芎，江南者曰抚芎，皆以地得名也。"提出了产于四川者为川芎的定义，且四川所产药材质量优，至此后续逐步使用川芎名称。《本草蒙筌》曰："生川蜀名雀脑芎者，圆实而重，状如雀脑，此上品也。"

5.2 产地沿革

《神农本草经》曰："生川谷。"《本草崇原》描述为："芎䓖今关陕、川蜀、江南、两浙皆有，而以川产者为胜，故名川芎。"提出了产于四川者为川芎的定义。《本草从新》曰："蜀产为川芎。"民国时期《灌县志·食货书》有"河西商务以川芎为巨。集中于石羊场一带，发约400万～500万斤，并有水路传输，远达境外"的记载，说明当时灌县川芎产销两旺。另据《彭州志》记载："早在明代彭州就家种川芎。"

综上分析，自宋代起芎䓖质量均以蜀川为胜，其历史道地产区应是今四川都江堰（灌县）金马河上游以西地区，而其临近县历史上也有栽种。宋代以后用药均以产于四川的川芎 *Ligusticum chuanxiong* Hort. 为正品。川芎产地沿革见表1。

表1 川芎产地沿革

年代	出处	产地及评价
秦汉	《神农本草经》	生川谷
南北朝	《名医别录》	生武功、斜谷、西岭（今陕西武功县、陕西眉县西南）
	《本草经集注》	今惟出历阳（今安徽和县），节大茎细，状如马衔，谓之马衔芎。蜀中亦有而细

表1（续）

年代	出处	产地及评价
宋	《本草图经》	生雍州（今陕西凤翔雍山）、川泽及冤句，今关陕、蜀川、江东山中多有之，而以蜀川者为胜
	《吴船录》	癸酉（1153）西登山五里，至上清宫……上六十里，有坦夷白芙蓉坪，道人于此种川芎
明	《本草品汇精要》	〔道地〕蜀川（今四川）者为胜
	《本草蒙筌》	生川蜀名雀脑芎者，圆实而重，状如雀脑，此上品也
清	《本草崇原》	芎藭今关陕、川蜀、江南、两浙皆有，而以川产者为胜，故名川芎
	《本草从新》	蜀产为川芎，川产大块，里白不油，辛甘者良
民国	《灌县志·食货书》	河西商务以川芎为巨。集中于石羊场一带，发约400万~500万斤，并有水路传输，远达境外

6 道地产区及生境特征

6.1 道地产区

四川盆地中央丘陵平原区的成都都江堰、彭州、崇州、邛崃，德阳什邡，眉山等地。

6.2 生境特征

集中于盆地中央丘陵平原区的成都都江堰、彭州、崇州，德阳什邡，眉山彭山等地。海拔500m~700m，年平均气温8℃~30℃，夏无酷暑，冬无严寒。这些地区的气温、降水量以及日照等生态环境适宜川芎生长，为川芎生产的适宜区。土壤大多呈中性或微酸性，土层深厚，排灌方便，保肥力强。

7 质量特征

7.1 质量要求

应符合《中华人民共和国药典》一部对川芎的相关质量规定。

7.2 性状特征

川芎为不规则结节状拳形团块，表面灰褐色或褐色，粗糙皱缩，有多数平行隆起的轮节，先端有凹陷的类圆形茎痕，下侧及轮节上有多数小瘤状的根茎。质坚实，不易折断，断面黄白色或灰黄色，散有黄棕色的油室，形成层呈波状环纹。气浓香，味苦、辛，稍有麻舌感，微回甜。

参 考 文 献

[1] 王筠默，王恒芬．神农本草经校正［M］．长春：吉林科学技术出版社，1985：33.

[2] 陶弘景．名医别录（辑校本）［M］．尚志钧辑校．北京：人民卫生出版社，1986：19.

[3] 陶弘景．本草经集注（辑校本）［M］．尚志钧，尚元胜辑校．北京：人民卫生出版社，1994：193.

[4] 苏颂．本草图经［M］．尚志钧辑校．北京：学苑出版社，2017：138.

[5] 陈嘉谟．本草蒙筌［M］．陆拯，赵法新校点．北京：中国中医药出版社，2013：98.

[6] 卢之颐．本草乘雅半偈［M］．张永鹏校注．北京：中国医药科技出版社，2014：247.

[7] 吴仪洛．本草从新［M］．北京：中国中医药出版社，2008：33.

[8] 张志聪．本草崇原［M］．北京：中国中医药出版社，1992：1059.

[9] 万德光，彭成．四川道地中药材志［M］．成都：四川科学技术出版社，2005：4－7.

[10] 刘文泰．本草品汇精要［M］．上海：商务印书馆，1936：262.

[11] 龙伯坚．现存本草书录［M］．北京：人民卫生出版社，1957：43.

[12] 张璐．本经逢原［M］．赵小青，裴晓峰，杜亚伟校注．北京：中国中医药出版社，1996：56.

[13] 刘圆，贾敏如．川芎品种、产地的历史考证［J］．中药材，2004，24（5）：365－367.

ICS 11.120.01
C 23

团　　体　　标　　准

T/CACM 1020.18—2019

道地药材　第18部分：川乌

Daodi herbs—Part 18: Chuanwu

2019-08-13 发布　　2019-08-13 实施

中华中医药学会　发布

前　言

T/CACM 1020《道地药材》标准分为157个部分：

——第1部分：标准编制通则；

……

——第17部分：川芎；

——第18部分：川乌；

——第19部分：川椒；

……

——第157部分：汉射干。

本部分为T/CACM 1020的第18部分。

本部分按照GB/T 1.1—2009给出的规则起草。

本部分由道地药材国家重点实验室及国家中医药管理局道地药材生态遗传重点研究室提出。

本部分由中华中医药学会归口。

本部分起草单位：中国中药有限公司、四川江油中坝附子科技发展有限公司、四川省中医药科学院、中国中医科学院中药资源中心、北京中研百草检测认证有限公司。

本部分主要起草人：周海燕、尹茂财、孙鸿、赵润怀、兰青山、王继永、夏燕莉、易进海、周先建、张明泉、刘雨莎、黄璐琦、郭兰萍、詹志来。

道地药材　第18部分：川乌

1　范围

T/CACM 1020的本部分规定了道地药材川乌的来源及形态、历史沿革、道地产区及生境特征、质量特征。

本部分适用于中华人民共和国境内道地药材川乌的生产、销售、鉴定及使用。

2　规范性引用文件

下列文件对于本文件的应用是必不可少的。凡是注日期的引用文件，仅注日期的版本适用于本文件。凡是不注日期的引用文件，其最新版本（包括所有的修改单）适用于本文件。

T/CACM 1020.1—2016　道地药材　第1部分：标准编制通则

中华人民共和国药典一部

3　术语和定义

T/CACM 1020.1—2016界定的以及下列术语和定义适用于本文件。

3.1

川乌　chuanwu

主产于四川绵阳江油及其周边地区的栽培川乌。

4　来源及形态

4.1　来源

本品为毛茛科植物乌头 *Aconitum carmichaelii* Debx. 的干燥母根。

4.2　形态特征

多年生草本，高60cm～150cm。块根倒圆锥形，长2cm～4cm，直径1cm～1.6cm，栽培品的侧根通常肥大，直径可达5cm，外皮黑褐色。茎直立，中部之上疏被反曲的短柔毛。叶互生；茎下部叶在开花时枯萎，中部叶有长柄；叶柄长1cm～2.5cm，疏被短柔毛；叶片五角形，长6cm～11cm，宽9cm～15cm，基部浅心形，3裂达基部，中央全裂片宽菱形，倒卵状菱形或菱形，先端急尖或短渐尖。近羽状分裂，二回羽状裂片2对，斜三角形，具1枚～3枚牙齿，间或全缘；侧全裂片不等2深裂，各裂片边缘有粗齿或缺刻，上面疏被短伏毛，下面通常只在脉上疏被短柔毛，革质或纸质。总状花序顶生，长6cm～25cm；花序轴及花梗被反曲而紧贴的短柔毛；下部苞片3裂，上部苞片披针形；花梗长1.5cm～5.5cm；小苞片生花梗中下部；花两性，两侧对称；萼片5，花瓣状，上萼片高盔形，高2cm～2.5cm，基部至喙长1.7cm～2.2cm，下缘稍凹，喙不明显，侧萼片长1.5cm～2cm，蓝紫色，外面被短柔毛；花瓣2，瓣片长约1.1cm，唇长约6mm，微凹，距长1mm～2.5mm，通常蜷卷，无毛；雄蕊多数，花丝有 2 小齿或全缘，无毛或被短毛；心皮 3～5，被短柔毛，稀无毛。蓇葖果，长 1.5cm～1.8cm。种子多数，三棱形，长 3mm～3.2mm，两面密生横膜翅。花期 8 月～9 月，果期 9 月～10 月。

5 历史沿革

5.1 品种沿革

川乌别名乌头、奚毒、即子、乌喙、莨、千秋、毒公、耿子、川乌头等。南北朝时期陶弘景《本草经集注》云："春时茎初生有脑形似乌鸟之头，故谓之乌头，有两歧共蒂，状如牛角，名乌喙，喙即鸟之口也。"明代李时珍《本草纲目》云："出彰明者，即附子之母，今人谓之川乌头是也。"栽培于四川，故称川乌头，简称川乌。

有关川乌的产地分布最早记载于西汉时期的《范子计然》，云："乌头出三辅（今陕西中部）中，白者善。"

川乌入药始载于《神农本草经》，被列为下品，云："乌头，味辛，温。主治中风，恶风洗洗，出汗，除寒湿痹，咳逆上气，破积聚，寒热。其汁：煎之名射罔，杀禽兽。一名奚毒，一名即子，一名乌喙。生朗陵（今河南确山南）山谷。"

魏晋时期《吴普本草》记载："乌头，一名莨……正月始生，叶厚，茎方中空，叶四面相当，与蒿相似……十月采。形如乌头，有两歧相合，如乌头之喙，名曰乌喙也。"《吴普本草》是最早提及乌头原植物形态的文献，此描述与现今毛莨科植物乌头 *Aconitum carmichaelii* Debx. 的形态相符。《名医别录》在乌喙项下描述："生朗陵（今河南确山南）。正月、二月采，阴干。长三寸以上为天雄。"在附子项下描述："生犍为（今四川南部云贵北部）山谷及广汉（今四川北部陕甘南部）。八月采为附子，春采为乌头。"

《本草经集注》在乌头项下描述："今采用四月乌头与附子同根，春时茎初生有脑形如乌鸟之头，故谓之乌头。有两歧共蒂，状如牛角，名乌喙，喙即乌之口也。亦以八月采。"在附子项下描述："附子以八月上旬采也，八角者良。凡用三建，皆熟灰炮。"在天雄项下描述："天雄似附子，细而长者便是，长者乃至三四寸许，此与乌头、附子三种，本并出建平（今四川巫山），谓为三建。"在侧子项下描述："此即附子边角之大者，脱取之，昔时不用，比来医家以治脚气多验。凡此三建，世中乃是同根，而《本经》分生三处，当各有所宜故也。方云：少室天雄，朗陵乌头，皆称本土，今则无别矣。少室山连嵩高，朗陵县属豫州，汝南郡今在北国。"陶弘景首次提出附子、天雄与乌头均同根而生，并对附子、天雄、乌头等的产地进行了梳理。

唐代《新修本草》在天雄项下描述："天雄、附子、乌头等，并以蜀道绵州（今四川绵阳）、龙州（以今四川平武为主体，包括今青川、江油等地）出者佳。余处纵有造得者，气力劣弱，都不相似。江南来者，全不堪用……天雄、附子、侧子并同用八月采造。"首次对不同产地附子、乌头的作用强弱进行了记载，肯定了川产附子、乌头的疗效，首次指出江油附子、乌头的道地性，提出附子、乌头、天雄、侧子为同一植物所出。

宋代苏颂《本草图经》云："乌头、乌喙，生朗陵（今河南确山南）山谷。天雄生少室（今河南嵩山）山谷。附子、侧子生犍为山谷及广汉，今并出蜀土。然四品都是一种所产，其种出于龙州。种之法：冬至前，现将肥腴陆田耕五、七遍，以猪粪粪之，然后布种，遂月耘耔，至次年八月后方成。其苗高三、四尺已来，茎作四棱，叶如艾，花紫碧色作穗，实小紫黑色如桑椹。本只种附子一物，至成熟后有此四物。收时仍一处造酿方成……其长三、二寸者，为天雄。割削附子傍尖芽角为侧子，附子之绝小者亦名为侧子。元种者，母为乌头。其余大小者皆为附子。以八角者为上。如方药要用，须炮令裂去皮脐，使之。绵州彰明县多种之，惟赤水一乡者最佳，然收采时月与《本经》所说不同。盖今时所种如此。其内地所出者，与此殊别，今亦稀用。"《本草图经》首次详细记载了当时乌头、附子的种植技术，这是有关乌头、附子人工栽培的最早记载。该书同时对乌头的原植物进行了描述，认为附子、天雄、侧子、乌头来源于同一植物，阐明了附子、天雄、侧子、乌头之间的关系。该书记载乌头的种源出于龙州，在绵州彰明被大量种植，其中以赤水出产的品质最佳，进一步确定四川江油地区为乌头的道地产区。此外，该书还绘有乌头的原植物图。

宋代杨天惠《彰明附子记》记载："绵州（今四川绵阳）故广汉地，领县八，惟彰明（今四川绵阳江油）出附子。彰明领乡二十，惟赤水、廉水、会昌、昌明（今四川绵阳江油市太平镇河西乡、让水乡、德胜乡和彰明镇）宜附子……合四乡之产，得附子一十六万斤已上。然赤水为多，廉水次之，而会昌、昌明所出微甚……种出龙安及龙州齐归、木门、青堆、小平（今四川安县、青川、平武、江油等地山区）者良……其茎类野艾而泽，其叶类地麻而厚，其花紫，叶黄，蕤长苞而圆盖……其种之化者为乌头，附乌头而傍生者为附子，又左右附而偶生者为鬲子，又附而长者为天雄。"《彰明附子记》是北宋彰明县令杨天惠写的附子考察报告，比较真实、全面地反映了北宋时期江油附子的产地、产量、种植面积、种植方法、药材鉴别、植物形态、鲜附子质量评价方法等生产经营的全过程。书中记载："其种之化为乌头，附乌头而傍生者为附子。"可见当时附子、川乌的道地产区主要为四川绵阳江油。同时，该书对附子、川乌的原植物形态的描述，与今毛茛科植物乌头 *Aconitum carmichaelii* Debx. 的形态相符，尤其对花的描述，与今《中国植物志》对毛茛科植物乌头 *Aconitum carmichaelii* Debx. 花萼的描述"萼片高盔形"一致。该书还明确了乌头为主根、附子为子根，附子中体长者为天雄。

从本草考证来看，乌头的分化始于宋代临床方书。川乌头、草乌头的名称大量出现于宋代方书中，说明当时川乌头和草乌头在临床上已有区分。在《太平圣惠方》中，草乌头出现 3 次，而川乌头共出现 182 次；乌头之名极少出现，非川乌头即草乌头。《博济方》收载的骨碎补丸（卷二·五脏证治）和大圣散（卷三·大便证）方中明确用川乌头。《太平惠民和剂局方》中仅出现草乌头（11 次）和川乌头（13 次）之名，未出现乌头之名。说明当时草乌头与川乌头已经被分开使用。《苏沈良方》第二卷中的左经丸、乌荆丹、乌头煎丸等皆将草乌头、川乌头分开使用。

明代刘文泰《本草品汇精要》记载："【地】〔图经曰〕出朗陵山谷，及龙州、绵州、彰明县皆有之。〔道地〕出蜀土及赤水，邵州（今湖南宝庆）、成州（今辽宁义县北）、晋州（今山西临汾）、梓州（今四川三台）、江宁府（今江苏南京）者佳。"此书虽然未将乌头分为川乌头、草乌头，但将蜀土与其他地方产的乌头同等对待，认为俱佳。

明代李时珍《本草纲目》记载："【释名】其母名乌头。〔时珍曰〕初种为乌头，象乌之头也，附乌头而生者为附子，如子附母也。乌头如芋魁，附子如芋子，盖一物也。别有草乌头、白附子，故俗呼此为黑附子、川乌头以别之。诸家不分乌头有川、草两种，皆混杂注解，今悉正之。【集解】……〔时珍曰〕乌头有两种，今出彰明者即附子之母，今人谓之川乌头是也。春末生子，故曰春采乌头。冬则子已成，故曰冬采为附子……其产江左、山南等处者，乃《本经》所列乌头，今人谓之草乌头者是也……宋人杨天惠著《附子记》甚悉，今撮其要，读之可不辩而明矣……【发明】〔时珍曰〕草乌头、射罔，乃至毒之药。非若川乌头、附子，人所栽种，加以酿制，杀其毒性之比。"李时珍明确了乌头分为川乌头和草乌头两种，单列"草乌头"进行介绍；川乌头、附子为栽培品，强调附子为川乌头的子根。李时珍总结前人关于附子、乌头、天雄、侧子的记载，明确提出四川绵阳江油为附子、川乌的道地产区，肯定了《彰明附子记》的权威性和实用价值。

清代张志聪《本草崇原》云："乌头乃初种而未旁生附子者。乌头如芋头，附子如芋子，本一物也，其形如乌之头，因以为名。各处皆有，以川中出者入药，故医家谓之川乌。"

清代沈金鳌《要药分剂》云："乌头以出川彰明者为上，故加川字，以别草乌头也。"

清代《植物名实图考》云："其花色碧，殊娇纤，名鸳鸯菊。《花镜》谓之双鸾菊，朵头如比邱帽，帽拆，内露双鸾并首，形似无二。外分二翼一尾。"书中详细描述了附子、川乌原植物乌头的花形如盔帽，花瓣的性状和数量，并绘有精确的附子原植物乌头的图。从图中可以清晰地看出，乌头的叶互生，叶片五角形，基部浅心形；总状花序顶生，花两性，两侧对称，花瓣状，上萼片高盔形，与现

今毛茛科植物乌头 *Aconitum carmichaelii* Debx. 的花形一致。

综上分析，唐代及唐代以前乌头为川乌和草乌的统称，唐代以绵州、龙州为佳，均野生；宋代乌头在四川绵州被大量栽培，由于环境、人工栽培等原因，临床发现其与野生乌头功效差异明显，并逐渐形成“川乌头”这一称谓；明代明确了乌头分为川乌和草乌两种。另《本草图经》云：“然四品都是一种所产，其种出于龙州……绵州彰明县多种之，惟赤水一乡者最佳。”说明附子、乌头的人工栽培已有悠久的历史，所载产地龙州和绵州彰明县，即今四川平武和绵阳江油，此两地现仍是川乌和附子的主要栽培产地，而平武又是川乌、附子种源繁育基地之一，这与本草文献所载一致，其植物形态与本草文献描述相同。可见，古今川乌、附子的基原是同一种植物，为毛茛科植物乌头 *Aconitum carmichaelii* Debx.，与历版《中华人民共和国药典》收载一致；江油及其周边地区是古今公认的川乌道地产区，栽培加工历史悠久，所产川乌质量最佳；后世医家以川乌作为正式名称，显示了川产乌头的道地优势。鉴于川乌称谓历史悠久，且被广大医家及道地产区所认可，因此，本标准将道地药材定为川乌。

5.2 产地沿革

四川绵阳江油及其周边地区是古今公认的附子、川乌的道地产区，有关记载最早见于《新修本草》，书中云：“天雄、附子、乌头等，并以蜀道绵州（今四川绵阳）、龙州（今四川平武为主体，包括今青川、江油等地）出者佳。余处纵有造得者，气力劣弱，都不相似。江南来者，全不堪用。”自宋代开始，人们大量栽培川乌、附子，距今已有1000多年的历史，四川所产川乌质量最佳。历史上附子、川乌有其他产区——武都、三辅、犍为、少室、朗陵、江左、齐鲁等地，即中国的黄河流域和长江流域广大地区，附子、川乌大都来源于野生。目前，附子、川乌的栽培地集中在四川绵阳（江油、安县为主）、凉山（布拖为主），陕西汉中（城固、南郑为主），云南大理、丽江等地，诸地也恰在今长江流域和黄河流域，印证了从汉代至今，附子、川乌的产地大体上是一致的。目前栽培于四川凉山和云南大理、丽江的川乌因采收季节晚、空心率高，基本未作为药材流通。川乌产地沿革见表1。

表1 川乌产地沿革

年代	出处	产地及评价
秦汉	《范子计然》	乌头出三辅（今陕西中部）中，白者善
	《神农本草经》	生朗陵（今河南确山南）山谷
南北朝	《名医别录》	生朗陵（今河南省确山南）。生犍为（今四川南部云贵北部）山谷及广汉（今四川北部陕甘南部）。八月采为附子，春采为乌头
	《本草经集注》	天雄似附子，细而长者便是，长者乃至三四寸许，此与乌头、附子三种，本并出建平（今四川巫山），谓为三建。今宜都（今湖北宜昌）佷山最好，谓为西建，钱塘（今浙江杭州）间者，谓为东建，气力劣弱，不相似
唐	《新修本草》	天雄、附子、乌头等，并以蜀道绵州（今四川绵阳）、龙州（今四川绵阳平武为主体，包括今青川、江油等地）出者佳。余处纵有造得者，气力劣弱，都不相似。江南来者，全不堪用

表1（续）

年代	出处	产地及评价
宋	《本草图经》	乌头、乌喙，生朗陵（今河南确山南）山谷。天雄生少室（今河南嵩山）山谷。附子、侧子生犍为山谷及广汉，今并出蜀土。然四品都是一种所产，其种出于龙州……其苗高三、四尺已来，茎作四棱，叶如艾，花紫碧色作穗，实小紫黑色如桑椹。本只种附子一物，至成熟后有四物……绵州彰明县多种之，惟赤水一乡者最佳
	《彰明附子记》	绵州（今四川绵阳）故广汉地，领县八，惟彰明（今四川绵阳江油）出附子。彰明领乡二十，惟赤水、廉水、会昌、昌明（今四川绵阳江油市太平镇河西乡、让水乡、德胜乡和彰明镇）宜附子……合四乡之产，得附子一十六万斤已上。然赤水为多，廉水次之，而会昌、昌明所出微甚……种出龙安及龙州齐归、木门、青堆、小平（今四川安县、青川、平武、江油等地山区）者良……其茎类野艾而泽，其叶类地麻而厚，其花紫，叶黄，蕤长苞而圆盖……其种之化为乌头，附乌头而傍生者为附子，又左右附而偶生者为鬲子，又附而长者为天雄
明	《本草品汇精要》	【地】〔图经曰〕出朗陵山谷，及龙州、绵州、彰明县皆有之。【道地】出蜀土及赤水，邵州（今湖南宝庆）、成州（今辽宁义县北）、晋州（今山西临汾）、梓州（今四川三台）、江宁府（今江苏南京）者佳
	《本草纲目》	【释名】其母名乌头。〔时珍曰〕初种为乌头，象乌之头也，附乌头而生者为附子，如子附母也。乌头如芋魁，附子如芋子，盖一物也。别有草乌头、白附子，故俗呼此为黑附子、川乌头以别之。诸家不分乌头有川、草两种，皆混杂注解，今悉正之。【集解】……〔时珍曰〕乌头有两种，今出彰明者即附子之母，今人谓之川乌头是也。春末生子，故曰春采乌头。冬则子已成，故曰冬采为附子……其产江左、山南等处者，乃《本经》所列乌头，今人谓之草乌头者是也……宋人杨天惠著《附子记》甚悉，今撮其要，读之可不辩而明矣……【发明】〔时珍曰〕草乌头、射罔，乃至毒之药。非若川乌头、附子，人所栽种，加以酿制，杀其毒性之比
清	《本草崇原》	乌头乃初种而未旁生附子者。乌头如芋头，附子如芋子，本一物也，其形如乌之头，因以为名。各处皆有，以川中出者入药，故医家谓之川乌
	《要药分剂》	乌头以出川彰明者为上，故加川字，以别草乌头也

6 道地产区及生境特征

6.1 道地产区

四川绵阳江油及其周边地区。

6.2 生境特征

川乌种源分布在海拔1000m以上、气候凉爽的山区。年平均气温13.7℃～16.3℃，年平均降水量860mm～1410mm，年平均日照时数900h～1400h。

川乌道地药材主要种植在海拔500m～800m的平坝及丘陵地区。该区域属亚热带湿润季风气候，夏热冬暖，气候温和，年平均日照时数达1362h，年平均降水量1200mm，年平均气温16℃，平均绝对最高温度36.3℃，平均绝对最低温度-6.8℃，年平均无霜期323d。土壤为土层深厚、疏松、肥沃、排水良好又有灌溉条件的壤土或砂壤土；耕作层有机质含量≥1.3%，含氮丰富，磷钾适中，pH 6.0~8.0。

7　质量特征

7.1　质量要求

应符合《中华人民共和国药典》一部对川乌的相关质量规定。

7.2　性状特征

川乌呈不规则的圆锥形，稍弯曲，先端常有残茎，中部多向一侧膨大，长2cm~7.5cm，直径1.2cm~2.5cm。表面棕褐色或灰棕色，皱缩，有小瘤状侧根及子根脱离后的痕迹。质坚实，断面类白色或浅灰黄色，形成层环纹，呈多角形。气微，味辛辣、麻舌。

道地产区川乌呈不规则的圆锥形，弯曲度略大于其他产地川乌，先端残茎≤1cm，中部多向一侧膨大，长2cm~5.0cm，直径1.2cm~2.5cm。表面棕褐色，略皱缩，有小瘤状侧根及子根脱离后的痕迹。个头大，较其他产地川乌饱满，质坚实，断面类白色或浅灰黄色，粉性足，中空率低，形成层环纹呈多角形。气微，味辛辣、麻舌。以个匀、肥大、饱满、质坚实、无空心、断面类白色或浅灰黄色、具粉性者为佳。

道地产区川乌与其他产地川乌性状鉴别要点见表2。

表2　道地产区川乌与其他产地川乌性状鉴别要点

比较项目	道地产区川乌	其他产地川乌
外形	个匀，饱满	大小不匀，有的皱缩严重
先端残茎	≤1cm	>1cm
质地	坚实	松泡
断面	具粉性	易空心，粉性不足

参考文献

[1] 陶弘景. 本草经集注（辑校本）[M]. 尚志钧，尚元胜辑校. 北京：人民卫生出版社，1994：341-345.

[2] 李时珍. 本草纲目（新校注本）：中册 [M]. 3版. 刘衡如，刘山永校注. 北京：华夏出版社，2008：794-796，807-808.

[3] 国家中医药管理局《中华本草》编委会. 中华本草：第3册 [M]. 上海：上海科学技术出版社，1999：101-106.

[4] 唐廷猷. 中国药业史 [M]. 北京：中国医药科技出版社，2001：44.

[5] 尚志钧. 神农本草经校注 [M]. 北京：学苑出版社，2008：204.

[6] 吴普. 吴普本草 [M]. 尚志钧辑校. 北京：人民卫生出版社，1987：46.

[7] 陶弘景. 名医别录（辑校本）[M]. 尚志钧辑校. 北京：人民卫生出版社，1986：233-235.

[8] 苏敬等. 新修本草（辑复本）[M]. 尚志钧辑校. 合肥：安徽科学技术出版社，1981：258.

[9] 苏颂. 本草图经 [M]. 尚志钧辑校. 合肥：安徽科学技术出版社，1994：256.

[10] 唐廷猷. 北宋杨天惠《彰明附子记》译评 [J]. 中国现代中药，2016，18（7）：916-922.

[11] 中国科学院中国植物志编辑委员会. 中国植物志：第二十七卷 [M]. 北京：科学出版社，1979：264-268.

[12] 谢晋，王德群. 川乌头与草乌头分化源流考 [J]. 合肥：安徽中医学院学报，2009，28（5）：10-11.

[13] 刘文泰. 本草品汇精要 [M]. 北京：人民卫生出版社，1982：372-374.

[14] 郑林. 张志聪医学全书 [M]. 北京：中国中医药出版社，1999：1156-1157.

[15] 郑金生. 中华大典·医药卫生典·药学分典：第五册 [M]. 成都：巴蜀书社，2013：868-870.

[16] 张瑞贤，王家葵，张卫. 植物名实图考校释 [M]. 北京：中医古籍出版社，2008：439.

ICS 11.120.01
C 23

团　　体　　标　　准

T/CACM 1020.19—2019

道地药材　第 19 部分：川椒

Daodi herbs—Part 19: Chuanjiao

2019-08-13 发布　　2019-08-13 实施

中华中医药学会　发布

前　言

T/CACM 1020《道地药材》标准分为157个部分：

——第1部分：标准编制通则；

……

——第18部分：川乌；

——第19部分：川椒；

——第20部分：川黄连；

……

——第157部分：汉射干。

本部分为T/CACM 1020的第19部分。

本部分按照GB/T 1.1—2009给出的规则起草。

本部分由道地药材国家重点实验室及国家中医药管理局道地药材生态遗传重点研究室提出。

本部分由中华中医药学会归口。

本部分起草单位：四川省中医药科学院、四川省道地药材系统开发工程技术研究中心、北京联合大学、中国中医科学院中药资源中心、中药材商品规格等级标准研究技术中心、无限极（中国）有限公司、北京中研百草检测认证有限公司。

本部分主要起草人：郭俊霞、张元、赵军宁、李青苗、詹志来、吴萍、王晓宇、张松林、华桦、罗冰、黄璐琦、郭兰萍、郭亮、余意。

道地药材 第19部分：川椒

1 范围

T/CACM 1020 的本部分规定了道地药材川椒的来源及形态、历史沿革、道地产区及生境特征、质量特征。

本部分适用于中华人民共和国境内道地药材川椒的生产、销售、鉴定及使用。

2 规范性引用文件

下列文件对于本文件的应用是必不可少的。凡是注日期的引用文件，仅注日期的版本适用于本文件。凡是不注日期的引用文件，其最新版本（包括所有的修改单）适用于本文件。

T/CACM 1020.1—2016 道地药材 第1部分：标准编制通则

中华人民共和国药典一部

3 术语和定义

T/CACM 1020.1—2016 界定的以及下列术语和定义适用于本文件。

3.1

川椒 chuanjiao

产于四川的花椒。

3.2

黎椒 lijiao

川椒中的精品，产于古代黎州（今四川汉源），历史上用于进贡，故又称贡椒。

3.3

红椒 hongjiao

黎椒、贡椒的别名，因其果皮丹红而得名。

4 来源及形态

4.1 来源

本品为芸香科植物花椒 *Zanthoxylum bungeanum* Maxim. 的干燥成熟果皮。

4.2 形态特征

落叶小乔木，高3m；茎干上的刺常早落，枝有短刺，小枝上的刺基部宽而扁，且有劲直的长三角形。小叶5片～13片，对生，无柄，卵形，椭圆形，稀披针形，位于叶轴顶部的较大，近基部的有时圆形，长 2cm ~ 7cm，宽 1cm ~ 3.5cm，叶缘有细裂齿，齿缝有油点。花序顶生或生于侧枝之顶，花序轴及花梗密被短柔毛或无毛。花被片 6 片 ~ 8 片，黄绿色；雄花的雄蕊 5 枚或多至 8 枚，心皮 3 个或 2 个，间有 4 个，花柱斜向背弯。果实紫红色，单个分果瓣直径 4mm ~ 5mm，散生微凸起的油点，先端有甚短的芒尖或无；种子长 3.5mm ~ 4.5mm。花期 4 月 ~ 5 月，果期 8 月 ~ 9 月或 10 月。果实成熟时外表面红色，极度皱缩，隆起，密布油点。种子黑色，有光泽。

5 历史沿革

5.1 品种沿革

川椒、蜀椒，始载于《诗经·国风·唐风》，其曰："椒聊之实，蕃衍盈升。"《神农本草经》记载："蜀椒，味辛、温，主邪气咳逆，温中，逐骨节，皮肤死肌，寒湿，痹痛，下气，久服之，头不白，轻身增年。"南北朝时期《本草经集注》记载蜀椒"出蜀郡北部，人家种之，皮肉厚，腹里白，气味浓"。唐代《新修本草》云："蜀椒，味辛，温、大热，有毒。……一名巴椒，一名卢菠……八月采实，阴干。……出蜀郡北部，人家种之，皮肉厚，腹里白，气味浓。"宋代《本草图经》曰："蜀椒……高四五尺，似茱萸而小，有针刺；叶坚而滑，可煮饮……此椒江淮及北土皆有之，茎实都相类，但不及蜀中者，皮肉厚，腹里白，气味浓烈耳。"明代《救荒本草》云："蜀椒，本草蜀椒，一名南椒，一名巴椒，一名蓎藙（音唐毅）……高四五尺，似茱萸而小，有针刺，叶似刺，防叶微小，叶坚而滑，可煮食，甚辛香。"明代《本草品汇精要》云："蜀椒，有毒，附崖椒、目、叶，丛生……树高四五尺，似茱萸而小，有针刺，叶坚而滑，四月结子，无花，但生于叶间，如小豆颗而圆，皮紫赤色。"《本草纲目》记载："秦椒，花椒也，始产于秦，今处处可种，最易蕃衍，其叶对生，尖而有刺。四月生细花，五月结实，生青熟红，大于蜀椒，其目不及蜀椒目光黑也。"清代《本草从新》曰："川椒……蜀产，肉厚皮皱为川椒，比秦椒略小。去闭口者，微炒去汗，捣去里面黄壳，取红用（名椒红）。得盐良（入肾）。杏仁为使。"清代《本草纲目拾遗》曰："黎椒，《边州见闻录》：川椒故有名，产自黎大所城隅者尤香冽，大小必双，肉理细密，罅裂而子不堕，俗呼抱娃子椒。《四川志》：各州县多出椒，惟茂州出者最佳，其壳一开一合者尤妙。"

综上可知，诸家本草所述蜀椒均与今用花椒 *Zanthoxylum bungeanum* Maxim. 相符。

5.2 产地沿革

《神农本草经》曰："生川谷。"《本草经集注》记载蜀椒"出蜀郡北部"。唐代《新修本草》云："蜀椒……生武都川谷及巴郡。"宋代《本草图经》曰："蜀椒，生武都川谷及巴郡。"明代《救荒本草》云："生武都川谷及巴郡，归峡、蜀川、陕洛间人家园圃多种之。"《本草纲目拾遗》引《边州见闻录》云："川椒故有名，产自黎大所（明代建制，清雍正年间为清溪县，今属汉源县）城隅者尤香冽。"《本草纲目拾遗》云："各州县多出椒，惟茂州（含今茂县、汶川、理县三县）。"据《汉源县志》记载，当地花椒已有两千多年栽培历史。2001 年国家林业局命名四川汉源为"中国花椒之乡"，2005 年"汉源花椒"被评为国家地理标志产品。"韩城大红袍花椒"、"茂县花椒"（范围比清代茂州小很多）、"陇南大红袍花椒"分别于 2004 年、2010 年和 2012 年被评为国家地理标志产品。综上文献所述，四川为川椒的道地产区。川椒产地沿革见表 1。

表1　川椒产地沿革

年代	出处	产地及评价
秦汉	《神农本草经》	味辛、温，生川谷
南北朝	《本草经集注》	出蜀郡北部，人家种之……江阳晋原及建平间亦有而细赤，辛而不香，力势不如巴郡
唐	《新修本草》	味辛，温、大热，有毒。……今椒出金州西域者，最善
宋	《本草图经》	生武都川谷及巴郡，今归峡及蜀川、陕洛间人家多作园圃种之
明	《救荒本草》	本草蜀椒，一名南椒，一名巴椒，一名蓎藙，生武都川谷及巴郡、归峡、蜀川、陕洛间……此椒江淮及北土皆有之，茎实皆相类，但不及蜀中者
	《本草品汇精要》	有毒，附崖椒目、叶，丛生。……此椒江淮及北土皆有之。茎、实都相类，但不及蜀中者皮肉厚
	《本草纲目》	秦椒，花椒也。其目不及蜀椒目光黑也
清	《本草从新》	蜀产。肉厚皮皱为川椒，比秦椒略小。去闭口者
	《本草纲目拾遗》	黎椒，《边州见闻录》：川椒故有名，产自黎大所城隅者尤香冽，大小必双，肉理细密，罅裂而子不堕，俗呼抱娃子椒。《四川志》：各州县多出椒，惟茂州出者最佳

6　道地产区及生境特征

6.1　道地产区

以四川汉源为核心产区，扩展至川西南山地河谷区，川西、川西北高山峡谷区（茂县），以及四川盆地边缘的山区。

6.2　生境特征

茂县位于四川西北部，北纬31°25′~32°16′，东经102°56′~104°10′，位于阿坝藏族羌族自治州东南部的青藏高原东南边缘，地跨岷江和涪江上游高山河谷地带。茂县东部为中山地带，地貌以高山峡谷为主，地势由西北向东南倾斜，山峰海拔均在4000m左右，相对高度1500m~2500m。茂县气候受西风环境和印度洋西南季风影响，属高原性季风气候，因海拔高低悬殊，垂直气候和地区气候明显，局部气候复杂，日照充足，降水少，气候干燥，多风，四季明显，干湿季分明，冬季寒冷，夏季凉爽，昼夜温差和地区温差大。常见的灾害性天气有春旱和伏旱，秋季多阴雨，春、夏季常有暴雨、洪水、冰雹、泥石流灾害发生，属龙门山断裂带上的地震多发区。年平均气温11℃，极端最低气温-11.6℃，极端最高气温32.2℃，无霜期215.4d，年均日照时数1549.4h，年平均降水量486.3mm。

汉源属川西南山地亚热带气候，地势山高谷深起伏较大，从河谷到低山、中山，有亚热带、温带、亚寒带之分。气候的特点是：①垂直变化显著；②降水量集中；③河谷地区较干热少雨。汉源气温受地势的影响，气温垂直差异很大。四季的长短也随海拔高度的不同而存在较大的差异。汉源日照充足，光热资源丰富，无霜期长。降水量的分布规律是：南部、东南部多，北部、西北部少，中山区多，河谷坝区少。

花椒适应性强，生活在适宜温暖湿润及土层深厚的肥沃壤土、砂壤土中，萌蘖性强，耐寒，耐旱，喜阳光，抗病能力强，隐芽寿命长，故耐强修剪。花椒不耐涝，短期积水可致死亡。

7 质量特征

7.1 质量要求

应符合《中华人民共和国药典》一部对花椒的相关质量规定。

7.2 性状特征

花椒蓇葖果多单生，直径4mm～5mm。外表面紫红色或棕红色，散有多数疣状突起的油点，直径0.5mm～1mm，对光观察半透明；内表面淡黄色。香气浓，味麻辣而持久。

川椒蓇葖果单生或一大一小双生，直径4mm～5mm，颗粒饱满，果皮较厚、油重，外表面油润，紫红色或猩红色，显著皱缩，高低不平，密布多数疣状突起的油点，直径0.5mm～1mm，对光观察半透明；内表面洁白或略带淡黄色。芳香浓郁，味麻辣而持久。

川椒与其他产地花椒性状鉴别要点见表2。

表2　川椒与其他产地花椒性状鉴别要点

比较项目	川椒	其他产地花椒（秦椒）
大小	粒略小于秦椒	粒大
椒目	光黑	不及蜀椒目光黑

参 考 文 献

[1] 佚名. 神农本草经 [M]. 吴普等述. 长春：时代文艺出版社，2008：199.

[2] 陶弘景. 本草经集注 [M]. 尚志钧，尚元胜辑校. 北京：人民卫生出版社，1994：323.

[3] 苏敬. 新修本草 [M]. 尚志钧辑校. 合肥：安徽科学技术出版社，1981：243.

[4] 苏颂. 本草图经 [M]. 尚志钧辑校. 北京：学苑出版社，2017：138.

[5] 朱橚. 救荒本草 [M]. 王锦秀，汤彦承译注. 上海：上海古籍出版社，2015：615.

[6] 吴仪洛. 本草从新 [M]. 北京：中国中医药出版社，2008：1027.

[7] 胡世林. 中国道地药材论丛 [M]. 北京：中医古籍出版社，1997：75.

[8] 刘文泰. 本草品汇精要 [M]. 上海：商务印书馆，1956：540.

[9] 李时珍. 本草纲目（校点本）：第三册 [M]. 北京：人民卫生出版社，1975：1849－1851.

[10] 赵学敏. 本草纲目拾遗 [M]. 北京：人民卫生出版社，1983：171－172.

[11] 中国科学院中国植物志编委会. 中国植物志：第四十三卷 [M]. 北京：科学出版社，1979：44.

ICS 11.120.01
C 23

团　体　标　准

T/CACM 1020.20—2019

道地药材　第20部分：川黄连

Daodi herbs—Part 20: Chuanhuanglian

2019-08-13 发布　　　　2019-08-13 实施

中华中医药学会　发布

前　　言

T/CACM 1020《道地药材》标准分为157个部分：

——第1部分：标准编制通则；

……

——第19部分：川椒；

——第20部分：川黄连；

——第21部分：川黄柏；

……

——第157部分：汉射干。

本部分为T/CACM 1020的第20部分。

本部分按照GB/T 1.1—2009给出的规则起草。

本部分由道地药材国家重点实验室及国家中医药管理局道地药材生态遗传重点研究室提出。

本部分由中华中医药学会归口。本部分起草单位：重庆市中药研究院、湖北中医药大学、四川省中医科学院、中国中医科学院中药资源中心、西南交通大学、乐山市市中区中医医院、石柱县中药资源动态监测信息服务站、北京中研百草检测认证有限公司。

本部分主要起草人：瞿显友、李隆云、吴和珍、方清茂、黄璐琦、郭兰萍、詹志来、张小波、谭睿、杨丽、喻本霞、彭平安、彭婷睿、郭亮。

道地药材　第20部分：川黄连

1　范围

T/CACM 1020的本部分规定了道地药材川黄连的来源及形态、历史沿革、道地产区及生境特征、质量特征。

本部分适用于中华人民共和国境内道地药材川黄连的生产、销售、鉴定及使用。

2　规范性引用文件

下列文件对于本文件的应用是必不可少的。凡是注日期的引用文件，仅注日期的版本适用于本文件。凡是不注日期的引用文件，其最新版本（包括所有的修改单）适用于本文件。

T/CACM 1020.1—2016　道地药材　第1部分：标准编制通则

中华人民共和国药典一部

3　术语和定义

T/CACM 1020.1—2016界定的以及下列术语和定义适用于本文件。

3.1

川黄连　chuanhuanglian

主要产于东起大巴山—七曜山—武陵山脉毗邻的中高山，以渝东北（重庆石柱、开州、巫溪、巫山、城口、丰都、武隆等）、鄂西（湖北利川、恩施、巴东、建始）、神农架自然保护区周边（竹溪、兴县）、陕西南部（镇坪、平利等）为核心，包括毗邻中高山区（海拔1200m～1800m）、年平均气温在12℃～18℃的地区；西止邛崃山脉—龙门山—岷山山脉的中高山，以四川峨眉、乐山、洪雅、雅安、彭州、邛崃、大邑为核心，包括川西龙门山脉中高山地区（海拔1200m～1800m）。

本草文献所载川黄连为毛茛科黄连 *Coptis chinensis* Franch.（其药材习称“味连”）、三角叶黄连 *Coptis deltoidea* C. Y. Cheng et Hsiao.（其药材习称“雅连”）以及峨眉野连 *Coptis omeiensis*（Chen）C. Y. Cheng.（其药材习称“岩连”）。由于后二者药材十分稀少，且多为野生或逸生，市场上难觅其药材。近代学者所指川黄连多为黄连 *Coptis chinensis* Franch.。

4　来源及形态

4.1　来源

本品为来源于毛茛科植物黄连 *Coptis chinensis* Franch. 的干燥根茎。

4.2　形态特征

多年生草本。根茎黄色，常分枝，密生多数须根。叶基生，叶有长柄；叶片稍带革质，卵状三角形，宽达10cm，三全裂，中央全裂片卵状菱形，长3cm～8cm，宽2cm～4cm，边缘生具细刺尖的锐锯齿，侧全裂片斜卵形，比中央全裂片短，不等二深裂；叶柄长 5cm ~ 12cm。花葶 1 条 ~ 2 条，高 12cm ~ 25cm；二歧或多歧聚伞花序有 3 朵 ~ 8 朵花；苞片披针形，三或五羽状深裂；萼片 5，黄绿色，长椭圆状卵形，长 0.9cm ~ 1.25cm，宽 0.2cm ~ 0.3cm；花瓣线形或线状披针形，长 0.5cm ~ 0.65cm，中央有蜜槽；雄蕊约 20，花丝长 0.2cm ~ 0.5cm；心皮 8 ~ 12，花柱微外弯。蓇葖长 6cm ~ 8cm；种子 7 粒 ~ 8 粒，长椭圆形，长约 2mm，宽约 0.8mm，褐色。2 月 ~ 3 月开花，4 月 ~ 6 月结果。

5 历史沿革

5.1 品种沿革

黄连之名始见于《神农本草经》，书中记载："一名王连。生川谷。王连，黄连也；范子计然云：黄连出蜀郡，黄肥坚者善。"西汉时蜀郡范围包括今成都以西、松潘以南、汉源以北、康定东南地区，这是有关黄连产地的最早记载。川黄连见于《本草图经》卷十"柏实"下，云："又取叶焙干为末，与川黄连二味，同煎为汁。"明代陈嘉谟《本草蒙筌》记载："川连，生川省，瘦小苗多。"当时的川黄连是以产地命名，非指一个品种，包括现今的黄连、三角叶黄连、峨眉野连。

雅连之名，始见于《本草蒙筌》所附"雅州黄连"图。清代吴仪洛的《本草从新》记载："雅州连，细长弯曲，微黄无毛，有硬刺。"从雅州连进而简化为雅连。

南北朝时期陶弘景《本草经集注》记载："生巫阳川谷及蜀郡太山。"首次提出黄连产地为巫阳川谷及蜀郡、太山。巫阳即今重庆巫山境内。有关黄连植物形态的最早描述见于《蜀本草》，书中云："苗似茶，丛生，一茎三叶，高尺许，凌冬不凋，花黄色。"初步描述了黄连属植物叶和花的特征。

唐代《新修本草》曰："蜀道者粗大节平，味极浓苦，疗渴为最；江东者节如连珠，疗痢大善。今澧州（今湖南澧县）者更胜。"指出不同产地的药材形状不同，功效也有侧重。

宋代《本草图经》记载："今江、湖、荆、夔州郡亦有，而以宣城者为胜，施、黔者次之。苗高一尺以来，叶似甘菊，四月开花，黄色，六月结实似芹，子色亦黄。二月、八月采根用。生江左者根若连珠，其苗经冬不凋，叶如小锥尾草，正月开花作细穗，淡白微黄色。六七月根紧，始堪采。"从花色、叶形、种子色泽及根的特征推断，应为毛茛科黄连属植物。

明代李时珍《本草纲目》云："汉末《李当之本草》，惟取蜀郡黄肥而坚者为善，唐时以澧州为胜，今虽吴、蜀皆有，惟以雅州、眉州者为良，药物之兴废不同如此。大抵有二种：一种根粗无毛有珠，如鹰、鸡爪形而坚实，色深黄；一种无珠多毛而中虚，黄色稍淡。各有所宜。"从药材的形态来看，前一种为川黄连（黄连），后一种为雅连（三角叶黄连），并提出"药物兴废不同"的论断，认为以四川"雅州、眉州"所产的黄连为优。

清代吴仪洛的《本草从新》对黄连品种进行了较为深入的考证与对比，云："黄连，种数甚多：雅州连，细长弯曲，微黄无毛，有硬刺。""雅州连"的特征为"无毛、有硬刺"，与现在雅连药材的特征完全相符。

《石柱厅志》记载："药味广产，黄连尤多，估客往来，络绎不绝，然皆土人所蓄，历三五载出地，致数岁者为久，贩之四方，亦曰川连。"可见，石柱所产的黄连亦称为"川连"。

《药物出产辨》云："川黄连产雅州及峨眉山等处。"《增订伪药条辨》云："黄连种类甚多，随地皆产，且有野生种植之别，惟四川野生者多佳品，为治疗上要药。"

胡世林在《中国道地药材》中也认为当前以川连为佳，尤以峨眉野连和雅连品质为优，并认为重庆石柱为著名道地县之一。

历代本草文献所载黄连，按形态大致可分为三类：第一类"节如连珠"，如宣黄连，主要特征为根茎呈连珠状圆柱形，分枝少，无"过桥"特征，主要分布于"婺州、睦州、歙州、建州、宣州、饶州"等地，结合生态环境及植物分布来看，药材来源为毛茛科植物短萼黄连 *Coptis chinensis* Franch.

var. *brevisepala* W. T. Wang et Hsiao.。第二类是“鸡爪形或鹰爪形”黄连。主要特征为根茎多分枝，多为“鸡爪”形，坚实，色黄。产巫阳、蜀郡、荆、夔、施、黔等地。药材来源应为毛茛科植物黄连 *Coptis chinensis* Franch.。其建种模式标本采自渝属东北地城口（原属四川所辖），也正合本草文献所载黄连“生巫阳川谷之地”。第三类是“细长，微黄无毛，有硬刺”的黄连。雅州及眉州等地产，其植物为毛茛科植物三角叶黄连雅连 *Coptis deltoidea* C. Y. Cheng et Hsiao。该类黄连作为珍稀保护物种，在洪雅等地被少量种植。

从黄连的品种变迁来看，早在南北朝时期，普遍使用的是黄连（产巫阳川谷），唐宋时期使用短萼黄连作为主流药材，在明代趋向使用黄连、三角叶黄连和峨眉野连。由于短萼黄连、三角叶黄连和峨眉野连为濒危植物，对环境要求比黄连更为苛刻，加之黄连在种植、种子繁育方面技术成熟，在20世纪60年代，黄连在各地被广泛引种，成为川黄连的主流品种。

5.2 产地沿革

唐代苏敬等编《新修本草》记载：“蜀道者粗大节平味极浓苦，疗渴为最；江东者，节如连珠，疗痢大善。今澧州（今湖南澧县）者更胜。”认为蜀产黄连“粗大节平”，且治疗消渴证最佳，而江东出者“节如连珠状”，以治疗痢疾为优，并认为澧州产的黄连更好。

唐代孙思邈《千金翼方·药出州土》记载：“江南东道：……婺州（今浙江金华）、睦州（今浙江建德）、歙州（今安徽歙县）、建州（今福建建瓯），并出黄连。江南西道：……饶州（今江西波阳）：黄连……剑南道：……柘州（四川松潘）：黄连。”可见当时的黄连产地主要分布在浙江、安徽、福建、江西、四川等地。

宋代苏颂《本草图经》记载：“今江、湖、荆、夔州郡亦有，而以宣城者为胜，施、黔者次之。”江州为今江西九江，湖州为浙江湖州，荆州为湖北荆州，夔州辖境包括现在的夔州（辖今重庆奉节周边县）、施州等四川一带，施州为今湖北恩施，黔州为今四川彭水县及邻毗贵州诸县。产江州、湖州者为短萼黄连，产荆、夔、施、黔者为黄连。该书并附有“宣州黄连”和“澧州黄连”二幅图，说明当时黄连的产地已扩大。

清代张璐《本经逢原》记载：“产川中者，中空，色正黄，截开分瓣者为上。”《植物名实图考》记载：“黄连，今用川产，其江西山中所产者，谓之土黄连。”清代黄宫绣《本草求真》记载：“黄连出重庆，瘦小，状类鸡爪，连爪连珠者良。”“黄连本经上品，今用川中，其江西山中所产者，谓之土黄连，又一种胡黄连生南海及秦陇，盖即土黄连之类，湖北施南出者亦良。”

本草文献所指川黄连应是根据产地而命名，如“巫阳川谷”“蜀道”“雅州”等为原四川辖地，所指为黄连 *Coptis chinensis* Franch.。综上所述，从历代本草文献所载黄连产地来看，宋代之前，上至鲁南泰山，西达肃东秦州，黄连在黄河以南广大地区多有分布。正如李时珍所言：“药物之兴废不同如此。”但四川（含重庆）很早或说一直就是黄连的主产地。大概在南北朝及以前，黄连多以川产、浙产为胜；唐宋时期转以湘、皖为佳；到了明清时期，黄连产地又回归重庆、四川一带。三角叶黄连、峨眉野连分布狭窄，仅分布于四川峨眉山周边县市。黄连产地沿革见表1。

表1 黄连产地沿革

年代	出处	产地及评价
秦汉	《神农本草经》	一名王连。生川谷
南北朝	《本草经集注》	生巫阳川谷及蜀郡太山
唐	《千金翼方》	江南东道：……婺州、睦州、歙州、建州，并出黄连。江南西道：……饶州：黄连……剑南道：……柘州：黄连
	《新修本草》	今澧州者更胜

表1（续）

年代	出处	产地及评价
宋	《开宝本草》	医家见用宣州，九节坚重，相击有声者为胜
	《本草图经》	今江、湖、荆、夔州郡亦有，而以宣城者为胜，施、黔者次之
	《证类本草》	今出宣州者绝佳，东阳亦有，歙州、处州次之
明	《本草纲目》	唐时以澧州为胜，今虽吴、蜀皆有，惟以雅州、眉州者为良
	《本草蒙筌》	川连，生川省，瘦小苗多
清	《本经逢原》	产川中者，中空，色正黄，截开分瓣者为上
	《植物名实图考》	黄连，今用川产
	《本草求真》	黄连出重庆，瘦小，状类鸡爪，连爪连珠者良
民国	《增订伪药条辨》	黄连种类甚多，随地皆产，且有野生种植之别，惟四川野生者多佳品，为治疗上要药
	《药物出产辨》	川黄连产雅州及峨眉山等处

6 道地产区及生境特征

6.1 道地产区

东起大巴山—七曜山—武陵山脉毗邻的中高山，以渝东北（重庆石柱、开州、巫溪、巫山、城口）、鄂西（湖北利川、恩施、巴东）为中心，包括毗邻中高山区（海拔1200m～1800m）、年平均气温在12℃～18℃的地区；西止邛崃山脉—龙门山—岷山山脉的中高山，以四川峨眉、乐山、洪雅、雅安为中心，包括川西龙门山脉中高山地区（海拔1200m～1800m）。

6.2 生境特征

川黄连的主产区纬度在北纬28°～30°，海拔在1200m～1800m，重庆石柱及湖北利川两大黄连核心产区海拔在1500m左右。黄连最适宜生长的土壤为富含腐殖质的黄棕壤、红壤山地。川黄连喜阴凉，其主产区年有效积温3419.6℃左右，年平均气温12℃～18℃；7月绝对最高气温不超过36℃，1月绝对最低气温－10℃左右。10月下旬初霜，4月上旬终霜，无霜期170d～210d。

7 质量特征

7.1 质量要求

应符合《中华人民共和国药典》一部对黄连的相关质量规定。

7.2 性状特征

川黄连多簇状分枝，弯曲互抱，形似倒鸡爪状，习称“鸡爪黄连”。单枝类圆柱形稍弯曲，长3cm～6cm，直径0.3cm～0.8cm。表面灰黄色或黄棕色，外皮剥落处显红棕色；表面粗糙，有不规则隆起的结节，其上留有较硬的须根残基，部分节间平滑，习称“过桥”。顶部具棕色鳞叶残基。质坚实，折断面不整齐，外圈呈棕红色或棕黄色，内层色浅，多呈金黄色或红黄色，呈放射状排列，髓部偶见空心。气微，味极苦。

川黄连不同品种的性状鉴别要点见表2

表2　川黄连不同品种的性状鉴别要点

比较项目	黄连（味连）	三角叶黄连（雅连）	峨眉野连（凤尾连）
基原	*Coptis chinensis* Franch.	*Coptis deltoidea* C. Y. Cheng et Hsiao	*Coptis omeiensis*（Chen）C. Y. Cheng
产地	重庆、四川、湖北、陕西、湖南、贵州等地	仅产四川洪雅、峨眉、雅安、乐山等地	峨眉山、洪雅、马边、乐山、雅安等地
外形	多集聚成簇，形如鸡爪	多单枝，节间膨大，节上有残留的硬须	多单枝，弯曲如蚕状。先端带有数条叶柄
颜色	黄棕色或灰黄色	黄褐色	黄棕色
断面	不平整，红黄色	不齐，黄色	不平整，黄色
质地	质硬	质轻而硬，折断时容易节间断裂	质坚
长度	3cm～6cm	4cm～8cm	4cm～9cm
直径	0.4cm～0.9cm	节间 0.3cm ～ 1cm，节 0.6 ～ 1.1cm	0.3cm～1cm
过桥	可见过桥	过桥较长	无

参 考 文 献

[1] 尚志钧. 神农本草经校注 [M]. 北京：学苑出版社，2008：112.

[2] 苏颂. 本草图经 [M]. 尚志钧辑校. 合肥：安徽科学技术出版社，1994：125.

[3] 陈嘉谟. 本草蒙筌 [M]. 王淑民，陈湘华，周超凡点校. 北京：人民卫生出版社，1988：81.

[4] 吴洛仪. 本草从新 [M]. 北京：人民卫生出版社，1990：23.

[5] 陶弘景. 本草经集注（辑校本）[M]. 尚志钧，尚元胜辑校. 北京：人民卫生出版社，1994：265.

[6] 韩保升. 蜀本草（辑复本）[M]. 尚志钧辑复. 合肥：安徽科学技术出版社，2005：372.

[7] 苏敬等. 新修本草（辑复本）[M]. 尚志钧辑校. 合肥：安徽科学技术出版社，1981：182.

[8] 李时珍. 本草纲目（校点本）[M]. 北京：人民卫生出版社，1975：771.

[9] 孙思邈. 千金翼方 [M]. 蒋士生，王和平整理. 海口：海南国际新闻出版中心，1995：3870.

[10] 张璐. 本经逢原 [M]. 北京：中国中医药出版社，2007：42.

[11] 黄宫绣. 本草求真 [M]. 北京：中国中医药出版社，1997：190.

[12] 吴其濬. 植物名实图考长编 [M]. 北京：中华书局，1963：344.

[13] 唐慎微. 证类本草 [M]. 尚志钧，郑金生，尚元藕，等点校. 北京：华夏出版社，1993：187－189.

[14] 陈仁山. 药物出产辨 [M]. 广州：广东中医药专门学校，1930：13.

[15] 曹炳章. 增订伪药条辨 [M]. 刘德荣点校. 福州：福建科学技术出版社，2004：33.

ICS 11.120.01
C 23

团　　　　体　　　　标　　　　准

T/CACM 1020.21—2019

道地药材　第21部分：川黄柏

Daodi herbs—Part 21: Chuanhuangbo

2019-08-13 发布　　　　2019-08-13 实施

中华中医药学会　发布

前　言

T/CACM 1020《道地药材》标准分为157个部分：

——第1部分：标准编制通则；

……

——第20部分：川黄连；

——第21部分：川黄柏；

——第22部分：川姜黄；

……

——第157部分：汉射干。

本部分为T/CACM 1020的第21部分。

本部分按照GB/T 1.1—2009给出的规则起草。

本部分由道地药材国家重点实验室及国家中医药管理局道地药材生态遗传重点研究室提出。

本部分由中华中医药学会归口。

本部分起草单位：中国中药有限公司、四川国药药材有限公司、华润三九医药股份有限公司、中国中医科学院中药资源中心、北京中研百草检测认证有限公司。

本部分主要起草人：卢兴松、赵润怀、周海燕、王继永、江波、黄璐琦、郭兰萍、詹志来、谭沛、张辉、郭亮。

道地药材　第21部分：川黄柏

1 范围

T/CACM 1020 的本部分规定了道地药材川黄柏的来源及形态、历史沿革、道地产区及生境特征、质量特征。

本部分适用于中华人民共和国境内道地药材川黄柏的生产、销售、鉴定及使用。

2 规范性引用文件

下列文件对于本文件的应用是必不可少的。凡是注日期的引用文件，仅注日期的版本适用于本文件。凡是不注日期的引用文件，其最新版本（包括所有的修改单）适用于本文件。

T/CACM 1020.1—2016　道地药材　第1部分：标准编制通则

中华人民共和国药典一部

3 术语和定义

T/CACM 1020.1—2016 界定的以及下列术语和定义适用于本文件。

3.1

川黄柏　chuanhuangbo

产于以四川巴中、绵阳、雅安、乐山、宜宾等为核心的四川盆地边缘山地，以及与四川盆地接壤的陕西、贵州等中亚热带、北亚热带、高原气候区域交接的湿润山区的黄柏。

4 来源及形态

4.1 来源

本品为来源于芸香科植物川黄檗（黄皮树）*Phellodendron chinense* Schneid. 的干燥树皮。

4.2 形态特征

树高12m～20m，落叶乔木。成年树有厚、纵裂的木栓层，内皮黄色，小枝粗壮，暗紫红色，无毛。叶轴及叶柄粗壮，通常密被褐锈色或棕色柔毛，有小叶7片～15片，纸质，长圆状披针形或卵状椭圆形，长8cm～15cm，宽3.5cm～6cm，顶部短尖至渐尖，基部阔楔形至圆形。两侧通常略不对称，边全缘或浅波浪状，叶背密被长柔毛或至少在叶脉上被毛，叶面中脉有短毛或嫩叶被疏短毛；小叶柄长1mm～3mm，被毛。花序顶生，花通常密集，花序轴粗壮，密被短柔毛。果多数密集成团，果的顶部略狭窄，椭圆形或近圆球形，径约1cm，大者达1.5cm，蓝黑色，有分核5～8（～10）；种子5粒～8粒，很少10粒，长6mm～7mm，厚4mm～5mm，一端微尖，有细网纹。花期5月～6月，果期9月～11月。

5 历史沿革

5.1 品种沿革

黄柏始载于秦汉时期的《神农本草经》，被列为中品，书中记载其原名为黄蘗。《神农本草经》记载："黄蘗，味苦，寒。主治五脏肠胃中结气热，黄疸，肠痔，止泄利，女子漏下赤白，阴阳蚀创。一名檀桓。生汉中山谷。案说文云：檗，黄木也，蘗木也，司马相如赋有蘗；张揖云：檗木可染者；颜师古云：蘗，黄薜也。"

南北朝时期《名医别录》云："蘗木无毒。主治惊气在皮间，肌肤热亦起，目热赤痛，口疮。久服通神。根，名檀桓，治腹百病，安魂魄，不饥渴。久服轻身，延年通神。生汉中及永昌。"《本草经集注》云："蘗木味苦，寒，无毒。主治五藏肠胃中结气热，黄疸，肠痔，止泄利，女子漏下，赤白，阴阳蚀疮。治惊气在皮间，肌肤热亦起，目热赤痛，口疮。久服通神。一名檀桓。根，名檀桓，主心腹百病，安魂魄，不饥渴。久服轻身，延年通神。生汉中山谷及永昌，恶干漆。今出邵陵者，轻薄色深为胜。出东山者，厚重而色浅。其根于道家入木芝品，今人不知，取服入。又有一种小树，状如石榴，其皮黄而苦，世呼为子蘗，亦主口疮。又一种小树，至多刺，皮亦黄，亦主口疮。"与前述两部本草著作相比较，该书除主要收录芸香科黄檗属植物之外，还补充说明有"子蘗"等植物，后者应为小檗科小檗属植物。

唐代《新修本草》将黄柏列为上品，云："〔谨案〕：子檗，一名山石榴，子似女贞，皮白不黄，亦名小檗，所在皆有。今云皮黄，恐谬矣。案今俗用子檗，皆多刺小树，名刺檗，非小檗也。"与《本草经集注》相比，该书将新增的"子蘗"收为"小檗"，多刺的植物收为"刺檗"，前者应为小檗科小檗属植物。但主要使用品种与前述本草著作一致，应为芸香科黄檗属植物。

宋代苏颂《本草图经》云："檗木，黄柏也。生汉中川谷及永昌，今处处有之，以蜀中者为佳，木高数丈，叶类茱萸及椿、楸叶，经冬不凋，皮外白里深黄色。根如松下茯苓作结块。五月、六月采皮，去皱粗，曝干用。其根名檀桓。"指出黄柏以蜀中（今四川）所产者为最佳。当时黄连的原植物主要来源于芸香科黄檗属植物。至此，黄柏的原植物，又回到与《神农本草经》一致的描述上。

明代刘文泰《本草品汇精要》首次按产地、道地的分布来描述黄柏。在明代以前的文献中，均记载了黄柏以蜀中的质量为好，说明四川为黄柏的道地产区。《本草蒙筌》云："黄蘗皮，味苦、微辛、气寒。降也。无毒。树尚蜀（四川）产，皮宜夏收。内黄紧厚为优。"这里也记载四川为黄柏的主产区。《本草纲目》记载："黄檗，性寒而沉，生用则降实火，熟用则不伤胃，酒制则治上，盐制则治下，蜜制则治中。"又记载："小檗，时珍曰：小檗山间时有之，小树也。其皮外白里黄，状如檗皮而薄小。"基本也是延续了前述各代本草著作的主要思想。黄柏原植物为芸香科黄檗属植物，另有不常用的小檗科小檗属植物。《本草纲目》使用"黄柏"这一简称，并说明使用黄柏的原因，开始以"川黄檗皮""川檗皮"进行记录。

清代张志聪《本草崇原》云："黄蘗，气味苦，寒，无毒。主治五脏肠胃结热，黄疸，肠痔，止泄痢，女子漏下赤白，阴伤蚀疮。蘗者百，俗作黄柏，省笔之讹。黄蘗木出汉中（今陕西汉中以东等地）山谷及永昌（今云南保山）、邵陵（今湖南邵阳）、房（今湖北房县、竹山等地）、商（今陕西秦岭以南各地）、山东诸处。今以蜀（今四川）中出者，皮厚色深为佳。树高数丈，叶似紫椿，经冬不凋。皮外白里深黄色。入药用其根，结块如松下茯苓。"但未再提及"小檗"等小檗科小檗属植物。

《中国植物志》中收载的芸香科黄檗属植物，全世界约有4种，在我国有2种及1变种，即黄檗、川黄檗及其变种秃叶黄檗。黄檗（即关黄柏）主要分布于东北及华北，川黄檗及秃叶黄檗（即黄柏）主要分布于四川、湖北等省。由此可知，历代本草文献所主要收录的芸香科黄檗属植物，应为川黄檗及其变种秃叶黄檗，即黄皮树及其变种秃叶黄皮树。

《中华本草》云："黄皮树 *Phellodendron chinense* Schneid. 分布于陕西南部、浙江、江西、湖北、四川、贵州、云南、广西等地。""至于关黄柏，其原植物为黄柏 *Phellodendron amurense* Rupr.，为后起之药材，分布于东北及华北。"

5.2 产地沿革

以黄蘗、蘗木、蘖木、檗木、黄蘖、黄檗等名称所描述的原植物，从《神农本草经》开始的历代本草文献，主要收载的原植物应为芸香科黄檗属植物，至于《本草经集注》中少有提及的"子蘗""小檗""刺檗"等，主要应为小檗科小檗属植物。"黄蘗"是最早出现在《神农本草经》中的中药正名。在流传过程中，由于版刻印刷出现的漏笔现象，至唐代时，"蘗木"往往被写成"蘖木"。在宋代，在"蘖木"名下出现"黄蘖"附名。而古人认为，"蘖"是"檗"的俗写形式。至明代，各本草文献将"蘖木"改写为"檗木"；"黄蘖"改写为"黄檗"。明代还出现了"檗木"项下的附名"黄檗"被改写成"黄柏"的现象。但在同一时期，李时珍明确指出"黄柏"是一种错误的省略写法。在清代，正名的"檗木"被附名"黄蘖"或"黄檗"所替代。至近代，由于简化字的推行，"黄柏"作为中药的正名被广泛使用。关黄柏在历代本草文献中均无记载，民国时期始有著录，然认为其品质不及川黄柏，1963 年版《中华人民共和国药典》一部将其收载于黄柏项下，至 2005 年版《中华人民共和国药典》开始，又将黄皮树与黄蘖分列开来。历代本草文献对川黄柏较为推崇，认为四川盆地边缘山地所产黄柏品质较高，为道地药材。川黄柏产地沿革见表 1。

表 1 川黄柏产地沿革

年代	出处	产地及评价
宋	《本草图经》	今处处有之，以蜀中者为佳
明	《本草品汇精要》	蜀州（今四川）者为佳
	《本草蒙筌》	树尚蜀（四川）产，皮亦夏收。内黄紧厚为优
清	《本草崇原》	今以蜀中出（今四川）者为佳
民国	《增订伪药条辨》	四川顺庆府南充县出者为川柏，色老黄，内外皮黄黑，块片小者，佳，可作染料用
现代	《中华本草》	分布于陕西南部、浙江、江西、湖北、四川、贵州、云南、广西等地

6 道地产区及生境特征

6.1 道地产区

川黄柏产于以四川巴中、绵阳、雅安、乐山、宜宾等为核心的四川盆地边缘山地，以及与四川盆地接壤的陕西、贵州等中亚热带、北亚热带、高原气候区域交接的湿润山区。

6.2 生境特征

四川盆地属亚热带湿润气候，全年温暖湿润，年平均气温 18℃ ~26℃，雨量充沛，适宜黄柏生长。川黄柏气候适应性强，苗期稍能耐阴，成年树喜阳光。野生川黄柏多生于避风山间谷地，混生在阔叶林中。喜深厚肥沃土壤，喜潮湿，喜肥，怕涝，耐寒。

7 质量特征

7.1 质量要求

应符合《中华人民共和国药典》一部对黄柏的相关质量规定。

7.2 性状特征

黄柏呈板片状或浅槽状，长宽不一，厚 1mm ~ 6mm。外表面黄褐色或黄棕色，平坦或具纵沟纹，有的可见皮孔痕及残存的灰褐色粗皮；内表面暗黄色或淡棕色，具细密的纵棱纹。体轻，质硬，断面纤维性，呈裂片状分层，深黄色。气微，味极苦，嚼之有黏性。

川黄柏多呈板片状，长宽较为固定，类长方形，厚 1mm ~ 7mm。外表面黄褐色或黄棕色，平坦或具纵沟纹，有的可见皮孔痕及残存的灰褐色粗皮；内表面暗黄色，具细密的纵棱纹。体轻，质硬，断面纤维性，呈裂片状分层，深黄色。气微，味极苦，嚼之有黏性。

川黄柏与其他产地黄柏性状鉴别要点见表2。

表2 川黄柏与其他产地黄柏性状鉴别要点

比较项目	川黄柏	其他产地黄柏
外形	多呈板片状	呈板片状，或浅槽状
外形颜色	内皮暗黄色；外皮较平坦	内皮暗黄色或淡棕色；外皮平坦或具纵沟
厚度	生长年限一致的情况下，厚度较其他产地黄柏厚	生长年限一致的情况下，厚度较川黄柏薄
断面	断面颜色深黄色，色泽饱满	断面颜色深黄色

参 考 文 献

[1] 尚志钧. 神农本草经校注［M］. 北京：学苑出版社，2008：135.

[2] 陶弘景. 名医别录（辑校本）［M］. 尚志钧辑校. 北京：中国中医药出版社，2013：151.

[3] 陶弘景. 本草经集注（辑校本）［M］. 尚志钧，尚元胜辑校. 北京：人民卫生出版社，1994：296.

[4] 苏敬等. 新修本草（辑复本）［M］. 尚志钧辑校. 合肥：安徽科学技术出版社，1981：315.

[5] 苏颂. 本草图经［M］. 尚志钧辑校. 合肥：安徽科学技术出版社，1994：348.

[6] 刘文泰. 本草品汇精要［M］. 曹晖校注. 北京：华夏出版社，2004：467.

[7] 陈嘉谟. 本草蒙筌［M］. 陆拯，赵法新校点. 北京：中国中医药出版社，2013：211.

[8] 李时珍. 本草纲目（新校注本）：下册［M］. 3 版. 刘衡如，刘山永校注. 北京：华夏出版社，2008：186-189.

[9] 张志聪. 本草崇原［M］. 刘小平点校. 北京：中国中医药出版社，1992：52.

[10] 国家中医药管理局《中华本草》编委会. 中华本草：第 4 册［M］. 上海：上海科学技术出版社，1999：949-957.

[11] 曹炳章. 增订伪药条辨［M］. 刘德荣点校. 福州：福建科学技术出版社，2004：72-73.

ICS 11.120.01
C 23

团　体　标　准

T/CACM 1020.22—2019

道地药材　第22部分：川姜黄

Daodi herbs—Part 22: Chuanjianghuang

2019-08-13 发布　　2019-08-13 实施

中华中医药学会　发布

前　　言

T/CACM 1020《道地药材》标准分为157个部分：

——第1部分：标准编制通则；

……

——第21部分：川黄柏；

——第22部分：川姜黄；

——第23部分：川楝子；

……

——第157部分：汉射干。

本部分为T/CACM 1020的第22部分。

本部分按照GB/T 1.1—2009给出的规则起草。

本部分由道地药材国家重点实验室及国家中医药管理局道地药材生态遗传重点研究室提出。

本部分由中华中医药学会归口。

本部分起草单位：四川省中医药科学院、四川省道地药材系统开发工程技术研究中心、中国中医科学院中药资源中心、北京中研百草检测认证有限公司。

本部分主要起草人：赵军宁、李青苗、吴萍、黄璐琦、郭兰萍、郭俊霞、王晓宇、华桦、方清茂、张美、周先建、詹志来、罗冰、张松林、郭亮。

道地药材 第22部分：川姜黄

1 范围

T/CACM 1020的本部分规定了道地药材川姜黄的来源及形态、历史沿革、道地产区及生境特征、质量特征。

本部分适用于中华人民共和国境内道地药材川姜黄的生产、销售、鉴定及使用。

2 规范性引用文件

下列文件对于本文件的应用是必不可少的。凡是注日期的引用文件，仅注日期的版本适用于本文件。凡是不注日期的引用文件，其最新版本（包括所有的修改单）适用于本文件。

T/CACM 1020.1—2016 道地药材 第1部分：标准编制通则

中华人民共和国药典一部

3 术语和定义

T/CACM 1020.1—2016界定的以及下列术语和定义适用于本文件。

3.1

川姜黄 chuanjianghuang

产于四川犍为、沐川、宜宾等川南一带，以及崇州、双流等金马河和羊马河流域一带平地、丘陵、低山霜雪较少地区的姜黄。

4 来源及形态

4.1 来源

本品为姜科植物姜黄 *Curcuma longa* L. 的干燥根茎。

4.2 形态特征

株高1m～1.5m，根茎很发达，成丛，分枝很多，椭圆形或圆柱状，橙黄色，极香；根粗壮，末端膨大呈块根。叶每株5片～7片，叶片长圆形或椭圆形，长30cm～45cm（～90cm），宽15cm～18cm，先端短渐尖，基部渐狭，绿色，两面均无毛；叶柄长20cm～45cm。花葶由叶鞘内抽出，总花梗长12cm～20cm；穗状花序圆柱状，长12cm～18cm，直径4cm～9cm；苞片卵形或长圆形，长3cm～5cm，淡绿色，先端钝，上部无花的较狭，先端尖，开展，白色，边缘染淡红晕；花萼长8mm～12mm，白色，具不等的钝3齿，被微柔毛；花冠淡黄色，管长达3cm，上部膨大，裂片三角形，长1cm～1.5cm，后方的1片稍较大，具细尖头；侧生退化雄蕊比唇瓣短，与花丝及唇瓣的基部相连成管状；唇瓣倒卵形，长1.2cm～2cm，淡黄色，中部深黄，花药无毛，药室基部具2角状的距；子房被微毛。

5 历史沿革

5.1 品种沿革

姜黄之名，始载于唐代《新修本草》，书中记载："叶、根都似郁金，花春生于根，与苗并出。夏花烂，无子。根有黄、青、白三色。其作之方法，与郁金同尔。西戎人谓之蒁药，其味辛少、苦多，与郁金同，惟花生异尔。"由此说明两个问题：一是春季花先叶而生，发于根而非茎心，从而排除了是姜黄 *Curcuma longa* L. 的可能性；二是从"根有黄、青、白三色"和"西戎人谓之蒁药"来看，其原植物为姜黄属多种植物，包括了温郁金 *Curcuma wenyujin* Y. H. Chen et C. Ling（根断面黄色）、莪术 *Curcuma aeruginose* Roxb.（根断面灰绿色或墨绿色）以及广西莪术 *Curcuma kwangsiensis* S. G. Lee et C. F. Liang（根茎断面白色，干时浅棕色）。这与现今姜黄的情况完全不同，说明当时姜黄与莪术相混称。

宋代《本草图经》记载："姜黄，旧不载所出州郡，今江广蜀川多有之。叶青绿，长一二尺许，阔三四寸，有斜纹，如红蕉叶而小；花红白色，至中秋渐凋，春末方生；其花先生，次方生叶，不结实，根盘屈，黄色，类生姜而圆，有节。"说明宋代姜黄的主流品种为温郁金。参考《本草图经》中姜黄的附图以及药材使用，广西莪术及川郁金 *Curcuma chuanyujin* C. K. Hsieh et H. Zhang 也可能包括在内。

唐代《本草拾遗》云："姜黄真者，是经种三年以上老姜，能生花，花在根际，一如蘘荷，根节坚硬，气味辛辣。"可见其所谓姜黄，实为姜之老者。苏颂在《本草图经》中也指出："近年下都多种姜，往往有姜黄生卖，乃是老姜。"说明在唐宋时期有以老姜作为姜黄伪品的情况。

明代李时珍曰："近时以扁如干姜形者，为片子姜黄；圆如蝉腹形者，为蝉腹郁金，并可浸水染色。"其中"如蝉腹，并可浸水染色"，说明其为 *Curcuma longa* L. 的根茎，而"为蝉腹郁金"则说明当时 *Curcuma longa* L. 尚未作姜黄使用。《本草品汇精要》记载："〔图经曰〕旧不载所处州郡，今江广蜀川多有之。"明代《本草蒙筌》记载为："亦产蜀川。"《本草乘雅半偈》描述为："出西番，及海南，今江广川蜀亦有。"说明在明代四川已为姜黄的产地之一。

清代《本草备要》记载："出川广。"《本草求真》记载："蜀川产者色黄质嫩。有须。折之中空有眼。切之分为两片者为片子姜黄。广生者质粗形扁如干姜。仅可染色。"清代吴其濬《植物名实图考》记载："姜黄，唐本草始著录……以贩他处染黄。其形状全似美人蕉而根如姜，色极黄，气亦微辛。"说明在清代，姜黄 *Curcuma longa* L. 供染色之用，其根茎作为姜黄使用，后姜黄 *Curcuma longa* L. 逐渐发展为姜黄的主流品种且质量较好。

综上所述，在明末以前姜黄的原植物为温郁金 *Curcuma wenyujin* Y. H. Chen et C. Ling、莪术 *Curcuma aeruginose* Roxb.、广西莪术 *Curcuma kwangsiensis* S. G. Lee et C. F. Liang，也可能包括川郁金 *Curcuma chuanyujin* C. K. Hsieh et H. Zhang，清以后 *Curcuma longa* L. 的根茎才发展作为姜黄使用。"川姜黄"之名最早来自宋代陈自明所著《妇人大全良方》："川姜黄（成片者，四两）、蓬莪术、红花、桂心、川芎（各一两）、延胡索、牡丹皮、当归（酒洗。各二两）、白芍药（三两）。"此后，元代《世医得效方》、明代《玉机微义》《赤水玄珠》均有处方使用川姜黄。

药材市场中姜黄均按产地划分，将产于四川的姜黄称为川姜黄，鉴于川姜黄早在宋代已被医家所认可，且质优价贵，因此，本标准将姜黄的道地药材定为川姜黄。

5.2 产地沿革

姜黄历代产地记载较广，主要分布于四川、江西、湖南、广西、广东等地，明代以后产地主要集中在川广地区，具体详见品种沿革。川姜黄产地沿革见表1。

表1 川姜黄产地沿革

年代	出处	产地及评价
宋	《本草图经》	今江广蜀川多有之
明	《本草品汇精要》	〔图经曰〕旧不载所处州郡，今江广蜀川多有之
	《本草蒙筌》	亦产蜀川
	《本草乘雅半偈》	今江广川蜀亦有
清	《本草备要》	出川广
	《本草求真》	蜀川产者色黄质嫩

6 道地产区及生境特征

6.1 道地产区

四川犍为、沐川、宜宾等川南一带，以及崇州、双流等金马河和羊马河流域一带。

6.2 生境特征

四川犍为、沐川、宜宾、崇州及双流等一带，四季分明，雨量充沛，光照充足，冬暖夏凉。年平均气温约为17.5℃，无霜期长达333d，年平均降水量1141.3mm，年平均日照时数957.9h。种植姜黄应选择微酸性至中性，土层深度大于40cm，耕层不低于20cm，且排灌方便、疏松肥沃的轻壤土至重壤土，不宜在砂壤土、轻黏土和重黏土上种植。

7 质量特征

7.1 质量要求

应符合《中华人民共和国药典》一部对姜黄的相关质量规定。

7.2 性状特征

姜黄呈不规则卵圆形、圆柱形或纺锤形，常弯曲，有的具短叉状分枝，长2cm～5cm，直径1cm～3cm。表面深黄色，粗糙，有皱缩纹理和明显环节，并有圆形分枝痕及须根痕。质坚实，不易折断，断面棕黄色至金黄色，角质样，有蜡样光泽，内皮层环纹明显，维管束呈点状散在。气香特异，味苦、辛。

川姜黄多呈不规则卵圆形、圆柱形或纺锤形，形似姜而分叉少，多弯曲，有的具短叉状分枝，长2cm～5cm，直径1cm～3cm。表面深黄色，粗糙，有纵皱纹理及明显环节，并有圆形分枝痕及须根痕。质坚实而重，难折断，断面棕黄色或黄色，角质样，具蜡样光泽，内皮层环明显，并有点状维管束散在。气香特异，味辛、苦。

川姜黄与其他产地姜黄性状鉴别要点见表2。

表2 川姜黄与其他产地姜黄性状鉴别要点

比较项目	川姜黄	其他产地姜黄
表面	表面深黄色，粗糙，皱缩纹理较深	表面深黄色，粗糙，皱缩纹理较浅

表2（续）

比较项目	川姜黄	其他产地姜黄
断面	断面棕黄色至金黄色，角质样，有蜡样光泽，内皮层环纹明显，维管束呈点状散在	与川姜黄栽培品基本一致
质地	质坚实，不易折断	与川姜黄栽培品基本一致
长度/直径	长 2cm～5cm，直径 1cm～3cm	与川姜黄栽培品基本一致

参 考 文 献

[1] 苏敬等. 新修本草（辑复本）[M]. 尚志钧辑校. 合肥：安徽科学技术出版社，1981：244.

[2] 苏颂. 本草图经 [M]. 尚志钧辑校. 合肥：安徽科学技术出版社，1994：221-222.

[3] 尚志钧.《本草拾遗》辑释 [M]. 合肥：安徽科学技术出版社，2003：358.

[4] 李时珍. 本草纲目 [M]. 北京：人民卫生出版社，2004：719.

[5] 刘文泰. 本草品汇精要 [M]. 陆拯，黄辉，方红，等校点. 北京：中国中医药出版社，2013：410-411.

[6] 陈嘉谟. 本草蒙筌 [M]. 张印生，韩学杰，赵慧玲校注. 北京：中医古籍出版社，2008：145.

[7] 卢之颐. 本草乘雅半偈 [M]. 冷方南，王齐南校点. 北京：人民卫生出版社，1986：525.

[8] 吴其濬. 植物名实图考 [M]. 上海：商务印书馆，1919：591.

[9] 汪昂. 本草备要 [M]. 王德群，张珂，张玲校注. 北京：中国中医药出版社，2012：65.

[10] 黄宫绣. 本草求真 [M]. 上海：上海科学技术出版社，1979：260.

[11] 陈自明. 妇人大全良方 [M]. 上海：上海人民出版社，2005：41.

ICS 11.120.01
C 23

团 体 标 准

T/CACM 1020.23—2019

道地药材 第23部分：川楝子

Daodi herbs—Part 23: Chuanlianzi

2019-08-13 发布 2019-08-13 实施

中华中医药学会 发布

前　言

T/CACM 1020《道地药材》标准分为157个部分：

——第1部分：标准编制通则；

……

——第22部分：川姜黄；

——第23部分：川楝子；

——第24部分：川麦冬；

……

——第157部分：汉射干。

本部分为T/CACM 1020的第23部分。

本部分按照GB/T 1.1—2009给出的规则起草。

本部分由道地药材国家重点实验室及国家中医药管理局道地药材生态遗传重点研究室提出。

本部分由中华中医药学会归口。

本部分起草单位：四川省中医药科学院、四川农业大学农学院、四川省农业技术推广总站、四川省道地药材系统开发工程技术研究中心、中国中医科学院中药资源中心、资阳昂和农业科技有限公司、北京中研百草检测认证有限公司。

本部分主要起草人：肖特、崔阔澍、赵军宁、李青苗、方清茂、黄璐琦、郭兰萍、詹志来、杨文钰、冯泊润、吴萍、郭俊霞、王晓宇、张美、周先建、陈铁柱、夏燕莉、胡平、杨玉霞、王洪苏、华桦、任思冲、陈玉锋、郑本川、陈国鹏、Aftab Ahmed Mahar、Sajad Hussain、郭亮。

道地药材　第23部分：川楝子

1　范围

T/CACM 1020 的本部分规定了道地药材川楝子的来源及形态、历史沿革、道地产区及生境特征、质量特征。

本部分适用于中华人民共和国境内道地药材川楝子的生产、销售、鉴定及使用。

2　规范性引用文件

下列文件对于本文件的应用是必不可少的。凡是注日期的引用文件，仅注日期的版本适用于本文件。凡是不注日期的引用文件，其最新版本（包括所有的修改单）适用于本文件。

T/CACM 1020.1—2016　道地药材　第1部分：标准编制通则

中华人民共和国药典一部

3　术语和定义

T/CACM 1020.1—2016 界定的以及下列术语和定义适用于本文件。

3.1

川楝子　chuanlianzi

产于四川、重庆及周边地区的川楝子。

4　来源及形态

4.1　来源

本品为楝科植物川楝 *Melia toosendan* Sieb. et Zucc. 的干燥成熟果实。

4.2　形态特征

乔木，高10余米；幼枝密被褐色星状鳞片，老时无，暗红色，具皮孔，叶痕明显。二回羽状复叶长35cm～45cm，每1羽片有小叶4对～5对；具长柄；小叶对生，具短柄或近无柄，膜质，椭圆状披针形，长4cm～10cm，宽2cm～4.5cm，先端渐尖，基部楔形或近圆形，两面无毛，全缘或有不明显钝齿，侧脉12对～14对。圆锥花序聚生于小枝顶部之叶腋内，长约为叶的1/2，密被灰褐色星状鳞片；花具梗，较密集；萼片长椭圆形至披针形，长约3mm，两面被柔毛，外面较密；花瓣淡紫色，匙形，长9mm～13mm，外面疏被柔毛；雄蕊管圆柱状，紫色，无毛而有细脉，先端有3裂的齿10枚，花药长椭圆形，无毛，长约1.5mm，略突出于管外；花盘近杯状；子房近球形，无毛，6室～8室，花柱近圆柱状，无毛，柱头不明显的6齿裂，包藏于雄蕊管内。核果大，椭圆状球形，长约3cm，宽约2.5cm，果皮薄，熟后淡黄色；核稍坚硬，6室～8室。花期3月～4月，果期10月～11月。

5　历史沿革

5.1　品种沿革

川楝子在秦汉时期开始入药。宋代以前，文献中仅有川楝子的产地记载，并没有明确的道地产区记载。楝实之名出现于秦汉时期的《神农本草经》中，被列为下品。书中记载："楝实味苦，寒。主治温疾，伤寒大热烦狂，杀三虫，疥疡，利小便水道。生荆山山谷（今湖北南漳西南的荆山）。"南北朝时期《名医别录》的记载与《神农本草经》相同。《本草经集注》称川楝子为练实，并记载其"生荆山山谷，处处有之"。唐代《新修本草》称川楝子为楝实，关于其产地的记载与《本草经集注》相同。

在宋代，有关川楝子的形态、道地产区的记载正式出现。宋代苏颂编纂的《本草图经》第一次将楝实称为金铃子，在其"木部下品卷第十二"中记载："楝实，即金铃子也……生荆山山谷，今处处有之，以蜀川者为佳。"蜀川即今四川。苏颂曰："木高丈余，叶密如槐而长；三四月开花，红紫色，芬香满庭间；实如弹丸，生青熟黄，十二月采实。其根采无时。"评价优质川楝子为"实如弹丸，生青熟黄"。《证类本草》记载："川楝子生荆山山谷，今处处有之，以蜀川者为佳……实如弹丸，生青熟黄，十二月采实。其根采无时。……陆机《疏》云：山椿与田椿无异，叶似差狭耳。"《证类本草》所附梓州（今四川三台）楝花、楝实图及简州（今四川简阳）楝子图，前者叶具缺刻，后者叶全缘，分别为楝和川楝，即 *Melia azedarach* L. 和 *Melia toosendan* Sieb. et Zucc. 。

据明清时期的本草文献记载，川楝子的道地产区均为四川，但明代以前并未将楝 *Melia azedarach L.* 和川楝 *Melia toosendan* Sieb. et Zucc. 区分开。直至明代，张介宾提及川楝子、苦楝根，将两者分而记载，说明明代的药用川楝为现代川楝 *Melia toosendan* Sieb. et Zucc. 。

明代李时珍在《本草纲目》中记载："（楝）其子正如圆枣，以川中者良。"明确了四川川楝子质量最优。

清代黄宫绣在《本草求真》中记载："川楝因出于川，故以川名。"解释了川楝子名称的来历，也说明四川为川楝子的道地产区。

《中华本草》记载："川楝子（*Melia toosendan* Sieb. et Zucc.）分布西至四川，南至广西、云南，北至河北等地。以个大、饱满、外皮金黄色、肉黄白色者为佳。"

综上所述，历代本草文献的记载充分说明四川（含今重庆）为川楝子（*Melia toosendan* Sieb. et Zucc.）的道地产区，药材以个大、饱满、外皮黄色、果肉黄白者为佳。

5.2　产地沿革

历代本草文献对于川楝子均有记载，宋代以前的文献仅有川楝子的产地记载，并没有明确的道地产区记载，明清以后的文献记载川楝子的道地产区均为四川。川楝子产地沿革见表1。

表1　川楝子产地沿革

年代	出处	产地及评价
秦汉	《神农本草经》	生荆山山谷（今湖北南漳西南的荆山）
南北朝	《名医别录》	生荆山山谷，处处有之
	《本草经集注》	生荆山山谷，处处有之
唐	《新修本草》	生荆山山谷，处处有之

表 1（续）

年代	出处	产地及评价
宋	《本草图经》	楝实，即金铃子也……生荆山山谷，今处处有之，以蜀川者为佳
	《证类本草》	川楝子生荆山山谷……今处处有之，以蜀川者为佳……实如弹丸，生青熟黄
明	《本草纲目》	（楝）其子正如圆枣，以川中者良
清	《本草求真》	川楝因出于川，故以川名
现代	《中华本草》	川楝子分布西至四川，南至广西、云南，北至河北等地。以个大、饱满、外皮金黄色、肉黄白色者为佳。

6 道地产区及生境特征

6.1 道地产区

主产于四川、重庆及周边地区，包括四川的宜宾、泸州、乐山、绵阳、南充、达州、温江，重庆的万州、涪陵、长寿、城口、璧山、巫山、巫溪、奉节等地。

6.2 生境特征

四川盆地属亚热带季风气候，气候温和，湿度较大，多云雾。各地年平均气温 16℃～18℃。10℃以上活动积温 4500℃～6000℃，持续 8 个～9 个月。霜雪少见，无霜期长达 280d～350d，位于长江河谷中的长宁全年无霜。年平均降水量 1000mm～1300mm，盆地边缘山地降水十分充沛，如乐山和雅安间的西缘山地，年平均降水量为 150mm～1800mm，但冬干、春旱、夏涝、秋绵雨，年内分配不均，70%～75% 的雨量集中于 6 月～10 月。最大日降水量可达 300mm～500mm。

7 质量特征

7.1 质量要求

应符合《中华人民共和国药典》一部对川楝子的相关质量规定。

7.2 性状特征

川楝子呈类球形。表面金黄色至棕黄色。果肉黄白色，饱满，微有光泽，少数凹陷或皱缩，具深棕色小点。先端有花柱残痕，基部凹陷，有果梗痕。外果皮革质，与果肉间常成空隙，果肉松软，淡黄色，遇水润湿显黏性。果核球形或卵圆形，质坚硬，两端平截，有 6 条～8 条纵棱，内分6 室～8 室，每室含黑棕色长圆形的种子 1 粒。气特异，味酸、苦。

道地产区川楝子呈类球形，直径 2cm～3.2cm。表面金黄色至棕黄色，微有光泽，少数凹陷或皱缩，具深棕色小点。先端有花柱残痕，基部凹陷，有果梗痕。外果皮革质，与果肉间常成空隙，果肉松软，淡黄色，遇水润湿显黏性。果核球形或卵圆形，质坚硬，两端平截，有 6 条～8 条纵棱，内分 6 室～8 室，每室含黑棕色长圆形的种子 1 粒。气特异，味酸、苦。

道地产区川楝子与其他产地川楝子性状鉴别要点见表 2。

表2　道地产区川楝子与其他产地川楝子性状鉴别要点

比较项目	道地产区川楝子	其他产地川楝子
表皮	成熟者较未成熟者表皮平滑，呈黄白色，微有光泽，少数凹陷或皱缩，具深棕色小点	基本一致
果肉	成熟者较未成熟者果肉松软，淡黄色，遇水润湿显黏性	基本一致
果核	成熟者有6条~8条纵棱，内分6室~8室，每室含黑棕色长圆形的种子1粒	纵棱和种子室小于6
形状/直径	成熟者类球形，个大、饱满，直径2cm~3.2cm	非类球形或个小、不饱满

参 考 文 献

[1] 国家药典委员会. 中华人民共和国药典一部 [S]. 北京：中国医药科技出版社，2015：42.

[2] 佚名. 神农本草经：下卷 [M]. 崔玲主编. 天津：天津古籍出版社，2009：69.

[3] 陶弘景. 名医别录（辑校本）[M]. 尚志钧辑校. 北京：人民卫生出版社，1986：57.

[4] 陶弘景. 本草经集注（辑校本）[M]. 尚志钧，尚元胜辑校. 北京：人民卫生出版社，1994：350.

[5] 苏敬等. 新修本草（辑复本）[M]. 尚志钧辑校. 合肥：安徽科学技术出版社，1981：353.

[6] 苏颂. 本草图经 [M]. 尚志钧辑校. 合肥：安徽科学技术出版社，1994：408.

[7] 唐慎微. 证类本草 [M]. 郭君双，金秀梅，赵益梅校注. 北京：中国医药科技出版社，2011：407.

[8] 刘衡如，刘山永，钱超尘，等. 《本草纲目》研究：下 [M]. 北京：华夏出版社，2009：1344－1345.

[9] 黄宫绣. 本草求真 [M]. 北京：中国中医药出版社，2008：232.

[10] 徐国钧. 中国药材学 [M]. 北京：中国医药科技出版社，1996：527.

[11] 国家中医药管理局《中华本草》编委会. 中华本草：第5册 [M]. 上海：上海科学技术出版社，1999：38.

[12] 李进，王均宁，张成博. 川楝子本草考证拾遗 [J]. 云南中医学院学报，2013，4（36）：24－26.

[13] 熊彦红，陈德兴. 川楝子与苦楝子考证 [J]. 中华实用中西医杂志，2006（24）：2937.

[14] 万德光，彭成，赵军宁，等. 四川道地中药材志 [M]. 成都：四川科学技术出版社，2005：67.

[15] 中国科学院植物研究所. 中国高等植物图鉴：第二册 [M]. 北京：科学出版社，1995：567.

ICS 11.120.01
C 23

团 体 标 准

T/CACM 1020.24—2019

道地药材 第24部分：川麦冬

Daodi herbs—Part 24: Chuanmaidong

2019-08-13 发布 2019-08-13 实施

中华中医药学会 发布

前　言

T/CACM 1020《道地药材》标准分为157个部分：

——第1部分：标准编制通则；

……

——第23部分：川楝子；

——第24部分：川麦冬；

——第25部分：川白芷；

……

——第157部分：汉射干。

本部分为T/CACM 1020的第24部分。

本部分按照GB/T 1.1—2009给出的规则起草。

本部分由道地药材国家重点实验室及国家中医药管理局道地药材生态遗传重点研究室提出。

本部分由中华中医药学会归口。

本部分起草单位：四川省中医药科学院、四川省道地药材系统开发工程技术研究中心、中国中医科学院中药资源中心、华润三九医药股份有限公司、北京中研百草检测认证有限公司。

本部分主要起草人：胡平、赵军宁、黄璐琦、郭兰萍、詹志来、方清茂、李青苗、夏燕莉、陈铁柱、杨玉霞、周先建、郭俊霞、谭沛、张辉、吴萍、肖特、华桦、郭亮。

道地药材　第24部分：川麦冬

1　范围

T/CACM 1020的本部分规定了道地药材川麦冬的来源及形态、历史沿革、道地产区及生境特征、质量特征。

本部分适用于中华人民共和国境内道地药材川麦冬的生产、销售、鉴定及使用。

2　规范性引用文件

下列文件对于本文件的应用是必不可少的。凡是注日期的引用文件，仅注日期的版本适用于本文件。凡是不注日期的引用文件，其最新版本（包括所有的修改单）适用于本文件。

T/CACM 1020.1—2016　道地药材　第1部分：标准编制通则

中华人民共和国药典一部

3　术语和定义

T/CACM 1020.1—2016界定的以及下列术语和定义适用于本文件。

3.1

川麦冬　chuanmaidong

产于以四川绵阳三台（花园乡、光明乡）为中心的三台涪江沿岸的冲积平坝和开阔谷地及周边地区的麦冬。

4　来源及形态

4.1　来源

本品为百合科植物麦冬 *Ophiopogon japonicus*（L. f）Ker－Gawl. 的干燥块根。

4.2　形态特征

多年生常绿草本，植株丛生，高12cm～40cm，覆盖面$30cm^2$～$40cm^2$。须根的中部或先端常有膨大部分，形成纺锤状肉质小块根。茎很短。叶基生成丛，窄长线形，基部有多数纤维状的老叶残基；叶长10cm～50cm，宽1.5mm～3.5mm，先端急尖或渐尖，基部绿白色并稍扩大，边缘具膜质透明的叶鞘，具3条～7条脉。花葶长6cm～15cm，通常比叶短；总状花序穗状，顶生，长3cm～8cm，具花几朵至十几朵，小苞片披针形，膜质，每苞片腋生1朵～3朵花；花梗长3mm～4mm，关节位于中部以上或近中部；花常稍下垂，花被片6，稍下垂而不展开，披针形，长3mm～6mm，淡紫色或白色；雄蕊6枚，着生在花被片的基部，花丝很短，花药三角状披针形，长2.5mm～3mm；子房半下位，3室，花柱长2.5mm～5.0mm，宽约1.0mm，基部宽阔而略呈圆锥形。种子球形，直径5mm～7mm，早期绿色，成熟后暗蓝色。花期5月～7月，果期7月～10月。

5 历史沿革

5.1 品种沿革

麦冬始载于《神农本草经》，被列为上品，历代本草文献对其均有记载。《吴普本草》记载："秦，一名乌韭。楚，一名马韭。越，一名羊韭。齐，一名爱韭。"《名医别录》描述麦冬为"叶如韭，冬夏长生。二月、三月、八月、十月采，阴干"。唐代陈藏器《本草拾遗》云："麦门冬……其大者苗如鹿葱，小者如韭叶，大小有三四种，功用相似。其子圆碧。"这说明在唐代，麦冬已有大叶、小叶、野生、家种等多个品种，但功用相似，都可以用。宋代《本草图经》将麦冬描述为"叶青似莎草，长及尺余，四季不凋；根黄白色有须，根作连珠形。四月，开淡红花，如红蓼花；实碧而圆如珠。江南出者：叶大者，苗如粗葱，小者如韭。大小有三四种，功用相似，或云吴地者尤胜"，并绘有睦州麦门冬图和随州（今湖北随州）麦门冬图，其中睦州麦门冬与今麦冬 *Ophiopogon japonicus*（L. f）Ker－Gawl. 一致；随州麦门冬直立，花柄向上，与今山麦冬 *Liriope spicata*（Thunb.）Lour. 一致。结合植株形态描述，说明在宋代，麦冬和山麦冬已被区分开来。李时珍在《本草纲目》中记载："四月初采根，于黑壤肥沙地栽之。每年六月、九月、十一月三次上粪及耘灌。夏至前一日取根，洗晒收之。其子亦可种，但成迟尔。浙中来者甚良，其叶似韭而多纵纹且坚韧为异。"并在麦门冬条下新增一别名为阶前草，由于人们常将其栽种在门前阶旁，故又称其为沿阶草、家边草。其实沿阶草与麦冬是同一种植物的不同名称而已。

5.2 产地沿革

有关麦冬的产地记载，始见于《神农本草经》，书中记载："麦门冬，生川谷及堤阪。"但并未言明具体产地。《吴普本草》记载："秦，一名乌韭。楚，一名马韭。越，一名羊韭。齐，一名爱韭……生山谷肥地。"则知此物在秦、楚、越、齐之地皆有分布。《本草经集注》中记载麦冬"生函谷、川谷及堤坂、肥土、石间久废处"。陶弘景注曰："函谷，即秦关。"秦函谷关在今河南灵宝。据此推断，在唐代以前，麦冬主产于陕西、湖北、浙江、山东、河南一带。在唐宋时期，麦冬的产区主要在江浙。《本草拾遗》记载："出江宁小润，出新安大白。"江宁为今江苏南京，新安指隋代始置的新安郡，包括今浙江淳安、安徽黄山地区。宋代《本草图经》称麦冬"今所在有之……江南出者叶大，或云吴地者尤胜"。并绘有随州麦冬图与睦州麦冬图。北宋初年的睦州辖境约相当于今浙江桐庐、建德、淳安等地，随州辖境相当于今湖北随州、枣阳等地。由此可见，唐宋时期的麦冬主产区扩大到江苏、浙江、安徽、湖北等省。明清以来，四川的麦冬产量较大，使其渐渐成为麦冬的另一主产区。明代《救荒本草》称麦冬"生随州、睦州及函谷堤阪肥土石间，久废处有之，今辉县山野中亦有"。辉县乃古旧县名，明洪武元年（1368）改辉州置，治今河南辉县城关镇。《本草纲目》曰："浙中来者甚良。"此今之浙麦冬。清代《植物名实图考》记载麦门冬"处处有之，蜀中种以为业……滇有小园，护阶除者皆麦门冬也"，蜀、滇分别指四川、云南。《三台县志》记载："清嘉庆十九年（1814），已在园河（今花园乡）、白衣淹（今光明乡）广为种植。"据清同治十一年（1872）《绵州志》记载："麦冬，绵州城内外皆产，大者长寸许为拣冬，中色白力较薄，小者为米冬，长三四分，中有油润，功效最大。"可见，在明清时期，麦冬的产地进一步扩展至四川、云南一带。今用麦冬分布于全国大部分地区，商品药材主要来源于栽培。长江流域大部分地区均适宜麦冬生长，麦冬主产于四川三台，浙江杭州、余姚，江苏无锡、镇江等地区。此外，广西、贵州、云南、安徽、湖北、福建等地亦产。浙江产者为浙麦冬（杭麦冬），四川产者为川麦冬，以四川、浙江所产麦冬为道地药材。

综上分析，我国药用麦冬的主要原植物为麦冬 *Ophiopogon japonicus*（L. f）Ker－Gawl.。麦冬原植物在我国分布较广，以四川和浙江所产者最为道地。其中产于四川的麦冬，被称为川麦冬，是四川著名的道地药材。川麦冬产地沿革见表1。

表1　川麦冬产地沿革

年代	出处	产地及评价
宋	《本草图经》	今所在有之……江南出者叶大，或云吴地者尤胜
清	《植物名实图考》	处处有之
	《绵州志》	麦冬，绵州城内外皆产
	《三台县志》	已在园河（今花园乡）、白衣淹（今光明乡）广为种植
民国	《药物出产辨》	产四川绵州者俗名瓜黄

6　道地产区及生境特征

6.1　道地产区

产于以四川绵阳三台（花园乡、光明乡）为中心的三台涪江沿岸的冲积平坝和开阔谷地及周边地区。

6.2　生境特征

绵阳属北亚热带山地湿润季风气候，三台涪江沿岸的冲积平坝和开阔谷地海拔460m左右，年平均气温16.4℃～16.8℃，1月平均气温5.2℃～5.7℃，7月平均气温26.2℃～26.8℃，大于或等于10℃的活动积温5212.7℃～5813.4℃，年平均降水量889.0mm～1004.4mm；相对湿度78%；无霜期275d～290d；土壤pH 7.0～8.4，弱碱性，肥沃、疏松、排水良好，上层为深厚的砂壤土。

7　质量特征

7.1　质量要求

应符合《中华人民共和国药典》一部对麦冬的相关质量规定。

7.2　性状特征

麦冬呈纺锤形，两端略尖，长1.5cm～3.0cm，直径0.3cm～0.6cm。表面黄白色或淡黄色，有细纵纹。质柔韧，断面黄白色，半透明，中柱细小。气微香，味甘、微苦。

川麦冬呈纺锤形，两端略尖，长1.5cm～3.0cm，直径0.3cm～0.6cm。表面淡白色，有细纵纹。质较坚硬，断面牙白色，半透明，中柱细小。气微香，味淡。少黏性。

川麦冬与浙麦冬性状鉴别要点见表2。

表2　川麦冬与浙麦冬性状鉴别要点

比较项目	川麦冬	浙麦冬
基原	麦冬 *Ophiopogon japonicus*（L. f）Ker－Gawl.	麦冬 *Ophiopogon japonicus*（L. f）Ker－Gawl.
产地	四川三台	浙江慈溪

表2（续）

比较项目	川麦冬	浙麦冬
外观颜色	淡白色	黄白色
断面	牙白色	牙白色
质地	有木质心，细软，嚼之少黏性	有木质心，嚼之有黏性

参 考 文 献

[1] 佚名. 神农本草经 [M]. 顾观光辑. 于童蒙编译. 哈尔滨：哈尔滨出版社，2007：29.

[2] 吴普. 吴氏本草经 [M]. 尚志钧辑校. 北京：中医古籍出版社，2005：17.

[3] 陶弘景. 名医别录（辑校本）[M]. 尚志钧辑校. 北京：中国中医药出版社，2013：18.

[4] 陶弘景. 本草经集注（辑校本）[M]. 尚志钧，尚元胜辑校. 北京：人民卫生出版社，1994：195－196.

[5] 尚志钧.《本草拾遗》辑释 [M]. 合肥：安徽科学技术出版社，2002：331.

[6] 苏颂. 本草图经 [M]. 胡乃长，王致谱辑注. 福州：福建科学技术出版社，1988：66－67.

[7] 倪根金. 救荒本草校注 [M]. 北京：中国农业出版社，2008：148.

[8] 李时珍. 本草纲目：上册 [M]. 北京：人民卫生出版社，1965：676.

[9] 张瑞贤，王家葵，张卫. 植物名实图考校释 [M]. 北京：中医古籍出版社，2008：195－196.

[10] 四川省三台县志编纂委员会. 三台县志 [M]. 成都：四川人民出版社，1992：835.

[11] 绵阳市地方志办公室. 同治《直隶绵州志》[M]. 北京：方志出版社，2012：9.

[12] 万德光，彭成，赵军宁. 四川道地中药材志 [M]. 成都：四川科学技术出版社，2005：240－243.

[13] 国家药典委员会. 中华人民共和国药典一部 [S]. 北京：中国医药科技出版社，2015：155.

ICS 11.120.01
C 23

团 体 标 准

T/CACM 1020.25—2019

道地药材 第25部分：川白芷

Daodi herbs—Part 25：Chuanbaizhi

2019-08-13 发布 2019-08-13 实施

中华中医药学会 发布

前　　言

T/CACM 1020《道地药材》标准分为157个部分：

——第1部分：标准编制通则；

……

——第24部分：川麦冬；

——第25部分：川白芷；

——第26部分：川贝母；

……

——第157部分：汉射干。

本部分为T/CACM 1020的第25部分。

本部分按照GB/T 1.1—2009给出的规则起草。

本部分由道地药材国家重点实验室及国家中医药管理局道地药材生态遗传重点研究室提出。

本部分由中华中医药学会归口。

本部分起草单位：四川省中医药科学院、四川省道地药材系统开发工程技术研究中心、中国中医科学院中药资源中心、无限极（中国）有限公司、北京中研百草检测认证有限公司。

本部分主要起草人：吴萍、李青苗、黄璐琦、郭兰萍、詹志来、郭俊霞、王晓宇、张松林、刘宝莲、郭亮、余意。

道地药材　第25部分：川白芷

1　范围

T/CACM 1020 的本部分规定了道地药材川白芷的来源及形态、历史沿革、道地产区及生境特征、质量特征。

本部分适用于中华人民共和国境内道地药材川白芷的生产、销售、鉴定及使用。

2　规范性引用文件

下列文件对于本文件的应用是必不可少的。凡是注日期的引用文件，仅注日期的版本适用于本文件。凡是不注日期的引用文件，其最新版本（包括所有的修改单）适用于本文件。

T/CACM 1020. 1—2016　道地药材　第1部分：标准编制通则

中华人民共和国药典一部

3　术语和定义

T/CACM 1020. 1—2016 界定的以及下列术语和定义适用于本文件。

3. 1

川白芷　chuanbaizhi

产于四川遂宁、安岳、泸州、简阳、达州、南充，重庆南川及周边丘陵平原地区的白芷。

4　来源及形态

4. 1　来源

本品为伞形科植物杭白芷 *Angelica dahurica*（Fisch. ex Hoffm.）Benth. et Hook. f. var. *formosana*（Boiss.）Shan et Yuan 的干燥根。

4. 2　形态特征

多年生高大草本，高 1m ~ 1. 5m。根长圆锥形，上部近方形，表面灰棕色，有多数较大的皮孔样横向突起，略排列成数纵行，质硬较重，断面白色，粉性大。茎基部直径 2cm ~ 5cm，有时可达 7cm ~ 8cm，通常带紫色，中空，有纵长沟纹。茎及叶鞘多为黄绿色。基生叶一回羽状分裂，有长柄，叶柄下部有管状抱茎，边缘有膜质的叶鞘；茎上部叶二至三回羽状分裂，叶片轮廓为卵形至三角形，长 15cm ~ 30cm，宽 10cm ~ 25cm，叶柄长至 15cm，下部为囊状膨大的膜质叶鞘，无毛或稀有毛，常带紫色；末回裂片长圆形，卵形或线状披针形，多无柄，长 2. 5cm ~ 7cm，宽 1cm ~ 2. 5cm，急尖，边缘有不规则的白色软骨质粗锯齿，具短尖头，基部两侧常不等大，沿叶轴下延成翅状；花序下方的叶简化成无叶的、显著膨大的囊状叶鞘，外面无毛。复伞形花序顶生或侧生，直径 10cm ~ 30cm，花序梗长 5cm ~ 20cm，花序梗、伞辐和花柄均有短糙毛；伞辐 18 ~ 40，中央主伞有时伞辐多至 70；总苞片通常缺或有1～2，呈长卵形膨大的鞘；小总苞片5～10，线状披针形，膜质，花白色；无萼齿；花瓣倒卵形，先端内曲成凹头状；子房无毛或有短毛；花柱比短圆锥状的花柱基长2倍。果实长圆形至卵圆形，黄棕色，有时带紫色，长4mm～7mm，宽4mm～6mm，无毛，背棱扁，厚而钝圆，近海绵质，远较棱槽为宽，侧棱翅状，较果体狭；棱槽中有油管1，合生面油管2。花期7月～8月，果期8月～9月。

5 历史沿革

5.1 品种沿革

《离骚》等古籍中记载白芷的原植物为兰槐，但后世本草著作未提及兰槐这种植物，故白芷的原植物为何无法查清。宋代《本草图经》曰："白芷……根长尺余，白色，粗细不等；枝杆去地五寸已上；春生，叶相对婆娑，紫色，阔三指许；花白，微黄；入伏后结子，立秋后苗枯。"上述记载表明，宋代以后所使用的白芷就是伞形科植物的根。宋代《重修政和经史证类备用本草》和明代李时珍《本草纲目》中关于白芷植物形态的记载都沿用了《本草图经》中关于白芷的描述。

清代吴其濬《植物名实图考》曰："白芷，本经中品。滇南生者，肥茎绿缕，颇似茴香，抱茎生枝，长尺有咫，对叶密挤，锯齿槎枒，龃龉翘起，涩纹深刻，梢开五瓣白花，黄蕊外涌，千百为族，间以绿苞，根肥白如大拇指，香味尤窜。"该书主要对滇产白芷的原植物做了较详细的记载，并附插图。兰茂《滇南本草》中关于白芷的文字记述和附图与《植物名实图考》的记载吻合，从插图可见此种白芷叶形很大，叶为二回羽状深裂，裂片无小叶柄，叶柄扩大为鞘状抱茎；花二型，白色，边花较大，不整齐，中央花较小，整齐，可知此种植物为伞形科独活属 *Heracleum* 植物，当为滇白芷的原植物。后经利彬、吴征镒等在编著《滇南本草图谱》时，对白芷（滇白芷）进行了较为详细的本草考证，并对其原植物进行了调查、鉴定，指出滇产白芷与历代本草记载的白芷，和现今所产白芷不同，而与《植物名实图考》的记载相符，定名为糙独活 *Heracleum scabridum* Franch.。由此可见，我国历史上使用的白芷其原植物至少出于两个属，即当归属和独活属。

宋万志、朱兆仪等对我国10个白芷主要产地的原植物进行研究，认为白芷原植物共有7种，分属伞形科当归属4种，独活属3种。袁昌齐于20世纪70年代对白芷药材和原植物进行了整理、鉴定和合并，认为白芷的原植物主要来源于当归属白芷及杭白芷。其中，川白芷来源于伞形科植物杭白芷 *Angelica dahurica*（Fisch. ex Hoffm.）Benth. et Hook. f. var. *formosana*（Boiss.）Shan et Yuan 的干燥根。

5.2 产地沿革

白芷作药用始载于《五十二病方》，该书首次提出白芷治痈，用"白芷、白衡、菌□桂、枯畺、薪（新）雉，凡五物等"。南北朝时期《名医别录》、宋代苏颂《本草图经》均记载："生河东川谷下泽……二月、八月采根，曝干。"除上述产区外，在河东的所有地区，即山西、河北、河南、山东等地亦有，与目前华北、华中、华东等地所种白芷的分布区一致。

宋代《幼幼新书》中羚羊角丸方记载："荆芥穗、川白芷、苍术（用米泔汁浸一宿，焙干。各二两）。"元代《世医得效方》中有21个方子提到川白芷，明代《证治准绳·幼科》《普济方》《薛氏医案·外科心法》及清代《冯氏锦囊秘录》均有方剂使用川白芷，可见白芷在四川的栽培历史至少有600年。

1963年版《中华人民共和国药典》记载："白芷主产于四川等地。"

综上所述，川白芷栽培历史悠久且品质较高，为道地药材。川白芷产地沿革见表1。

表 1 川白芷产地沿革

年代	出处	产地及评价
南北朝	《名医别录》	生河东川谷下泽
宋	《本草图经》	生河东川谷下泽
	《幼幼新书》	荆芥穗、川白芷、苍术（用米泔汁浸一宿，焙干。各二两）
元	《世医得效方》	治水泡、痘疮。苦参、滑石……川白芷（各等分）上为末，干掺之，立效
明	《薛氏医案·外科心法》	交趾桂、川白芷、白胶香（各半两）上为末，炼蜜丸如弹子大
清	《冯氏锦囊秘录》	治小儿脑冷。硫黄、黄丹（炒）、川白芷（各等分）
现代	《中华人民共和国药典》	主产于四川等地

6 道地产区及生境特征

6.1 道地产区

产于四川遂宁、安岳、泸州、简阳、达州、南充，重庆南川及周边地区。

6.2 生境特征

道地产区海拔 300m ~ 600m，年平均气温 16℃ ~ 19℃，年平均降水量 900mm ~ 1000mm，年平均日照时数 1400h 以上。白芷喜地势平坦、土层深厚、土壤肥沃、排水良好的砂壤土，以四川遂宁、涪江、南充嘉陵江流域潮土最适宜，丘陵紫色土亦适宜。

7 质量特征

7.1 质量要求

应符合《中华人民共和国药典》一部对白芷的相关质量规定。

7.2 性状特征

白芷多呈长圆锥形，长 10cm ~ 25cm，直径 1.5cm ~ 2.5cm。表面灰棕色或黄棕色，根头部钝四棱形或近圆形，具纵皱纹、支根痕及皮孔样的横向突起，有的排列成四纵行。顶端有凹陷的茎痕。质坚实，断面白色或灰白色，粉性，形成层环棕色，近方形或近圆形，皮部散有多数棕色油点。气芳香，味辛、微苦。

川白芷多呈长圆锥形或略成圆形，多直，少弯曲，不分支或少分支，长 15cm ~ 25cm，直径 1.5cm ~ 3cm。表面灰棕色或黄棕色，粗糙，根头圆形或类方形，先端有凹陷的茎痕，下部圆形。具纵皱纹、支根痕及皮孔样的横向突起，有的呈疙瘩丁状，散生或有的排列成四纵行。体重，质坚实，不易折断，断面白色或灰白色，粉性强，形成层环圆形或类方形，皮部散有多数棕色油点。气芳香，味辛、微苦。

川白芷与其他产地白芷性状鉴别要点见表 2。

表2　川白芷与其他产地白芷性状鉴别要点

比较项目	川白芷	其他产地白芷
形状	长圆锥形或略成圆柱形，根头圆形或类方形	长圆锥形，根头钝四棱形或近圆形
表面	黄棕色或灰棕色	灰棕色或黄棕色

参 考 文 献

[1] 张愚山．楚辞译注［M］．济南：山东教育出版社，1986：4－5，21.

[2] 苏颂．本草图经［M］．尚志钧辑校．合肥：安徽科学技术出版社，1994：179.

[3] 唐慎微．重修政和经史证类备用本草［M］．北京：人民卫生出版社，1982：206.

[4] 李时珍．本草纲目［M］．北京：人民卫生出版社，1977：845.

[5] 吴其濬．植物名实图考［M］．上海：商务印书馆，1957：621.

[6] 兰茂．滇南本草［M］．《滇南本草》整理组整理．昆明：云南人民出版社，1975：313.

[7] 经利彬，吴征镒等．滇南本草图谱［M］．1943.

[8] 宋万志，朱兆仪，诚静容．中药白芷的原植物问题［J］．药学学报，1965，12（7）：460.

[9] 马王堆汉墓帛书整理小组．五十二病方［M］．北京：文物出版社，1979：113.

[10] 陶弘景．名医别录（辑校本）［M］．尚志钧辑校．北京：人民卫生出版社，1986：138.

[11] 危亦林．世医得效方［M］．王育学点校．北京：人民卫生出版社，1990：481.

[12] 王肯堂．证治准绳·幼科［M］．陈立行校．北京：人民卫生出版社，2014：25.

[13] 朱橚．普济方［M］．上海：上海人民出版社，2005：9.

[14] 薛己．薛氏医案·外科心法［M］．上海：上海人民出版社，2005：820.

[15] 冯楚瞻．冯氏锦囊秘录［M］．北京：人民卫生出版社，2002：164.

[16] 中华人民共和国卫生部药典委员会．中华人民共和国药典一部［S］．北京：人民卫生出版社，1963：82.

ICS 11.120.01
C 23

团 体 标 准

T/CACM 1020.26—2019

道地药材 第26部分：川贝母

Daodi herbs—Part 26: Chuanbeimu

2019-08-13 发布 2019-08-13 实施

中华中医药学会 发布

前　　言

T/CACM 1020《道地药材》标准分为157个部分：

——第1部分：标准编制通则；

……

——第25部分：川白芷；

——第26部分：川贝母；

——第27部分：川牛膝；

……

——第157部分：汉射干。

本部分为T/CACM 1020的第26部分。

本部分按照GB/T 1.1—2009给出的规则起草。

本部分由道地药材国家重点实验室及国家中医药管理局道地药材生态遗传重点研究室提出。

本部分由中华中医药学会归口。

本部分起草单位：四川省中医药科学院、四川省道地药材系统开发工程技术研究中心、中国中医科学院中药资源中心、四川农业大学、四川大学、北京联合大学、华润三九医药股份有限公司、中药材商品规格等级标准研究技术中心、北京中研百草检测认证有限公司。

本部分主要起草人：杜玖珍、詹志来、赵军宁、侯凯、蒋舜媛、李青苗、王红兰、朱文涛、孙洪兵、杨萍、华桦、邱涛、黄璐琦、郭兰萍、张元、谭沛、张辉、孙辉、吴卫、刘洋、张慧慧、郭亮。

道地药材 第26部分：川贝母

1 范围

T/CACM 1020 的本部分规定了道地药材川贝母的来源及形态、历史沿革、道地产区及生境特征、质量特征。

本部分适用于中华人民共和国境内道地药材川贝母的生产、销售、鉴定及使用。

2 规范性引用文件

下列文件对于本文件的应用是必不可少的。凡是注日期的引用文件，仅注日期的版本适用于本文件。凡是不注日期的引用文件，其最新版本（包括所有的修改单）适用于本文件。

T/CACM 1020.1—2016 道地药材 第1部分：标准编制通则

中华人民共和国药典一部

3 术语和定义

T/CACM 1020.1—2016 界定的以及下列术语和定义适用于本文件。

3.1

川贝母 chuanbeimu

产于四川、青海、甘肃、云南西北部、西藏南部及东部等高海拔地区的川贝母、暗紫贝母、甘肃贝母、梭砂贝母等。

4 来源及形态

4.1 来源

本品为百合科植物川贝母 *Fritillaria cirrhosa* D. Don、暗紫贝母 *Fritillaria unibracteata* Hsiao et K. C. Hsia、甘肃贝母 *Fritillaria przewalskii* Maxim.、梭砂贝母 *Fritillaria delavayi* Franch. 的干燥鳞茎。

4.2 形态特征

4.2.1 川贝母

多年生草本，高 15cm ~ 50cm。鳞茎卵圆形，由 2 枚鳞片组成，直径 1cm ~ 1.5cm。叶通常对生，少数在中部兼有散生或 3 轮 ~ 4 轮生者，条形至条状披针形，长 4cm ~ 12cm，宽 3mm ~ 5mm，先端稍卷曲或不卷曲。花通常单朵，极少 2 ~ 3，紫色至黄绿色，通常有小方格，少数仅具斑点或条纹；每花有 3 枚叶状苞片，苞片狭长，宽 2mm ~ 4mm；花被片长 3cm ~ 4cm，外三片宽 1cm ~ 1.4cm，内三片宽可达 1.8cm，蜜腺窝在背面明显凸出；雄蕊长约为花被片的 3/5，花药近基生，花丝稍具或不具小乳突；柱头裂片长 3mm ~ 5mm。蒴果长、宽各约 1.6cm，棱上只有宽 1mm ~ 1.5mm 的狭翅。花期 5 月 ~ 7 月，果期 8 月 ~ 10 月。

4.2.2 暗紫贝母

多年生草本，高15cm~25cm。鳞茎由2枚鳞片组成，直径6mm~8mm。叶在下面的1对~2对为对生，上面的1枚~2枚散生或对生，条形或条状披针形，长3.6cm~5.5cm，宽3mm~5mm，先端不卷曲。花单朵，深紫色，有黄褐色小方格；叶状苞片1，先端不卷曲；花被片长2.5cm~2.7cm，内三片宽约1cm，外三片宽约6mm；蜜腺窝稍凸出或不很明显；雄蕊长约为花被片的一半，花药近基生，花丝具或不具小乳突；柱头裂片很短，长0.5mm~1mm，极少能长达1.5mm。蒴果长1cm~1.5cm，宽1cm~1.2cm，棱上的翅很狭，宽约1mm。花期6月，果期8月。

4.2.3 甘肃贝母

多年生草本，高20cm~40cm。鳞茎圆锥形，由2枚叶片组成，直径0.6cm~1.3cm，叶通常最下面2枚对生，上面2枚~3枚散生；叶片条形，长3cm~7cm，宽0.3cm~0.4cm，先端通常不卷曲，单花顶生，稀为2，浅黄色，有黑紫色斑点；叶状苞片1，先端稍卷曲或不卷曲；花被片长2cm~3cm，内三片宽0.6cm~0.7cm，蜜腺窝不很明显；雄蕊长约为花被片的一半；花丝具有小乳突；柱头裂片长不及0.1cm。蒴果棱上具宽约0.1cm的窄翅。花期6月~7月，果期8月。

4.2.4 梭砂贝母

多年生草本，高17cm~35cm。鳞茎长卵圆形，由2枚~3枚鳞片组成，直径1cm~2cm。叶互生，3枚~5枚（包括叶状苞片），较紧密地生于植株中部或上部，全部散生或最上面2枚对生，狭卵形至卵状椭圆形，长2cm~7cm，宽1cm~3cm，先端不卷曲。单花顶生，宽钟状，略俯垂，浅黄色，具红褐色斑点或小方格；花被片长3.2cm~4.5cm，宽1.2cm~1.5cm，内三片比外三片稍长而宽；雄蕊长约为花被片的一半；花药近基生，花丝不具小乳突；柱头裂片长约0.1cm。蒴果棱上翅宽约0.1cm，宿存花被常多少包住蒴果。花期6月~7月，果期8月~9月。

5 历史沿革

5.1 品种沿革

贝母始载于《神农本草经》，被列为中品，历代本草均有记载，品种较为复杂。

唐代《新修本草》记载："形似聚贝子，故名贝母……此叶似大蒜，四月蒜熟时采，良。若十月，苗枯根亦不佳也。出润州（今江苏镇江）、荆州（今湖北江陵）、襄州（今湖北襄阳）者，最佳，江南诸州亦有。味甘、苦，不辛。"从其描述的"叶似大蒜"及所载产地，结合《中国植物志》所载贝母属植物分布来看，已经包括百合科贝母属多种植物。

宋代《本草图经》云："根有瓣子，黄白色，如聚贝子，故名贝母。二月生苗，茎细，青色；叶亦青，似荞麦叶，随苗出；七月开花，碧绿色，形如鼓子花。"根据描述及《本草图经》所附"峡州贝母"图考证，其所载的贝母主流品种应为百合科贝母属植物。

明代《本草汇言》记载："贝母，开郁，下气，化痰之药也，润肺息痰，止咳定喘，则虚寒火结之证，贝母专司首剂……以上修为必以川者微妙。若解痈毒，破癥结，消实痰，敷恶疮，又以土者为佳。"此时已据贝母的功效及产地分出"川贝""土贝"，从其效用可知后者包括了除"浙江贝母"以外的土贝母。可见，明代逐步发现四川、甘肃等地所产贝母性效不同，根据法象药理学分析，味甘不苦的这类贝母功效与味苦的不同，进而逐步演变成两类药物。

清代《本草崇原》云："荆襄（今湖北、湖南）、江南（今江苏、安徽）皆有，唯川蜀出者为佳，其子在根下，内心外瓣，其色黄白，如聚贝子，故名贝母。"《本草从新》记载："川者最佳，圆正底平，开瓣味甘；象山贝母，体坚味苦，去湿感风寒；土贝母形大味苦，治外科证痰毒。”《本草纲目拾遗》记载：“浙贝（土贝），今名象贝，叶暗齐云；宁波象山所出贝母，亦分为两瓣；味苦而不甘，其顶平而不突，不能如川贝之像荷花蕊也。”《本经逢原》也指出贝母有“川贝母”“象贝”之分，并总结出“川者味甘最佳，西者味薄次之，象山者微苦又次之”的用药经验。可见清代已将川贝、浙贝完全分开。

综上所述，明代以前本草记载的贝母主流品种应为百合科贝母属植物；从明代开始出现“川贝母”一词，至清代则完全独立成为一个药，分布于青藏高原等地，味不苦的多种百合科贝母属植物，主流为川贝母 *Fritillaria cirrhosa* D. Don、暗紫贝母 *Fritillaria unibracteata* Hsiao et K. C. Hsia、甘肃贝母 *Fritillaria przewalskii* Maxim.、梭砂贝母 *Fritillaria delavayi* Franch.。

5.2 产地沿革

历代本草文献记载，贝母产地有山西、江苏、湖北、河南、安徽、浙江、四川等地。宋代以前以葫芦科土贝母为主流，但也已经使用百合科贝母属多种植物。明代以后，贝母逐渐形成两种道地药材：川贝母和浙贝母。川贝母来源较广泛，产地相对集中，主要分布在四川、重庆、青海、甘肃、西藏、云南等高海拔地区。《金世元中药材传统鉴别经验》中提到暗紫贝母作为商品松贝母的主流产品，云：“主产于四川若尔盖、红原（毛尔盖）、松潘、九寨沟（南坪）、茂县、汶川、理县（杂谷脑）、黑水、马尔康；青海久治、班玛、同仁、同德等地。”川贝母产地沿革见表1。

表1 川贝母产地沿革

年代	出处	产地及评价
唐	《新修本草》	出润州（今江苏镇江）、荆州（今湖北江陵）、襄州（今湖北襄阳）者，最佳，江南诸州亦有
明	《本草汇言》	贝母，开郁，下气，化痰之药也，润肺息痰，止咳定喘，则虚寒火结之证，贝母专司首剂……以上修为必以川者微妙
清	《本草崇原》	荆襄（今湖北、湖南）、江南（今江苏、安徽）皆有，唯川蜀出者为佳，其子在根下，内心外瓣，其色黄白，如聚贝子，故名贝母
	《本经逢原》	川者味甘最佳，西者味薄次之，象山者微苦又次之
	《本草从新》	川者最佳，圆正底平，开瓣味甘
民国	《增订伪药条辨》	贝母惟川蜀出者为佳。其子在根下，内心外瓣，其色带白，如聚贝子，故名贝母。盖色白、味辛，生于川西，故属肺金之药……炳章按：川贝，四川灌县产者，底平头尖，肉白光洁而坚，味微苦兼甘，为最佳

6 道地产区及生境特征

6.1 道地产区

6.1.1 川贝母

主要分布于四川康定、甘孜、理塘、雅江、九龙、丹巴、稻城、得荣、乡城、木里、西昌、小金、金川等，西藏芒康、贡觉、江大、察雅、左克、察隅等，云南德钦、贡山、中甸、宁蒗、丽江、维西、福贡等海拔 3500m ~4000m、阳光充足、土壤较湿润的高寒地区。

6.1.2 暗紫贝母

主要分布于四川红原、若尔盖、松潘、九寨沟、茂县、汶川、黑水、理县、平武、马尔康等，青海班玛、久治、达日、甘达、玛泌、玛多、同仁、同德等川西北高原区及川西高山峡谷区北段、青海南部和甘肃南部海拔3600m～4300m、腐殖质丰富及土壤疏松、阳光充足的高山灌丛、草甸。

6.1.3 甘肃贝母

主要分布于四川康定、雅江、九龙、丹巴、壤塘、小金、金川、马尔康、汶川、茂县、理县、黑水、九寨沟等，甘肃陇南、岷县、洋县、甘谷、文县、武都等，青海班玛、久治、达日、甘德、玛泌、同德等海拔2800m～4400m、高寒山地的灌丛或草地。

6.1.4 梭砂贝母

主要分布于四川石渠、德格、甘孜、色达、白玉、新龙、炉霍、道孚、理塘、阿坝、壤塘等，西藏芒康、贡觉、江达、左贡、察雅等，青海玉树、称多、杂多、治多等，云南德钦、贡山、福贡、丽江等海拔3800m～4700m、高寒地带砂石地或流沙岩石的缝隙中。

6.2 生境特征

生于高山、高原地带的针阔叶混交林、针叶林、高山灌丛或草甸地带；土壤以棕壤、暗棕壤、高山灌丛草甸土或亚高山灌丛草甸土为宜，土层腐质层较厚，弱酸性。喜冷凉，具耐寒、喜湿、怕高温、喜隐蔽的特性。气候冬、夏季干湿交替，冬季空气干燥，日照强烈，日照时数多，昼温高，夜温低；夏季空气湿度较大，降水集中。

7 质量特征

7.1 质量要求

应符合《中华人民共和国药典》一部对川贝母的相关质量规定。

7.2 性状特征

松贝呈类圆锥形或近球形，体小，高0.3cm～0.8cm，直径0.3cm～0.9cm。外层鳞叶两瓣，大小悬殊，大瓣紧抱小瓣，未包裹部分呈新月形，习称“怀中抱月”。先端闭口而稍尖，习称“尖贝”；顶部闭合，内有类圆柱形、先端稍尖的心芽和小鳞叶1～2；先端钝圆或稍尖，底部平坦或凹入，能放平坐稳，俗称“观音坐莲”，中心有一灰褐色的鳞茎盘，偶有残存须根。表面类白色，光滑。质坚实，断面白色。气微，味微苦。

青贝呈类扁球形，大小不一，高0.4cm～1.4cm，直径0.4cm～1.6cm。外层鳞叶两瓣，大小相近，相对抱合。先端钝尖而多偏斜，顶部开口呈孔状或微开裂，内有心芽和鳞叶2～3及细圆柱形的残茎，底部平或略平，多能放平坐稳。表面淡黄白色，较光滑。质地较松贝略疏松，断面白色。味微苦。

炉贝呈长圆锥形，高0.7cm～2.5cm，直径0.5cm～2.5cm。外层鳞叶两瓣，大小相近。顶部开裂而略尖，底部稍尖或钝圆，或偏斜，不能直立。剥成两瓣，均可见幼鳞瓣二三枚及残留的茎芽一枚。表面类白色或浅棕黄色，有的具棕色斑点。质坚实，断面白色，粉性。味微苦。

川贝母不同品种性状鉴别要点见表2。

表2　川贝母不同品种性状鉴别要点

比较项目	川贝母	暗紫贝母	甘肃贝母	梭砂贝母
形状	圆锥形或卵圆形，顶端稍尖或钝圆	圆锥形或心脏形，顶端较尖，少数钝圆，基部较平或中央凹陷	圆锥形、心脏形至长卵圆形，顶端稍尖或钝圆	卵状圆锥形或长卵圆形，顶端稍尖，基部多凸出或略呈锥形
大小	高 1cm～1.3cm，直径 1cm～1.5cm	高 0.5cm～1cm，直径 0.4cm～1cm	高 2.5mm～5mm，直径 2mm～4mm	高 1.2cm～2cm，直径 0.8cm～1.3cm
表面	淡黄色，光滑	类白色，光滑	类白色或淡黄白色	黄白色，稍粗糙，常有黄棕色斑块
外层两枚鳞叶	形状大小近似	大小悬殊，大瓣紧抱小瓣，未包裹部分呈新月形，习称“怀中抱月”	大小悬殊，紧密抱合，无裂隙	形状大小近似，偶有大小悬殊
气味	味微甜而苦	气微，味微甜而苦	味微甜	味微苦

参 考 文 献

［1］国家药典委员会. 中华人民共和国药典一部［S］. 北京：中国医药科技出版社，2015：36－38.

［2］尚志钧. 神农本草经校注［M］. 北京：学苑出版社，2008：118.

［3］苏颂. 本草图经（辑校本）［M］. 尚志钧辑校. 北京：学苑出版社，2008：164.

［4］倪朱谟. 本草汇言［M］. 郑金生，甄雪燕，杨梅香点校. 上海：上海科学技术出版社，2005：53.

［5］吴仪洛. 本草从新［M］. 窦钦鸿，曲京峰点校. 北京：人民卫生出版社，1986：27.

［6］赵学敏. 本草纲目拾遗［M］. 闵志安，肖培新校注. 北京：中国中医药出版社，2007：115.

［7］张璐. 本经逢原［M］. 北京：中国中医药出版社，2007：53.

［8］张志聪. 本草崇原［M］. 北京：中国中医药出版社，2008：83.

［9］曹炳章. 增订伪药条辨［M］. 刘德荣点校. 福州：福建科学技术出版社，2004：34.

［10］金世元. 金世元中药材传统鉴别经验［M］. 北京：中国中医药出版社，2010：27.

［11］万德光. 四川道地中药材志［M］. 成都：四川科学技术出版社，2005：22－35.

ICS 11.120.01
C 23

团 体 标 准

T/CACM 1020.27—2019

道地药材 第27部分：川牛膝

Daodi herbs—Part 27: Chuanniuxi

2019-08-13 发布 2019-08-13 实施

中华中医药学会 发布

前　言

T/CACM 1020《道地药材》标准分为157个部分：

——第1部分：标准编制通则；

……

——第26部分：川贝母；

——第27部分：川牛膝；

——第28部分：川羌活；

……

——第157部分：汉射干。

本部分为T/CACM 1020的第27部分。

本部分按照GB/T 1.1—2009给出的规则起草。

本部分由道地药材国家重点实验室及国家中医药管理局道地药材生态遗传重点研究室提出。

本部分由中华中医药学会归口。

本部分起草单位：雅安三九中药材科技产业化有限公司、华润三九医药股份有限公司、中国中医科学院中药资源中心、北京中研百草检测认证有限公司。

本部分主要起草人：王巧、李莹露、谭沛、张辉、黄璐琦、郭兰萍、詹志来、徐攀辉、刘天成、郭亮。

道地药材　第27部分：川牛膝

1　范围

T/CACM 1020的本部分规定了道地药材川牛膝的来源及形态、历史沿革、道地产区及生境特征、质量特征。

本部分适用于中华人民共和国境内道地药材川牛膝的生产、销售、鉴定及使用。

2　规范性引用文件

下列文件对于本文件的应用是必不可少的。凡是注日期的引用文件，仅注日期的版本适用于本文件。凡是不注日期的引用文件，其最新版本（包括所有的修改单）适用于本文件。

T/CACM 1020.1—2016　道地药材　第1部分：标准编制通则

中华人民共和国药典一部

3　术语和定义

T/CACM 1020.1—2016界定的以及下列术语和定义适用于本文件。

3.1

川牛膝　chuanniuxi

产于四川雅安宝兴、天全、金口河及周边地区的川牛膝。

4　来源及形态

4.1　来源

本品为苋科植物川牛膝 *Cyathula officinalis* Kuan 的干燥根。

4.2　形态特征

多年生草本，高50cm～100cm；根圆柱形，鲜时表面近白色，干后灰褐色或棕黄色，根条圆柱状，扭曲，味甘而黏，后味略苦；茎直立，稍四棱形，多分枝，疏生长糙毛。叶片椭圆形或窄椭圆形，少数倒卵形，长3cm～12cm，宽1.5cm～5.5cm，先端渐尖或尾尖，基部楔形或宽楔形，全缘，上面有贴生长糙毛，下面毛较密；叶柄长5mm～15mm，密生长糙毛。花丛为3次～6次二歧聚伞花序，密集成花球团，花球团直径1cm～1.5cm，淡绿色，干时近白色，多数在花序轴上交互对生，在枝先端成穗状排列，密集或相距2cm～3cm；在花球团内，两性花在中央，不育花在两侧；苞片长4mm～5mm，光亮，先端刺芒状或钩状；不育花的花被片常为4，变成具钩的坚硬芒刺；两性花长3mm～5mm，花被片披针形，先端刺尖头，内侧3片较窄；雄蕊花丝基部密生节状束毛；退化雄蕊长方形，长0.3mm～0.4mm，先端齿状浅裂；子房圆筒形或倒卵形，长1.3mm～1.8mm，花柱长约1.5mm。胞果椭圆形或倒卵形，长2mm～3mm，宽1mm～2mm，淡黄色。种子椭圆形，透镜状，长1.5mm～2mm，带红色，光亮。花期6月~7月，果期8月~9月。

5 历史沿革

5.1 品种沿革

唐代首见川牛膝之名，如《仙授理伤续断秘方》中活血丹、大活血丹中均有川牛膝。《本草纲目》记载："杨士瀛直指方云：小便淋痛，或尿血，或沙石胀痛，用川牛膝一两，水二盏，煎一盏，温服。"说明在宋代，人们已经认识到川牛膝的利尿通淋之功效。明清之后，医家开始将牛膝分为怀牛膝和川牛膝。明代缪希雍《神农本草经疏》记载："怀庆产者，补益功多，四川产者，下行祛湿，在用者之运筹耳。"清代张璐《本经逢原》云："怀产者长而无傍须，水道涩渗者宜之。川产者细而微黑，精气不固者宜之。"清代黄宫绣《本草求真》记载："牛膝出于川者，气味形质虽与续断相似……怀牛膝较之川牛膝微觉有别。"《本草便读》记载："惟以怀庆及川中所产者为良，亦地土之各有异宜，故功用亦有差等耳。""怀牛膝根细而长，川牛膝根粗而大。"《本草正义》云："川牛膝之名不见于古书，惟张石顽《本经逢原》谓怀产者长而无旁须，水道涩滞者宜之；川产者细而微黑，精气不固者宜之。又谓川产气味形质与续断仿佛，用之无精滑之虞。是牛膝之川产者，不专以滑泄见功，而宣通关节之力则一，颇为有利无弊，肝肾阴虚而机关不利者宜之。"

通过历代本草文献的载述可知，"川产牛膝""川牛膝"具有气味形质虽与续断相似，但较肥而长的特点。但是历代本草文献对"川产牛膝""川牛膝"的形态描述较粗略，无法确定其原植物，推测可能包含了四川产的牛膝属 *Achyranthes* 牛膝和杯苋属 *Cyathula* 牛膝，其中川牛膝 *Cyathula officinalis* Kuan 也包括在内。

当代对川牛膝原植物的考证结论不一，1963年版《中华人民共和国药典》收载品种为头序杯苋 *Cyathula capitata* Moq. 或毛杯苋 *Cyathula tomentosa* Moq.。关克俭的文章指出，毛杯苋 *Cyathula tomentosa* Moq. 主产于印度，在其所研究的国内川牛膝主产区内，包括四川天全在内的100余份标本中，尚未见有与此种特征相符的标本。因此，认为历来药用的川牛膝原植物不是 *Cyathula tomentosa* Moq.。通过对现代文献进行考证，认为川牛膝原植物为 *Cyathula officinalis* Kuan，而头序杯苋 *Cyathula capitata* Moq. 的药性与川牛膝不同，不可混用。综上所述，历代本草文献中所记载的川牛膝应为苋科植物 *Cyathula officinalis* Kuan。

5.2 产地沿革

明代贾九如《药品化义》中记载："取川产而肥润根长者佳，去芦根用。"清代严西亭《得配本草》云："川牛膝辛、酸、苦。入肝经。"《本草备要》记载："出西川及怀庆府，长大肥润者良。"汪讱庵的《本草易读》记载："处处有之，以川中人家栽莳者为良。"清咸丰八年《天全州志》中也记载了川牛膝在天全的产销情况。民国时期曹炳章的《增订伪药条辨》记载："四川产者，曰川牛膝，根茎粗无芦，色黑黄，枝粗软糯者良，去头稍用。"将牛膝根据产地分为四川产川牛膝、淮庆产淮牛膝以及江浙产杜牛膝。由此可见，明清以及民国的文献中明确记录了川牛膝，认为川中和西川（包括成都、乐山、德阳、眉山、雅安等地区）为其产区，川牛膝根条粗壮，以补益肝肾见长。

近代许多著作对川牛膝产地变迁的描述更为详细、准确，指出川牛膝主要分布于四川、贵州、云南等省，尤以天全、金口河栽培的川牛膝历史悠久，产量大而质优。

综上分析，唐宋以前的本草文献对川牛膝的记载较少，明清以后到民国的本草文献逐渐将牛膝与川牛膝衍化成功效有别的两个药，而其中产于西川和川中，即成都平原、绵阳、雅安、乐山等地的川牛膝自明清以来逐步形成川产道地药材。川牛膝产地沿革见表1。

表1 川牛膝产地沿革

年代	出处	产地及评价
明	《神农本草经疏》	四川产者，下行祛湿，在用者之运筹耳
	《药品化义》	取川产而肥润根长者佳
清	《本草备要》	出西川及怀庆府，长大肥润者良
	《本草易读》	处处有之，以川中人家栽莳者为良
	《本经逢原》	川产者细而微黑，精气不固者宜之
	《本草求真》	牛膝出于川者，气味形质虽与续断相似……怀牛膝较之川牛膝微觉有别
	《本草便读》	惟以怀庆及川中所产者为良，亦地土之各有异宜，故功用亦有差等耳
民国	《增订伪药条辨》	四川产者，曰川牛膝，根茎粗无芦，色黑黄，枝粗软糯者良，去头稍用

6 道地产区及生境特征

6.1 道地产区

以四川雅安的宝兴、天全、金口河地区为中心，核心区域为海拔1200m～2500m、光照充足、雨量充沛的亚热带、中亚热带季风性湿润气候区。

6.2 生境特征

川牛膝喜冷凉、湿润气候，适宜生长在亚热带、中亚热带季风性湿润气候区，海拔1200m～2500m、光照充足、雨量充沛的高山上。而宝兴、天全和金口河地区的气候属于亚热带季风气候，冬无严寒，夏无酷暑，春迟秋早，四季分明，海拔1500m～2400m，年平均降水量1000mm～1600mm，土壤以黄壤、黄棕壤为主，通气透水、保水保温性能较好，易于川牛膝的根系下扎。因此，四川的宝兴、天全和金口河地区的环境气候非常适合栽培川牛膝。

7 质量特征

7.1 质量要求

应符合《中华人民共和国药典》一部对川牛膝的相关质量规定。

7.2 性状特征

川牛膝呈近圆柱形，微扭曲，向下略细，下部具有分支，长30cm～60cm，直径0.5cm～3cm。表面黄棕色或灰褐色，具纵皱纹、支根痕和多数横长的皮孔样突起。质韧，不易折断，断面浅黄色或棕黄色，维管束点状，排列成数轮同心环。气微，味甜。

道地产区川牛膝呈近圆柱形，微扭曲，根茎粗壮，下部略细，以单支为主，只有部分有较少分枝，长3cm～60cm，直径0.5cm～3cm。表面黄褐色到灰褐色，具纵皱纹、支根痕和多数横长的皮孔样突起。质韧，不易折断，断面浅黄色或棕黄色，维管束点状，排列成数轮同心环。气微，味甜。

道地产区川牛膝与其他产地川牛膝性状鉴别要点见表2。

表2 道地产区川牛膝与其他产地川牛膝性状鉴别要点

比较项目	道地产区川牛膝	其他产地川牛膝
分支	分支较少，以单支为主	分支较多
须根	须根较少	须根较多

参 考 文 献

[1] 蔺道人. 仙授理伤续断秘方 [M]. 北京：人民卫生出版社，1957：78.

[2] 李时珍. 本草纲目（新校注本）：中册 [M]. 3版. 刘衡如，刘山永校注. 北京：华夏出版社，2008：709-711.

[3] 缪希雍. 神农本草经疏 [M]. 郑金生校注. 北京：中医古籍出版社，2002：31.

[4] 张璐. 本经逢原 [M]. 赵小青，裴晓峰，杜亚伟校注. 北京：中国中医药出版社，1996：85.

[5] 黄宫绣. 本草求真 [M]. 席与民，朱肇和点校. 北京：人民卫生出版社，1987：34-35.

[6] 张秉成. 本草便读 [M]. 上海：上海科学技术出版社，1958：16.

[7] 张山雷. 本草正义 [M]. 程东旗点校. 福州：福建科学技术出版社，2006：108.

[8] 中华人民共和国卫生部药典委员会. 中华人民共和国药典一部 [S]. 北京：人民卫生出版社，1963：9.

[9] 关克俭，谢宗万. 中药川牛膝与麻牛膝原植物的研究 [J]. 植物分类学报，1976 (1)：6.

[10] 贾九如. 药品化义 [M]. 北京：北京郁文书局铅印本，1903：31.

[11] 严洁，施雯，洪炜. 得配本草 [M]. 姜典华校注. 北京：中国中医药出版社，1997：95.

[12] 汪讱庵. 本草易读 [M]. 吕广振，陶振岗，王海亭，等点校. 北京：人民卫生出版社，1987：188.

[13] 汪讱庵. 本草备要 [M]. 张一昕校注. 北京：人民军医出版社，2007：17-18.

[14] 曹炳章. 增订伪药条辨 [M]. 刘德荣点校. 福州：福建科学技术出版社，2004：54-55.

ICS 11.120.01
C 23

团　体　标　准

T/CACM 1020.28—2019

道地药材　第28部分：川羌活

Daodi herbs—Part 28：Chuanqianghuo

2019-08-13 发布　　2019-08-13 实施

中华中医药学会　发布

前 言

T/CACM 1020《道地药材》标准分为157个部分：

——第1部分：标准编制通则；

……

——第27部分：川牛膝；

——第28部分：川羌活；

——第29部分：川升麻；

……

——第157部分：汉射干。

本部分为T/CACM 1020的第28部分。

本部分按照GB/T 1.1—2009给出的规则起草。

本部分由道地药材国家重点实验室及国家中医药管理局道地药材生态遗传重点研究室提出。

本部分由中华中医药学会归口。

本部分起草单位：四川省中医药科学院、四川省道地药材系统开发工程技术研究中心、中国中医科学院中药资源中心、四川大学、华润三九医药股份有限公司、四川诺托璞生态药材有限公司、北京中研百草检测认证有限公司。

本部分主要起草人：蒋舜媛、杜玖珍、赵军宁、黄璐琦、郭兰萍、孙辉、王红兰、周毅、孙洪兵、朱文涛、杨萍、华桦、詹志来、谭沛、张辉、王敏、周泽辉、郭亮。

道地药材　第28部分：川羌活

1　范围

T/CACM 1020 的本部分规定了道地药材川羌活的来源及形态、历史沿革、道地产区及生境特征、质量特征。

本部分适用于中华人民共和国境内道地药材川羌活的生产、销售、鉴定及使用。

2　规范性引用文件

下列文件对于本文件的应用是必不可少的。凡是注日期的引用文件，仅注日期的版本适用于本文件。凡是不注日期的引用文件，其最新版本（包括所有的修改单）适用于本文件。

T/CACM 1020.1—2016　道地药材　第1部分：标准编制通则

中华人民共和国药典一部

3　术语和定义

T/CACM 1020.1—2016 界定的以及下列术语和定义适用于本文件。

3.1

川羌活　chuanqianghuo

产于四川阿坝、甘孜各县，绵阳平武、北川等县，毗邻的甘肃甘南迭部，青海果洛久治、班玛等县，玉树各县及周边地区的羌活。

4　来源及形态

4.1　来源

本品为伞形科植物羌活 *Notopterygium incisum* Ting ex H. T. Chang 的干燥根茎和根。

4.2　形态特征

多年生草本，高 60cm～120cm，根茎粗壮。茎直立，中空，有纵直细条纹，紫色。基生叶及茎下部叶有柄，膜质叶鞘；叶为三出式三回羽状复叶，末回裂片长圆状卵形至披针形，边缘缺刻状浅裂至羽状深裂；茎上部叶常简化，无柄，叶鞘膜质，长而抱茎。复伞形花序，侧生者常不育；总苞线形；萼齿卵状三角形；花瓣白色，卵形至长圆状卵形，先端钝，内折；雄蕊的花丝内弯，花药黄色；花柱基平压稍隆起。分生果，主棱扩展成翅；油管明显，每棱槽3，合生面6；胚乳腹面内凹成沟槽。花期7月，果期8月～9月。

5 历史沿革

5.1 品种沿革

羌活入药始载于《神农本草经》，作为异名置于独活项下，云："一名羌活，一名羌青，一名护羌使者。生雍州川谷。"

自宋代本草文献开始，逐渐有羌活原植物形态的详细描述。《本草图经》曰："春生苗，叶如青麻；六月开花，作丛，或黄或紫；结实时叶黄者，是夹石上生；叶青者，是土脉中生。此草得风不摇，无风自动，故一名独摇草。二月、八月采根，曝干用。《本经》云二物同一类。今人以紫色而节密者为羌活。"明代《本草蒙筌》《本草原始》《本草纲目》和清代《本草易读》中有关羌活原植物形态的描述亦与此大致相同。明代《本草乘雅半偈》曰："春生苗，如青麻状。一茎直上，有风不动，无风自摇。六月开花作丛，或黄或紫。生砂石中者，叶微黄。生浓土中者，叶青翠。有两种，一种形大有臼，如鬼眼者，今人呼为独活；一种蚕头鞭节，色黄紫，臭之作蜜蜡香，今人呼为羌活。"由以上植物形态及性状描述来看，传统药用羌活应是伞形科羌活属植物，"今人以紫色而节密者为羌活"的描述与羌活 *Notopterygium incisum* Ting ex H. T. Chang 一致。

5.2 产地沿革

历代本草著作有关羌活道地产区的记载变化不大。从地理分布看，以四川、甘肃、青海最为集中，陕西、山西以及云南等地有零星分布，与当前羌活属植物的实际分布区域基本相符。梁代羌活的产地在今甘肃南部一带，而独活在今四川的西部及北部。但是从唐代开始，羌活、独活的产地却发生了变化，羌活移向了四川，而独活扩大到了甘肃南部。宋代《本草图经》称羌活、独活"今蜀汉出者佳"。明代《本草蒙筌》称羌活"多出川蜀，亦产陇西"，清代《本草乘雅半偈》称独活、羌活"出蜀汉、西羌者良"。民国时期陈仁山《药物出产辨》云："出川者佳……产四川打箭炉，灌县，龙安府，江油县等处为佳。"可见，从唐代开始，四川西部已取代甘肃成为羌活主产地，陇西一带亦产。川羌活产地沿革表见表1。

表1　川羌活产地沿革

年代	出处	产地及评价
南北朝	《名医别录》	生雍州（今青海东南部、甘肃）或陇西南安（今甘肃陇西）
	《本草经集注》	生雍州川谷，或陇西南安……此州郡县并是羌活……出益州（今四川盆地陕西汉中盆地一带，四川、重庆全境和陕西南部，云南西北部）北部、西川（今成都平原以西、以北地区）为独活
唐	《新修本草》	生雍州川谷，或陇西南安……此州郡县并是羌地
	《千金翼方》	药出州土第三……剑南道，茂州（今四川茂县、汶川、理县、北川等地）：羌活
宋	《本草图经》	出雍州川谷或陇西南安，今蜀汉（今四川、陕西一带）出者佳。附图有宁化军（今山西宁武）羌活、文州（今甘肃文县）羌活
	《证类本草》	生雍州川谷，或陇西南安

表1（续）

年代	出处	产地及评价
明	《本草品汇精要》	〔图经曰〕出雍州川谷或陇西、南安及文州、宁化军。〔陶隐居云〕出益州北部及西川。〔道地〕今蜀汉出者佳
	《本草纲目》	独活以羌（今四川西北部、甘肃西南部及青海、西藏）中来者为良，故有羌活、胡王使者诸名，乃一物二种也
	《本草蒙筌》	多生川蜀（今四川、重庆），亦产陇西（今甘肃陇西）
	《本草原始》	亦产雍州川谷及陇西南安、益州北郡。此州县并是羌地（今四川西北部、甘肃西南部及青海、西藏），故此草以羌名……以羌中来者为良，故《本经》名护羌使者
	《本草乘雅半偈》	出蜀汉、西羌者良……在蜀名蜀活，在羌名羌活，随地以名，亦随地有差等
清	《本草崇原》	羌活始出壅州川谷及陇西南安，今以蜀汉、西羌所出者为佳
	《本草易读》	独活、羌活，乃一类二种。中国或蜀汉出者为独活，西羌出者为羌活
	《本经逢原》	羌活生于羌胡雍州，陇西西川皆有之
	《本草从新》	并出蜀汉。又云：自西羌来者，为羌活
	《本草述钩元》	为其生于羌地也。陶隐居言羌活出羌地
	《本草便读》	羌活一云产自西羌胡地

6　道地产区及生境特征

6.1　道地产区

主要分布于四川阿坝、甘孜各县，绵阳平武、北川等县，甘肃甘南迭部，青海果洛久治、班玛等县，玉树各县及周边地区。

6.2　生境特征

羌活适合生长在海拔2600m～3800m、年平均气温10℃以下的地区。四川阿坝、甘孜等地1月平均气温－12℃～0℃，7月平均气温5℃～18℃；无霜期大于90d；年平均降水量400mm～1000mm。亚高山森林土和高山草甸土土壤深厚，微酸性，土质疏松，富含凋落物与腐殖质，有较厚的被层（草木层或者苔藓层）。

7　质量特征

7.1　质量要求

应符合《中华人民共和国药典》一部对羌活的相关质量规定。

7.2　性状特征

川羌活为圆柱状略弯曲的根茎，长4cm～13cm，直径0.6cm～2.5cm，顶端具茎痕。表面棕褐色至黑褐色，外皮脱落处呈黄色。节间缩短，呈紧密隆起的环状，形似蚕，习称“蚕羌”；节间延长，形如竹节状，习称“竹节羌”。节上有多数点状或瘤状突起的根痕及棕色破碎鳞片。体轻，质脆，易折断，断面不平整，有多数裂隙，皮部黄棕色至暗棕色，油润，有棕色油点，木部黄白色，射线明显，髓部黄色至黄棕色。气香，味微苦、辛。

蚕羌呈圆柱形的根茎，全体环节紧密，似蚕状。表面黑褐色，皮部棕黄色，木部和髓呈棕黄色和棕褐色。质硬脆。断面有紧密的分层，呈棕、紫、黄白色相间的纹理。气清香而浓郁，味苦、辛而麻舌。

大头羌呈瘤状突起的根茎或茎根的结合体，不规则团块状，先端有数个茎基残留，尾端多分枝。表面棕褐色。皮部棕褐色，木部黄白色，髓呈黄棕色。质硬，不易折断。断面具棕黄色相间的纹理。气清香，味微苦、辛而麻舌。

竹节羌环节疏生，节间较长似竹节状。表面灰褐色，多纵纹。皮部棕黄色，木部和髓呈黄白色。质松脆，体轻。断面有紧密的分层，呈棕、紫、黄白相间的纹理。香气较淡，味微苦、辛而麻舌。

川羌活与其他产地羌活性状鉴别要点见表2。

表2　川羌活与其他产地羌活性状鉴别要点

比较项目	川羌活	其他产地羌活
药用部位	根茎	根茎和根
形状	全体环节紧密，形似蚕；或节间延长，形如竹节状	少或无蚕羌，多为条羌或大头羌
颜色	表面黑褐色，皮部棕黄色，木部和髓呈棕黄色和棕褐色	表面灰褐色，多纵纹。皮部棕黄色，木部和髓黄白色
质地	体轻，质脆，易折断	质松脆，易折断
断面	断面不平整，有多数裂隙	断面略平坦
气味	气芳香而浓郁，味微苦而辛	气味较淡

参 考 文 献

[1] 尚志钧. 神农本草经校注 [M]. 北京：学苑出版社，2008：53.

[2] 苏颂. 本草图经 [M]. 尚志钧辑校. 合肥：安徽科学技术出版社，1994：99.

[3] 陈嘉谟. 本草蒙筌 [M]. 王淑民，陈湘萍，周超凡点校. 北京：人民卫生出版社，1988：55.

[4] 李时珍. 本草纲目 [M]. 北京：人民卫生出版社，1985：792.

[5] 卢之颐. 本草乘雅半偈 [M]. 张永鹏校注. 北京：中国医药科技出版社，2014：155.

[6] 陈仁山. 药物出产辨 [M]. 广州：广州中医专门学校，1930.

[7] 陶弘景. 本草经集注（辑校本）[M]. 尚志钧，尚元胜辑校. 北京：人民卫生出版社，1994：221.

[8] 苏敬. 新修本草 [M]. 尚志钧辑校. 合肥：安徽科学技术出版社，1962：165.

[9] 孙思邈. 千金翼方 [M]. 朱邦贤等校注. 上海：上海古籍出版社，1999：12.

[10] 唐慎微. 重修政和经史证类备用本草 [M]. 北京：人民卫生出版社，1957：157-158.

[11] 刘文泰. 本草品汇精要（校注研究本）[M]. 曹晖校注. 北京：华夏出版社，2004：109.

[12] 张志聪. 本草崇原 [M]. 北京：中国中医药出版社，2008：89.

[13] 张璐. 本经逢原 [M]. 北京：中医古籍出版社，2011：46.

[14] 吴仪洛. 本草从新 [M]. 北京：人民卫生出版社，1997：15.

[15] 徐国钧，何宏贤，徐珞珊，等. 中国药材学 [M]. 北京：中国医药科技出版社，1996：560.

[16] 张贵君. 现代中药材商品通鉴 [M]. 北京：中国中医药出版社，2001：765.

[17] 金世元. 金世元中药材传统鉴别经验 [M]. 北京：中国中医药出版社，2010：97.

[18] 杨时泰. 本草述钩元 [M]. 上海：科技卫生出版社，1958：135.

[19] 李中立. 本草原始 [M]. 北京：人民卫生出版社，2007：62.

[20] 汪讱庵. 本草易读 [M]. 北京：人民卫生出版社，1987：74.

[21] 张秉成. 本草便读 [M]. 太原：山西科学技术出版社，2015：29.

ICS 11.120.01
C 23

团　体　标　准

T/CACM 1020.29—2019

道地药材　第29部分：川升麻

Daodi herbs—Part 29: Chuanshengma

2019-08-13 发布　　2019-08-13 实施

中华中医药学会　发布

前　言

T/CACM 1020《道地药材》标准分为157个部分：

——第1部分：标准编制通则；

……

——第28部分：川羌活；

——第29部分：川升麻；

——第30部分：川郁金；

……

——第157部分：汉射干。

本部分为T/CACM 1020的第29部分。

本部分按照GB/T 1.1—2009给出的规则起草。

本部分由道地药材国家重点实验室及国家中医药管理局道地药材生态遗传重点研究室提出。

本部分由中华中医药学会归口。

本部分起草单位：甘肃中医药大学、中国中医科学院中药资源中心、北京中研百草检测认证有限公司。

本部分主要起草人：晋玲、黄璐琦、郭兰萍、詹志来、金艳、黄得栋、郭亮。

道地药材　第29部分：川升麻

1　范围

T/CACM 1020的本部分规定了道地药材川升麻的来源及形态、历史沿革、道地产区及生境特征、质量特征。

本部分适用于中华人民共和国境内道地药材川升麻的生产、销售、鉴定及使用。

2　规范性引用文件

下列文件对于本文件的应用是必不可少的。凡是注日期的引用文件，仅注日期的版本适用于本文件。凡是不注日期的引用文件，其最新版本（包括所有的修改单）适用于本文件。

T/CACM 1020.1—2016　道地药材　第1部分：标准编制通则

中华人民共和国药典一部

3　术语和定义

T/CACM 1020.1—2016界定的以及下列术语和定义适用于本文件。

3.1

川升麻　**chuanshengma**

产于以四川阿坝、甘孜为中心及其周边地区的升麻。

4　来源及形态

4.1　来源

本品为毛茛科植物升麻 *Cimicifuga foetida* L. 的干燥根茎。

4.2　形态特征

多年生草本。根茎粗壮，坚实，表面黑色，有许多内陷的圆洞状老茎残迹。茎高1m～2m，基部粗达1.4cm，微具槽，分枝，被短柔毛。叶为二至三回三出羽状复叶；茎下部叶的叶片三角形，宽达30cm；顶生小叶具长柄，菱形，长7cm～10cm，宽4cm～7cm，常浅裂，边缘有锯齿，侧生小叶具短柄或无柄，斜卵形，表面无毛，背面沿脉疏被白色柔毛；叶柄长达15cm。上部的茎生叶较小，具短柄或无柄。花序具分枝3条～20条，长达45cm，下部的分枝长达15cm；轴密被灰色或锈色的腺毛及短毛；苞片钻形，比花梗短；花两性；萼片倒卵状圆形，白色或绿白色，长3mm～4mm；退化雄蕊宽椭圆形，长约3mm，先端微凹或二浅裂，膜质；雄蕊长4mm～7mm，花药黄色或黄白色；心皮2～5，密被灰色毛，无柄或有极短的柄。蓇葖果长圆形，长8mm～14mm，宽2.5mm～5mm，有伏毛，基部渐狭成长2mm～3mm的柄，先端有短喙；种子椭圆形，褐色，长2.5mm～3mm，有横向的膜质鳞翅，四周有鳞翅。花期7月～9月，果期8月～10月。

5 历史沿革

5.1 品种沿革

升麻始载于《神农本草经》，被列为上品，其后历代本草均有记载。对于升麻原植物形态的描述始见于宋代苏颂的《本草图经》，“春生苗，高三尺以来。叶似麻叶，并青色。四月、五月着花似粟，穗白色。六月以后结实，黑色。根紫如蒿根，多须。二月、八月采，日曝干”。并附有四幅升麻图：秦州升麻、滁州升麻、茂州升麻、汉州升麻。其中茂州（今四川茂县）升麻和汉州（今四川成都）升麻与现今毛茛科升麻属 *Cimicifuga* 植物升麻形态最为相似。

明代卢之颐《本草乘雅半偈》曰：“四月著花似粟，穗白色。六月结实黑色。根如蒿，多须，紫黑色。细小极坚，削去皮，青绿色者，谓之鸡骨升麻，功力殊胜也。”

清代《本草易读》记载：“叶似麻叶而青，四五月开花，似粟穗，白色。六七月开实，黑色。根如蒿根，紫黑色，多须。二八月采。”

从上述记载来看，自宋代明确描述升麻的植物形态以来，本草文献中记载的升麻为现今毛茛科升麻属 *Cimicifuga* 植物，再与《本草图经》中的升麻图对比，可以确定四川一带所产升麻即为目前药用的毛茛科升麻属植物升麻 *Cimicifuga foetida* L.。

5.2 产地沿革

升麻产地始载于南北朝时期《名医别录》，该书列升麻为上品，曰：“升麻一名周麻。生益州山谷。二月、八月采根，晒干。”明确记载了升麻产地为益州（今四川境内）。《本草经集注》中记载：“旧出宁州者（今云南曲靖一带）第一，形细而黑，极坚实，顷无复有。今惟出益州（今四川境内），好者细削，皮青绿色，谓之鸡骨升麻。北部间亦有，形又虚大，黄色。建平（今重庆、湖北交界一带）间亦有，形大味薄，不堪用。”周麻、鸡骨升麻均为现今升麻的别名，明确记载升麻产于四川境内。

唐代本草文献记载升麻较少，但在方书中的应用却很广泛。例如，孙思邈所著的《备急千金要方》卷五中记载半夏丸组成中有“川升麻四两”。该方用于治疗大人、小儿咳逆上气。可见，唐代已有川升麻之名，并以其名入药治疗疾病。

宋代《本草图经》曰：“升麻，生益州川谷，今蜀汉、陕西、淮南州郡皆有之，以蜀川者为胜……”官修方书《太平圣惠方》中关于川升麻的记载多达900处，例如卷三十一中升麻丸的组成有“川升麻三分”，卷六十四中五香汤的组成有“川升麻二两”。

元代危亦林所撰的《世医得效方》中记载的加味犀角饮的组成有“川升麻七钱半”。

明代许希周编著的《药性粗评》一书中记载：“（升麻）蜀汉、淮湘山野处处有之，以川蜀如鸡骨者为胜。”陈嘉谟《本草蒙筌》记载：“滁州升麻、汉州升麻，味苦、甘，气平、微寒。气味俱薄，浮而升，阳也，无毒。虽多陕地，惟尚益州（属四川，今改成都府）。入药宜根，逢秋才采。曝干形轻实者第一，削出青绿色者亦佳。择鸡骨相同，去黑皮腐烂。乃足阳明太阴行经之药，凡补脾胃必此引之。”倪朱谟所撰的《本草汇言》记载：“升麻生蜀汉、陕西、淮南州郡，以川蜀者为胜。”

此后文献记载大多是引用了《本草经集注》和《本草图经》。例如，清代的《本草易读》中记载：“升麻，蜀汉、陕西、淮南皆有之，以蜀川出者为胜。”王翃《握灵本草》记载：“升麻，川产者良。”

《中华本草》记载升麻主产于四川、青海，陕西、河南、湖北、云南等地也产，以四川产量最大。

综上分析，千百年来升麻的道地产区一直在四川一带，文献记载以四川一带产的升麻质量最佳，疗效最优。川升麻产地沿革见表1。

表1 川升麻产地沿革

年代	出处	产地及评价
南北朝	《名医别录》	生益州山谷。二月、八月采根，晒干。
宋	《本草图经》	升麻，生益州川谷，今蜀汉、陕西、淮南州郡皆有之，以蜀川者为胜
明	《药性粗评》	（升麻）蜀汉、淮湘山野处处有之，以川蜀如鸡骨者为胜
	《本草蒙筌》	虽多陕地，惟尚益州（属四川，今改成都府）
	《本草汇言》	升麻生蜀汉、陕西、淮南州郡，以川蜀者为胜
清	《本草易读》	升麻，蜀汉、陕西、淮南皆有之，以蜀川出者为胜
	《握灵本草》	升麻，川产者良
现代	《中华本草》	主产于四川、青海，陕西、河南、湖北、云南等地也产，以四川产量最大

6 道地产区及生境特征

6.1 道地产区

产于四川阿坝、甘孜及其周边地区。

6.2 生境特征

升麻原植物均为野生，主要生长在海拔1700m~2300m的山地林缘、林中或路旁草丛中，产区地貌复杂，以山地为主要特色，具有山地、丘陵、平原和高原4种地貌类型，区域表现差异显著，东部冬暖、春旱、夏热、秋雨、多云雾、少日照、生长季长，西部则寒冷、冬长、基本无夏、日照充足、降水集中、干雨季分明；气候垂直变化大，气候类型多，有利于植被生长。

7 质量特征

7.1 质量要求

应符合《中华人民共和国药典》一部对升麻的相关质量规定。

7.2 性状特征

升麻为不规则的长形块状，多分枝，呈结节状，长10cm~20cm，直径2cm~4cm，表面黑褐色或棕褐色，粗糙不平，有坚硬的细须根残留，上面有数个圆形空洞的茎基痕，洞内壁显网状沟纹；下面凹凸不平，具须根痕。体轻，质坚硬，不易折断，断面不平坦，有裂隙，纤维性，黄绿色或淡黄白色。气微，味微苦而涩。

川升麻根茎呈不规则块状，分枝较多，长3cm~13cm，直径0.7cm~3.5cm，表面灰棕色至暗棕色，有多数圆形空洞状的茎基痕，直径0.4cm~1cm，周围及下面须根较多。质坚硬，不易折断，断面不平坦，有裂隙，木部黄白色。

川升麻与其他产地升麻（关升麻、北升麻）鉴别要点见表2。

表2 川升麻与其他产地升麻（关升麻、北升麻）鉴别要点

比较项目	川升麻	其他产地升麻（关升麻、北升麻）
外观	表面暗棕色，极粗糙	表面灰黑色至黄褐色，粗糙
质地	体实	体轻
断面	断面稍具粉性	断面纤维性
根茎横切面	韧皮部束狭尖、偏斜	韧皮部束不狭尖、偏斜
粉末特征	纤维管胞内不含棕色物	纤维管胞内含棕色物

参 考 文 献

[1] 尚志钧. 神农本草经校注 [M]. 北京：学苑出版社，2008：137.

[2] 苏颂. 本草图经 [M]. 尚志钧辑校. 合肥：安徽科学技术出版社，1994：100-101.

[3] 卢之颐. 本草乘雅半偈（校点本）[M]. 冷方南，王齐南校点. 北京：人民卫生出版社，1986：441.

[4] 汪讱庵. 本草易读 [M]. 吕广振，陶振岗，王海亭，等点校. 北京：人民卫生出版社，1987：136.

[5] 陶弘景. 名医别录（辑校本）[M]. 尚志钧辑校. 北京：人民卫生出版社，1986：39-40.

[6] 陶弘景. 本草经集注（辑校本）[M]. 尚志钧，尚元胜辑校. 北京：人民卫生出版社，1994：222.

[7] 王怀隐等. 太平圣惠方（校点本）[M]. 郑金生，汪惟刚，董志珍校点. 北京：人民卫生出版社，2016：506，1059.

[8] 危亦林. 世医得效方 [M]. 田代华，杨金萍，李怀芝，等整理. 上海：上海人民出版社，2006：51.

[9] 许希周. 药性粗评 [M]. 长春：吉林文史出版社，1990：45.

[10] 陈嘉谟. 本草蒙筌 [M]. 王淑民，陈湘萍，周超凡点校. 北京：人民卫生出版社，1988：58.

[11] 倪朱谟. 本草汇言 [M]. 郑金生，甄雪燕，杨梅香点校. 北京：中医古籍出版社，2005：48-50.

[12] 王翃. 握灵本草 [M]. 叶新苗校注. 北京：中国中医药出版社，2012：59.

[13] 国家中医药管理局《中华本草》编委会. 中华本草：第2册 [M]. 上海：上海科学技术出版社，1999：902.

ICS 11.120.01
C 23

团 体 标 准

T/CACM 1020.30—2019

道地药材 第30部分：川郁金

Daodi herbs—Part 30: Chuanyujin

2019-08-13 发布 2019-08-13 实施

中华中医药学会 发布

前　　言

T/CACM 1020《道地药材》标准分为157个部分：

——第1部分：标准编制通则；

……

——第29部分：川升麻；

——第30部分：川郁金；

——第31部分：川大黄；

……

——第157部分：汉射干。

本部分为T/CACM 1020的第30部分。

本部分按照GB/T 1.1—2009给出的规则起草。

本部分由道地药材国家重点实验室及国家中医药管理局道地药材生态遗传重点研究室提出。

本部分由中华中医药学会归口。

本部分起草单位：康美药业股份有限公司、康美（北京）药物研究院有限公司、广东康美药物研究院有限公司、中国中医科学院中药资源中心、北京中研百草检测认证有限公司。

本部分主要起草人：许冬瑾、乐智勇、黄璐琦、郭兰萍、白宗利、都盼盼、詹志来、张小波、杨光、何雅莉、郭亮。

道地药材 第30部分：川郁金

1 范围

T/CACM 1020 的本部分规定了道地药材川郁金的来源及形态、历史沿革、道地产区及生境特征、质量特征。

本部分适用于中华人民共和国境内道地药材川郁金的生产、销售、鉴定及使用。

2 规范性引用文件

下列文件对于本文件的应用是必不可少的。凡是注日期的引用文件，仅注日期的版本适用于本文件。凡是不注日期的引用文件，其最新版本（包括所有的修改单）适用于本文件。

T/CACM 1020. 1—2016 道地药材 第1部分：标准编制通则

中华人民共和国药典一部

3 术语和定义

T/CACM 1020. 1—2016 界定的以及下列术语和定义适用于本文件。

3.1

川郁金 chuanyujin

产于四川成都金马河、羊马河流域的黄丝郁金。

4 来源及形态

4.1 来源

本品为姜科植物姜黄 *Curcuma longa* L. 的干燥块根，习称“黄丝郁金”。

4.2 形态特征

多年生草本，高约1m。根茎粗短，圆柱状，分枝块状，丛聚呈指状或蛹状，芳香，断面鲜黄色；根粗壮，从根茎生出，其末端膨大形成纺锤形的块根。叶基生，2列；叶柄约与叶片等长，下部鞘状；叶片长椭圆形，长25cm～40cm，宽10cm～20cm，先端渐尖，基部渐窄，两面无毛。秋季从营养枝的近旁抽出花葶，穗状花序直立，长10cm～15cm，总梗长约13cm，花序肉质多汁；苞片绿色，上部带淡红色渲染，卵形，长3cm～4cm，斜上升；花淡黄色，与苞片近等长，不外露。蒴果球形，膜质，熟时3瓣裂。

5 历史沿革

5.1 品种沿革

郁金始载于唐代《新修本草》，被列为中品。《新修本草》云：“此药苗似姜黄，花白质红，末秋出茎心，无实。根黄赤，取四畔子根，去皮，火干之。生蜀地及西戎，马药用之。”此后，《本草图经》《本草纲目》等都对此加以引证。《本草图经》并附有“潮州郁金”图，特征与上述基本相符。其药用部位为长陀螺状，有明显的横纹（节），根据药用部位的特征分析，其药用部位应是侧根茎，但该图未画块根。根据植物分类学研究，我国产姜黄属 *Curcuma* 植物，花序在秋天出自“茎心”并具有“黄赤”根（茎）的，仅姜黄 *Curcuma longa* L. 一种。

在我国古代历史上，郁金的原植物除了姜黄 *Curcuma longa* L. 以外，也可能有别的植物。《本草图经》谓郁金：“今广南、江西州郡亦有之，然不及蜀中者佳。四月初生苗似姜黄。”另外，同时期的《本草衍义》有“今人将染妇人衣最鲜亮，然不奈日炙”的记载。据研究，我国仅有姜黄 *Curcuma longa* L. 的根茎含姜黄素，有作染料价值，但其块根含姜黄素在1‰以下，不宜作染料用，故可明确推断此时期的药材郁金用的是姜黄 *Curcuma longa* L. 的根茎。此后《本草纲目》对郁金的生药做了较为详细的描述：“此是用根者，其苗如姜，其根大小如指头，长者寸许，体圆有横纹如蝉腹状，外黄内赤。人以浸水染色，亦微有香气。”此处李时珍指出郁金有“横纹”（节）、可“染色”等特点，说明此是根茎，不是块根，因块根不具备此类特点。

清代对药材郁金的描述有明显的变化。如《本经逢原》对郁金的外形做了详细的记载：“蜀产者体圆尾锐，如蝉腹状，发苗处有小孔，皮黄而带黑，通身粗皱如梧桐子纹，每枚约重半钱，折开质坚色黄，中带紫黑，嗅之微香而不烈者真。”《植物名实图考》云：“其生蜀地者为川郁金，以根如螳螂肚者为真。”明确其药用部位是块根。生药情况的描述与黄丝郁金相符，故郁金原植物当还是姜黄 *Curcuma longa* L.。《本草汇》将郁金和姜黄做了区别，在姜黄项下说：“姜黄多生江广、江西、湖广，亦产蜀川，色比郁金甚黄，形较郁金稍大，两药实不同种。”

从以上记述可以看出，从唐初至明代的本草中所载的郁金都是姜黄 *Curcuma longa* L. 的侧生指状根茎，清代后药用部位变为块根，性状描述与现今黄丝郁金相符。

5.2 产地沿革

从唐代至民国，郁金产于四川、广西、江西等地，《增订伪药条辨》云：“两广、江西咸有之，而以蜀产者为胜。”《药物出产辨》云：“产四川为正地道，好气味，色金黄。”皆推崇四川产郁金，可见川产郁金自古以来占有重要地位。川郁金产地沿革见表1。

表1 川郁金产地沿革

年代	出处	产地及评价
唐	《新修本草》	生蜀地及西戎
宋	《本草图经》	生蜀地及西戎……今广南、江西州郡亦有之，然不及蜀中者佳
明	《本草纲目》	颂曰：今广南、江西州郡亦有之，然不及蜀中者佳
清	《本经逢原》	蜀产者体圆尾锐
	《植物名实图考》	其生蜀地者为川郁金，以根如螳螂肚者为真
民国	《增订伪药条辨》	两广、江西咸有之，而以蜀产者为胜
	《药物出产辨》	产四川为正地道，好气味，色金黄

6 道地产区及生境特征

6.1 道地产区

四川成都金马河、羊马河流域。

6.2 生境特征

主产地位于四川中部、四川盆地西部，北纬30°05′~31°26′，东经102°54′~104°53′。该地区位于川西北高原向四川盆地过渡的交接地带，具有独特的气候资源。年平均气温16℃左右，10℃以上的年平均活动积温为4700℃~5300℃，全年无霜期为278d。年平均降水量为900mm~1300mm，年平均日照时数为1042h~1412h。川郁金种植宜选土层深厚、肥沃、排水良好的砂壤土。

7 质量特征

7.1 质量要求

应符合《中华人民共和国药典》一部对郁金的相关质量规定。

7.2 性状特征

川郁金呈纺锤形，有的一端细长，长2.5cm~4.5cm，直径1cm~1.5cm。表面棕灰色或灰黄色，具细皱纹。断面橙黄色，外周棕黄色至棕红色，角质，略透明。气芳香，味辛辣。

川郁金与其他产地郁金性状鉴别要点见表2。

表2 川郁金与其他产地郁金性状鉴别要点

比较项目	川郁金（黄丝郁金）	绿丝郁金	温郁金	桂郁金
外形	呈纺锤形，有的一端细长，长2.5cm~4.5cm，直径1cm~1.5cm	呈长椭圆形，较粗壮，长1.5cm~3.5cm，直径1cm~1.2cm	呈长圆形或卵圆形，稍扁，有的微弯曲，两端渐尖，长3.5cm~7cm，直径1.2cm~2.5cm	呈长圆锥形或长圆形，长2cm~6.5cm，直径1cm~1.8cm
表面	表面棕灰色或灰黄色，具细皱纹	表面灰黄或灰白色，有细皱纹	表面灰褐色或灰棕色，具不规则的纵皱纹，纵纹隆起处色较浅	表面浅棕黄色，具疏浅纵纹或较粗糙网状皱纹
断面	断面橙黄色，外周棕黄色至棕红色	质坚实，断面角质状，淡黄白色	质坚实，断面灰棕色，角质样；内皮层环明显	质坚实，断面淡白色或黄白色，角质发亮
气味	气芳香，味辛辣	气微，味淡	气微香，味微苦	气微，味微辛、苦

参 考 文 献

[1] 苏敬等. 新修本草（辑校本）[M]. 尚志钧辑校. 合肥：安徽科学技术出版社，1981：244.

[2] 唐慎微. 重修政和经史证类备用本草 [M]. 北京：人民卫生出版社，1957：230.

[3] 李时珍. 本草纲目（校点本）[M]. 北京：人民卫生出版社，2010：882.

[4] 寇宗奭. 本草衍义 [M]. 颜正华，常章富，黄幼群点校. 北京：人民卫生出版社，1990：65.

[5] 吴其濬. 植物名实图考 [M]. 上海：商务印书馆，1957：632.

[6] 张璐. 本经逢原 [M]. 顾漫，杨亦周校注. 北京：中国医药科技出版社，2011：61.

[7] 郑金生. 中华大典 · 医药卫生典 · 药学分典：第5册 [M]. 成都：巴蜀书社，2006：1031.

[8] 曹炳章. 增订伪药条辨 [M]. 刘德荣点校. 福州：福建科学技术出版社，2004：51.

[9] 陈仁山，蒋淼，陈思敏，等. 药物出产辨（三）[J]. 中药与临床. 2010，1（3）：62-64.

ICS 11.120.01
C 23

团　　　体　　　标　　　准

T/CACM 1020.31—2019

道地药材　第31部分：川大黄

Daodi herbs—Part 31: Chuandahuang

2019-08-13 发布　　　　2019-08-13 实施

中华中医药学会　发布

前　言

T/CACM 1020《道地药材》标准分为157个部分：

——第1部分：标准编制通则；

……

——第30部分：川郁金；

——第31部分：川大黄；

——第32部分：川丹参；

……

——第157部分：汉射干。

本部分为T/CACM 1020的第31部分。

本部分按照GB/T 1.1—2009给出的规则起草。

本部分由道地药材国家重点实验室及国家中医药管理局道地药材生态遗传重点研究室提出。

本部分由中华中医药学会归口。

本部分起草单位：四川省中医药科学院、四川省道地药材系统开发工程技术研究中心、北京联合大学、四川农业大学、华润三九医药股份有限公司、中国中医科学院中药资源中心、中药材商品规格等级标准研究技术中心、北京中研百草检测认证有限公司。

本部分主要起草人：杜玖珍、张元、赵军宁、侯凯、詹志来、蒋舜媛、李青苗、王红兰、孙洪兵、朱文涛、周毅、杨萍、黄璐琦、郭兰萍、谭沛、张辉、华桦、吴卫、刘洋、张慧慧、郭亮。

道地药材　第31部分：川大黄

1　范围

T/CACM 1020 的本部分规定了道地药材川大黄的来源及形态、历史沿革、道地产区及生境特征、质量特征。

本部分适用于中华人民共和国境内道地药材川大黄的生产、销售、鉴定及使用。

2　规范性引用文件

下列文件对于本文件的应用是必不可少的。凡是注日期的引用文件，仅注日期的版本适用于本文件。凡是不注日期的引用文件，其最新版本（包括所有的修改单）适用于本文件。

T/CACM 1020.1—2016　道地药材　第1部分：标准编制通则

中华人民共和国药典一部

3　术语和定义

T/CACM 1020.1—2016 界定的以及下列术语和定义适用于本文件。

3.1

川大黄　chuandahuang

产于四川西部高山峡谷、西北高原及盆地边缘山区的野生及栽培掌叶大黄、唐古特大黄或药用大黄。川大黄分为雅黄和南大黄。其中雅黄来源于掌叶大黄和唐古特大黄，主产于四川省甘孜州、阿坝州、凉山州等四川西部高山峡谷、西北高原地区；南大黄来源于药用大黄，主产于四川省北川、青川等盆地边缘山区。

4　来源及形态

4.1　来源

本品为蓼科植物唐古特大黄 *Rheum tanguticum* Maxim. ex Balf.、掌叶大黄 *Rheum palmatum* L. 或药用大黄 *Rheum officinale* Baill. 的干燥根及根茎。

4.2　形态特征

4.2.1　掌叶大黄

高大粗壮草本，高1.5m～2m，茎直立中空。叶片长宽近相等，长达40cm～60cm，有时长稍大于宽，顶端窄渐尖或窄急尖，基部近心形，通常成掌状半5裂，每一大裂片又分为近羽状的窄三角形小裂片，基出脉多为5条，叶上面粗糙到具乳突状毛，下面及边缘密被短毛；叶柄粗壮，圆柱状，与叶片近等长，密被锈乳突状毛；茎生叶向上渐小，柄亦渐短；托叶鞘大，长达15cm，内面光滑，外表粗糙。大型圆锥花序，分枝较聚拢，密被粗糙短毛；花小，通常为紫红色，有时黄白色；花梗长2mm～

2.5mm，关节位于中部以下；花被片6，外轮3片较窄小，内轮3片较大，宽椭圆形到近圆形，长1mm~1.5mm；雄蕊9，不外露；花盘薄，与花丝基部粘连；子房菱状宽卵形，花柱略反曲，柱头头状。果实矩圆状椭圆形到矩圆形，两端均下凹，纵脉靠近翅的边缘。种子宽卵形，棕黑色。花期6月，果期8月。果期果序的分枝直而聚拢。

4.2.2 唐古特大黄

高大草本，高1.5m~2m。茎粗，中空，具细棱线，光滑无毛或在上部的节处具粗糙短毛。茎生叶大型，叶片近圆形或及宽卵形，长30cm~60cm，顶端窄长急尖，基部略呈心形，通常掌状5深裂，最基部一对裂片简单，中间三个裂片多为三回羽状深裂，小裂片窄长披针形，基出脉5条，叶上面具乳突或粗糙，下面具密短毛；叶柄近圆柱状，与叶片近等长，被粗糙短毛；茎生叶较小，叶柄亦较短，裂片多更狭窄；托叶鞘大型，以后多破裂，外面具粗糙短毛。大型圆锥花序，分枝较紧聚，花小，紫红色稀淡红色；花梗丝状，长2mm~3mm，关节位于下部；花被片近椭圆形，内轮较大，长约1.5mm；雄蕊多为9，不外露；花盘薄并与花丝基部连合成极浅盘状；子房宽卵形，花柱较短，平伸，柱头头状。果实矩圆状卵形到矩圆形，顶端圆或平截，基部略心形，纵脉近翅的边缘。种子卵形，黑褐色。花期6月，果期7月~8月。

4.2.3 药用大黄

高大草本，高1.5m~2m。茎粗壮，基部直径2cm~4cm，中空，具细沟棱，被白色短毛，上部及节部较密。基生叶大型，叶片近圆形，稀极宽卵圆形，直径30cm~50cm，或长稍大于宽，顶端近急尖形，基部近心形，掌状浅裂，裂片大齿状三角形，基出脉5条~7条，叶上面光滑无毛，偶在脉上有疏短毛，下面具淡棕色短毛；叶柄粗圆柱状，与叶片等长或稍短，具楞棱线，被短毛；茎生叶向上逐渐变小，上部叶腋具花序分枝；托叶鞘宽大，长可达15cm，初时抱茎，后开裂，内面光滑无毛，外面密被短毛。大型圆锥花序，分枝开展，花4朵~10朵成簇互生，绿色到黄白色；花梗细长，长3mm~3.5mm，关节在中下部；花被片6，内外轮近等大，椭圆形或稍窄椭圆形，边缘稍不整齐；雄蕊9，不外露；花盘薄，瓣状；子房卵形或卵圆形，花柱反曲，柱头圆头状。果实长圆状椭圆形，长8cm~10cm，宽7cm~9cm顶端圆，中央微下凹，基部浅心形，翅宽约3mm，纵脉靠近翅的边缘。种子宽卵形。花期5月~6月，果期8月~9月。

5 历史沿革

5.1 品种沿革

川大黄别名将军、黄良、川军等。始载于《神农本草经》下品，其后历代本草均有收载。

南北朝时期《本草经集注》云："一名黄良。生河西山谷及陇西。二月、八月采根，火干。今采益州北部汶山及西山者，虽非河西、陇西，好者犹作紫地锦色，味甚苦涩，色至浓黑。西川阴干者胜。"益州北部汶山即今四川茂汶羌族自治县以北，西山今昆明。"好者犹作紫地锦色，味甚苦涩，色至浓黑"，提出了优质大黄的质量特征，并推崇西川产川大黄。

唐代《新修本草》记载："幽（今北京南）、并（今太原）以北渐细，气力不如蜀中者。今出宕州（今甘肃宕昌南阳）、凉州（今甘肃宕昌）、西羌、蜀地皆有。"唐代所用大黄，出现了一些非正品大黄，但仍主要以大黄属掌叶组植物为主。

宋代《本草图经》曰："正月内生青叶，似蓖麻，大者如扇；根如芋，大者如碗，长一二尺，旁生细根如牛蒡，小者亦如芋；四月开黄花，亦有青红似荞麦花者；茎青紫色，形如竹。"从这一段形态描述看来，叶似蓖麻，根如芋，开黄花者，大抵是指药用大黄 *Rheum officinale* Baill.，而开青红似荞麦花者，大抵指掌叶大黄 *Rheum palmatum* L. 和唐古特大黄（鸡爪大黄）*Rheum tanguticum* Maxim. ex Regel. 而言。

明代《本草品汇精要》云：“大黄，无毒，植生……今以产四川者良。〔道地〕蜀州、陕西、凉州。”陈嘉谟《本草蒙筌》云：“味苦，气大寒。味极浓。阴中之阴，降也。无毒。形同牛舌，产自蜀川。必得重实锦纹，勿用轻松朽黑。”均推崇川产大黄。

清代《植物名实图考》曰：“今以产四川者良。”

大黄的本草记载在明清时期进入了全盛时期，明清的医家更为推崇川产大黄。明代《本草品汇精要》《本草纲目》及清代《植物名实图考》等所载大黄，皆与当今三种正品相吻合。此三个品种历经中医临床千余年考验一直延续至今，为历版《中华人民共和国药典》所收载。

5.2 产地沿革

从历代本草文献记载来看，古代河西地区及蜀郡北部，即现青海东部及东南部、四川西北部是唐古特大黄的主要分布区；古代陇西及周边地区，即现甘肃东部及东南部、青海与四川西北部交界区域是掌叶大黄的主要分布区；古代蜀川、陕西州郡，即现四川东北部及陕西南部、湖北西北部是药用大黄的主要分布区，形成了大黄不同种质资源的各自主产区。可见四川产的川大黄和甘肃、青海等地产的西大黄是自古以来推崇的两类道地药材。川大黄产地沿革见表1。

表1 川大黄产地沿革

年代	出处	产地及评价
南北朝	《本草经集注》	今采益州北部汶山（今四川茂汶羌族自治县以北）及西山（今昆明）者，虽非河西、陇西，好者犹作紫地锦色，味甚苦涩，色至浓黑。西川阴干者胜
唐	《新修本草》	幽（今北京南）、并（今太原）以北渐细，气力不如蜀中者。今出宕州（今甘肃宕昌南阳）、凉州（今甘肃宕昌）、西羌、蜀地皆有
宋	《本草图经》	生河西山谷及陇西，今蜀川、河东（山西西南部）、陕西州郡皆有之，以蜀川锦文者佳。其次秦陇（秦岭和陇山的并称）来者，谓之土蕃大黄
明	《本草品汇精要》	大黄，无毒，植生……今以产四川者良。〔道地〕蜀州、陕西、凉州
	《本草蒙筌》	形同牛舌，产自蜀川。必得重实锦纹，勿用轻松朽黑
清	《植物名实图考》	今以产四川者良

6 道地产区及生境特征

6.1 道地产区

掌叶大黄主要分布于炉霍、石渠、色达、理塘、康定、新龙等甘孜州各县，阿坝州各县，木里、越西、冕宁等凉山州各县和石棉县等四川西部高山峡谷、西北高原及盆地边缘山区；唐古特大黄主要分布于石渠、德格、色达、巴塘、理塘等甘孜州各县和若尔盖、松潘、马尔康、九寨沟等阿坝州各县川西北高原区；药用大黄主要分布于北川、青川、平武、万源、雅安、宣汉等盆地边缘山区。

6.2 生境特征

性喜冷凉，耐寒，忌高温。冬季最低气温在 -10℃ 以下，夏季气温不超过 30℃，无霜期 150d ~ 180d。掌叶大黄宜生长在海拔 1500m ~ 4400m 的山坡或山谷湿地，唐古特大黄宜生长在海拔 1600m ~ 4000m 的高山沟谷中，药用大黄宜生长在海拔 1200m ~ 4000m 的山沟或林下。年平均日照时数 1000h

以上，其中年生育期日照时数大于400h，以阴坡或有其他遮荫为宜。喜水忌涝，适宜年平均降雨量500mm～1000mm。喜肥，适宜于土层深厚、富含腐殖质、排水良好的壤土或砂壤土。多栽培于山地半阴坡林缘，地势以干燥、排灌良好的平地或缓坡为宜。

7 质量特征

7.1 质量要求

应符合《中华人民共和国药典》一部对大黄的相关质量规定。

7.2 性状特征

川大黄多呈类圆柱形、圆锥形或不规则块状，长3cm～17cm，直径3cm～10cm。除尽外皮者表面黄棕色至红棕色，可见类白色网状纹理及星点（异型维管束）散在，残留的外皮棕褐色至黑棕色，多具皮孔及粗皱纹。质坚实，有的中心稍松软，断面淡红棕色或黄棕色，环状锦纹明显，显颗粒性；根茎髓部宽广，有星点环列或散在；根木部发达，具放射状纹理，形成层环明显，无星点。气清香，味苦而微涩，嚼之粘牙，有沙粒感。

雅黄多呈类圆柱形，靠茎上端可见除去茎叶后留下的凸出环纹，下端常连有1个～2个短段粗根。多纵切成2瓣，呈一面稍平坦、一面隆起的厚片状。外表面具凹凸不平的纵沟，突起部分呈橙黄色，可见暗棕色与类白色的纵向纹理，具分布较密的星点，呈突起小点状环列；凹入部分为暗棕色栓皮或死皮层。纵剖面稍平坦，周边微隆起，靠茎端部分可见众多星点，排列成梯状，黄棕色。亦有较多横切的圆形厚片，圆柱形表面多具纵沟，两端切面中凹而呈平凸状。切面上可见星点存在。质坚实。气清香而特殊。

南大黄多呈类圆形横切片，也有类长方形的纵切片。未去栓皮。表面暗棕色至黑棕色，凹凸不平，多有横纹。圆形片的切面上可见髓部宽广而下凹，常见星点，突起排列成环。折断面棕黄色或带灰白色。断面在365nm和254nm波长下均显棕红色荧光。质地较轻。气极微。

川大黄不同规格性状鉴别要点见表2。

表2 川大黄不同规格性状鉴别要点

比较项目	雅黄	南大黄
外观形状	呈类圆柱形、圆锥形或不规则块状	呈类圆柱形、圆锥形或不规则块状
颜色	除尽外皮者表面黄棕色至红棕色，断面淡红棕色或黄棕色	表面暗棕色至黑棕色，折断面棕黄色或带灰白色
质地	质坚实	质地较轻
断面	髓部宽广，有星点环列或散在，环状锦纹明显，显颗粒性	髓部宽广而下凹，常见星点，凸起排列成环
气味	气清香，味苦而微涩	气极微

参 考 文 献

［1］尚志钧. 神农本草经校注［M］. 北京：学苑出版社，2008：189.

［2］陶弘景. 本草经集注（辑校本）［M］. 尚志钧，尚元胜辑校. 北京：人民卫生出版社，1994：322.

［3］苏敬. 新修本草［M］. 胡方林整理. 太原：山西科学技术出版社，2010：247.

［4］苏颂. 本草图经［M］. 尚志钧辑校. 北京：学苑出版社，2008：244.

［5］刘文泰. 本草品汇精要［M］. 上海：上海古籍出版社，1996：377.

［6］陈嘉谟. 本草蒙筌［M］. 王淑民，陈湘萍，周超凡点校. 北京：人民卫生出版社，1988：159-160.

［7］吴其濬. 植物名实图考［M］. 上海：中华书局，1963：781.

ICS 11.120.01
C 23

团体标准

T/CACM 1020.32—2019

道地药材　第32部分：川丹参

Daodi herbs—Part 32: Chuandanshen

2019-08-13 发布　　2019-08-13 实施

中华中医药学会　发布

前　言

T/CACM 1020《道地药材》标准分为157个部分：

——第1部分：标准编制通则；

……

——第31部分：川大黄；

——第32部分：川丹参；

——第33部分：川丹皮；

……

——第157部分：汉射干。

本部分为T/CACM 1020的第32部分。

本部分按照GB/T 1.1—2009给出的规则起草。

本部分由道地药材国家重点实验室及国家中医药管理局道地药材生态遗传重点研究室提出。

本部分由中华中医药学会归口。

本部分起草单位：中国中医科学院中药资源中心、四川省中医药科学院、四川省道地药材系统开发工程技术研究中心、北京联合大学、华润三九医药股份有限公司、北京中研百草检测认证有限公司。

本部分主要起草人：詹志来、方文韬、邓爱平、李青苗、黄璐琦、郭兰萍、张元、何雅莉、谭沛、张辉、郭亮。

道地药材　第32部分：川丹参

1　范围

T/CACM 1020 的本部分规定了道地药材川丹参的来源及形态、历史沿革、道地产区及生境特征、质量特征。

本部分适用于中华人民共和国境内道地药材川丹参的生产、销售、鉴定及使用。

2　规范性引用文件

下列文件对于本文件的应用是必不可少的。凡是注日期的引用文件，仅注日期的版本适用于本文件。凡是不注日期的引用文件，其最新版本（包括所有的修改单）适用于本文件。

T/CACM 1020. 1—2016　道地药材　第1部分：标准编制通则

中华人民共和国药典一部

3　术语和定义

T/CACM 1020. 1—2016 界定的以及下列术语和定义适用于本文件。

3. 1

川丹参　chuandanshen

产于四川中江及其周边地区的丹参。

4　来源及形态

4. 1　来源

本品为唇形科植物丹参 *Salvia miltiorrhiza* Bge. 的干燥根和根茎。

4. 2　形态特征

多年生直立草本；根肥厚，肉质，外面朱红色，内面白色，长 5cm ~ 15cm，直径 4mm ~ 14mm，疏生支根。茎直立，高 40cm ~ 80cm，四棱形，具槽，密被长柔毛，多分枝。叶常为奇数羽状复叶，叶柄长 1. 3cm ~ 7. 5cm，密被向下长柔毛，小叶 3 ~ 5（~ 7），长 1. 5cm ~ 8cm，宽 1cm ~ 4cm，卵圆形或椭圆状卵圆形或宽披针形，先端锐尖或渐尖，基部圆形或偏斜，边缘具圆齿，草质，两面被疏柔毛，下面较密，小叶柄长 2mm ~ 14mm，与叶轴密被长柔毛。轮伞花序 6 花或多花，下部者疏离，上部者密集，组成长 4. 5cm ~ 17cm 具长梗的顶生或腋生总状花序；苞片披针形，先端渐尖，基部楔形，全缘，上面无毛，下面略被疏柔毛，比花梗长或短；花梗长 3mm ~ 4mm，花序轴密被长柔毛或具腺长柔毛。花萼钟形，带紫色，长约 1. 1cm，花后稍增大，外面被疏长柔毛及具腺长柔毛，具缘毛，内面中部密被白色长硬毛，具 11 脉，二唇形，上唇全缘，三角形，长约 4mm，宽约 8mm，先端具 3 个小尖头，侧脉外缘具狭翅，下唇与上唇近等长，深裂成2齿，齿三角形，先端渐尖。花冠紫蓝色，长2cm～2.7cm，外被具腺短柔毛，尤以上唇为密，内面离冠筒基部2mm～3mm有斜生不完全小疏柔毛毛环，冠筒外伸，比冠檐短，基部宽2mm，向上渐宽，至喉部宽达8mm，冠檐二唇形，上唇长1mm～15mm，镰刀状，向上竖立，先端微缺，下唇短于上唇，3裂，中裂片长5mm，宽达10mm，先端2裂，裂片先端具不整齐的尖齿，侧裂片短，先端圆形，宽约3mm。能育雄蕊2，伸至上唇片，花丝长3.5mm～4mm，药隔长17mm～20mm，中部关节处略被小疏柔毛，上臂十分伸长，长14mm～17mm，下臂短而增粗，药室不育，先端联合。退化雄蕊线形，长约4mm，花柱远外伸，长达40mm，先端不相等2裂，后裂片极短，前裂片线形。花盘前方稍膨大。小坚果黑色，椭圆形，长约3.2cm，直径1.5mm。花期4月～8月，花后见果。

5 历史沿革

5.1 品种沿革

丹参始载于《神农本草经》，被列为上品，书中云："味苦微寒。主心腹邪气，肠鸣幽幽如走水，寒热积聚，破癥除瘕，止烦满，益气。一名郄蝉草。生山谷。"

有关丹参的产地记载始于《名医别录》，该书记载："生桐柏山（今河南南阳桐柏境内）及太山（今山东泰安一带），五月采根。"说明当时丹参主产于今山东、河南一带。

南北朝《本草经集注》对"桐柏山"有更为详细的解释，云："此桐柏山（今河南南阳桐柏境内），是淮水源所出之山，在义阳（今河南南部、湖北北部），非江东临海（今浙江临海）之桐柏也。今近道处处有之，茎方有毛，紫花，时人呼为逐马。"指出前人所说的桐柏山为今河南南阳之桐柏，而非江东临海之桐柏，其所描述的"茎方有毛，紫花"的特点与唇形科丹参 *Salvia miltiorrhiza* Bge. 一致。

五代后蜀《蜀本草》云："叶似紫苏，有细毛，花紫，亦似苏花，根赤，大者如指，长尺余，一苗数根。今所在皆有，九月、十月采根。"本书在《本草经集注》的基础上，进一步对丹参的形态特征进行了补充。

宋代《本草图经》云："生桐柏山川谷（今河南南阳桐柏境内）及泰山（今山东泰安一带），今陕西（今陕西大部分地区）、河东州郡（今山西绝大部分地区）及随州（今湖北随州、枣阳、大洪山，河南桐柏一带）亦有之。二月生苗，高一尺许。茎秆方棱，青色。叶生相对，如薄荷而有毛。三月开花，红紫色似苏花。根赤大如指，长亦尺余，一苗数根。五月采，曝干。"依此描述结合所附药图来看，与今唇形科丹参 *Salvia miltiorrhiza* Bge. 基本一致。

明代刘文泰《本草品汇精要》云："【地】〔图经曰〕出桐柏山川谷（今河南南阳桐柏境内）及泰山（今山东泰安一带），陕西（今陕西大部分地区）、河东州郡（今山西绝大部分地区）亦有之。〔道地〕随州（今湖北随州、枣阳、大洪山，河南桐柏一带）。"首次指出丹参的道地产区为随州。然根据其所附的图，叶片对生、穗状花序的特点来看，却不似今所用之正品。因此，随州未被后世推崇为丹参的道地产区，直到今天，随州一带也未作为丹参的主流产区。

其后历代本草文献对丹参均有记载。根据各文献所描述的植物形态、产地及所附图，结合当前丹参属植物的分布情况，认为历代本草文献中所记载的丹参药材主流应为丹参 *Salvia miltiorrhiza* Bge.，这点古今基本一致，个别地区尚有区域性使用同属近缘品种的情况。

5.2 产地沿革

丹参的产地自南北朝时期《名医别录》所记载的"桐柏山（今河南南阳桐柏境内）及太山（今山东泰安一带）"以来，后世诸多本草文献基本延续此说，说明河南、山东等地一直是丹参的主产区。

然而自清代以来，四川是最早人工栽培丹参的地区，因其栽培的丹参条直均匀、粗壮，逐步成为业界推崇的道地产区，如1930年修编的《中江县志》（民国版）卷之二物产专章记载："丹参一物，用途甚隘，而吾邑种之已数十年，尤莫盛于民国之初，殆岁及三四十万斤，销路专恃重庆番舶，运出海外。"《药物出产辨》云："丹参产四川龙安府（今四川北部）为佳，名川丹参。有产安徽、江苏，质味不如。"龙安府，即平武（今四川平武）、江油（今四川江油）、石泉（今四川北川羌族自治县）、彰明（今四川江油彰明涪江西）4县。可见自清代以来四川便开始人工栽培丹参，丹参种植历史悠久。从《增订伪药条辨》所描述的"头大无芦"来看，极似根段繁殖的丹参。川丹参在民国时期受到推崇，至今不少老药工仍然认为川丹参品质较好。《药材资料汇编》记载："川丹参多是家种，主产四川中江、平武……川野丹参，产四川中江等地。"如今因丹参的用量大幅度增加，野生丹参的数量难以满足实际所需，所用药材逐渐以栽培丹参为主。目前，丹参的主产区主要为山东、山西、四川、陕西、河南、河北、安徽等地。鉴于历代文献所述丹参的产区较多，范围较广，加之川丹参历史较为悠久，且被广大医家所认可，因此，本标准将丹参的道地药材定为川丹参。

从古至今丹参的产地不断扩大，先有河南、山东，后又增加了湖北、陕西、四川、安徽、山西等地，这与其使用量大、野生资源分布较广有关。关于丹参道地产区的记载不断变化，明代推崇湖北随州，清末以来推崇丹参最早的人工栽培区域——四川。目前，川丹参主要集中栽培于四川盆地的中江等川中丘陵地带，西南地区人们习惯将其称为"中江丹参"。川丹参产地沿革见表1。

表1　川丹参产地沿革

年代	出处	产地及评价
魏晋	《吴普本草》	生桐柏（今河南南阳桐柏境内），或生太山（今山东泰安一带）山陵阴
南北朝	《名医别录》	生桐柏山（今河南南阳桐柏境内）及太山（今山东泰安一带）
	《本草经集注》	此桐柏山（今河南南阳桐柏境内），是淮水源所出之山，在义阳（今河南南部、湖北北部），非江东临海（今浙江临海）之桐柏也
宋	《本草图经》	生桐柏山川谷（今河南南阳桐柏境内）及泰山（今山东泰安一带），今陕西（今陕西大部分地区）、河东州郡（今山西绝大部分地区）及随州（今湖北随州、枣阳、大洪山，河南桐柏一带）亦有之
明	《本草品汇精要》	〔道地〕随州（今湖北随州、枣阳、大洪山，河南桐柏一带）
	《本草原始》	始生桐柏山谷（今河南南阳桐柏境内）及泰山（今山东泰安一带），今陕西（今陕西大部分地区）、河东州郡（今山西绝大部分地区）及随州（今湖北随州、枣阳、大洪山，河南桐柏一带）皆有之
清	《本草崇原》	丹参出桐柏川谷（今河南南阳桐柏境内）及泰山（今山东泰安一带），今近道处处有之
民国	《增订伪药条辨》	古出桐柏川谷（今河南南阳桐柏境内），今近道处处有之……丹参产安徽古城（今安徽皖东等地）者，皮色红，肉紫有纹。质燥体松，头大无芦为最佳。滁州、全椒县产，形状同前，亦佳……产四川者，头小枝粗，肉糯有白心
	《药物出产辨》	丹参产四川龙安府（今四川北部）为佳，名川丹参。有产安徽、江苏，质味不如
现代	《药材资料汇编》	川丹参，多是家种，主产四川中江、平武……川野丹参，产四川中江等地

6 道地产区及生境特征

6.1 道地产区

四川中江及其周边地区。

6.2 生境特征

中江地处北纬30°31′~31°17′，东经104°26′~105°15′，位于四川盆地西北部、川中丘陵地带。中江境内地势西北高，东南低，绝大部分是丘陵，海拔500m~600m。中江属亚热带湿润季风气候，具有气候温和、四季分明等特点，降雨较丰沛而季节分配不均，大陆性季风气候显著。气温自西向东随地势的升高而逐渐降低，年平均气温16.7℃，年平均降水量883mm，无霜期286d。

川丹参主要栽培于海拔1000m以下的丘陵低山生态区。适宜种植地应保证年平均日照时数>1300h，年平均气温>14℃，有效积温>5000℃，无霜期230d，年平均降水量>1000mm，气候湿润，相对湿度80%左右。种植地土壤应由白垩系下统钙质紫色砂岩、粉砂岩、页岩风化形成的紫色土及水稻土组成，质地主要为砂质中壤土，其黏、砂比例适中，既能通气透水，又能保水保肥，水、气协调，且耕性良好，有利于丹参药材根部的生长发育。

7 质量特征

7.1 质量要求

应符合《中华人民共和国药典》一部对丹参的相关质量规定。

7.2 性状特征

丹参根茎短粗，先端有时残留茎基。根数条，长圆柱形，略弯曲，有的分枝并具须状细根，长1cm~20cm，直径0.3cm~1cm。表面棕红色或暗棕红色，粗糙，具纵皱纹。老根外皮疏松，多显紫棕色，常呈鳞片状剥落。质硬而脆，断面疏松，有裂隙或略平整而致密，皮部棕红色，木部灰黄色或紫褐色，导管束黄白色，呈放射状排列。气微，味微苦涩。栽培品较粗壮，直径0.5cm~1.5cm。表面红棕色，具纵皱纹，外皮紧贴不易剥落。质坚实，断面较平整，略呈角质样。

川丹参根较粗壮肥实，先端有残留的茎基；根数条，长圆柱形，略弯曲，粗糙，外表紫红色或红棕色，具纵皱纹，外皮紧贴不易剥落，无脱落现象；有的分枝具须状细根；质地坚实，不易折断，断面较平整致密，木心细，略呈角质样；气微，味微苦涩。

川丹参与其他产地丹参性状鉴别要点见表2。

表2 川丹参与其他产地丹参性状鉴别要点

比较项目	川丹参	其他产地丹参
外形	根条较粗壮、均匀，可见芦头	根条相对较细，因各地生境不同，表皮颜色存在差异
断面	断面灰黑色或黄棕色，所含淀粉、多糖等成分较多，断面呈肉质	断面相对疏松，稍具纤维性
质地	质地坚实，粗壮肥实	质硬而脆

参 考 文 献

[1] 国家药典委员会. 中华人民共和国药典一部 [S]. 北京：中国医药科技出版社，2015：76－77.

[2] 中国科学院中国植物志编辑委员会. 中国植物志：第六十六卷 [M]. 北京：科学出版社，1977：145.

[3] 佚名. 神农本草经 [M]. 森立之辑. 北京：北京科学技术出版社，2016：41.

[4] 陶弘景. 名医别录（辑校本）[M]. 尚志钧辑校. 北京：中国中医药出版社，2013：103.

[5] 陶弘景. 本草经集注（辑校本）[M]. 尚志钧，尚元胜辑校. 北京：人民卫生出版社，1994：275.

[6] 尚志钧. 嘉祐本草（辑复本）[M]. 北京：中医古籍出版社，2009：163.

[7] 苏颂. 本草图经 [M]. 胡乃长，王致谱辑注. 福州：福建科学技术出版社，1988：121.

[8] 刘文泰. 本草品汇精要 [M]. 陆拯，黄辉，方红，等校注. 北京：中国中医药出版社，2013：182.

[9] 中江县人民政府地方志办公室. 中江县志 [M]. 德阳：中江县教育印刷厂，1930：59.

[10] 陈仁山，蒋淼，陈思敏，等. 药物出产辨（二）[J]. 中药与临床，2010，1（2）：60.

[11] 中国药学会上海分会，上海市药材公司. 药材资料汇编：上集 [M]. 上海：科技卫生出版社，1959：281.

[12] 吴普. 吴氏本草经 [M]. 尚志钧辑校. 北京：中医古籍出版社，2005：40.

[13] 李中立. 本草原始 [M]. 郑金生，王惟刚，杨梅香整理. 北京：人民卫生出版社，2007：49.

[14] 张志聪. 本草崇原 [M]. 张淼，伍悦点校. 北京：学苑出版社，2011：103.

[15] 四川农业大学，四川益利源科技有限公司. 一种川丹参新品种的高值化栽培方法：中国，CN201510952657.2 [P]. 2016－03－02.

ICS 11.120.01
C 23

团体标准

T/CACM 1020.33—2019

道地药材　第33部分：川丹皮

Daodi herbs—Part 33: Chuandanpi

2019-08-13 发布　　2019-08-13 实施

中华中医药学会　发布

前　言

T/CACM 1020《道地药材》标准分为157个部分：

——第1部分：标准编制通则；

……

——第32部分：川丹参；

——第33部分：川丹皮；

——第34部分：川独活；

……

——第157部分：汉射干。

本部分为T/CACM 1020的第33部分。

本部分按照GB/T 1.1—2009给出的规则起草。

本部分由道地药材国家重点实验室及国家中医药管理局道地药材生态遗传重点研究室提出。

本部分由中华中医药学会归口。

本部分起草单位：中国中医科学院中药资源中心、安徽中医药大学、北京中研百草检测认证有限公司。

本部分主要起草人：詹志来、邓爱平、方文韬、方成武、彭华胜、黄璐琦、郭兰萍、何雅莉、郭亮。

道地药材　第33部分：川丹皮

1　范围

T/CACM 1020的本部分规定了道地药材川丹皮的来源及形态、历史沿革、道地产区及生境特征、质量特征。

本部分适用于中华人民共和国境内道地药材川丹皮的生产、销售、鉴定及使用。

2　规范性引用文件

下列文件对于本文件的应用是必不可少的。凡是注日期的引用文件，仅注日期的版本适用于本文件。凡是不注日期的引用文件，其最新版本（包括所有的修改单）适用于本文件。

T/CACM 1020.1—2016　道地药材　第1部分：标准编制通则

中华人民共和国药典一部

3　术语和定义

T/CACM 1020.1—2016界定的以及下列术语和定义适用于本文件。

3.1

川丹皮　chuandanpi

产于重庆垫江及周边地区的栽培牡丹皮。

4　来源及形态

4.1　来源

本品为毛茛科植物牡丹 *Paeonia suffruticosa* Andr. 的干燥根皮。

4.2　形态特征

落叶灌木。茎高达2m；分枝短而粗。叶通常为二回三出复叶，偶尔近枝顶的叶为3小叶；顶生小叶宽卵形，长7cm~8cm，宽5.5cm~7cm，3裂至中部，裂片不裂或2~3浅裂，表面绿色，无毛，背面淡绿色，有时具白粉，沿叶脉疏生短柔毛或近无毛，小叶柄长1.2cm~3cm；侧生小叶狭卵形或长圆状卵形，长4.5cm~6.5cm，宽2.5cm~4cm，不等2裂至3浅裂或不裂，近无柄；叶柄长5cm~11cm，叶柄和叶轴均无毛。花单生枝顶，直径10cm~17cm；花梗长4cm~6cm；苞片5，长椭圆形，大小不等；萼片5，绿色，宽卵形，大小不等；花重瓣，红色，倒卵形，长5cm~8cm，宽4.2cm~6cm，先端呈不规则的波状；雄蕊长1cm~1.7cm，花丝紫红色、粉红色，上部白色，长约1.3cm，花药长圆形，长4mm；花盘革质，杯状，紫红色，先端有数个锐齿或裂片，完全包住心皮，在心皮成熟时开裂；心皮5，稀更多，密生柔毛。蓇葖果长圆形，密生黄褐色硬毛。花期5月；果期6月~8月。

5 历史沿革

5.1 品种沿革

牡丹皮始载于《神农本草经》，被列为中品，书中云："味辛、寒。主寒热，中风瘛瘲，痉、惊痫邪气，除癥坚，瘀血留舍肠胃，安五脏，疗痈疮，一名鹿韭，一名鼠姑。生山谷。"《名医别录》云："生巴郡（今四川、重庆）及汉中（今陕西南部）。"这是关于牡丹皮产地的最早记载。唐代《新修本草》首次记载了牡丹皮的植物形态及药材性状，云："牡丹，生汉中。剑南所出者苗似羊桃，夏生白花，秋实圆绿，冬实赤色，凌冬不凋。根似芍药，肉白皮丹。土人谓之牡丹，亦名百两金，京下谓之吴牡丹者，是真也。今俗用者异于此，别有臊气也。"从"根似芍药，肉白皮丹""别有臊气"等描述来看，当为芍药属牡丹组植物无疑。亦有学者将"吴牡丹"考证为紫金牛科植物朱砂根 *Ardisia crenata* Sims。此外，唐代《四声本草》也提及川产丹皮质量较佳，云："今出合州（秦时蜀地，今重庆合川及附近县区）者佳。白者补，赤者利。出和州（今安徽和县、马鞍山及附近县市）、宣州（今安徽宣城及其附近县市）者并良。"其后历代本草文献多有沿用，如五代时期《日华子本草》云："巴（巴州、渝州秦时俱属巴郡，位于今四川、重庆境内）、蜀（蜀州唐时属剑南道，位于今重庆及附近县市）、渝（今重庆境内）、合州（今重庆垫江一带）者上，海盐者次之。"以上文献所记载的优质牡丹皮的产区主要为今重庆一带。可见在唐代及唐代以前，以重庆为中心的西南地区所产牡丹较为知名，这与芍药属牡丹组植物的分布是吻合的，即我国芍药属植物主要分布在西南、西北地区，少数种类在东北、华北及长江两岸各省也有分布。在唐代以前，牡丹的栽培尚未形成规模，药用牡丹主要来源于野生，而能够在重庆自然生长的牡丹主要为牡丹 *Paeonia suffruticosa* Andr.，以及同属近缘滇牡丹 *Paeonia delavayi* 和四川牡丹 *Paeonia decomposita* 等。宋代《本草图经》对牡丹的植物形态进行了详细的描述，并附有一幅"滁州牡丹"图。图中牡丹花大顶生，花为单瓣，与今牡丹组植物野生品完全一致。此后历代本草文献多有附图，亦与此接近。此外，历代本草文献均认为牡丹药用应以野生单瓣者为佳，如李时珍所著《本草纲目》记载："牡丹惟取红白单瓣者入药。其千叶异品，皆人巧所致，气味不纯，不可用。"

自唐代以来，牡丹不断被栽培驯化，其种质较为复杂，不同分类学家得出不同的结论，多数认为牡丹 *Paeonia suffruticosa* Andr. 为牡丹组多种植物的杂交复合体，没有稳定的性状特征，其中的花单瓣者也为正品丹皮的来源之一。鉴于芍药属植物分类的复杂性，植物分类学界屡有调整。本标准遵循2015年版《中华人民共和国药典》的规定，将川产牡丹皮基原定为牡丹 *Paeonia suffruticosa* Andr.。据有关学者的研究证实，目前重庆垫江药用牡丹的原植物确为牡丹 *Paeonia suffruticosa* Andr. 单瓣类型。

5.2 产地沿革

关于重庆是牡丹皮道地产区的记载最早见于《名医别录》，书中记载牡丹皮"生巴郡及汉中"。唐代《四声本草》明确提出："今出合州者佳。"五代《日华子本草》也认为"巴、蜀、渝、合州者上"。明代《药性粗评》云："牡丹皮，牡丹花根皮也……生江南川谷，以巴蜀、汉中者为胜。近世出和、滁等州者亦良。"川丹皮之名最早出现于明代张景岳所著《景岳全书》之"服蛮煎"方剂中，书中云："此方性味极轻极清，善入心肝二脏，行滞气，开郁结，通神明，养正除邪，大有奇妙。生地、麦门冬、芍药、石菖蒲、石斛、川丹皮（极香者）、茯神（各二钱）、陈皮（一钱）、木通知母（各一钱半）。"可见在明代，川丹皮已被临床医家所采用，并被认为气香浓郁。清末医家邵杏泉《邵氏方案》的多个处方中用到川丹皮。

重庆垫江为较早栽培药用丹皮的地区，且已成规模。据民国《垫江乡土志》记载："本境货丹皮远销重庆、达县等地，年值银数百两。"民国7年（1918）县外商人在太平场（今垫江太平）设点收购粉丹、丹皮。《垫江县志》记载：民国15年粉丹5kg可换黄谷1石（162kg）。说明垫江种植牡丹的历史悠久，且种植目的是生产丹皮供药用，牡丹文化在垫江特别是明月山一带早已深入人心。

综上所述，历代本草文献对川丹皮均较为推崇，认为重庆垫江地区所产丹皮品质较高，且栽培和加工历史悠久，为垫江地区道地物产，西南地区习称垫江丹皮。鉴于川丹皮的名称早在明代已被医家所用，因此本标准采纳川丹皮称谓。川丹皮产地沿革见表1。

表1 川丹皮产地沿革

年代	出处	产地及评价
南北朝	《名医别录》	生巴郡（今四川、重庆长江与嘉陵江以北地区）及汉中（今陕西南部）
唐	《四声本草》	今出合州者佳。白者补，赤者利。出和州、宣州者并良
五代	《日华子本草》	巴、蜀、渝、合州者上，海盐（今浙江海盐）者次之
宋	《本草图经》	牡丹，生巴郡山谷及汉中，今丹、延、青、越、滁、和州山中皆有之
明	《药性粗评》	生江南川谷，以巴蜀、汉中者为胜。近世出和、滁等州者亦良
民国	《垫江乡土志》	本境货丹皮远销重庆、达县等地，年值银数百两
现代	《垫江县志》	民国15年粉丹5kg可换黄谷1石（162kg）

6 道地产区及生境特征

6.1 道地产区

重庆垫江及周边地区。

6.2 生境特征

垫江位于长江上游地区、重庆东北部，处于北纬29°38′～30°31′，东经107°13′～107°40′。地貌以丘陵为主，最高海拔1183m，最低海拔320m，地势北高南低。垫江属亚热带湿润季风气候，气候温和，雨量充沛，四季分明，春早冷暖多变，夏热常有干旱发生，秋凉多连绵阴雨，冬冷无严寒。年平均气温17.0℃，无霜期289d。

7 质量特征

7.1 质量要求

应符合《中华人民共和国药典》一部对牡丹皮的相关质量规定。

7.2 性状特征

连丹皮呈筒状或半筒状，有纵剖开的裂缝，略向内卷曲或张开，长5cm～20cm，直径0.5cm～1.2cm，厚0.1cm～0.4cm。外表面灰褐色或黄褐色，有多数横长皮孔样突起和细根痕，栓皮脱落处粉红色；内表面淡灰黄色或浅棕色，有明显的细纵纹，常见发亮的结晶。质硬而脆，易折断，断面较平坦，淡粉红色，粉性。气芳香，味微苦而涩。

刮丹皮外表面有刮刀削痕，外表面红棕色或淡灰黄色，有时可见灰褐色斑点状残存外皮。

川丹皮与亳丹皮和凤丹皮相比，皮薄，质脆，易折断，仅靠性状较难准确区分。

参 考 文 献

[1] 唐慎微．重修政和经史证类备用本草［M］．陆拯，郑苏，傅睿校注．北京：中国中医药出版社，2013：593－595.

[2] 刘晓龙，汪荣斌，刘学医，等．安徽凤丹的品种考证［J］．中药材，2009，32（8）：1316－1318.

[3] 中国科学院中国植物志编辑委员会．中国植物志：第二十七卷［M］．北京：科学出版社，1979：145.

[4] 李时珍．本草纲目［M］．北京：人民卫生出版社，1975：853.

[5] 彭华胜，王德群，彭代银，等．药用牡丹基原的考证和调查［J］．中国中药杂志，2017，42（9）：1632－1636.

[6] 郑金生．中华大典·医药卫生典·药学分典：第4册［M］．成都：巴蜀书社，2012：909－927.

[7] 范俊安，张艳，夏永鹏，等．重庆垫江牡丹皮生产历史与生产现状分析［J］．中药材，2006，29（4）：401－403.

[8] 四川省垫江县志编纂委员会．垫江县志［M］．成都：四川人民出版社，1993：490.

ICS 11.120.01
C 23

团 体 标 准

T/CACM 1020.34—2019

道地药材 第34部分：川独活

Daodi herbs—Part 34：Chuanduhuo

2019-08-13 发布 2019-08-13 实施

中华中医药学会 发布

前　言

T/CACM 1020《道地药材》标准分为157个部分：

——第1部分：标准编制通则；

……

——第33部分：川丹皮；

——第34部分：川独活；

——第35部分：川杜仲；

……

——第157部分：汉射干。

本部分为T/CACM 1020的第34部分。

本部分按照GB/T 1.1—2009给出的规则起草。

本部分由道地药材国家重点实验室及国家中医药管理局道地药材生态遗传重点研究室提出。

本部分由中华中医药学会归口。

本部分起草单位：重庆市中药研究院、中国中医科学院中药资源中心、北京中研百草检测认证有限公司、重庆锦雲医药研究院有限公司。

本部分主要起草人：舒抒、银福军、王昌华、赵纪峰、黄璐琦、郭兰萍、詹志来、郭亮。

道地药材　第34部分：川独活

1　范围

T/CACM 1020的本部分规定了道地药材川独活的来源及形态、历史沿革、道地产区及生境特征、质量特征。

本部分适用于中华人民共和国境内道地药材川独活的生产、销售、鉴定及使用。

2　规范性引用文件

下列文件对于本文件的应用是必不可少的。凡是注日期的引用文件，仅注日期的版本适用于本文件。凡是不注日期的引用文件，其最新版本（包括所有的修改单）适用于本文件。

T/CACM 1020.1—2016　道地药材　第1部分：标准编制通则

中华人民共和国药典一部

3　术语和定义

T/CACM 1020.1—2016界定的以及下列术语和定义适用于本文件。

3.1

川独活　chuanduhuo

产于重庆巫山、巫溪、城口，湖北恩施巴东，以及四川达州等地及其周边地区的独活。

4　来源及形态

4.1　来源

本品为伞形科植物重齿毛当归 *Angelica pubescens* Maxim. f. *biserrata* Shan et Yuan的干燥根。

4.2　形态特征

多年生草本。根粗壮，类圆柱形，有特殊香气。茎高1m～2m，中空，有纵沟纹和沟槽。根生叶和茎下部叶的叶柄细长，基部成宽广的鞘，边缘膜质。叶片卵圆形，二回三出羽状全裂，末回卵圆形至长椭圆形，长5.5cm～18cm，宽3cm～6.5cm，先端渐尖，基部楔形，边缘有不整齐重锯齿。茎上部的叶简化成膨大的叶鞘。复伞形花序顶生和侧生，伞辐10～25，长1.5cm～5cm，密被短糙毛；伞形花序有花17～28（～36）；小总苞片5～10，阔披针形。花白色，无萼齿，花瓣5，倒卵形，先端内凹，花柱基扁圆盘状。果实椭圆形，长6mm～8mm，宽3mm～5mm，侧翅与果体等宽或略狭，背棱线形，隆起，棱槽间有油管（1～）2～3，合生面有油管2～4（～6）。花期8月～9月，果期9月～10月。

5 历史沿革

5.1 品种沿革

独活始载于《神农本草经》，被列为上品，《神农本草经》曰："独活，一名羌活，一名羌青，一名护羌使者。生川谷。"古人独活、羌活不分，将二者视为一物，后世诸家本草中也常将二者并述。

南北朝时期《名医别录》曰："独活，一名胡王使者，一名独摇草……生雍州，或陇西南安。"记载独活产于现在陕甘宁一带（古雍州）或甘肃南部洮河流域及天水一带（古陇西南安）。《本草经集注》云："此州郡县并是羌活，羌活形细而多节，软润，气息极猛烈。出益州北部、西川为独活，色微白，形虚大，为用亦相似，而小不如。其一茎直上，不为风摇，故名独活。"该书虽仍将独活与羌活并述，但同时已注意到了因产地不同，所产药材形色气味及功用上有所不同。陶弘景认为羌地产者为羌活，羌活"形细而多节，气息极猛烈"十分符合今之"蚕羌"。益州北部、西川等地所产为独活，独活"色微白，形虚大"，外形上不同于今之羌活。

唐代《新修本草》指出了独活、羌活功效的差异，并说："疗风宜用独活，兼水宜用羌活。"但是仍将羌活附在独活下，产地记载与《本草经集注》一致。

宋代《本草图经》曰："独活、羌活，出雍州川谷或陇西南安，今蜀汉出者佳。春生苗，叶如青麻；六月开花，作丛，或黄或紫；结实时叶黄者，是夹石上生；叶青者，是土脉中生……今人以紫色而节密者为羌活，黄色而作块者为独活。一说：按陶隐居云：独活生西川益州北部，色微白，形虚大，用与羌活相似。今蜀中乃有大独活，类桔梗而大，气味不与羌活相类，用之微寒而少效。"说明独活与羌活有别，宋人对羌活已有比较明确的认识，其所述羌活与今之"蚕羌"基本一致；但书中所述独活疑与今之"大头羌""牛尾独活"相似。苏颂已认识到羌活与独活不可混为一物，并指出产于四川和陕西汉中的独活质佳。《证类本草》"独活"项下附独活图三幅，其中"文州（今甘肃文县）独活"具三小叶及复伞形花序，与当归属 *Angelica* 植物相似；"茂州（今四川茂县）独活"根大，叶裂片近广卵形，具复伞形花序，伞辐较多，应为独活属 *Heracleum* 植物；"凤翔府（今陕西凤翔）独活"从形态来看也似伞形科植物。可见当时独活来源于数种植物，但均属于伞形科。

明代《本草品汇精要》首次将独活、羌活分列。"独活"项下云："〔道地〕蜀汉者为佳。"蜀汉即今四川和陕西汉中一带。《本草蒙筌》也认为："多生川蜀，亦产陇西。"然而，《本草纲目》仍将羌活列于独活项下，曰："独活、羌活乃一类二种，以中国者为独活，西羌者为羌活，苏颂所说颇明。"《本草乘雅半偈》对于独活的认识传承了李时珍的观点，曰："在蜀名蜀活，在羌名羌活，随地以名，亦随地有差等。"《本草原始》将独活、羌活分列，"独活"项下记有："生雍州川谷或陇西南安，今出蜀汉者佳。春生苗，夏开小黄花，作丛，一茎直上，不为风摇，故曰独活。其根黄白虚大，气香如蜜，亦有作槐叶气者。"从其形态描述"其根黄白虚大，气香如蜜"及所附独活图来看，与今天的独活正品"川独活"十分相似。

民国时期《药物出产辨》将独活、羌活分列，载独活："产湖北兴山县、巴东县，沙市内资丘山为最；四川夔州府（今重庆奉节、巫山、开县等地）板桥山次之。"这一区域正是正品独活"川独活"的道地产区。

综上所述，魏晋以前，独活、羌活尚未区分；从梁代开始，陶弘景始将独活、羌活按产地不同进行简单区分；唐代始将独活、羌活按功效差异明显区分；自宋代起，逐渐将羌活从独活中分离出来，同时也表明该时期独活品种十分复杂，独活大多来源于伞形科当归属、独活属植物和五加科楤木属植物；随后的本草中，对独活的品种仍未有明确的记载，但均认为产于四川和陕西汉中的独活质佳。1963 年版《中华人民共和国药典》一部"独活"项下收载："本品为伞形科当归属 *Angelica* 植物独活的干燥根。习称'川独活'。多系野生，主产于湖北、四川等地。"1977 年版《中华人民共和国药典》

一部收载独活的原植物为伞形科植物重齿毛当归 *Angelica pubescens* Maxim. f. *biserrata* Shan et Yuan，并将之作为中药独活的唯一来源。鉴于此，本标准将独活的道地药材定为“川独活”，其来源为伞形科植物重齿毛当归。

5.2 产地沿革

魏晋以前，独活、羌活尚未区分，其产在陕甘宁一带（古雍州）或甘肃南部洮河流域及天水一带（古陇西南安）；南北朝梁代，陶弘景始将独活、羌活按产地不同进行简单区分，独活产于现在的四川北部及西部；随后的本草文献均认为产于四川和陕西汉中的独活质佳。自民国之后，独活的产区得到了进一步的明确，主产于湖北、重庆、四川、陕西等地，且以湖北、重庆所产独活为道地药材，并与今之独活主产区一致。川独活产地沿革见表1。

表1 川独活产地沿革

年代	出处	产地及评价
秦汉	《神农本草经》	生川谷
南北朝	《名医别录》	生雍州（现在陕甘宁一带），或陇西南安（现在甘肃南部洮河流域及天水一带）
	《本草经集注》	出益州北部、西川（今四川北部及西部）为独活
宋	《本草图经》	出雍州川谷或陇西南安，今蜀汉（今四川和陕西汉中）出者佳
明	《本草品汇精要》	〔道地〕蜀汉者为佳
	《本草蒙筌》	多生川蜀，亦产陇西
	《本草原始》	生雍州川谷或陇西南安，今出蜀汉者佳
民国	《药物出产辨》	产湖北兴山县、巴东县，沙市内资丘山为最；四川夔州府（今重庆奉节、巫山、开县等地）板桥山次之
现代	1963年版《中华人民共和国药典》	习称“川独活”。多系野生，主产于湖北、四川等地

6 道地产区及生境特征

6.1 道地产区

位于渝、鄂、川、陕四省交界处的高山地区，主产于重庆市巫山、巫溪、城口，湖北恩施巴东，以及四川达州等地。

6.2 生境特征

主产区属亚热带季风气候，湿润多雨，地形以高山峡谷为主。川独活性喜阴凉、潮湿环境，耐寒。主要生长在海拔1500m～2500m的地区。种植时宜选择土层深厚、疏松、肥沃、腐殖质含量高且排水良好的阴坡地。

7 质量特征

7.1 质量要求

应符合《中华人民共和国药典》一部对独活的相关质量规定。

7.2 性状特征

独活根略呈圆柱形，下部 2 ~ 3 分枝或更多，长 10cm ~ 30cm。根头部膨大，圆锥状，多横皱纹，直径 1.5cm ~ 3cm，先端有茎、叶的残基或凹陷。表面灰褐色或棕褐色，具纵皱纹，有横长皮孔样突起及稍突起的细根痕。质较硬，受潮则变软，断面皮部灰白色，有多数散在的棕色油室，木部灰黄色至黄棕色，形成层环棕色。有特异香气，味苦、辛、微麻舌。

川独活根表面多带烟熏迹。质柔韧油润，不易折断，断面皮部厚，灰黄色，有多数散在的棕色油室，木质部灰黄色至黄棕色，形成层环深棕色。香气浓郁，味苦、辛、微麻舌。

川独活与其他产地独活性状鉴别要点见表 2。

表 2 川独活与其他产地独活性状鉴别要点

比较项目	川独活	其他产地独活
外形	肥大，主根明显	较瘦小
颜色	表面灰褐色或棕褐色，多带烟熏迹	表面灰色至棕褐色
质地	质柔韧	质硬
断面	皮部厚，灰黄色；木质部黄棕色，形成层环深棕色	皮部灰白色，木质部灰黄色，形成环棕色
气味	香气浓郁，有烟熏味	气香

参 考 文 献

［1］佚名．神农本草经［M］．吴普等述．孙星衍，孙冯翼辑．鲁兆麟主校．石学文点校．沈阳：辽宁科学技术出版社，1997：7.

［2］陶弘景．名医别录（辑校本）［M］．尚志钧辑校．北京：人民卫生出版社，1986：38.

［3］陶弘景．本草经集注（辑校本）［M］．尚志钧，尚元胜辑校．北京：人民卫生出版社，1994：221.

［4］苏敬等．新修本草（辑复本）［M］．尚志钧辑校．合肥：安徽科学技术出版社，1981：165.

［5］尚志钧．本草图经辑校本［M］．北京：学苑出版社，2017：99.

［6］唐慎微等．重修政和经史证类备用本草：上［M］．陆拯，郑苏，傅睿，等校注．北京：中国中医药出版社，2013：395－398.

［7］刘文泰．本草品汇精要［M］．北京：人民卫生出版社，1982：236－237.

［8］陈嘉谟．本草蒙筌［M］．王淑民，陈湘萍，周超凡点校．北京：人民卫生出版社，1988：55.

［9］钱超尘，温长路，赵怀舟，等．金陵本《本草纲目》新校正［M］．上海：上海科学技术出版社，2008：529.

［10］卢之颐．本草乘雅半偈［M］．张永鹏校注．北京：中国医药科技出版社，2014：53.

［11］李中立．本草原始［M］．郑金生，汪惟刚，杨梅香整理．北京：人民卫生出版社，2007：62－63.

［12］陈仁山，蒋淼，陈思敏，等．药物出产辨（二）［J］．中药与临床，2010，1（2）：60－63.

［13］中华人民共和国卫生部药典委员会．中华人民共和国药典一部［S］．北京：人民卫生出版社，1964：212.

［14］中华人民共和国卫生部药典委员会．中华人民共和国药典一部［S］．北京：人民卫生出版社，1978：426.

ICS 11.120.01
C 23

团体标准

T/CACM 1020.35—2019

道地药材　第35部分：川杜仲

Daodi herbs—Part 35：Chuanduzhong

2019-08-13 发布　　2019-08-13 实施

中华中医药学会　发布

前　言

T/CACM 1020《道地药材》标准分为157个部分：

——第1部分：标准编制通则；

……

——第34部分：川独活；

——第35部分：川杜仲；

——第36部分：川佛手；

……

——第157部分：汉射干。

本部分为T/CACM 1020的第35部分。

本部分按照GB/T 1.1—2009给出的规则起草。

本部分由道地药材国家重点实验室及国家中医药管理局道地药材生态遗传重点研究室提出。

本部分由中华中医药学会归口。

本部分起草单位：中国中药有限公司、四川国药药材有限公司、中国中医科学院中药资源中心、北京中研百草检测认证有限公司。

本部分主要起草人：卢兴松、赵润怀、周海燕、王继永、缪希、黄璐琦、郭兰萍、詹志来、郭亮。

道地药材　第35部分：川杜仲

1　范围

T/CACM 1020 的本部分规定了道地药材川杜仲的来源及形态、历史沿革、道地产区及生境特征、质量特征。

本部分适用于中华人民共和国境内道地药材川杜仲的生产、销售、鉴定及使用。

2　规范性引用文件

下列文件对于本文件的应用是必不可少的。凡是注日期的引用文件，仅注日期的版本适用于本文件。凡是不注日期的引用文件，其最新版本（包括所有的修改单）适用于本文件。

T/CACM 1020.1—2016　道地药材　第1部分：标准编制通则

中华人民共和国药典一部

3　术语和定义

T/CACM 1020.1—2016 界定的以及下列术语和定义适用于本文件。

3.1

川杜仲　chuanduzhong

产于以四川巴中、绵阳、广元、达州、都江堰等为核心的四川盆地边缘山地，以及与四川盆地接壤的陕西汉中、重庆等中亚热带、北亚热带交接的湿润山区的杜仲。

4　来源及形态

4.1　来源

本品为杜仲科植物杜仲 *Eucommia ulmoides* Oliver 的干燥树皮。

4.2　形态特征

落叶乔木，高达20m；树皮灰褐色，粗糙，内含橡胶，折断拉开有多数细丝。嫩枝有黄褐色毛，不久变秃净，老枝有明显的皮孔。芽体卵圆形，外面发亮，红褐色，有鳞片6片～8片，边缘有微毛。叶椭圆形、卵形或矩圆形，薄革质，长6cm～15cm，宽3.5cm～6.5cm；基部圆形或阔楔形，先端渐尖；上面暗绿色，初时有褐色柔毛，不久变秃净，老叶略有皱纹，下面淡绿，初时有褐毛，以后仅在脉上有毛；侧脉6对～9对，与网脉在上面下陷，在下面稍突起；边缘锯齿；叶柄长1cm～2cm，上有槽，被散生长毛。花生于当年枝基部，雄花无花被；花梗长约3mm，无毛；苞片倒卵状匙形，长6mm～8mm，先端圆形，边缘有睫毛，早落；雄蕊长约1cm，无毛，花丝长约1mm，药隔突出，花粉囊细长，无退化雌蕊。雌花单生，苞片倒卵形，花梗长8mm，子房无毛，1室，扁而长，先端2裂，子房柄极短。翅果扁平，长椭圆形，长3cm～3.5cm，宽1cm～1.3cm，先端2裂，基部楔形，周围具薄翅；坚果位于中央，稍突起，子房柄长 2mm ~ 3mm，与果梗相接处有关节。种子扁平，线形，长 1.4cm ~ 1.5cm，宽 3mm，两端圆形。早春开花，秋后果实成熟。

5 历史沿革

5.1 品种沿革

杜仲入药始载于秦汉时期的《神农本草经》，被列为上品。《神农本草经》曰："杜仲，味辛平。主治腰脊痛，补中，益精气，坚筋骨，强志，除阴下痒湿，小便余沥。久服轻身，耐老。一名思仙。生上虞山谷。"

南北朝时期《名医别录》云杜仲："味甘，温，无毒。主治脚中酸疼痛，不欲践地。一名思仲，一名木棉。生上虞及上党、汉中。二月、五月、六月、九月采皮，阴干。"《本草经集注》云："上虞在豫州，虞、虢之虞，非会稽上虞县也。今用出建平（今四川三台等地）、宜都（今湖北宜昌等地）者。状如厚朴，折之多白丝为佳。用之，薄削去上甲皮横理，切令丝断也。"从所描述的性状均与近所用杜仲科植物杜仲 *Eucommia ulmoides* Oliver 一致。

唐代苏敬《新修本草》曰："生上虞山谷又上党及汉中。二月、五月、六月、九月采皮，阴干。"

宋代苏颂《本草图经》曰："杜仲，生上虞山谷及上党、汉中。今出商州、成州、峡州近处大山中亦有之。木高数丈，叶如辛夷，亦类柘；其皮类厚朴，折之内有白丝相连。二月、五月、六月、九月采皮用。"

明代刘文泰《本草品汇精要》曰："〔图经曰〕生上虞山谷及上党、汉中，今出商州、成州、峡州，近处大山中亦有之。〔道地〕建平、宜都者佳。"

民国时期《增订伪药条辨》曰："产四川绥定、洛阳者，体质坚重，外皮细结，内皮光黑，中层丝厚，扯之韧长如丝者，最佳。巴河产者亦佳。贵州及鄂之施南、湘之宝庆等处产者，皮粗质轻，皆次。浙之温、台与闽省，质松皮粗，内层丝皮其薄，皆不道地。"

《中华本草》收载杜仲主产于贵州遵义、毕节，陕西西乡、宁强、凤翔、旬阳，湖北襄阳、恩施、宜昌，四川绵阳、青川、温江、彭州、都江堰，河南洛阳、南阳等地。以贵州、四川、陕西产量大、质量佳。此外，湖南、广西、云南、江西、安徽、浙江等地亦产。

5.2 产地沿革

历代本草文献描述杜仲的产地、性状等，与近代植物分类学所述"杜仲科 1 属 1 种。是我国特产，分布在长江中游各省。植物体含乳汁细胞，内含杜仲胶"及分布一致。在唐代之前及唐宋时期，杜仲产地没有大的变化，元明清时期杜仲产地延伸至湘西和黔东北、渝东南地区及四川盆地周边山区等地。历代本草文献对川杜仲较为推崇，认为以四川盆地边缘山地所产川杜仲品质较高，为道地药材。川杜仲产地沿革见表 1。

表 1 川杜仲产地沿革

年代	出处	产地及评价
秦汉	《神农本草经》	生山谷
南北朝	《名医别录》	生上虞及上党汉中
	《本草经集注》	上虞在豫州，虞、虢之虞，非会稽上虞县也。今用出建平、宜都者
唐	《新修本草》	生上虞山谷又上党及汉中

表1（续）

年代	出处	产地及评价
宋	《本草图经》	杜仲，生上虞山谷及上党、汉中。今出商州、成州、峡州近处大山中亦有之
明	《本草品汇精要》	〔图经曰〕生上虞山谷及上党、汉中，今出商州、成州、峡州，近处大山中亦有之。〔道地〕建平、宜都者佳
	《本草蒙筌》	汉中属四川产者第一，脂厚润者为良
民国	《增订伪药条辨》	产四川绥定、洛阳者，体质坚重，外皮细结，内皮光黑，中层丝厚，扯之韧长如丝者，最佳。巴河产者亦佳。贵州及鄂之施南、湘之宝庆等处产者，皮粗质轻，皆次。浙之温、台与闽省，质松皮粗，内层丝皮其薄，皆不道地

6 道地产区及生境特征

6.1 道地产区

以四川巴中、绵阳、广元、达州、都江堰等为核心的四川盆地边缘山地，以及与四川盆地接壤的陕西汉中、重庆等中亚热带、北亚热带交接的湿润山区。

6.2 生境特征

四川盆地属亚热带湿润气候，四川盆地边缘山地全年温暖湿润，年平均气温18℃～26℃，雨量充沛，适宜杜仲生长。川杜仲喜温暖湿润和阳光充足的环境，能耐严寒，对土壤没有严格选择，但以土层深厚、疏松肥沃、湿润、排水良好的壤土最宜。

7 质量特征

7.1 质量要求

应符合《中华人民共和国药典》一部对杜仲的相关质量规定。

7.2 性状特征

杜仲多呈板片状，长宽不一，厚3mm～7mm。质脆，易折断，断面有细密、银白色、富弹性的橡胶丝相连。内皮暗紫色，外皮灰褐色；外表面有明显的皱纹或纵裂槽纹；内表面光滑。气微，味稍苦。无卷形、杂质、霉变。

川杜仲多呈板片状，长宽不一，厚3mm～8mm。质脆，易折断，断面有细密、银白色、富弹性的橡胶丝相连。内皮暗紫色，外皮灰褐色；外表面有明显的皱纹或纵裂槽纹；内表面光滑。气微，味稍苦。无卷形、杂质、霉变。

川杜仲与其他产地杜仲性状鉴别要点见表2。

表2 川杜仲与其他产地杜仲性状鉴别要点

比较项目	川杜仲	其他产地杜仲
外形	板片状（多呈平板状）	呈板片状，偶有卷形
颜色	内皮暗紫色，颜色深；外皮灰褐色	内皮暗紫色
厚度	生长年限一致情况下，厚度更厚	生长年限一致情况下，厚度较川杜仲薄

参 考 文 献

［1］尚志钧. 神农本草经校注［M］. 北京：学苑出版社，2008：52.

［2］陶弘景. 名医别录（辑校本）［M］. 尚志钧辑校. 北京：中国中医药出版社，2013：31.

［3］陶弘景. 本草经集注（辑校本）［M］. 尚志钧，尚元胜辑校. 北京：人民卫生出版社，1994：218.

［4］苏敬等. 新修本草（辑复本）［M］. 尚志钧辑校. 合肥：安徽科学技术出版社，1981：306－307.

［5］苏颂. 本草图经［M］. 尚志钧辑校. 合肥：安徽科学技术出版社，1994：332.

［6］刘文泰. 本草品汇精要（校注研究本）［M］. 曹晖校注. 北京：华夏出版社，2004：316.

［7］曹炳章. 增订伪药条辨［M］. 刘德荣点校. 福州：福建科学技术出版社，2004：72.

［8］国家中医药管理局《中华本草》编委会. 中华本草：第2册［M］. 上海：上海科学技术出版社，1999：458－463.

［9］胡安徽. 唐至清代渝鄂湘黔界邻地区厚朴和杜仲产地的分布变迁［J］. 中国野生植物资源，2016，35（1）：46－48.

［10］陈嘉谟. 本草蒙筌［M］. 陆拯，赵法新校点. 北京：中国中医药出版社，2013：237.

ICS 11.120.01
C 23

团　　体　　标　　准

T/CACM 1020.36—2019

道地药材　第36部分：川佛手

Daodi herbs—Part 36：Chuanfoshou

2019-08-13 发布　　2019-08-13 实施

中华中医药学会　发布

前　言

T/CACM 1020《道地药材》标准分为157个部分：

——第1部分：标准编制通则；

……

——第35部分：川杜仲；

——第36部分：川佛手；

——第37部分：川甘松；

……

——第157部分：汉射干。

本部分为T/CACM 1020的第36部分。

本部分按照GB/T 1.1—2009给出的规则起草。

本部分由道地药材国家重点实验室及国家中医药管理局道地药材生态遗传重点研究室提出。

本部分由中华中医药学会归口。

本部分起草单位：四川省中医药科学院、四川省道地药材系统开发工程技术研究中心、中国中医科学院中药资源中心、无限极（中国）有限公司、北京中研百草检测认证有限公司。

本部分主要起草人：王晓宇、李青苗、赵军宁、郭俊霞、张松林、吴萍、华桦、罗冰、张元、詹志来、黄璐琦、郭兰萍、何雅莉、余意。

道地药材　第36部分：川佛手

1　范围

T/CACM 1020 的本标准规定了道地药材川佛手的来源及形态、历史沿革、道地产区及生境特征、质量特征。

本标准适用于中华人民共和国境内道地药材川佛手的生产、销售、鉴定及使用。

2　规范性引用文件

下列文件对于本文件的应用是必不可少的。凡是注日期的引用文件，仅注日期的版本适用于本文件。凡是不注日期的引用文件，其最新版本（包括所有的修改单）适用于本文件。

T/CACM 1020.1—2016　道地药材　第1部分：标准编制通则

中华人民共和国药典一部

3　术语和定义

T/CACM 1020.1—2016 界定的以及下列术语和定义适用于本文件。

3.1

川佛手　chuanfoshou

产于四川沐川、犍为、雅安、泸州、宜宾、合江、内江、乐山，重庆永川、云阳、开州、江津、綦江、涪陵等地区及周边地区的佛手。

4　来源及形态

4.1　来源

本品为芸香科植物佛手 *Citrus medica* L. var. *sarcodactylis* Swingle 的干燥果实。

4.2　形态特征

常绿不规则分枝的灌木或小乔木。新生嫩枝、芽及花蕾均呈暗紫红色，茎枝多刺，刺长达 4cm。单叶，稀兼有单身复叶，则有关节，但无翼叶；叶柄短，叶片椭圆形或卵状椭圆形，长 6cm ~ 12cm，宽 3cm ~ 6cm，或有更大，顶部圆或钝，稀短尖，叶缘有浅钝裂齿。总状花序有花达 12 朵，有时兼有腋生单花；花两性，有单性花趋向，则雌蕊退化；花瓣 5 片，长 1.5cm ~ 2cm；雄蕊 30 ~ 50；子房圆筒状，花柱粗长，柱头头状，果椭圆形、近圆形或两端狭的纺锤形，重可达 2kg，果皮淡黄色，粗糙，甚厚难剥离，内皮白色或略淡黄色，棉质，松软，瓤囊 10 瓣 ~ 15 瓣，果肉无色，近于透明或淡乳黄色，爽脆，味酸或略甜，有香气。花期 4 月 ~ 5 月，果期 10 月 ~ 11 月。

5 历史沿革

5.1 品种沿革

“佛手”曾名“枸橼”“香橼”“佛手柑”，因性温与橘、橼一类相近，常与枸橼、香橼、香栾等相混。《本草经集注》《唐本草》《本草拾遗》均列之于“豆蔻”条下，东汉时期将其称之为“枸橼”，唐、宋以后，多以“香橼”之名为人所知。

“枸橼”始见于唐代《本草拾遗》，陈藏器曰：“枸橼生岭南，大叶，柑、橘之属也。其叶大，其实大如盏，味辛、酸。”宋代苏颂《本草图经》曰：“枸橼，如小瓜状，皮若橙而光泽可爱，肉甚厚，切如萝卜而松虚，味虽短而香氛，大胜于柑橘之类，置衣笥中，则数日香不歇……今闽广、江南皆有之，彼人但谓之香橼子”。明代兰茂《滇南本草》以香橼叶、香橼为名列条，对香橼做了具体的描述，即香橼“实如橘柚而大，至滇中则形锐益大，有尺许长者，主治较佛手柑稍逊”。通过描述和对比，可以看出《滇南本草》已将香橼与佛手柑区别；其次，《滇南本草》提出在以往的本草中有“佛手柑”的名称记载，进一步说明“香橼”本名应该为“枸橼”，“佛手柑”与“枸橼”并非同一种植物。

明代李时珍《本草纲目》将其列于果部第三十卷“枸橼”名下，将其释名为“香橼”“佛手柑”，并对其植物形态进行描述：“产闽广间，木似朱栾而叶尖长，枝间有刺。植之近水乃生。其实状如人手，有指，俗呼为佛手柑。有长一尺四五寸者。皮如橙柚而厚，皱而光泽。其色如瓜，生绿熟黄。其核细。”

清代张璐《本经逢原》开始将佛手与枸橼分开，曰：“柑橼乃佛手、香橼两种，性温相类，故《纲目》混论不分。盖柑者，佛手也，专破滞气……橼者，香橼也，兼破痰水。”虽“柑橼”之名列于卷三果部，但张璐认为《本草纲目》是因字形相似之误才将“柑橼”作“枸橼”；并分析《本草纲目》中两者混论的原因是“柑”和“橼”性味相类。清代吴仪洛《本草从新》卷十果部“香栾”内容中，除对香栾进行详细描述外，还提到“今人误称为香圆”，但“不知香圆即佛手柑也”。这里的描述除将香栾与香圆混淆外，还将香栾与佛手柑混淆。《本草从新》作者最后指出香栾与香圆应该是两种不同的植物来源，香栾为“柚之属也”“其黄而小者为密筒，其大者谓之朱栾，最大都谓之香栾”，但并未对佛手柑再做进一步描述。《植物名实图考》曰：“枸橼，详草本状，宋图经始著录，即佛手。”

通过对本草古籍中所描述的佛手可以看出，历代多认为佛手是枸橼，两者为同一物，佛手属于枸橼的别名，并常将之与性味相近的香橼或香圆等相混。笔者通过查阅《福建药物志》中关于枸橼（香橼）、佛手的记录，根据其所描述的生物学形态特征，对照本草古籍中对佛手的描述，发现本草古籍中所描述的佛手多数应该为枸橼，并非为佛手。现代研究显示，枸橼、佛手应是同属两种不同植物，但由于佛手和香橼的各器官形态相似而较难区别，两者的区别主要在于佛手子房会在花柱脱落后即行分裂，并在果的发育过程中成为手指状肉条，且通常无种子。鉴于柑橘属植物分类的复杂性，本标准遵循2015年版《中华人民共和国药典》一部规定，将川佛手基原定为佛手 *Citrus medica* L. var. *sarcodactylis* Swingle。

5.2 产地沿革

唐代陈藏器《本草拾遗》曰：“枸橼生岭南。”宋代苏颂《本草图经》曰：“枸橼……今闽广、江南皆有之。”明代李时珍《本草纲目》曰：“枸橼，产闽广间……其实状如人手，有指，俗呼为佛手柑。”刘文泰《本草品汇精要》曰：“香橼条下生闽、广、江西，今南方多有之。”清代《雅州府志》卷五记载：“雅安县和芦山县产佛手、香橼、柑子。”可见，佛手在四川省内栽培历史至少有260年。近代以来，《药材资料汇编》记载：“佛手产地分五类：广佛手、建佛手、川佛手、云佛手、兰佛手，其中广佛手为全国主产地，川佛手主产地为四川合江，其次为重庆万州，宜宾亦有少量出产。”《中药材产销》记载：“四川的合江、犍为、沐川、雅安；重庆的云阳、江津为佛手主产地。”

综上分析，古本草文献多以福建、广东、广西为佛手主产地，近代文献中药用佛手主产地为广东、四川，且对川佛手较为推崇。川佛手以片张完整、绿皮白肉、气清香而著称，渐成川产道地药材。鉴于川佛手的称呼早在清代已有，因此本标准采纳川佛手称谓。川佛手产地沿革见表1。

表1 川佛手产地沿革

年代	出处	产地及评价
清	《雅州府志》	雅安县和芦山县产佛手、香橼、柑子
民国	《药材资料汇编》	川佛手主产地为四川合江，其次为重庆万州，宜宾亦有少量出产
	《中药材产销》	四川的合江、犍为、沐川、雅安；重庆的云阳、江津为川佛手主产地

6 道地产区及生境特征

6.1 道地产区

四川沐川、犍为、泸州、宜宾、合江、内江、乐山，重庆永川、云阳、万州、开州、江津、綦江、涪陵等地及周边地区。

6.2 生境特征

主产区位于四川盆地边缘山区，地处长江流域上游及岷江流域沿岸，地形以丘陵和盆地为主。属于亚热带湿润气候；气候温暖，雨量充沛，空气湿润，四季分明，光照充足，年平均气温15℃左右，年平均日照时数1200h～1800h，年平均降水量1000mm～1200mm，无霜期为300d～356d。土壤大多为弱酸性砂壤土，土层深厚，质地疏松，透气性好，排水良好，有机质含量高，保肥力强。

7 质量特征

7.1 质量要求

应符合《中华人民共和国药典》一部对佛手的相关质量规定。

7.2 性状特征

佛手为类椭圆形或卵圆形的薄片，常皱缩或卷曲，长6cm～10cm，宽3cm～7cm，厚0.2cm～0.4cm。顶端稍宽，常有3个～5个手指状的裂瓣，基部略窄，有的可见果梗痕。外皮黄绿色或橙黄色，有皱纹和油点。果肉浅黄白色或浅黄色，散有凹凸不平的线状或点状维管束。质硬而脆，受潮后柔。气香，味微甜后苦。

川佛手片为未成熟果实的纵切片，呈类圆形或卵圆形的薄片，常皱缩或卷曲，长4cm～6cm，宽2cm～4cm，厚4mm～8mm。先端稍宽，常有3个～5个手指状的裂瓣，基部略窄，有的可见圆形果梗痕。外皮绿褐色或黄绿色，密布小凹点状油室和皱纹。果肉黄白色或浅黄褐色，散有凹凸不平的线状或点状维管束。故名“青皮白肉”。片小质厚，硬而脆，受潮后柔韧。气清香，味甜、微苦、酸。以身干、片张完整、厚薄均匀、绿边白瓤、香气浓者为佳。

川佛手与广佛手性状鉴别要点见表2。

表2 川佛手与广佛手性状鉴别要点

比较项目	川佛手	广佛手
形状	纵切厚片，张小片厚，宽端呈指状分裂，狭端具果柄或果柄痕，厚4mm～8mm	纵切薄片，张大片薄，皱缩而卷曲，平展呈手掌状，厚1mm～2mm
外观颜色	边缘表皮绿褐色或黄褐色，切面淡灰白色，维管束点线状突起，稍显黄色花纹。鉴别要点“绿边白肉”	边缘表皮黄褐色，切面淡黄白色，可见点线状维管束突起，凹凸不平，一端呈指状分裂。鉴别要点为“金边白肉”
质地	质坚硬，易折断	质柔软，不易折断
气味	气香浓，味甜、微苦、酸	气微香，味先香甜后微苦、酸
鲜果重	鲜品较小，最大不超过0.5kg	鲜品较大，最大可达2kg

参 考 文 献

[1] 国家药典委员会．中华人民共和国药典一部［S］．北京：中国医药科技出版社，2015：178－179.

[2] 尚志钧．《本草拾遗》辑释［M］．合肥：安徽科学技术出版社，2002：275.

[3] 苏颂．本草图经［M］．尚志钧辑校．合肥：安徽科学技术出版社，1981：540.

[4] 兰茂．滇南本草［M］．昆明：云南人民卫生出版社，1959：

[5] 李时珍．本草纲目［M］．刘衡如，刘山永校注．北京：华夏出版社，2008：438.

[6] 张璐．本经逢原［M］．赵小青，裴晓峰校注．北京：中国中医药出版社，1996：

[7] 吴仪洛．本草从新［M］．上海：上海科学技术出版社，1982：172.

[8] 刘文泰．本草品汇精要［M］．上海：商务印书馆，1936：804.

[9] 吴其濬．植物名实图考长编［M］．上海：商务印书馆，1959：728.

[10]《福建药物志》编写组．福建药物志：第一册［M］．福州：福建人民出版社，1979：234.

[11] 曹抡彬，曹抡翰．雅州府志：第5卷［M］．台北：成文出版社，1957：726.

[12] 中国药学会上海分会，上海市药材公司．药材资料汇编：上集［M］．上海：科技卫生出版社，1959：175.

[13] 王惠清．中药材产销［M］．成都：四川科学技术出版社，2007：399－401.

[14] 万德光．四川道地中药材志［M］．成都：四川科学技术出版社，2005：320－323.

[15] 许茹，钟凤林，王树彬．中药佛手的本草考证［J］．中药材，2017，40（7）：1975－1978.

ICS 11.120.01
C 23

团　体　标　准

T/CACM 1020.37—2019

道地药材　第37部分：川甘松

Daodi herbs—Part 37：Chuangansong

2019-08-13 发布　　2019-08-13 实施

中华中医药学会　发布

前　言

T/CACM 1020《道地药材》标准分为157个部分：

——第1部分：标准编制通则；

……

——第36部分：川佛手；

——第37部分：川甘松；

——第38部分：川干姜；

……

——第157部分：汉射干。

本部分为T/CACM 1020的第37部分。

本部分按照GB/T 1.1—2009给出的规则起草。

本部分由道地药材国家重点实验室及国家中医药管理局道地药材生态遗传重点研究室提出。

本部分由中华中医药学会归口。

本部分起草单位：山东步长制药股份有限公司、中国中医科学院中药资源中心、北京中研百草检测认证有限公司。

本部分主要起草人：任振丽、马存德、晁现民、黄桂福、赵万生、黄璐琦、郭兰萍、詹志来、郭亮、贾志伟、张福强、黄斌、刘峰。

道地药材　第37部分：川甘松

1　范围

T/CACM 1020的本标准规定了道地药材川甘松的来源及形态、历史沿革、道地产区及生境特征、质量特征。

本标准适用于中华人民共和国境内道地药材川甘松的生产、销售、鉴定及使用。

2　规范性引用文件

下列文件对于本文件的应用是必不可少的。凡是注日期的引用文件，仅注日期的版本适用于本文件。凡是不注日期的引用文件，其最新版本（包括所有的修改单）适用于本文件。

T/CACM 1020.1—2016　道地药材　第1部分：标准编制通则

中华人民共和国药典一部

3　术语和定义

T/CACM 1020.1—2016界定的以及下列术语和定义适用于本文件。

3.1

川甘松　chuangansong

产于青藏高原东部边缘的四川阿坝、甘孜，青海果洛、玉树及甘肃甘南的高山草原、草甸及其周边丘状高原地带的甘松。

4　来源及形态

4.1　来源

本品为败酱科植物甘松 *Nardostachys jatamansi* DC. 的干燥根及根茎。

4.2　形态特征

多年生草本，高7cm~30cm（~46cm）；根茎歪斜，覆盖片状老叶鞘，有烈香。基出叶丛生，线状狭倒卵形，长4cm~14cm，宽0.5cm~1.2cm，主脉平行3出~5出，前端钝，基部渐狭，下延为叶柄，全缘，仅边缘有时具疏睫毛。花茎旁出，茎生叶1对~2对，对生，无柄，长圆状线形。聚伞花序顶生，头状，或花后主轴及侧轴明显伸长，使聚伞花序成总状排列。总苞片披针形，长0.5cm~2cm，宽0.2cm~0.4cm，苞片和小苞片常为披针状卵形或宽卵形。花萼小，5裂，裂片半圆形，无毛，全缘，厚，脉不明显。花冠紫红色，钟形，长7mm~11mm，筒外微被毛，基部偏突；花冠裂片5，宽卵形，前端钝圆，长3mm~4.5mm，宽2mm~4mm；花冠筒喉部具长髯毛；雄蕊4，伸出花冠裂片外，花丝具柔毛；子房下位，花柱与雄蕊近等长，柱头头状。瘦果倒卵形，长约3mm，无毛；宿萼不等5裂，裂片半圆形至宽三角形，长0.8mm~1.2mm，光滑无毛。花期6月~8月。

5 历史沿革

5.1 品种沿革

甘松又名甘松香，始载于唐代《本草拾遗》，后世皆沿用此名称。“甘松”之名始载于清代黄宫绣《本草求真》，现以甘松为正名。甘松已有1200多年的药用历史。

唐代《本草拾遗》云：“甘松香，丛生，叶细，出凉州。”《海药本草》云：“甘松香，谨按《广志》云：生源州，苗细，引蔓丛生。可合诸香及裛衣。”

宋代《本草图经》云：“甘松香出姑臧，今黔蜀州郡及辽州亦有之。丛生山野，叶细如茅草，根极繁密，八月采，作汤浴，令人体香。”《开宝本草》云：“甘松香，味甘，温，无毒。主恶气，卒心腹痛满，兼用合诸香，丛生，叶细。”

明代《本草品汇精要》记载：“【地】〔图经曰〕出姑臧，今黔蜀州郡及辽州亦有之。〔别录云〕出源州凉州。〔道地〕文州。【时】春生苗，八月取根茎，暴干。【用】根茎。【质】类茅草，紫而繁密。【色】紫黑。【味】甘。【臭】香。”

清代《植物名实图考》云：“高仅五六寸，似出生茆而劲，根大如拇指，长寸余，鲜时无香，干乃有臭。”

根据上述本草对甘松原植物的形态描述和产地分布，可以判断古代所用甘松为败酱科甘松属植物。败酱科甘松属植物在1979年出版的《中国植物志》中仅有匙叶甘松 *Nardostachys jatamansi*（D. Don）DC. 和甘松 *Nardostachys chinensis* Bat. 两个种。1980年《云南植物研究》杂志发表了“大花甘松 *Nardostachys grandiflora* DC.”后经过国内外植物分类学家研究，认为这三个种是不同的表现型，属一个种。于是2004年出版的《中国植物志》将之合为一种，即甘松 *Nardostachys jatamansi* 或 *Nardostachys chinensis*。2015年版《中华人民共和国药典》也改为甘松 *Nardostachys jatamansi* DC.。因此，古代使用的“甘松香”就是现今的甘松 *Nardostachys jatamansi* DC.。

1959年《中药材手册》记载：“商品中以川甘松气香味浓为佳。”最早提出“川甘松”之名。

5.2 产地沿革

甘松始载于唐代陈藏器《本草拾遗》，云：“出凉州。”唐代凉州为今甘肃武威一带。李珣《海药本草》记载：“谨按《广志》云：生源州。”《广志》为晋代郭义恭所撰，初唐诗人苏颋曾有五言排律《同饯阳将军兼源州都督御史中丞》，从诗词与古文考证分析，源州为甘肃平凉一带。说明唐代及以前甘松产于甘肃武威、平凉一带。《本草图经》云：“甘松香，出姑臧，今黔、蜀州郡及辽州亦有之。”姑臧为今甘肃武威一带，北宋时期黔州为今重庆彭水、黔江一带；蜀州，今四川新津、崇州一带；辽州，在今山西左权一带。说明当时甘松产于甘肃武威，在重庆彭水、黔江，四川新津、崇州及山西左权一带山野均有分布，其产地范围较广。《证类本草》所附药图为“文州甘松香”，文州，即今甘肃文县。明代《本草品汇精要》除转载了以前文献中甘松的产地外，还特别指出了甘松的道地产地是“文州”。李时珍曰：“甘松香，产于川西松州，其味甘，故名。”松州即今四川松潘，说明四川松潘是道地甘松的集散地。《本草原始》记载：“今黔蜀州郡及辽州亦有之。始产川西松州。其味甘而香。故名甘松香。”清代《植物名实图考》云：“昆明山中亦产之。”

1930年《药物出产辨》曰：“甘松产四川松泮县、江油县、龙安府、茂州等。”1937年《本草药品实地之观察》记载：“名见《开宝》，《纲目》列于芳香类。李时珍曰，甘松产于川西松州（四川松潘），其味甘，故名。金《光明经》谓之‘苦弥哆’。马志引《广志》云，甘松出姑（贵州）、藏（西藏）、凉（甘肃）州诸山。苏颂曰，今黔、蜀州郡及辽州亦有之。可知本品之产域，西北为甘肃及四川之松潘，西南为云、贵及川、滇边界，以及印度、喜马拉雅，高达一万尺山地产出之香料药材也。

北平市品称芽甘松，据云来自四川。”

综上所述，甘松在本草文献中最早记载的产地是今甘肃武威和平凉一带山中，宋至清代增加了今重庆、四川、山西和甘肃文县，认为甘肃文县为道地产地。近代增加了云南、贵州和西藏。甘松的产地越来越广泛。通过对甘松资源进行调查，发现甘松主产于四川阿坝、甘孜，青海果洛、玉树。唐代记载的甘肃武威、平凉一带，宋代记载的重庆彭水、黔江，四川新津、崇州及山西左权一带，清代记载的昆明山中，目前均未发现有分布。川甘松产地沿革见表1。

表1　川甘松产地沿革

年代	出处	产地及评价
唐	《本草拾遗》	出凉州
	《海药本草》	生源州
宋	《本草图经》	甘松香，出姑臧，今黔、蜀州郡及辽州亦有之
明	《本草品汇精要》	甘松香，〔图经曰〕出姑臧山野，今黔蜀州郡及辽州亦有之。〔别录云〕出源州凉州〔道地〕文州。【时】【生】春生苗。【采】八月取根茎。【收】暴干。【用】根茎。【质】类茅草 紫而繁密。【色】紫黑
	《本草纲目》	甘松香，产于川西松州，其味甘，故名
清	《植物名实图考》	甘松香　开宝本草使著录。图经，叶细如茅草，根极繁密，生黔、蜀、辽州；滇南同三柰等为食料用，昆明（云南昆明）山中亦产之。高仅五六寸，似出生茆而劲，根大如拇指，长寸余，鲜时无香，干乃有臭。
民国	《药物出产辨》	甘松产四川松泮县、江油县、龙安府、茂州等。四季有出
现代	《中药材手册》	主产于四川阿坝藏族自治州的松潘、南坪、若尔盖地区，绵阳专区的江油山区。此外，甘肃、青海等地亦产

6　道地产区及生境特征

6.1　道地产区

青藏高原东部边缘的四川阿坝、甘孜，青海果洛、玉树及甘肃甘南的高山草原、草甸及其周边丘状高原地带。

6.2　生境特征

青藏高原东部边缘的四川阿坝、甘孜，青海果洛、玉树及甘肃甘南所包含区域，为四川、青海、甘肃三省交汇处。区域经纬度在北纬31°30′～35°，东经97°～104°30′，地形为东南部为高山峡谷区，中部为山原区，西北部为高原区。川甘松主要生长在海拔2600m～4200m的丘状高原区。该地的丘状高原属大陆高原性气候，四季气温无明显差别，冬季严寒漫长，夏季凉寒湿润，年平均气温0.8℃～4.3℃。川甘松喜温湿气候，生长在海拔较高的高山草原、草甸，常生于向阳山坡小灌木丛、草丛中，土壤条件一般为腐殖质、有机质丰富、松软透气的壤土。

7 质量特征

7.1 质量要求

应符合《中华人民共和国药典》一部对甘松的相关质量规定。

7.2 性状特征

甘松略呈圆锥形，多弯曲，长5cm～18cm。根茎短小，上端有茎、叶残基，呈狭长的膜质片状或纤维状。外层黑棕色，内层棕色或黄色。根单一或数条交结、分枝或并列，直径0.3cm～1cm。表面棕褐色，皱缩，有细根和须根。质松脆，易折断，断面粗糙，皮部深棕色，常成裂片状，木部黄白色。气特异，味苦而辛，有清凉感。

川甘松药材略呈锥形，多弯曲如虾，上粗下细。根茎上附有地下茎残基及多层的枯叶残基，长1cm～4cm，外层棕黑色，内层棕色或黄色，呈狭长膜质片状。主根条柱形，单一或数股交结，分枝或并列，长5cm～13cm，少数达20cm，直径0.3cm～1cm，表面棕褐色，皱缩，中心木质部灰棕色，老根下部为单一中柱，而上部有2个～4个分体中柱。有细根和须根，弯曲，表面皱缩，浅棕黄色。质松脆，易折断，断面粗糙，皮部深棕色，常成裂片状。气特异，味苦而辛，有清凉感。

川甘松与其他产地甘松性状鉴别要点见表2。

表2 川甘松与其他产地甘松性状鉴别要点

比较项目	川甘松	其他产地甘松
外形	根茎上附有地下茎残基及多层的枯叶残基，呈狭长膜质片状	根茎上附有地下茎残基及多层叶鞘残基，呈纤维状
颜色	外层暗棕色，内层棕色或黄色	外层黄褐色，内层颜色稍浅
质地	质松脆，易折断	质略硬，不易折断

参 考 文 献

[1] 尚志钧.《本草拾遗》辑释 [M]. 合肥：安徽科学技术出版社，2003：95-96.

[2] 黄宫绣. 本草求真 [M]. 上海：上海科学技术出版社，1959：114.

[3] 李珣. 海药本草（辑校本）[M]. 尚志钧辑校. 北京：人民卫生出版社，1997：32.

[4] 苏颂. 本草图经 [M]. 尚志钧辑校. 合肥：安徽科学技术出版社，1994：234.

[5] 卢多逊，李昉，等. 开宝本草（辑复本）[M]. 尚志钧辑校. 合肥：安徽科学技术出版社，1998：217.

[6] 刘文泰. 本草品汇精要 [M] 北京：人民卫生出版社，1982：356.

[7] 吴其濬. 植物名实图考 [M]. 北京：商务印书馆，1957：646.

[8] 中国科学院中国植物志编辑委员会. 中国植物志：第二十七卷 [M]. 北京：科学出版社，1979：145.

[9] 孙汉董，丁靖垲，林中文. 大花甘松（*Nardostachys grandiflora* DC.）和中华甘松（*Nardostachys chinensis* Batalin）的精油成分及其在香料上的应用研究 [J]. 云南植物研究，1980（2）：213-223.

[10] 国家药典委员会. 中华人民共和国药典一部 [S]. 北京：中国医药科技出版社，2015：86.

[11] 中华人民共和国卫生部药政管理局，中国药品生物制品检定所. 中药材手册 [M]. 北京：人民卫生出版社，1959：64.

[12] 唐慎微. 重修政和经史证类备用本草 [M]. 北京：人民卫生出版社，1957：236.

[13] 李时珍. 本草纲目 [M]. 北京：人民卫生出版社，1985：858-859.

[14] 李中立. 本草原始 [M]. 张卫，张瑞贤校注. 北京：学苑出版社，2011：26.

[15] 陈仁山. 药物出产辨 [M]. 广州：广州中医专门学校，1930：35.

[16] 赵燏黄. 本草药品实地之观察 [M]. 樊菊芬点校. 福州：福建科学技术出版社，2006：104.

ICS 11.120.01
C 23

团　体　标　准

T/CACM 1020.38—2019

道地药材　第38部分：川干姜

Daodi herbs—Part 38：Chuanganjiang

2019-08-13 发布　　2019-08-13 实施

中华中医药学会　发布

前　言

T/CACM 1020《道地药材》标准分为157个部分：

——第1部分：标准编制通则；

……

——第37部分：川甘松；

——第38部分：川干姜；

——第39部分：川骨脂；

……

——第157部分：汉射干。

本部分为T/CACM 1020的第38部分。

本部分按照GB/T 1.1—2009给出的规则起草。

本部分由道地药材国家重点实验室及国家中医药管理局道地药材生态遗传重点研究室提出。

本部分由中华中医药学会归口。

本部分起草单位：四川省中医药科学院、四川省道地药材系统开发工程技术研究中心、北京联合大学、中国中医科学院中药资源中心、中药材商品规格等级标准研究技术中心、无限极（中国）有限公司、北京中研百草检测认证有限公司。

本部分主要起草人：吴萍、张元、赵军宁、李青苗、黄璐琦、郭兰萍、詹志来、郭俊霞、王晓宇、华桦、罗冰、张松林、何雅莉、郭阳、余意。

道地药材　第38部分：川干姜

1　范围

T/CACM 1020 的本部分规定了道地药材川干姜的来源及形态、历史沿革、道地产区及生境特征、质量特征。

本部分适用于中华人民共和国境内道地药材川干姜的生产、销售、鉴定及使用。

2　规范性引用文件

下列文件对于本文件的应用是必不可少的。凡是注日期的引用文件，仅注日期的版本适用于本文件。凡是不注日期的引用文件，其最新版本（包括所有的修改单）适用于本文件。

T/CACM 1020.1—2016　道地药材　第1部分：标准编制通则

中华人民共和国药典一部

3　术语和定义

T/CACM 1020.1—2016 界定的以及下列术语和定义适用于本文件。

3.1

川干姜　chuanganjiang

产于四川沐川、犍为、宜宾及周边地区的干姜。

4　来源及形态

4.1　来源

本品为姜科植物姜 *Zingiber officinale* Rosc. 的干燥根茎。

4.2　形态特征

多年生草本，高 50cm～100cm。根茎块状，肉质、肥厚、扁平，横生多分枝，断面黄白色，有浓厚的辛辣气味。叶互生，排成2列，无柄，几抱茎；叶舌长 2mm～4mm；叶片披针形至线状披针形，长 15cm～30cm，宽 1.5cm～2.2cm，先端渐尖，基部狭，叶基鞘状抱茎，无毛。花葶自根茎中抽出，长 15cm～25cm；穗状花序椭圆形，长 4cm～5cm；苞片卵形，长约 2.5cm，淡绿色，边缘淡黄色，先端有小尖头；花萼管长约 1cm，具3短尖齿；花冠黄绿色，管长 2cm～2.5cm，裂片3，披针形，长不及 2cm，唇瓣的中间裂片长圆状倒卵形，较花冠裂片短，有紫色条纹和淡黄色斑点，两侧裂片卵形，黄绿色，具紫色边缘；雄蕊1，暗紫色，花药长约 9mm，药隔附属体包裹住花柱；子房3室，无毛，花柱1，柱头近球形；蒴果；种子多数，黑色；花期8月。

5 历史沿革

5.1 品种沿革

干姜始载于《神农本草经》，被列为中品，谓："味辛，温，主治胸满咳逆上气。温中止血、出汗、逐风、湿痹、肠僻、下痢，生者久服去臭气、通神明，生山谷。"《本草经集注》将姜单立一项，分为干姜和姜并分别入药用。《本草图经》云："姜……苗高二三尺，叶似箭竹叶而长，两两相对，苗青根黄，无花实。秋时采根。"《本草纲目》谓："姜宜原隰沙地。四月取母姜种之。五月生苗如初生嫩芦，而叶稍阔如竹叶，对生，叶亦辛香。秋社前后新芽顿长，如列指状，采食无筋，谓之子姜。秋分后者采之，霜后则老矣。"《证类本草》收载干姜，并附有干姜药材图和生姜原植物图。《本草纲目拾遗》注意到姜本身的品质，将四川产干姜命名为川姜，并指出："出川中，屈曲如枯枝，味最辛辣，绝不类姜形，亦可入食料用。"由以上记载可知，现代使用的干姜与历代本草文献记载一致，为姜科植物姜 *Zingiber officinale* Rosc. 的干燥根茎。本标准遵循 2015 年版《中华人民共和国药典》的规定，将川产干姜基原定为 *Zingiber officinale* Rosc. 。

元代《世医得效方》载有感应丸方，谓："川干姜（炮制，一两）、巴豆（七十个，去皮心膜）……可治饮食所伤，三焦气滞，大便秘涩。"明代《证治要诀》《寿世保元》《玉机微义》，清代《通俗伤寒论》等方书中均有方剂用到川干姜，可见川干姜的使用历史至少有 600 年。因此，本标准将干姜的道地药材定为川干姜。

5.2 产地沿革

唐代孙思邈的《千金翼方·药出州土》云："泉州（今福建泉州）、益州（今四川成都）产干姜。"宋代《本草图经》、明代《本草原始》明确提出："生犍为（今四川犍为）山谷及荆州、扬州（今江苏扬州），今处处有之，以汉、温、池州（今四川成都、浙江温州、安徽贵池）者良。"

清代《本草崇原》云："临海、章安、汉温、池州皆能作之，今江西、浙江皆有。"《本草纲目拾遗》曰："出川中。"

民国时期《增订伪药条辨》云："干姜，湖南……浙江……江南、江西、宁国、四川皆出。"《药物出产辨》对各地所产干姜的品质进行了详细比较，云："干姜，以四川为最，白肉。广东六步次之，黄肉。钦廉、北海、广西均有出，又次之，均黄肉。"

综上所述，历代本草文献均记载四川是干姜的主要产地，且其生产的干姜品质较佳。川干姜产地沿革见表 1。

表 1 川干姜产地沿革

年代	出处	产地及评价
唐	《新修本草》	生犍为川谷……九月采
	《千金翼方·药出州土》	泉州（今福建泉州）、益州（今四川成都）产干姜
宋	《本草图经》	生犍为（今四川犍为）山谷及荆州、扬州（今江苏扬州），今处处有之，以汉、温、池州（今四川成都、浙江温州、安徽贵池）者良
明	《本草原始》	生姜生犍为山谷及荆州、扬州，今处处有之，以汉、温、池州者良
民国	《增订伪药条辨》	干姜，湖南……浙江……江南、江西、宁国、四川皆出
	《药物出产辨》	干姜，以四川为最，白肉。广东六步次之，黄肉。钦廉、北海、广西均有出，又次之，均黄肉

6 道地产区及生境特征

6.1 道地产区

四川沐川、犍为、宜宾及周边地区。

6.2 生境特征

川干姜适合生长于阳光充足、排水良好的砂壤土。四川沐川、犍为年平均气温17.5℃，无霜期约333d，年平均降水量1141.3mm，年平均日照时数957.9h。

7 质量特征

7.1 质量要求

应符合《中华人民共和国药典》一部对干姜的相关质量规定。

7.2 性状特征

干姜呈扁平块状，具指状分枝，长3cm～7cm，厚1cm～2cm。表面灰黄色或浅灰棕色，粗糙，具纵皱纹和明显的环节。分枝处常有鳞叶残存，分枝先端有茎痕或芽。质坚实，断面黄白色或灰白色，粉性或颗粒性，内皮层环纹明显，维管束及黄色油点散在。气香特异，味辛辣。

川干姜呈不规则块状，略扁，具指状分枝，长3cm～7cm，厚1cm～2cm。表面灰棕色或浅黄棕色，粗糙，具纵皱纹及明显的环节。分枝处常有鳞叶残存，分枝先端有茎痕或芽。质坚实，断面黄白色或灰白色，粉性足，有一明显圆环（内皮层），筋脉点（维管束）及黄色油点散在。气香特异，味辛辣。

川干姜与其他产地干姜性状鉴别要点见表2。

表2 川干姜与其他产地干姜性状鉴别要点

比较项目	川干姜	其他产地干姜
表面	灰棕色或浅黄棕色	灰黄色或浅灰棕色
断面	黄白色或灰白色，粉性足	黄白色或灰白色，粉性一般

参 考 文 献

[1] 佚名. 神农本草经 [M]. 顾观光辑. 杨鹏举校注. 北京：学苑出版社，2007：139.

[2] 陶弘景. 本草经集注（辑校本）[M]. 尚志钧，尚元胜辑校. 北京：人民卫生出版社，1994：320.

[3] 苏颂. 本草图经 [M]. 尚志钧辑校. 合肥：安徽科学技术出版社，1994：156.

[4] 李时珍. 本草纲目 [M]. 刘衡如，刘山永校注. 北京：华夏出版社，2013：1088.

[5] 唐慎微. 证类本草 [M]. 尚志钧，郑金生，尚元藕，等校点. 北京：华夏出版社，1993：213.

[6] 赵学敏. 本草纲目拾遗 [M]. 北京：人民卫生出版社，1963：348.

[7] 孙思邈. 千金翼方 [M]. 焦振廉，张琳叶，胡玲，等校注. 北京：中国医药科技出版社，2011：9.

[8] 苏敬等. 新修本草 [M]. 尚志钧辑校. 合肥：安徽科学技术出版社，2004：117.

[9] 张志聪. 本草崇原 [M]. 北京：中国中医药出版社，1999：1139.

[10] 曹炳章. 增订伪药条辨 [M]. 刘德荣点校. 福州：福建科学技术出版社，2004：64.

[11] 陈仁山，蒋淼，陈思敏，等. 药物出产辨（十）[J]. 中药与临床，2011，2（6）：69.

ICS 11.120.01
C 23

团　体　标　准

T/CACM 1020.39—2019

道地药材　第 39 部分：川骨脂

Daodi herbs—Part 39: Chuanguzhi

2019-08-13 发布　　2019-08-13 实施

中华中医药学会　发布

前　言

T/CACM 1020《道地药材》标准分为157个部分：

——第1部分：标准编制通则；

……

——第38部分：川干姜；

——第39部分：川骨脂；

——第40部分：川厚朴；

……

——第157部分：汉射干。

本部分为T/CACM 1020的第39部分。

本部分按照GB/T 1.1—2009给出的规则起草。

本部分由道地药材国家重点实验室及国家中医药管理局道地药材生态遗传重点研究室提出。

本部分由中华中医药学会归口。

本部分起草单位：辽宁中医药大学、中国中医科学院中药资源中心、北京中研百草检测认证有限公司。

本部分主要起草人：许亮、王冰、康廷国、王佳豪、杨燕云、邢艳萍、张大川、李胜男、张婷婷、黄璐琦、郭兰萍、詹志来、谭沛、张辉、金艳、尹海波、张建逵、赵容、郭亮。

道地药材　第 39 部分：川骨脂

1　范围

T/CACM 1020 的本部分规定了道地药材川骨脂的来源及形态、历史沿革、道地产区及生境特征、质量特征。

本标准适用于中华人民共和国境内道地药材川骨脂的生产、销售、鉴定及使用。

2　规范性引用文件

下列文件对于本文件的应用是必不可少的。凡是注日期的引用文件，仅注日期的版本适用于本文件。凡是不注日期的引用文件，其最新版本（包括所有的修改单）适用于本文件。

T/CACM 1020.1—2016　道地药材　第 1 部分：标准编制通则

中华人民共和国药典一部

3　术语和定义

T/CACM 1020.1—2016 界定的以及下列术语和定义适用于本文件。

3.1

川骨脂　chuanguzhi

产于合川、江津、金堂、都江堰、广元及其周边地区的补骨脂。

4　来源及形态

4.1　来源

本品为豆科植物补骨脂 *Psoralea corylifolia* L. 的干燥成熟果实。

4.2　形态特征

一年生直立草本，高 60cm ~ 150cm。枝坚硬，疏被白色绒毛，有明显腺点。叶为单叶，有时有 1 片长 1cm ~ 2cm 的侧生小叶；托叶镰形，长 7mm ~ 8mm；叶柄长 2cm ~ 4.5cm，有腺点；小叶柄长 2mm ~ 3mm，被白色绒毛；叶宽卵形，长 4.5cm ~ 9cm，宽 3cm ~ 6cm，先端钝或锐尖，基部圆形或心形，边缘有粗而不规则的锯齿，质地坚韧，两面有明显黑色腺点，被疏毛或近无毛。花序腋生，有花 10 朵 ~ 30 朵，组成密集的总状或小头状花序，总花梗长 3cm ~ 7cm，被白色柔毛和腺点；苞片膜质，披针形，长 3mm，被绒毛和腺点；花梗长约 1mm；花萼长 4mm ~ 6mm，被白色柔毛和腺点，萼齿披针形，下方一个较长，花冠黄色或蓝色，花瓣明显具瓣柄，旗瓣倒卵形，长 5.5mm；雄蕊 10，上部分离。荚果卵形，长 5mm，具小尖头，黑色，表面具不规则网纹，不开裂，果皮与种子不易分离；种子扁。花果期 7 月 ~ 10 月。

5 历史沿革

5.1 品种沿革

补骨脂始载于唐代《药性论》，曰："婆固脂，一名破故纸，味苦、辛。"简要说明了补骨脂的功效，未描述植物形态和药材性状。五代时期《日华子本草》描述补骨脂："南番者色赤，广南者色绿。"指出在广南及南番皆有补骨脂。"广南"现指广西、云南、福建等地区；"南番"现指南海外国，《日华子本草》突出了两者品种形态上的颜色差异。宋代《开宝本草》记载："补骨脂，一名破故纸，生广南诸州及波斯国，树高三四尺，叶小似薄荷。其舶上者佳。"对补骨脂原植物形态做了简要的介绍，认为进口品种质量较佳。该书始将"补骨脂"作为药材正名，"破故纸"为别名。宋代《本草图经》曰："补骨脂……今岭外山间多有之。茎高三四尺，叶似薄荷，花微紫色，实如麻子圆扁而黑。"写到了补骨脂的生境"山间"，并记载了补骨脂的植物形态，确认为现代豆科植物补骨脂 *Psoralea corylifolia* L.。

明代《本草蒙筌》曰："生广西诸州，子圆扁而绿。"记载了补骨脂药材的形态"圆扁而绿"。徐春甫《古今医统大全》卷九十三经验秘方中已有了"川骨脂"的记载，该书成于嘉靖三十五年（1556），说明至明代我国已经有了引种栽培成功，而且成了道地药材的"川骨脂"。清代《本草易读》曰："破故纸，茎高三四尺，叶小似薄荷。花微黑色，实如麻子圆扁而黑，九月采。"可见，古代医家对补骨脂的描述相似，均与现今植物形态相一致。

综上，依据历代本草的记载，补骨脂为豆科植物补骨脂 *Psoralea corylifolia* L.，为外来中药材，后来引进栽培。明清以来，医家对"川骨脂"较为推崇，因此，本标准将补骨脂的道地药材定为"川骨脂"。

5.2 产地沿革

五代时期《日华子本草》描述："南番者色赤，广南者色绿。"指出在广南及南番皆有补骨脂。"广南"现指广西、云南、福建等地区；"南番"现指南海外国。宋代《开宝本草》始称"补骨脂"："补骨脂，一名破故纸，生广南诸州及波斯国……其舶上者佳。"其中记载了补骨脂的产地为"广南诸州及波斯国"，即现广西、云南、福建地区和伊朗等，且认为国外伊朗等地的产补骨脂质量佳。宋代《本草图经》曰："补骨脂，生广南诸州及波斯国，今岭外山间多有之，不及蕃舶者佳。"其记载与《开宝本草》一致。宋代寇宗奭《本草衍义》记载："补骨脂产于梧州。"产地更为具体，为梧州（今广西壮族自治区梧州市）。

明代刘文泰《本草品汇精要》记载："此物本自外番随海舶而来，非中华所有，番人呼为补骨鸱，语讹为破故纸也。【地】〔图经曰〕出波斯国，今广南诸州及岭外山坂间。〔道地〕南蕃梧州。"转述了《本草图经》的记述，说明补骨脂的产地一直为海外和"广南"。《本草蒙筌》曰："生广西诸州，子圆扁而绿。"《本草汇言》曰："补骨脂，即破故子也。生波斯国，及岭南诸州。今岭外山坂间，多有之，四川台州亦有，皆不及番舶者佳。"开始记载四川地区也有补骨脂。明代著名医家缪希雍所著《先醒斋医学广笔记》中治肾阳火衰无子的"种子方"就指名要用"真合州补骨脂"。合州即今重庆市合川区，地处嘉陵江、涪江、渠江三江汇合之处，该地区曾经为四川省合川县。清代《本草易读》云："破故纸……生岭南及波斯，今四川合州亦有之。"

民国时期《药物出产辨》云："故纸，产四川为最，河南、安徽次之。架喇吉打来者又次，名洋故纸。五月出新。"

《中华本草》收载补骨脂："产于四川合川、江津、金堂、都江堰、广元，河南商丘、新乡、博爱、信阳，安徽六合、阜阳，陕西兴平等地亦产，销全国。江西、云南、山西等省亦产，多自产自销。"《四川道地中药材志》也收载了合川补骨脂。

综合以上文献考证，补骨脂为外来中药材，主要来自波斯国，即伊朗一带。后来引进栽培，主要在"梧州""合州"等地。"川骨脂"是自明代始临床长期应用优选出来的道地品种，明清以来医家对"川骨脂"较为推崇。川骨脂主产于重庆合川、江津，四川金堂、广元、都江堰，也称"川故子"。合川、江津、金堂、都江堰、广元为中心的区域及其周边地区成为补骨脂的道地产区。川骨脂产地沿革见表1。

表1　川骨脂产地沿革

年代	出处	产地及评价
五代	《日华子本草》	南番者色赤，广南者色绿
宋	《开宝本草》	生广南诸州及波斯国，其舶上者佳
	《本草衍义》	产于梧州
明	《本草品汇精要》	出波斯国，今广南诸州及岭外山间。〔道地〕南番梧州
	《先醒斋医学广笔记》	真合州补骨脂（合州即今重庆合川）
清	《本草易读》	今四川合州亦有之
民国	《药物出产辨》	产四川为最，河南、安徽次之
现代	《中华本草》	产于四川合川、江津、金堂、都江堰、广元，河南商丘、新乡、博爱、信阳，安徽六合、阜阳，陕西兴平等地亦产，销全国。江西、云南、山西等省亦产

6　道地产区及生境特征

6.1　道地产区

合川、江津、金堂、都江堰、广元及其周边地区。

6.2　生境特征

重庆合川、江津，四川金堂、都江堰及广元位于我国西南部，属于亚热带湿润季风气候，气候温和，四季分明，雨量充沛，湿度大，云雾多，乏日照，平均风速小，无霜期长，春来较早，夏长、秋冬短。位于长江上游区域，大小河流众多，水资源丰富。植被茂盛，森林覆盖率达50%。年平均气温16.1℃，7月份平均气温26.1℃，1月份平均气温4.9℃。年平均降水量800mm～1000mm，年平均日照时数1300h～1400h，无霜期220d～260d，四季分明，适宜生物繁衍生息。

7　质量特征

7.1　质量要求

应符合《中华人民共和国药典》一部对补骨脂的相关质量规定。

7.2　性状特征

补骨脂呈肾形，略扁，长3mm～5mm，宽2mm～4mm，厚约1.5mm。表面微鼓起，黑褐色，具细微网状皱纹。先端圆钝，有一小突起，凹侧有果梗痕。质硬。果皮薄，与种子不易分离；种子1，子叶2，黄白色。气香，味微咸、微苦。

川骨脂呈肾形，略扁，表面黑色、黑褐色或灰褐色，具细微网状皱纹。顶端圆钝，有一小突起，凹侧有果梗痕。质硬。果皮薄，与种子不易分离；种子1，子叶2，黄白色，有油性。气香，味辛、微苦。

参 考 文 献

［1］中国科学院中国植物志编辑委员会．中国植物志：第四十一卷［M］．北京：科学出版社，1995：344.

［2］甄权．药性论·药性趋向分类论（合刊本）［M］．尚志钧辑释．合肥：安徽科学技术出版社，2006：51.

［3］常敏毅．日华子本草辑注［M］．北京：中国医药科技出版社，2016：48.

［4］卢多逊等．开宝本草（辑复本）［M］．尚志钧辑校．北京：中医古籍出版社，2009：221.

［5］苏颖，赵宏岩．《本草图经》研究［M］．北京：人民卫生出版社，2011：351.

［6］陈嘉谟．本草蒙筌［M］．张印生，韩学杰，赵慧玲校．北京：中医古籍出版社，2009：53.

［7］徐春甫．古今医统大全［M］．崔仲平，王耀廷主校．北京：人民卫生出版社，1991：1073.

［8］汪讱庵．本草易读［M］．吕广振，陶振岗，王海亭，等点校．北京：人民卫生出版社，1987：162－163.

［9］寇宗奭．本草衍义［M］．张丽君，丁侃校注．北京：中国医药科技出版社，2012：46.

［10］孝宗．御制本草品汇精要［M］．鲁军整理．北京：九州出版社，2005：202.

［11］倪朱谟．本草汇言［M］．郑金生，甄雪燕，杨梅香点校．北京：中医古籍出版社，2005：101.

［12］缪希雍．先醒斋医学广笔记［M］．张印生，韩学杰，于永杰，等校注．北京：中医古籍出版社，2000：132.

［13］陈仁山．药物出产辨［M］．广州：广州中医专门学校，1930.

［14］国家中医药管理局《中华本草》编委会．中华本草：第4册［M］．上海：上海科学技术出版社，1999：603.

［15］万德光，彭成，赵军宁，等．四川道地中药材志全彩版［M］．成都：四川科学技术出版社，2005：328.

［16］林其权．合州补骨脂考［J］．中药材，1986，5：49.

［17］白宇明，郝近大．补骨脂与木蝴蝶的本草考证及性状鉴别［J］．中国中药杂志，2014，39（5）：946－948.

ICS 11.120.01
C 23

团体标准

T/CACM 1020.40—2019

道地药材　第40部分：川厚朴

Daodi herbs—Part 40：Chuanhoupo

2019-08-13 发布　　2019-08-13 实施

中华中医药学会　发布

前　言

T/CACM 1020《道地药材》标准分为157个部分：

——第1部分：标准编制通则；

……

——第39部分：川骨脂；

——第40部分：川厚朴；

——第41部分：川泽泻；

……

——第157部分：汉射干。

本部分为T/CACM 1020的第40部分。

本部分按照GB/T 1.1—2009给出的规则起草。

本部分由道地药材国家重点实验室及国家中医药管理局道地药材生态遗传重点研究室提出。

本部分由中华中医药学会归口。

本部分起草单位：湖北中医药大学、中国中医科学院中药资源中心、华润三九医药股份有限公司、北京中研百草检测认证有限公司。

本部分主要起草人：杨红兵、石磊、黄璐琦、郭兰萍、詹志来、张承程、王众宽、赵雨、谭沛、张辉、郭亮。

道地药材　第40部分：川厚朴

1　范围

T/CACM 1020 的本标准规定了道地药材川厚朴的来源及形态、历史沿革、道地产区及生境特征、质量特征。

本标准适用于中华人民共和国境内道地药材川厚朴的生产、销售、鉴定及使用。

2　规范性引用文件

下列文件对于本文件的应用是必不可少的。凡是注日期的引用文件，仅注日期的版本适用于本文件。凡是不注日期的引用文件，其最新版本（包括所有的修改单）适用于本文件。

T/CACM 1020.1—2016　道地药材　第1部分：标准编制通则

中华人民共和国药典一部

3　术语和定义

T/CACM 1020.1—2016 界定的以及下列术语和定义适用于本文件。

3.1

川厚朴　chuanhoupo

产于以大巴山脉、武陵山北区及大渡河东岸为核心的四川中部和东部，重庆、湖北西部以及与此区域接壤或临近的陕西南部、湖南北部等凉爽、湿润、光照充足山区的厚朴。

4　来源及形态

4.1　来源

本品为木兰科植物厚朴 *Magnolia officinalis* Rehd. et Wils. 的干燥干皮、根皮及枝皮。

4.2　形态特征

为落叶乔木。树皮粗厚，灰色至灰褐色；皮孔突起而显著，类圆形或椭圆形。顶芽圆锥形，长4cm~5cm。单叶互生，常集生于小枝先端；叶片倒卵形或椭圆状倒卵形，长20cm~50cm，宽10cm~24cm，先端具短急尖、微凸或圆钝，基部楔形或圆形，全缘。花与叶同时开放，花单生于幼枝先端，直径10cm~15cm（~20cm），多白色，有香气；花被9片~12片（~17片）；雄蕊多数；雌蕊心皮多数，分离。聚合果长椭圆状卵形或类圆柱形，长10cm~12cm（~16cm），直径5cm~6.5cm，蓇葖果木质，先端有向外弯的喙，内含种子1~2。花期4月~5月，果期10月~11月。

5 历史沿革

5.1 品种沿革

厚朴始载于《神农本草经》，被列为中品，《神农本草经》载厚朴："味苦，温。主中风，伤寒，头痛，寒热，惊悸，气血痹，死肌，去三虫。生交趾。"该书主要记载厚朴的性味功能，并谓之生于"交趾"（今越南北部）。其后，《名医别录》谓厚朴："大温，无毒。主温中，益气，消痰，下气，治霍乱及腹痛，胀满，胃中冷逆，胸中呕逆不止，泄痢，淋露，除惊，去留热，止烦满，厚肠胃。一名厚皮，一名赤朴。其树名榛，其子名逐杨。治鼠瘘，明目，益气。生交趾、宛朐。三、九、十月采皮，阴干。"该书记载了厚朴的两个别名"厚皮"与"赤朴"，应是反映厚朴药材特征的最早且正确的描述，即一种树皮，皮厚，色赤（内表面紫棕色），同时明确厚朴的采收时间和干燥方法（阴干），其产地有二：交趾与宛朐（今山东菏泽），而今越南、山东均未见厚朴生产，故其可能另为一物。

南北朝时期陶弘景《本草经集注》除照录《神农本草经》和《名医别录》中厚朴的内容以外，还增录了："干姜为之使，恶泽泻、寒水石、硝石。"同时指出："今出建平、宜都，极厚，肉紫色为好，壳薄而白者不如。用之削去上甲错皮。俗方多用，道家不须也。"建平在今四川东部（重庆巫山），宜都在今湖北西部（宜昌），现湖北、四川及重庆仍是厚朴的主产区；"皮厚，肉紫色，用之削去上甲错皮"，这些与现今道地药材川厚朴皮厚、肉紫油润，用前刮去外表面粗皮等基本一致，应该就是今天使用的正品厚朴。

宋代《证类本草》收载了《本草图经》中的"商州厚朴"和"归州厚朴"的墨线图（商州为今陕西商洛，一说为四川宜宾，归州为今湖北秭归、巴东）；引"雷公曰：凡使，要用紫色味辛为好，或丸散，便去粗皮"；引《范子》"出弘农（今河南灵宝）"；引《开宝本草》谓厚朴"出梓州（今四川三台）、龙州（今四川平武、青川与江油一带）者最佳"；引《本草图经》："出交趾，冤句，今京西（今河南洛阳）、陕西、江淮、湖南、蜀川山谷中往往有之，而以梓州、龙州者为上。木高三四丈，径一二尺。春生，叶如槲叶，四季不凋；红花而青实；皮极鳞皱而厚，紫色多润者佳，薄而白者不堪。"1249年重刊后增附《本草衍义》曰："厚朴，今西京伊阳县（今河南汝阳）及商州亦有，但薄而色淡，不如梓州者厚而紫色有油，味苦，不以姜制，则棘人喉舌。"从绘图上看，商州厚朴应为木兰科木兰属厚朴（即今之正品）；而归州厚朴，像是厚朴，但如果"叶如槲叶，四季不凋"，则更可能是木兰科木莲属植物。从文字描述上看，到宋代时，人们已经在很多地方发现了厚朴药材，但以四川东部、湖北西部以及四川三台、平武为道地产区，以皮厚、肉紫、油润、味辛苦为质优标准，与现代川厚朴一致。四川三台（梓州）目前并无厚朴出产，但此地在唐、宋时期与成都一样是四川有影响力的府城之一，故应为当时厚朴的集散地；而平武、青川等地（龙州）目前依然有大面积厚朴种植，可谓厚朴的传统产区。同时可以看出，此时期出现了一些厚朴的混淆品或习用品，如木莲属植物等。

明代《本草品汇精要》曰："【地】〔图经曰〕出交趾、冤句，今京西、陕西、江淮、湖南山中皆有之。""〔道地〕蜀川、商州、归州、梓州、龙州最佳"。与《本草图经》的描述相似，只是将陕西商洛或四川宜宾（今商州）以及湖北秭归、巴东（今归州）等地也纳入厚朴的道地产区。其实主要还是位于今四川和湖北境内。

明代《本草纲目》除汇总前人有关厚朴的记载以外，另谓："朴树肤白肉紫，叶如……五六月开细花，结实如冬青子，生青熟赤，有核。七八月采之，味甘美。"这段文字描述及其绘制的厚朴墨线图（金陵本）与现代所用厚朴差异明显。根据刘衡如校注，"叶如"后缺空二字，所缺空之字有三种版本："檗叶""榆叶"或"槲叶"；如果按"榆叶"理解，有可能是指榆科的朴树 *Celtis sinensis* Pers.；如果按"檗叶"或"槲叶"理解，则有多种可能，但可确定不是厚朴。此外，明崇祯十三年（1640）钱蔚起刻本，以及清光绪十一年（1885）张绍棠刻本，将厚朴药图改绘为类似《证类本草》"归州厚朴”的墨线图，但由于“五六月开细花”，品种不详。

清代《质问本草》内篇卷之四载厚朴曰：“生山中，木高数丈，春开花生叶，结实。厚朴释名烈朴。产跤趾者为最，建平、宜都及洛阳、山陕、河南、川蜀、浙、闽，皆有之。南产者，功胜于北。以厚而紫色者为佳。”结合插图，可明确为现代所用木兰科厚朴之正品。但“产跤趾者为最”有所不妥。《植物名实图考》卷三十三载有厚朴图，与木兰科厚朴一致，表现的是厚朴的树干与新发枝条。文字描述方面，除了引用李时珍的描述（似朴树）以外，有“滇南生者叶如楮叶，乱纹深齿，实大如豌豆，谓之云朴，亦以冒川产”，其所言应该不是木兰科的厚朴，也与插图不符。另外，该书卷三十六、三十八分别收载有滇厚朴与土厚朴的插图与文字。其中，卷三十六的滇厚朴图，并非木兰科的厚朴，应与卷三十三的文字相对应；其文字所述“生云南山中，大树粗叶，结实如豆，盖即川厚朴树，而特以地道异，滇医皆用之”，则似与卷三十三的厚朴图相合，为木兰科厚朴，说明其为非地道药材。卷三十八，“土厚朴生建昌，亦大树也，叶对生，粗柄，长几盈尺，面绿背白，颇脆，枝头嫩叶卷如木笔，味辛，气香，土人亦代厚朴，亦效”。结合插图，可能是木莲属植物，或者木兰属常绿类植物，也可能是厚朴。

民国时期《中国药学大辞典》全面而详细地记载了厚朴的命名、处方用名、古籍别名、外国名词、基原、产地、形态、种类、采取、制法、性质、效能、作用、主治、张仲景之发明、历代记述考证、国外学说、辨伪、配合应用、用量、施用宜忌、著名方剂、参考资料等。其所载原植物的拉丁学名为 *Magnolia hypoleuca*，其实是“日本厚朴”的拉丁名。关于产地，该书全文照录1930年陈仁山的《药物出产辨》中有关厚朴产地的记述：“厚朴产四川打剑炉为正。湖北施南府亦可用。湖南次之。云南又次之。一产福建福州府亦可用，但气味略逊，出产最多，近日药肆俱用福州来者，因四川、湖北、湖南少出，不能供足市上之需。湖北（这里应该是浙江而非湖北）温州有出，全无气味，不适用。”至于原植物形态描述及其插图均为木兰科厚朴 *Magnolia officinalis* Rehd. et Wils. 无疑。另外，在种类中提及“紫油厚朴，乃皮厚、多润、色紫褐而味苦辛者”，为优质道地药材；“山厚朴，乃皮薄、色淡褐、味苦甘者”，质次；“商州厚朴，即日本药铺中所称之和厚朴，或朝鲜厚朴，萨摩（萨摩藩/鹿儿岛藩）厚朴，皆系浮烂罗勒，为厚朴之一种，乃下品也”（浮烂罗勒在《本草纲目》厚朴“附录”中收载，源自《本草拾遗》）。该书将商州厚朴视同浮烂罗勒，归作一种劣质厚朴，值得商榷。

综上所述，在两千多年的药用过程中，木兰科木兰属厚朴的树皮一直是厚朴药材的主流品种，宋代《本草图经》的“商州厚朴”图已经与正品原植物十分近似，清代《质问本草》的厚朴图已较为准确。其间也出现过多种混淆品或习用品，但并非主流。道地药材品质标准始终为皮厚、肉紫褐、油润、味辛而苦。民国时期就已经有了“川朴”“紫油厚朴”等名号。

5.2 产地沿革

厚朴历代产地记载较多，原植物分布也较广，北自陕西、山西，南至云南、广西（越南除外），西起四川，东到浙江，均有出产，但自唐代以来就推崇以四川中部和东部、重庆与湖北西南部等地所产为佳，该区域为传统道地产区。川厚朴产地沿革见表1。

表1 川厚朴产地沿革

年代	出处	产地及评价
秦汉	《神农本草经》	生交趾（今越南北部）
南北朝	《名医别录》	“一名厚皮，一名赤朴”“生交趾、宛朐（今山东）。三、九、十月采皮，阴干”
	《本草经集注》	今出建平（今四川东部）、宜都（今湖北西部）。极厚，肉紫色为好，壳薄而白者不如。用之削去上甲错皮

表1（续）

年代	出处	产地及评价
唐	《新修本草》	“生交趾、宛朐”“今出建平、宜都。极厚，肉紫色为好，壳薄而白者不如”
宋	《证类本草》	收载《本草图经》中的“商州厚朴”和“归州厚朴”的墨线图（商州为今陕西商洛，一说为四川宜宾，归州为今湖北秭归、巴东）。 引“雷公曰：凡使，要用紫色味辛为好，或丸散，便去粗皮”；引《范子》“出弘农（今河南灵宝）”；引《开宝本草》谓厚朴“出梓州（今四川三台）、龙州（今四川平武、青川与江油一带）者最佳”；引《本草图经》：“出交趾，冤句，今京西（今洛阳）、陕西、江淮、湖南、蜀川山谷中往往有之，而以梓州、龙州者为上。木高三、四丈，径一、二尺。春生，叶如槲叶，四季不凋；红花而青实；皮极鳞皱而厚，紫色多润者佳，薄而白者不堪”；1249年重刊后增附《本草衍义》曰：“厚朴，今西京伊阳县（今河南省汝阳）及商州亦有，但薄而色淡，不如梓州者厚而紫色有油，味苦，不以姜制，则棘人喉舌”
明	《本草品汇精要》	“出交趾、冤句，今京西、陕西、江淮、湖南山中皆有之”“〔道地〕蜀川、商州、归州、梓州、龙州最佳”
	《本草纲目》	除汇总前人有关厚朴的记载以外，另谓：“朴树肤白肉紫，叶如……五六月开细花，结实如冬青子，生青熟赤，有核。七八月采之，味甘美”
清	《质问本草》	“生山中，木高数丈，春开花生叶，结实。厚朴释名烈朴。产交趾者为最，建平、宜都及洛阳、山陕、河南、川蜀、浙、闽，皆有之。南产者，功胜于北。以厚而紫色者为佳。”并绘厚朴图
	《植物名实图考》	卷三十三载有厚朴图“滇南生者叶如楮叶，乱纹深齿，实大如豌豆，谓之云朴，亦以冒川产”。 卷三十六载有滇厚朴图“生云南山中，大树粗叶，结实如豆，盖即川厚朴树，而特以地道异，滇医皆用之”。 卷三十八载有土厚朴图“土厚朴生建昌，亦大树也，叶对生，粗柄，长几盈尺，面绿背白，颇脆，枝头嫩叶卷如木笔，味辛，气香，土人亦代厚朴，亦效”
民国	《中国药学大辞典》	“陈仁山《药物生产辨》云，厚朴产四川打箭炉为正。湖北施南府亦可用。湖南次之。云南又次之。一产福建福州府亦可用，但气味略逊，出产最多，近日药肆俱用福州来者，因四川、湖北、湖南少出，不能供足市上之需。湖北（这里应为浙江）温州有出，全无气味，不适用”“紫油厚朴，乃皮厚、多润、色紫褐而味苦辛者”“山厚朴，乃皮薄、色淡褐、味苦甘者”“商州厚朴，即日本药铺中所称之和厚朴，或朝鲜厚朴，萨摩（萨摩藩/鹿儿岛藩）厚朴，皆系浮烂罗勒，为厚朴之一种，乃下品也”

6 道地产区及生境特征

6.1 道地产区

以大巴山脉、武陵山北区及大渡河东岸为核心的四川中部和东部、重庆、湖北西部以及与此区域接壤或临近的陕西南部、湖南北部等凉爽、湿润、光照充足的山区。

6.2 生境特征

厚朴喜凉爽、湿润、光照充足的环境，忌严寒、酷暑、积水，要求年平均气温9℃～20℃，年平均降水量800mm～1800mm，海拔500m～1700m；喜疏松、肥沃、湿润、微酸性至中性的土壤，生于山坡、山麓、溪边及路旁的杂木林中。

7 质量特征

7.1 质量要求

应符合《中华人民共和国药典》一部对厚朴的相关质量规定。

7.2 性状特征

厚朴干皮呈卷筒状或双卷筒状，长30cm～35cm，厚0.2cm～0.7cm，习称“筒朴”；近根部的干皮一端展开如喇叭口，长13cm～25cm，厚0.3cm～0.8cm，习称“靴筒朴”。外表面灰棕色或灰褐色，粗糙，有时呈鳞片状，较易剥落，有明显椭圆形皮孔和纵皱纹，刮去粗皮者显黄棕色。内表面紫棕色或深紫褐色，较平滑，具细密纵纹，划之显油痕。质坚硬，不易折断，断面颗粒性，显油润，外层灰棕色，内层紫褐色或棕色，有时内层显油性，有的可见小亮星。气香，味辛辣、微苦。

厚朴根皮（根朴）呈单筒状或不规则的条块状；有的弯曲似鸡肠，习称“鸡肠朴”。外表面棕黄色或灰褐色，内表面紫褐色或棕褐色。质硬，断面纤维性，略显油润，有时可见发亮的细小结晶。

厚朴枝皮（枝朴）呈卷筒状或不规则的长条状，外表面灰棕色或灰褐色，内表面紫棕色至棕色，长10cm～20cm，厚0.1cm～0.2cm。质脆，易折断，断面纤维性。

川厚朴干皮断面显油润，多见发亮的细小结晶；香气与辛辣味浓厚。

7.3 化学成分特征

厚朴中化学成分主要有新木脂素类（代表成分为厚朴酚、和厚朴酚）、挥发油和生物碱类等。

与其他产区的厚朴相比，川厚朴中厚朴酚与和厚朴酚的含量相近，并且这两种成分的总含量较高。

川厚朴与其他产地厚朴性状鉴别要点见表2。

表2 川厚朴与其他产地厚朴性状鉴别要点

比较项目	川厚朴	其他产地厚朴
断面	显油润，多见发亮的细小结晶	有时内层显油性，有的可见小亮星
气味	香气与辛辣味浓厚	香气与辛辣味稍淡
化学成分	厚朴酚与和厚朴酚的含量相近，总含量较高	厚朴酚与和厚朴酚的含量差别明显，总含量较低

参 考 文 献

［1］尚志钧. 神农本草经校注［M］. 北京：学苑出版社，2008：121.

［2］陶弘景. 名医别录（辑校本）［M］. 尚志钧辑校. 北京：人民卫生出版社，1986：125－126.

［3］陶弘景. 本草经集注（辑校本）［M］. 尚志钧，尚元胜辑校. 北京：人民卫生出版社，1994：276.

［4］苏敬等. 新修本草（辑复本）［M］. 尚志钧辑校. 合肥：安徽科学技术出版社，1962：323－324.

［5］唐慎微. 证类本草［M］. 郭君双，金秀梅，赵益梅，等校注. 北京：中国医药科技出版社，2011：384.

［6］刘文泰. 本草品汇精要（校注研究本）［M］. 曹晖校注. 北京：华夏出版社，2004：507－508.

［7］李时珍. 本草纲目［M］. 北京：人民卫生出版社，1979：1983－1986.

［8］吴继志. 质问本草［M］. 北京：中医古籍出版社，1984：148－149.

［9］吴其濬. 植物名实图考［M］. 上海：中华书局，1963：778，846－847，877.

［10］陈存仁. 中国药学大辞典：上册［M］. 上海：世界书局，1935：815－820.

ICS 11.120.01
C 23

团　体　标　准

T/CACM 1020.41—2019

道地药材　第41部分：川泽泻

Daodi herbs—Part 41: Chuanzexie

2019-08-13发布　　2019-08-13实施

中华中医药学会　发布

前　言

T/CACM 1020《道地药材》标准分为157个部分：

——第1部分：标准编制通则；

……

——第40部分：川厚朴；

——第41部分：川泽泻；

——第42部分：川枳壳；

……

——第157部分：汉射干。

本部分为T/CACM 1020的第41部分。

本部分按照GB/T 1.1—2009给出的规则起草。

本部分由道地药材国家重点实验室及国家中医药管理局道地药材生态遗传重点研究室提出。

本部分由中华中医药学会归口。

本部分起草单位：福建中医药大学、中国中医科学院中药资源中心、华润三九医药股份有限公司、北京中研百草检测认证有限公司。

本部分主要起草人：杨成梓、蔡沓栗、安昌、黄璐琦、郭兰萍、詹志来、谭沛、张辉、郭亮。

道地药材　第41部分：川泽泻

1　范围

T/CACM 1020的本部分规定了道地药材川泽泻的来源及形态、历史沿革、道地产区及生境特征、质量特征。

本部分适用于中华人民共和国境内道地药材川泽泻的生产、销售、鉴定及使用。

2　规范性引用文件

下列文件对于本文件的应用是必不可少的。凡是注日期的引用文件，仅注日期的版本适用于本文件。凡是不注日期的引用文件，其最新版本（包括所有的修改单）适用于本文件。

T/CACM 1020.1　道地药材　第1部分：标准编制通则

中华人民共和国药典一部

3　术语和定义

T/CACM 1020.1—2016界定的以及下列术语和定义适用于本文件。

3.1

川泽泻　chuanzexie

产于以四川彭山、夹江、都江堰为中心，核心区域包括成都平原西南部、岷江中下游河谷平原及周边地区的栽培泽泻。

4　来源及形态

4.1　来源

本品为泽泻科植物泽泻 *Alisma plantago-aquatica* L. 的干燥块茎。

4.2　形态特征

多年生水生或沼生草本。块茎直径1cm～3.5cm，或更大。叶通常多数；沉水叶条形或披针形；挺水叶宽披针形至卵形，长2cm～11cm，宽1.3cm～7cm，先端渐尖，基部宽楔形或浅心形，叶脉通常5条，叶柄长1.5cm～30cm，基部渐宽，边缘膜质。花葶高78cm～100cm；花序长15cm～50cm，具3轮～8轮分枝，每轮分枝3～9。花两性，花梗长1cm～3.5cm；外轮花被片广卵形，长2.5mm～3.5mm，通常具7脉，边缘膜质，内轮花被片近圆形，远大于外轮，白色、粉红色或浅紫色；心皮17～23，排列整齐，花柱直立，长7mm～15mm，长于心皮，柱头短；花托平凸。瘦果椭圆形，或近矩圆形，长约2.5mm，宽约1.5mm，背部具1条～2条不明显浅沟，下部平，果喙自腹侧伸出，喙基部凸起，膜质。种子紫褐色，具凸起。花果期5月～10月。

5 历史沿革

5.1 品种沿革

泽泻入药始载于《神农本草经》："泽泻，味甘、寒。主风寒湿痹……生池泽。"

《名医别录》记载："生汝南（今河南东南部、安徽阜阳一带）。五月、六月、八月采根，阴干。"《本草经集注》记载："生汝南池泽。五月、六月、八月采根。……形大而长，尾间必有两歧为好。"

唐代《新修本草》云："形大而长，尾间必有两歧为好。"所描述与《本草经集注》相近。

宋代《本草图经》云："春生苗，多在浅水中。叶似牛舌草，独茎而长；秋时开白花，作丛，似谷精草。……汉中出者，形大而长，尾间有两歧最佳。"并收载3幅绘图，分别为"刑州泽泻""泽泻""齐州泽泻"。

明代《救荒本草》云："今水边处处有之。丛生苗叶。其叶似牛舌草，叶纹脉竖直，叶最中间撺葶，对分茎叉，茎有线楞，稍间开三瓣小白花，结实小，青细。"《本草蒙筌》云："盖因形大而长，尾有两歧为异耳。"附图为"刑州泽泻"。《本草乘雅半偈》云："春生苗，丛生浅水中。叶狭长似牛舌，独茎直上。五月采叶，秋时白花作丛，似谷精草。秋末采根，形大而圆，尾间必有两歧者为好。九月采实，俱阴干。"《八闽通志》云："丛生浅水中，叶似牛舌，独茎而长，花白色。"

清代《本草崇原》云："生浅水中，独茎直上，根圆如芋，有毛。泽泻，水草也。"《本草易读》云："春苗多在浅水中。叶似牛舌，独茎而长。秋开白花，作丛似谷精草。"《闽产录异》云："丛生湿圃中。叶似牛舌，独茎而长，花似葱，白色。"《植物名实图考》云："《抚州志》：临川产泽泻，其根圆白如小蒜。"附有1图。

综合历代本草所述，"泽泻为水生植物，叶似牛舌，叶脉竖直，独茎而上，秋开三瓣小白花，作丛，结实小、青细"是共性的特征，与今泽泻属植物特征无明显差异，而《本草图经》以来所附"刑州泽泻""泽泻""齐州泽泻"图，进一步旁证了泽泻来源于泽泻属植物。由《本草图经》所绘3幅图及《植物名实图考》等所绘附图可以初步确定，均为泽泻科植物，经详细比对，其中"刑州泽泻""泽泻"等与现今所用泽泻基本一致，地下部分的差异可能为野生或栽培所致。

故今四川所产泽泻与历代本草所载泽泻未见明显区别，来源于泽泻科植物泽泻 *Alisma plantago - aquatica* L. 的干燥块茎应无争议。

5.2 产地沿革

泽泻历代产地记载较广，从中原向西北、华北各地扩散、变迁，自宋代以来产区逐渐南移，与经济、政治中心的变化基本一致，近代以四川彭山、夹江、都江堰为中心，核心区域包括成都平原西南部、岷江中下游河谷平原及周边地区，为川泽泻的道地产区。川泽泻产地沿革见表1。

表1 川泽泻产地沿革

年代	出处	产地及评价
秦汉	《神农本草经》	生池泽
南北朝	《名医别录》	生汝南（今河南东南部、安徽阜阳一带）
	《本草经集注》	生汝南池泽……汝南郡属豫州。今近道亦有，不堪用。惟用汉中、南郑（汉中郡南郑县，为今陕西西南部汉中南郑县）、青（汉代青州，辖境相当于今山东淄博临淄北，辖地较广，包括如今潍坊青州，淄博淄川、临淄）、代（汉代代郡，今河北蔚县东），形大而长，尾间必有两歧为好

表1（续）

年代	出处	产地及评价
唐	《新修本草》	汝南郡属豫州（隋初汝南郡，隶属豫州。唐肃宗乾元初改汝南郡为豫州，今河南驻马店）。今近道亦有，不堪用。惟用汉中、南郑、青弋，形大而长，尾间必有两歧为好。……〔谨案〕今汝南不复采用，惟以泾州（今甘肃平凉泾川）、华州（当时辖境约今陕西华县、华阴、潼关等县市及渭北的下邽镇附近地区）者为善也
明	《本草品汇精要》	汝南池泽，山东河陕（为地理概念，泛指崤山、华山或太行山以东的黄河流域广大地区），江淮南郑、邵武（今福建省南平市邵武市）、青代亦有之。〔道地〕泾州（今甘肃平凉泾川县）、华州（今陕西华县、华阴、潼关等县市及渭北的下邽镇附近地区）、汉中（今陕西汉中）者佳
	《本草乘雅半偈》	出汝南池泽。今汝南不复采，以泾州华山者为善，河陕、江淮、八闽亦有之……形大而圆，尾间必有两歧者为好
民国	《药物出产辨》	泽泻产福建省建宁府为上；其次，江西省、四川省均有出，但甜味以四川为浓厚。市上所售者，以福建为多
	《川游漫记》	灌县产泽泻三十万斤

6 道地产区及生境特征

6.1 道地产区

以四川彭山、夹江、都江堰为中心，核心区域包括成都平原西南部、岷江中下游河谷平原及周边地区。

6.2 生境特征

四川彭山、夹江、都江堰等主产地位于四川盆地西部，属四川盆地中亚热带湿润气候区。历年最冷月平均气温4.6℃，最热月平均气温24.4℃。年平均降水量为1243.8mm。降水量年内分配不均，年际总量变化不大；在空间分布上不均匀，由东南向西北，幅度在1100mm～1800mm；雨季平均开始于5月21日前后，平均结束于9月14日前后；一次降水持续最长日数20d。泽泻生于沼泽边缘，喜温暖湿润的气候，幼苗喜荫蔽，成株喜阳光，怕寒冷，在海拔800m以下地区都可栽培。宜选阳光充足、腐殖质丰富而稍带黏性的土壤，同时有可靠水源的水田栽培，前作为稻或中稻，质地过砂或土温低的冷浸田不宜种植。

7 质量特征

7.1 质量要求

应符合《中华人民共和国药典》一部对泽泻的相关质量规定。

7.2 性状特征

泽泻呈椭圆形或卵圆形，直径1.5cm～6cm，表面黄灰色至黄白色，有横向环状沟纹、细小突起的须根痕和瘤状芽痕；质坚实，断面黄白色或淡灰白色；粉性，嚼之味甘、微苦，微麻。

川泽泻形状与建泽泻相似，但较建泽泻个小，外表淡黄色，皮略粗，环状隆起网纹不明显，下端略尖，带有突起的疙瘩，疙瘩周围有未去净的须根残留，质亦坚实，断面深乳黄色，但略松泡。气微，味微苦。

川泽泻与其他产地泽泻性状鉴别要点见表2。

表2　川泽泻与其他产地泽泻性状鉴别要点

比较项目	川泽泻	其他产地泽泻
形状	呈卵圆形	呈椭圆形、卵圆形或类圆形
大小	直径3cm～6cm，大小较为均一	直径1.5cm～6cm，大小差异较大
表观性状	表面灰黄色，横向环状沟纹明显，常有较多瘤状芽痕或双花，下端略尖，带有突起的疙瘩	表面黄灰色或黄白色，有不规则横向环状沟纹、细小凸起的须根痕和瘤状芽痕
质地	质坚实，断面暗黄色至黄棕色；粉性	质坚实；断面黄白色或淡灰白色；粉性
气味	气微，味微苦	嚼之味甘、微苦，微麻

参 考 文 献

[1] 佚名．神农本草经 [M]．顾观光辑．北京：学苑出版社，2009：51.

[2] 陶弘景．名医别录（辑校本）[M]．尚志钧辑校．北京：中国中医药出版社，2013：22.

[3] 陶弘景．本草经集注（辑校本）[M]．尚志钧，尚元胜辑校．北京：人民卫生出版社，1994：202.

[4] 苏敬．新修本草 [M]．胡方林整理．太原：山西科学技术出版社，2013：144－145.

[5] 苏颂．本草图经 [M]．尚志钧辑校．合肥：安徽科学技术出版社，1994：85.

[6] 朱橚．救荒本草校注 [M]．北京：中国农业出版社，2008：53.

[7] 黄仲昭．八闽通志：上 [M]．《福建省地方志》编纂委员会旧志整理组，福建省图书馆特藏部整理．福州：福建人民出版社，2006：737.

[8] 陈嘉谟．本草蒙筌 [M]．陆拯校点．北京：中国中医药出版社，2013：63－64.

[9] 卢之颐．本草乘雅半偈 [M]．冷方南，王齐南校点．北京：人民卫生出版社，1986：104.

[10] 张志聪．本草崇原 [M]．刘小平点校．北京：中国中医药出版社，1992：21.

[11] 汪讱庵．本草易读 [M]．北京：人民卫生出版社，1987：230.

[12] 郭柏苍．闽产录异 [M]．胡枫泽校点．长沙：岳麓书社，1986：179.

[13] 吴其濬．植物名实图考：上 [M]．北京：中华书局，1963：446.

[14] 刘文泰．本草品汇精要 [M]．北京：人民卫生出版社，1982：251.

[15] 陈仁山．药物出产辨 [M]．广州：广州中医专门学校，1930：80.

[16] 四川省医药卫生志编纂委员会．四川省医药卫生志 [M]．成都：四川科学技术出版社，1991：538.

[17] 陈友琴．川游漫记 [M]．北京：中国青年出版社，2012：83.

[18] 中华人民共和国卫生部药政管理局，中国药品生物制品检定所．中药材手册 [M]．北京：人民卫生出版社，1959：178.

[19] 肖培根．新编中药志：第1卷 [M]．北京：化学工业出版社，2002：　.

[20] 国家中医药管理局《中华本草》编委会．中华本草：第8册 [M]．上海：上海科学技术出版社，1999：3－8.

[21] 甘书龙．四川省经济动植物资源开发 [M]．成都：四川省社会科学院出版社，1988：436.

[22] 薛子中．匹马苍山：黔滇川旅行记 [M]．沈阳：辽宁教育出版社，2013：155，236.

[23] 四川省灌县志编纂委员会．灌县志 [M]．成都：四川人民出版社，1991：539－540.

[24]《四川中药志》协作编写组．四川中药志：第2卷 [M]．成都：四川人民出版社，1982：127.

[25] 中华人民共和国卫生部药典委员会．中华人民共和国药典一部 [S]．北京：人民卫生出版社，1964：14.

ICS 11.120.01
C 23

团体标准

T/CACM 1020.42—2019

道地药材　第42部分：川枳壳

Daodi herbs—Part 42: Chuanzhiqiao

2019-08-13 发布　　2019-08-13 实施

中华中医药学会　发布

前　　言

T/CACM 1020《道地药材》标准分为 157 个部分：

——第 1 部分：标准编制通则；

……

——第 41 部分：川泽泻；

——第 42 部分：川枳壳；

——第 43 部分：川枳实；

……

——第 157 部分：汉射干。

本部分为 T/CACM 1020 的第 42 部分。

本部分按照 GB/T 1.1—2009 给出的规则起草。

本部分由道地药材国家重点实验室及国家中医药管理局道地药材生态遗传重点研究室提出。

本部分由中华中医药学会归口。

本部分起草单位：重庆市中药研究院、中国中医科学院中药资源中心、北京中研百草检测认证有限公司、重庆锦雲医药研究院有限公司。

本部分主要起草人：银福军、舒抒、王昌华、黄璐琦、郭兰萍、詹志来、赵纪峰、郭亮。

道地药材 第42部分：川枳壳

1 范围

T/CACM 1020的本部分规定了道地药材川枳壳的来源及形态、历史沿革、道地产区及生境特征、质量特征。

本部分适用于中华人民共和国境内道地药材川枳壳的生产、销售、鉴定及使用。

2 规范性引用文件

下列文件对于本文件的应用是必不可少的。凡是注日期的引用文件，仅注日期的版本适用于本文件。凡是不注日期的引用文件，其最新版本（包括所有的修改单）适用于本文件。

T/CACM 1020.1—2016 道地药材 第1部分：标准编制通则

中华人民共和国药典一部

3 术语和定义

T/CACM 1020.1—2016界定的以及下列术语和定义适用于本文件。

3.1

川枳壳 chuanzhiqiao

产于重庆江津、铜梁、綦江、万州及周边低山地带、江河沿岸地区的枳壳。

4 来源及形态

4.1 来源

本品为芸香科植物酸橙 *Citrus aurantium* L. 及其栽培变种的干燥未成熟果实。

4.2 形态特征

常绿小乔木，枝三棱状，有刺。单身复叶互生，革质卵状长椭圆或倒卵形，长5cm～10cm，宽2.5cm～5cm，个别品种无翼叶。总状花序有花少数，有时兼有腋生单花；萼片5，花瓣5，花白色，略反卷；雄蕊20，或更多，基部常合生成多束。柑果圆球形或扁圆形，果皮厚，橙黄色，表面粗糙，难剥离；瓤囊10瓣～13瓣，果肉味酸，有时有苦味或兼有特异气味；种子多且大，常有肋状棱，子叶乳白色，单或多胚。花期4月～5月，果期9月～12月。

5 历史沿革

5.1 品种沿革

唐代以前枳实、枳壳不分。《神农本草经》仅载枳实，列木部中品，记“枳实，味苦，寒。主大风在皮肤中，如麻豆苦痒，除寒热结，止利，长肌肉，利五藏，益气轻身。生川泽”。

南北朝时期《名医别录》记载：“生河内（今河南武陟）。九十月采，阴干。”

唐代《本草拾遗》记载：“《本经》采实用，九月十月不如七月八月，既厚且辛。《书》曰：江南为橘，江北为枳。今江南俱有枳橘，江北有枳无橘，此自别种，非干变易也。”这里指出江南之橘和江北之枳应为两个不同的物种，枳的环境适应性强，南北均有，而橘仅产南方地区，两者非同一物种因地理环境影响而引起的物种变异。《新修本草》载枳实“生河内川泽”，并始提出枳实、枳壳两个不同的名称。枳的环境适应性强，因此，唐代以前的枳实应产于北方，其来源可能为芸香科植物枳（枸橘）*Poncirus trifoliata*（L.）Raf.。

宋代，枳实的来源发生了较大变化。苏颂曰：“橘柚，生南山川谷及江南，今江浙、荆襄、湖岭皆有之，木高一二丈，叶与枳无辨，刺出茎间，夏初生白花，六七月成实，至冬黄熟，乃可啖。”又曰：“枳实，生河内（今河南泌阳）川泽。枳壳，生商州（今河南商丘）川谷，今京西、江湖州郡皆有之。如橘而小，高亦五七尺，叶如枨（橙），多刺，春生白花，至秋成实。九月、十月采，阴干。旧说七月、八月采者为实；九月、十月采者为壳。今医家皆以皮浓而小者为枳实；完大者为壳，皆以翻肚如盆口唇状、须陈久者为胜。近道所出者，俗呼臭橘，不堪用。”苏颂将枳、橘两种植物互为比较，认为枳、橘形态相似，不易区分，但橘柚仅生长于终南山及江南地区，并分布于江浙、荆襄、湖岭等南方地区，并可食。枳实不仅生今河南泌阳、商丘、洛阳等北方地区，并在江西、浙江等南方地区也有，作药用。书中又附成州（今甘肃成县）枳实图和汝州（今河南临汝）枳壳图，其中，成州枳实图花单生叶腋，果顶具环状物，与柑橘属植物香橙 *Citrus junos* Sieb. ex Tanaka 极其相似，现仍有部分地区将此作为枳实、枳壳的代用品。而汝州枳壳多棘刺，小叶为三出复叶，明显区别于柑橘属植物，与芸香科植物枳（枸橘）*Poncirus trifoliata*（L.）Raf. 相一致，应为其所述之臭橘，不堪用，已并非枳实主流品种。又结合医家选用枳实的“既厚且辛”“翻肚如盆口唇状”的药材性状特征，由于在柑橘属植物中只有酸橙来源的药材具有皮厚味辛、瓤小充实等特点，故可看出宋代已认为来源于酸橙 *Citrus aurantium* 一类植物的枳实较好。缘何枸橘混作枳实药用，南宋韩彦直在《橘录》中提到枸橘（橘）时说：“枸橘色青气烈，小者似枳实；大者似枳壳。……近时难得枳实，人多植枸橘于篱落间，收其实，剖干之以和药，味与商州之枳几逼真矣。”说明枸橘并非真正的枳实、枳壳，因当时枳实不能满足需求，人们就将与商州枳实、枳壳相似的枸橘来伪充枳实药用。该书又说：“枸橘又未易多得，取朱栾之小者半破之，曝以为枳，异方医者不能辨。”朱栾 *Citrus aurantium* L.‘Zhulan’为酸橙的一栽培变种。因此，在宋代，不仅酸橙已成为枳实的正品，并有用枸橘伪充枳实，同时，还有将朱栾幼果作为枳实替代应用的现象。

明代《本草蒙筌》中记载枳实为：“商州所生，似橘极小，择如鹅眼，色黑陈者良……枳实秋收，枳壳冬采。今医者不以此泥，惟视皮厚小者为实，完大者为壳也。”指出商州所产枳实质佳，与上述记载一致，且因采收期早晚不同而成为枳实、枳壳两种不同的药材。

清代《本草崇原》记载：“枳实出于河内洛西及江湖州郡皆有。近时出于江西者为多。”表明清代枳实已是主产于江西。《植物名实图考》记载：“橘逾淮而化为枳，或云江南亦别有枳，盖即橘之酸酢者，以别枸橘耳。”明确指出枳实应为酸橙类植物的果实。

综上所述，通过本草考辨，可澄清本草关于枳壳品种来源的混乱现象。地理分布、植物形态、果实味道、药材性状等方面均表明，历代本草所载枳壳来源发生了变化。唐代以前，枳壳主要来源于芸香科植物枳（枸橘）*Poncirus trifoliata*（L.）Raf. 的果实。宋代的枳壳来源较为混乱，芸香科植物酸橙 *Citrus aurantium* L. 已成为枳壳的重要来源，而枸橘已逐渐变为了混伪品，这期间，增加了香橙及朱栾作为枳壳来源。明代以后，公认枳壳来源于酸橙，而枸橘不可作枳壳药用。现江枳壳、川枳壳等主流品种主要来源于芸香科植物酸橙 *Citrus aurantium* L. 及其栽培变种的干燥未成熟果实。

5.2 产地沿革

从本草文献记载来看，历史上枳壳南北均产，在唐代以前似乎主产于北方地区，在宋代以后产区逐渐南迁。江津栽培枳壳始于明代，由綦江县传入，以广兴栽培最早，后遍布綦江、笋溪河流域，沿河两岸至清代已是枳壳成林，远销海外。据《四川大学图书馆馆藏珍稀四川地方志丛书》中清代《江津县乡土志》记载："一曰枳壳，江津惟綦河、笋溪河出，……由水道运出本境，在重庆府发往各省及外洋等处销行，每岁约一万余包，每包约重二百余斤。一曰枳实有枪子、片子，……由水道运出本境，在重庆府发往各省及外洋等处销行，每岁约计四、五千包。"民国《增订伪药条辨》记载："枳壳、枳实为老嫩、大小之别。江西沙河出者，细皮肉厚而结，色白气清香而佳，龙虎山出者亦佳。"《药物出产辨》记载："枳壳，产四川为最，江西次之，福州又次之。"《中药材手册》记载："四川产者皮细，青绿色，品质较佳，俗称'川枳壳'。产江西者皮略粗，黑绿色俗称'江枳壳'……产四川江津、綦江，江西，江苏苏州虎邱等地。"《中国道地药材》记载："尤以江西清江县所培育的为优良品种，皮厚且白，气香浓烈，远近闻名。湖南沅江的'湘枳壳'、四川万县的'川枳壳'亦享盛誉。"《常用中药材品种整理和质量研究》记载："四川产者市场上称'川枳壳'……湖南产者市场上称'湘枳壳'……江西产者市场上称'江枳壳'。"

据调查，目前枳壳在我国长江流域及南方各省区柑橘栽培地区资源最为丰富，主要栽培于江西、重庆、湖南等省，其中以川枳壳（主产重庆江津、綦江）、江枳壳（主产江西樟树、新干）栽培历史悠久、产量大、质量佳，为道地药材。川枳壳产地沿革见表1。

表1　川枳壳产地沿革

年代	出处	产地及评价
清	《江津县乡土志》	一曰枳壳，江津惟綦河、笋溪河出，……由水道运出本境，在重庆府发往各省及外洋等处销行，每岁约一万余包，每包约重二百余斤。一曰枳实有枪子、片子，……由水道运出本境，在重庆府发往各省及外洋等处销行，每岁约计四五千包
民国	《药物出产辨》	枳壳，产四川为最，江西次之，福州又次之
现代	《中药材手册》	四川产者皮细，青绿色，品质较佳，俗称"川枳壳"
	《中国道地药材》	尤以江西清江县所培育的为优良品种，皮厚且白，气香浓烈，远近闻名。湖南沅江的"湘枳壳"、四川万县的"川枳壳"亦享盛誉
	《常用中药材品种整理和质量研究》	四川产者市场上称"川枳壳"……湖南产者市场上称"湘枳壳"……江西产者市场上称"江枳壳"

6 道地产区及生境特征

6.1 道地产区

产于重庆江津、铜梁、綦江、万州及周边低山地带、江河沿岸地区。

6.2 生境特征

道地产区位于重庆长江沿岸，地形以丘陵和低山地区为主。属亚热带季风气候，气候温和，雨量充沛。年平均日照时数1207h，年平均气温18℃，年平均降水量为1034mm。枳壳喜生长在砂壤土、阳光充足无风害处，耐旱，以土层深厚、排水良好的砂质或砾质壤土为宜。多栽于林旁路边、房前屋后或山坡。

7 质量特征

7.1 质量要求

应符合《中华人民共和国药典》一部对枳壳的相关质量规定。

7.2 性状特征

枳壳呈半球形，直径3cm～5cm。外果皮棕褐色至褐色，有颗粒状突起，突起的先端有凹点状油室；有明显的花柱残迹或果梗痕。切面中果皮黄白色，光滑而稍隆起，厚0.4cm～1.3cm，边缘散有1列～2列油室，瓤囊7瓣～12瓣，少数至15瓣，汁囊干缩呈棕色至棕褐色，内藏种子。质坚硬，不易折断。气清香，味苦、微酸。

川枳壳多皮细，青绿色，个大，肉厚，质坚而细腻。

川枳壳与其他产地枳壳性状鉴别要点见表2。

表2 川枳壳与其他产地枳壳性状鉴别要点

比较项目	川枳壳	其他产地枳壳
外形颜色	外表皮细，稍粗糙；青绿色	外表皮黑绿色或暗棕绿色，较粗糙
中果皮	切面肉厚，外翻明显，质坚实，光滑	质坚实，稍粗糙

参 考 文 献

[1] 佚名. 神农本草经［M］. 吴普等述. 孙星衍，孙冯翼辑. 鲁兆麟主校. 石学文点校. 沈阳：辽宁科学技术出版社，1997：30.

[2] 陶弘景. 名医别录（辑校本）［M］. 尚志钧辑校. 北京：人民卫生出版社，1986：130.

[3] 尚志钧.《本草拾遗》辑释［M］. 合肥：安徽科学技术出版社，2002：130，529.

[4] 苏敬等. 新修本草（辑复本）［M］. 尚志钧辑校. 合肥：安徽科学技术出版社，1981：326.

[5] 苏颂. 本草图经（辑校本）［M］. 尚志钧辑校. 北京：学苑出版社，2017：371.

[6] 韩彦直. 橘录［M］. 王云五主编. 上海：商务印书馆，1937：9，13.

[7] 陈嘉谟. 本草蒙筌［M］. 王淑民，陈湘萍，周超凡点校. 北京：人民卫生出版社，1988：221.

[8] 张志聪. 本草崇原［M］. 刘小平点校. 北京：中国中医药出版社，1992：88.

[9] 吴其濬. 植物名实图考［M］. 北京：中华书局，1963：784.

[10] 江津县志编辑委员会. 江津县志［M］. 成都：四川科学技术出版社，1995：249.

[11] 姚乐野，王晓波. 四川大学图书馆馆藏珍稀四川地方志丛刊：三［M］. 成都：巴蜀书社，2009：110.

[12] 曹炳章. 增订伪药条辨［M］. 刘德荣点校. 福州：福建科学技术出版社，2004：73.

[13] 陈仁山，蒋淼，陈思敏，等. 药物出产辨（十五）［J］. 中药与临床，2013，4（1）：64－65.

[14] 中华人民共和国卫生部药政管理局，中国药品生物制品检定所. 中药材手册［M］. 北京：人民卫生出版社，1959：247－249.

[15] 胡世林. 中国道地药材［M］. 哈尔滨：黑龙江科学技术出版社，1989：570.

[16] 徐国钧，徐珞珊，王峥涛. 常用中药材品种整理和质量研究：南方协作组：第四册［M］. 福州：福建科学技术出版社，2001：502.

ICS 11.120.01
C 23

团　　　　体　　　　标　　　　准

T/CACM 1020.43—2019

道地药材　第43部分：川枳实

Daodi herbs—Part 43: Chuanzhishi

2019-08-13 发布　　2019-08-13 实施

中华中医药学会　发布

前　言

T/CACM 1020《道地药材》标准分为157个部分：

——第1部分：标准编制通则；

……

——第42部分：川枳壳；

——第43部分：川枳实；

——第44部分：川续断；

……

——第157部分：汉射干。

本部分为T/CACM 1020的第43部分。

本部分按照GB/T 1.1—2009给出的规则起草。

本部分由道地药材国家重点实验室及国家中医药管理局道地药材生态遗传重点研究室提出。

本部分由中华中医药学会归口。

本部分起草单位：重庆市中药研究院、中国中医科学院中药资源中心、北京中研百草检测认证有限公司、重庆锦雲医药研究院有限公司。

本部分主要起草人：银福军、舒抒、王昌华、黄璐琦、郭兰萍、詹志来、赵纪峰、郭亮。

道地药材　第43部分：川枳实

1　范围

T/CACM 1020 的本部分规定了道地药材川枳实的来源及形态、历史沿革、道地产区及生境特征、质量特征。

本部分适用于中华人民共和国境内道地药材川枳实的生产、销售、鉴定及使用。

2　规范性引用文件

下列文件对于本文件的应用是必不可少的。凡是注日期的引用文件，仅注日期的版本适用于本文件。凡是不注日期的引用文件，其最新版本（包括所有的修改单）适用于本文件。

T/CACM 1020.1—2016　道地药材　第1部分：标准编制通则

中华人民共和国药典一部

3　术语和定义

T/CACM 1020.1—2016 界定的以及下列术语和定义适用于本文件。

3.1

川枳实　chuanzhishi

产于重庆江津、铜梁、綦江、万州及周边地区的枳实。

4　来源及形态

4.1　来源

本品为芸香科植物酸橙 *Citrus aurantium* L. 及其栽培变种的干燥幼果。

4.2　形态特征

常绿小乔木，枝三棱状，有刺。单身复叶互生，革质卵状长椭圆或倒卵形，长5cm～10cm，宽2.5cm～5cm，个别品种无翼叶。总状花序有花少数，有时兼有腋生单花；萼片5，花瓣5，花白色，略反卷；雄蕊20，或更多，基部常合生成多束。柑果圆球形或扁圆形，果皮厚，橙黄色，表面粗糙，难剥离；瓤囊10瓣～13瓣，果肉味酸，有时有苦味或兼有特异气味；种子多且大，常有肋状棱，子叶乳白色，单或多胚。花期4月～5月，果期9月～12月。

5　历史沿革

5.1　品种沿革

唐代以前枳实、枳壳不分。《神农本草经》仅载枳实，列木部中品，曰“枳实，味苦，寒。主大风在皮肤中，如麻豆苦痒，除寒热结，止利，长肌肉，利五藏，益气轻身。生川泽。”

南北朝时期《名医别录》记载：“生河内（今河南武陟）。九十月采，阴干。”

唐代《本草拾遗》记载：“《本经》采实用，九月十月不如七月八月，既厚且辛。《书》曰：江南为橘，江北为枳。今江南俱有枳橘，江北有枳无橘，此自别种，非干变易也。”这里指出江南之橘和江北之枳应为两个不同的物种，枳的环境适应性强，南北均有，而橘仅产南方地区，两者非同一物种因地理环境影响而引起的物种变异。《新修本草》载枳实“生河内川泽”，并始提出枳实、枳壳两个不同的名称。枳的环境适应性强，因此，唐代以前的枳实应产于北方，其来源可能为芸香科植物枳（枸橘）*Poncirus trifoliata*（L.）Raf.。

宋代，枳实的来源发生了较大变化。颂曰：“橘柚，生南山川谷及江南，今江浙、荆襄、湖岭皆有之，木高一二丈，叶与枳无辨，刺激出茎间，夏初生白花，六七月成实，至冬黄熟，乃可啖。”又曰：“枳实，生河内（今河南泌阳）川泽。枳壳，生商州（今河南商丘）川谷，今京西、江湖州郡皆有之。如橘而小，高亦五七尺，叶如枨（橙），多刺，春生白花，至秋成实。九月、十月采，阴干。旧说七月、八月采者为实；九月、十月采者为壳。今医家皆以皮浓而小者为枳实；完大者为壳，皆以翻肚如盆口唇状、须陈久者为胜。近道所出者，俗呼臭橘，不堪用。”苏颂将枳、橘两种植物互为比较，认为枳、橘形态相似，不易区分，但橘柚仅生长于终南山及江南地区，并分布于江浙、荆襄、湖岭等南方地区，并可食。枳实不仅生今河南泌阳、商丘、洛阳等北方地区，并在江西、浙江等南方地区也有，作药用。书中又附成州（今甘肃成县）枳实图和汝州（今河南临汝）枳壳图，其中，成州枳实图花单生叶腋，果顶具环状物，与柑橘属植物香橙 *Citrus junos* Sieb. ex Tanaka. 极其相似，现仍有部分地区将此作为枳实、枳壳的代用品。而汝州枳壳多棘刺，小叶为三出复叶，明显区别于柑橘属植物，与芸香科植物枳（枸橘）*Poncirus trifoliata*（L.）Raf. 相一致，应为其所述之臭橘，不堪用，已并非枳实主流品种。又结合医家选用枳实的“既厚且辛”“翻肚如盆口唇状”的药材性状特征，由于在柑橘属植物中只有酸橙来源的药材具有皮厚味辛、瓤小充实等特点，故可看出宋代已认为来源于酸橙 *Citrus aurantium* 一类植物的枳实较好。缘何枸橘混作枳实药用，南宋韩彦直在《橘录》中提到枸橘（橘）时说：“枸橘色青气烈，小者似枳实；大者似枳壳。……近时难得枳实，人多植枸橘于篱落间，收其实，剖干之以和药，味与商州之枳几逼真矣。”说明枸橘并非真正的枳实、枳壳，因当时枳实不能满足需求，人们就将与商州枳实、枳壳相似的枸橘来伪充枳实药用。该书又说：“枸橘又未易多得，取朱栾之小者半破之，曝以为枳，异方医者不能辨。”朱栾 *Citrus aurantium* L. ‘Zhulan’为酸橙的一栽培变种。因此，在宋代，不仅酸橙已成为枳实的正品，并有用枸橘伪充枳实，同时，还有将朱栾幼果作为枳实替代应用的现象。

明代《本草蒙筌》中记载枳实为：“商州所生，似橘极小，择如鹅眼，色黑陈者良。……枳实秋收，枳壳冬采。今医者不以此泥，惟视皮厚小者为实，完大者为壳也。”指出商州所产枳实质佳，与上述记载一致，且因采收期早晚不同而成为枳实、枳壳两种不同的药材。

清代《本草崇原》记载：“枳实出于河内洛西及江湖州郡皆有。近时出于江西者为多。”表明明代枳实已是主产于江西。《植物名实图考》记载：“橘逾淮而化为枳，或云江南亦别有枳，盖即橘之酸酢者，以别枸橘耳。”明确指出枳实应为酸橙类植物的果实。

综上所述，通过本草考辨，可澄清本草关于枳实品种来源的混乱现象。地理分布、植物形态、果实味道、药材性状等方面均表明，历代本草所载枳实来源发生了变化。唐代以前，枳实主要来源于芸香科植物枳（枸橘）*Poncirus trifoliata*（L.）Raf. 的果实。宋代的枳实来源较为混乱，芸香科植物酸橙 *Citrus aurantium* L. 已成为枳实的重要来源，而枸橘已逐渐变为了混伪品，这期间，增加了香橙及朱栾作为枳实来源。明代以后，公认枳实来源于酸橙，而枸橘不可作枳实药用。现江枳实、川枳实等主流品种主要来源于芸香科植物酸橙 *Citrus aurantium* L. 及其栽培变种的干燥幼果，而甜橙作为枳实历代本草并无明确记载，应是近代才出现的，并仅在四川、贵州、广东等省区的局部地区使用，并没成为主流商品。

5.2 产地沿革

从本草文献记载来看，历史上枳实南北均产，在唐代以前似乎主产于北方地区，在宋代以后产区逐渐南迁。江津栽培枳壳始于明代，由綦江县传入，以广兴栽培最早，后遍布綦江、笋溪河流域，沿河两岸至清代已是枳壳成林，远销海外。据《四川大学图书馆馆藏珍稀四川地方志丛书》中清代《江津县乡土志》记载："一曰枳壳，江津惟綦河、笋溪河出，……由水道运出本境，在重庆府发往各省及外洋等处销行，每岁约一万余包，每包约重二百余斤。一曰枳实有枪子、片子，……由水道运出本境，在重庆府发往各省及外洋等处销行，每岁约计四、五千包。"民国《增订伪药条辨》记载："枳壳、枳实为老嫩、大小之别。江西沙河出者，细皮肉厚而结，色白气清香而佳，龙虎山出者亦佳。四川出者名川枳壳，色黄肉厚，味带酸，次之。"《药物出产辨》记载："枳壳，产四川为最，江西次之，福州又次之。"说明在清代至民国时期，认为江西、四川产枳壳、枳实品质较佳。《中药材手册》记载："四川产者皮细，青绿色，品质较佳，俗称'川枳壳'。产江西者皮略粗，黑绿色俗称'江枳壳'……产四川江津、綦江，江西，江苏苏州虎邱等地。"《中国道地药材》记载："尤以江西清江县所培育的为优良品种，皮厚且白，气香浓烈，远近闻名。湖南沅江的'湘枳壳'、四川万县的'川枳壳'亦享盛誉。"《常用中药材品种整理和质量研究》记载："四川产者市场上称川枳实。……湖南产者市场上称湘枳实。江西产者市场上称江枳实。"

据调查，目前枳实在我国长江流域及南方各省区柑橘栽培地区资源最为丰富，主要栽培于江西、重庆、湖南等省，其中以川枳实（主产重庆江津、綦江）、江枳实（主产江西樟树、新干）栽培历史悠久、产量大、质量佳，为道地药材。川枳实产地沿革见表1。

表1 川枳实产地沿革

年代	出处	产地及评价
清	《江津县乡土志》	一曰枳壳，江津惟綦河、笋溪河出，……由水道运出本境，在重庆府发往各省及外洋等处销行，每岁约一万余包，每包约重二百余斤。一曰枳实有枪子、片子，……由水道运出本境，在重庆府发往各省及外洋等处销行，每岁约计四五千包
民国	《药物出产辨》	枳壳，产四川为最，江西次之，福州又次之
现代	《中药材手册》	产四川江津、綦江，江西，江苏苏州虎邱等地
	《中国道地药材》	尤以江西清江县所培育的为优良品种，皮厚且白，气香浓烈，远近闻名。湖南沅江的"湘枳壳"、四川万县的"川枳壳"亦享盛誉
	《常用中药材品种整理和质量研究》	四川产者市场上称川枳实。……湖南产者市场上称湘枳实。江西产者市场上称江枳实

6 道地产区及生境特征

6.1 道地产区

产于重庆江津、铜梁、綦江、万州及周边低山地带、江河沿岸地区。

6.2 生境特征

主产区重庆江津位于重庆长江沿岸，地形以丘陵和低山地区为主。属亚热带季风气候，气候温和，雨量充沛。年平均日照时数1207.9h，年平均气温18.2℃，年平均降水量为1034.7mm。枳实喜生长在砂壤土、阳光充足无风害处，耐旱，以土层深厚、排水良好的沙质或砾质壤土为宜。多栽于林旁路边、房前屋后或山坡。

7 质量特征

7.1 质量要求

应符合《中华人民共和国药典》一部对枳实的相关质量规定。

7.2 性状特征

枳实呈半球形，少数为球形，直径 0.5cm ~ 2.5cm。外果皮黑绿色或暗棕绿色，具颗粒状突起和皱纹，有明显的花柱残迹或果梗痕。切面中果皮略隆起，厚 0.3cm ~ 1.2cm，黄白色或黄褐色，边缘有 1 列 ~ 2 列油室，瓤囊棕褐色。质坚硬。气清香，味苦、微酸。

川枳实外果皮多呈黑绿色，稍光滑；中果皮厚 5mm ~ 10mm，达横切面半径 2/3 以上，质坚实。川枳实与其他产地枳实性状鉴别要点见表 2。

表 2 川枳实与其他产地枳实性状鉴别要点

比较项目	川枳实	其他产地枳实
外形颜色	外表皮黑绿色，稍光滑	黑绿色或暗棕绿色，粗糙
横切面	肉厚瓤小，中果皮厚度达剖面半径 2/3 以上，坚实	中果皮厚或略薄
质地	质坚硬	质坚硬或稍松

参 考 文 献

[1] 佚名. 神农本草经 [M]. 吴普等述. 孙星衍，孙冯翼辑. 鲁兆麟主校. 石学文点校. 沈阳：辽宁科学技术出版社，1997：30.

[2] 陶弘景. 名医别录（辑校本）[M]. 尚志钧辑校. 北京：人民卫生出版社，1986：130.

[3] 尚志钧.《本草拾遗》辑释 [M]. 合肥：安徽科学技术出版社，2002：130，529.

[4] 苏敬等. 新修本草（辑复本）[M]. 尚志钧辑校. 合肥：安徽科学技术出版社，1981：326.

[5] 苏颂. 本草图经（辑校本）[M]. 尚志钧辑校. 北京：学苑出版社，2017：371.

[6] 韩彦直. 橘录 [M]. 王云五主编. 上海：商务印书馆，1937：9，13.

[7] 陈嘉谟. 本草蒙筌 [M]. 王淑民，陈湘萍，周超凡点校. 北京：人民卫生出版社，1988：221.

[8] 张志聪. 本草崇原 [M]. 刘小平点校. 北京：中国中医药出版社，1992：88.

[9] 吴其濬. 植物名实图考 [M]. 北京：中华书局，1963：784.

[10] 江津县志编辑委员会. 江津县志 [M]. 成都：四川科学技术出版社，1995：249.

[11] 姚乐野，王晓波. 四川大学图书馆馆藏珍稀四川地方志丛刊（三）[M]. 成都：巴蜀书社，2009：110.

[12] 曹炳章. 增订伪药条辨 [M]. 刘德荣点校. 福州：福建科学技术出版社，2004：73.

[13] 陈仁山，蒋淼，陈思敏，等. 药物出产辨（十五）[J]. 中药与临床，2013，4（1）：64-65.

[14] 中华人民共和国卫生部药政管理局，中国药品生物制品检定所. 中药材手册 [M]. 北京：人民卫生出版社，1959：247-249.

[15] 胡世林. 中国道地药材 [M]. 哈尔滨：黑龙江科学技术出版社，1989：570.

[16] 徐国钧，徐珞珊，王峥涛. 常用中药材品种整理和质量研究：南方协作组：第四册 [M]. 福州：福建科学技术出版社，2001：536.

ICS 11.120.01
C 23

团 体 标 准

T/CACM 1020.44—2019

道地药材 第 44 部分：川续断

Daodi herbs—Part 44：Chuanxuduan

2019-08-13 发布 2019-08-13 实施

中华中医药学会 发布

前　言

T/CACM 1020《道地药材》标准分为157个部分：

——第1部分：标准编制通则；

……

——第43部分：川枳实；

——第44部分：川续断；

——第45部分：川白芍；

……

——第157部分：汉射干。

本部分为T/CACM 1020的第44部分。

本部分按照GB/T 1.1—2009给出的规则起草。

本部分由道地药材国家重点实验室及国家中医药管理局道地药材生态遗传重点研究室提出。

本部分由中华中医药学会归口。

本部分起草单位：贵州中医药大学、中国中医科学院中药资源中心、北京中研百草检测认证有限公司。

本部分主要起草人：肖承鸿、周涛、江维克、杨昌贵、冯汪银、黄璐琦、郭兰萍、詹志来、郭亮。

道地药材　第 44 部分：川续断

1　范围

T/CACM 1020 的本部分规定了道地药材川续断的来源及形态、历史沿革、道地产区及生境特征、质量特征。

本部分适用于中华人民共和国境内道地药材川续断的生产、销售、鉴定及使用。

2　规范性引用文件

下列文件对于本文件的应用是必不可少的。凡是注日期的引用文件，仅注日期的版本适用于本文件。凡是不注日期的引用文件，其最新版本（包括所有的修改单）适用于本文件。

T/CACM 1020.1—2016　道地药材　第 1 部分：标准编制通则

中华人民共和国药典一部

3　术语和定义

T/CACM 1020.1—2016 界定的以及下列术语和定义适用于本文件。

3.1

川续断　chuanxuduan

产于以四川川东平行岭谷，重庆，湖北五鹤、鹤峰为核心以及与此区域接壤的贵州北部、西北部等地区的续断。

4　来源及形态

4.1　来源

本品为川续断科植物川续断 *Dipsacus asper* Wall. ex Henry 的干燥根。

4.2　形态特征

多年生草本，高达 2m；主根 1 条或在根茎上生出数条，圆柱形，黄褐色，稍肉质；茎中空，具棱 6～8，棱上疏生下弯粗短的硬刺。基生叶稀疏丛生，叶片琴状羽裂，长 15cm～25cm，宽 5cm～20cm，先端裂片大，卵形，长达 15cm，宽 9cm，两侧裂片 3 对～4 对，侧裂片一般为倒卵形或匙形，叶面被白色刺毛或乳头状刺毛，背面沿脉密被刺毛；叶柄长可达 25cm；茎生叶在茎之中下部为羽状深裂，中裂片披针形，长 11cm，宽 5cm，先端渐尖，边缘具疏粗锯齿，侧裂片 2 对～4 对，披针形或长圆形，基生叶和下部的茎生叶具长柄，向上叶柄渐短，上部叶披针形，不裂或基部 3 裂。头状花序球形，直径 2cm～3cm，总花梗长达 55cm；总苞片 5～7，叶状，披针形或线形，被硬毛；小苞片倒卵形，长 7mm～11mm，先端稍平截，被短柔毛，具长 3mm～4mm 的喙尖，喙尖两侧密生刺毛或稀疏刺毛，稀被短毛；小总苞四棱倒卵柱状，每个侧面具两条纵沟；花萼四棱，长约 1mm，不裂或 4 浅裂至深裂，外面被短毛；花冠淡黄色或白色，花冠管长 9mm～11mm，基部狭缩成细管，先端 4 裂，1 裂片稍大，外面被短柔毛；雄蕊 4，着生于花冠管上，明显超出花冠，花丝扁平，花药椭圆形，紫色；子房下位，花柱通常短于雄蕊，柱头短棒状。瘦果长倒卵柱状，包藏于小总苞内，长约 4mm，仅先端外露于小总苞外。花期 7 月～9 月，果期 9 月～11 月。

5 历史沿革

5.1 品种沿革

续断之名始载于《神农本草经》，并以此为正名，后世皆沿用此名称。历代本草主要记载了续断原植物的生长习性和植物形态。《名医别录》云："一名接骨，一名南草，一名槐。生常山。七月、八月采，阴干。"《广雅疏证》记载："裹，续断。"而王念孙疏证："槐与裹同。"据王家葵考证认为，以上本草著作记载的续断原植物可能是豆科植物。

《桐君采药录》云："续断生蔓延，叶细，茎如荏，大根本，黄白有汁，七月、八月采根。"这里的"荏"指唇形科植物的茎呈方形的特征。此处记载的叶细、茎方且蔓生的续断可能是唇形科植物。《雷公炮炙论》记载："凡采得后，横切，剉之，又去向里硬筋了，用酒浸一伏时，焙干用。"其记载的续断与现今续断不相符，可能是唇形科植物。《新修本草》记载："叶似而苎茎方，根如大蓟，黄白色。陶注者，非也。"《本草图经》曰："续断，生常山山谷……三月以后生苗，秆四棱，似苎麻，叶亦类似，两两相对而生，四月开花，红白色，似益母花，根如大蓟，赤黄色。"据谢宗万考证，《新修本草》与《本草图经》中所谓叶似苎麻而茎方、花开红白色、似益母花的续断，与唇形科植物糙苏 *Phlomis umbrosa* Turcz. 的特征一致。

《日华子本草》曰："续断，又名大蓟、山牛蒡。"《范汪方》云："续断即是马蓟，与小蓟叶相似，但大于小蓟耳，叶似旁翁菜而小厚，两边有刺，其花紫色，与今越州所图者相类。"又据《证类本草》及越州续断药图，证明为菊科植物蓟 *Cirsium japonicum* Fisch. ex DC. 。

《新修本草》记载："接骨木，叶如陆英，花亦相似。但作树高一二丈许，木轻虚无心。斫枝插便生，人家亦有之。一名木蒴藋，所在皆有之。"《本草纲目》亦云："接骨以功而名，别名续骨木。"颜师古注："续断，一名接骨，即今所呼续骨木也。"由此可知，这里所述的续断为忍冬科植物接骨木 *Sambucus williamsii* Hance。

《本草经集注》记载："而广州又有一藤名续断，一名诺藤，断其茎，器承其汁饮之，疗虚损绝伤，用沐头，又长发。折枝插地即生，恐此又相类。"《南越笔记·卷十四》记岭南藤类云："岭南藤有数百种……有凉口藤，状若葛，叶如枸杞，去地丈余，绝之更生，中含清水，渴者断取饮之，甚美，沐发令长。一名断续藤，常飞越数树以相绕。"《海药本草》中含水藤引《交州记》云："生岭南及诸海山谷，状若葛，叶似枸杞，多在路旁，行人乏水处便吃此藤，故以为名。"又考《本草纲目拾遗》买麻藤条引《粤志》云："买麻藤，其茎中多水，渴者断而饮之，满腹已，余水尚淋漓半日。"由此证明，古代续断也曾为买麻藤科植物买麻藤 *Gnetum montanum* Markgr. 。

《太平御览》续断条引《吴普本草》云："龙刍，一名龙鬓，一名续断，一名龙木，一名草毒，一名龙华，一名悬莬，神农、李氏：小寒；雷公、黄帝：苦，无毒；扁鹊：辛，无毒。生梁州，七月七日采。"而李时珍却引《吴普本草》云："普曰，出梁州，七月七日采。……神农、雷公、黄帝、李当之：苦，无毒；扁鹊：辛，无毒。"由于其后孙星衍辑《神农本草经》，焦循辑《吴普本草》，以及尚志钧辑《吴普本草》中均未著录在续断条下，故这里所说的"龙刍，一名续断"是李时珍引用文献有误，认为续断即为灯心草科植物野灯心草 *Juncus setchuensis* Buchen. （其药材名为石龙刍），导致后人也将其误认为是续断而加以引用。

《滇南本草》首次引入川续断科植物作为续断入药，曰："续断一名鼓槌草，又名和尚头。"据谢宗万考证“鼓槌草”及“和尚头”是形容续断的球形头状花序，故推断其为川续断科植物川续断 *Dipsacus asper* Wall. ex Henry。可见，明代川续断开始成为续断药用品种。

《植物名实图考》记载：“今滇中生一种续断，极似芥菜，亦多刺，与大蓟微类。梢端夏出一苞，黑刺如毬，大如千日红花苞，开花白，宛如葱花，茎劲，经冬不折，土医习用。滇蜀密迩，疑川中贩者即此种，绘之备考，原图俱别存。”该书首次详细描述了川续断的形态，并绘图备注，根据所绘图可知这正是今川续断 *Dipsacus asper* Wall. ex Henry。又曰：“此药习用，并非珍品，不识前人何以未能的识？”由此说明在清代川续断已成为续断的唯一正品来源，并延续至今。

5.2 产地沿革

据基原考证，明代开始才以川续断科植物川续断 *Dipsacus asper* Wall. ex Henry 作为续断的正品来源，故对其产地及道地产区的考证均以正品续断为主。《滇南本草》一书中虽未记载续断的产地，但续断被收载于此书的药材品种当中，因此，可以推断续断在云南有分布。蔺道人《理伤续断方》一书中首次在续断药材名上冠以“川”字，即四川所产续断。《本草纲目》记载：“今人所用，以川中来，色赤而瘦，折之有烟尘起者为良。”《本草品汇精要》记载：“〔道地〕蜀川者佳。”《中药材商品规格质量鉴别》记载：“以湖北产量大，质量好，尤以鹤峰所产质量佳。”《中国药材学》记载：“以湖北产量大，质量好。”《现代中药材商品通鉴》记载：“以湖北产量大，质量好，尤以鹤峰所产质量佳。”《金世元中药材传统鉴别经验》记载：“以五峰、鹤峰产品质优。”

综上所述，自明清以来明确续断基原为川续断 *Dipsacus asper* Wall. ex Henry，以川产为佳，湖北鹤峰、五鹤紧靠四川东部，因此，本标准将续断的道地药材定为川续断。川续断产地沿革见表1。

表1 川续断产地沿革

年代	出处	产地及评价
明	《滇南本草》	虽未记载续断的产地，但续断被收载于此书的药材品种当中，因此，可以推断续断在云南有分布
	《本草纲目》	今人所用，以川中来，色赤而瘦，折之有烟尘起者为良
	《本草品汇精要》	〔道地〕蜀川者佳
清	《植物名实图考》	今滇中生一种续断……滇蜀密迩，疑川中贩者即此种，绘之备考，原图俱别存
民国	《中国药学大辞典》	处方用名川断、川断肉……名曰川断，实出自湖北
现代	《中药材手册》	以四川、湖北产质量较佳
	《中药材商品规格质量鉴别》	以湖北产量大，质量好，尤以鹤峰所产质量佳
	《中国药材学》	以湖北产量大，质量好
	《现代中药材商品通鉴》	以湖北产量大，质量好，尤以鹤峰所产质量佳
	《金世元中药材传统鉴别经验》	以五峰、鹤峰产品质优

6 道地产区及生境特征

6.1 道地产区

以四川川东平行岭谷，重庆，湖北五鹤、鹤峰为核心以及与此区域接壤的贵州北部、西北部等地区。

6.2 生境特征

川续断道地产区属亚热带湿润气候或半湿润气候，年平均气温 12℃～20℃，日温≥10℃的年平均持续期 240d～280d，积温达到 4000℃～6000℃，冬暖夏热，无霜期 230d～340d，雨量充沛，年平均降水量 1000mm～1200mm，日照时间长，年平均日照时数 2000h～2600h。川续断道地产区海拔1300m～2700m，土壤主要为土层深厚、疏松肥沃的砂壤土和腐殖质壤土。

7 质量特征

7.1 质量要求

应符合《中华人民共和国药典》一部对续断的相关质量规定。

7.2 性状特征

续断呈圆柱形，略扁，有的微弯曲，长 5cm～15cm，直径 0.5cm～2cm。表面灰褐色或黄褐色，有稍扭曲或明显扭曲的纵皱及沟纹，可见横列的皮孔样斑痕和少数须根痕。质软，久置后变硬，易折断，断面不平坦，皮部浅绿色或棕色，木部黄褐色，导管束呈放射状排列。气微香，味苦、微甜而后涩。

川续断呈圆柱形，略扁，有的微弯曲，长 8cm～15cm，直径 0.8cm～2cm。表面灰褐色或黄褐色，有稍扭曲或明显扭曲的纵皱及沟纹，可见横列的皮孔样斑痕和少数须根痕。质软，断面不平坦，断面皮部绿褐色，导管束呈放射状排列。气微香，味苦、微甜而后涩。

参 考 文 献

[1] 佚名. 神农本草经 [M]. 吴普等述. 孙星衍，孙冯翼辑. 上海：商务印书馆，1955：29.

[2] 陶弘景. 名医别录 [M]. 尚志钧辑校. 北京：人民卫生出版社，1986：129.

[3] 王念孙. 广雅疏证 [M]. 钟宇讯点校. 北京：中华书局，1983：315.

[4] 王家葵，王一涛. 续断的本草考证 [J]. 中药材，1991 (5)：44 - 47.

[5] 雷敩. 雷公炮炙论 [M]. 王兴法辑校. 上海：上海中医学院出版社，1986：23.

[6] 苏敬等. 新修本草（辑复本）[M]. 尚志钧辑校. 合肥：安徽科学技术出版社，1981：191，356.

[7] 苏颂. 本草图经 [M]. 尚志钧辑校. 合肥：安徽科学技术出版社，1994：139.

[8] 谢宗万. 中药材品种论述：中册 [M]. 上海：上海科学技术出版社，1984：159.

[9] 日华子. 日华子本草（辑译本）[M]. 尚志钧辑译. 合肥：安徽科学技术出版社，2005：52.

[10] 李时珍. 本草纲目（校点本）[M]. 北京：人民卫生出版社，1982：972.

[11] 陶弘景. 本草经集注（辑校本） [M]. 尚志钧，尚元胜辑校. 北京：人民卫生出版社，1994：282 - 283.

[12] 李调元. 南越笔记：卷十四 [M]. 上海：商务印书馆，1936：183.

[13] 刘欣期. 交州记 [M]. 北京：中华书局，1985：5.

[14] 赵学敏. 本草纲目拾遗 [M]. 北京：中国中医药出版社，2007：216.

[15] 李昉. 太平御览 [M]. 北京：中华书局，1960：4378.

[16] 兰茂. 滇南本草 [M]. 昆明：云南人民出版社，1975：356.

[17] 吴其濬. 植物名实图考 [M]. 上海：商务印书馆，1957：268.

[18] 王家葵，王一涛. 续断功效与临床应用历史沿革考 [J]. 中医杂志，1992 (6)：49 - 50.

[19] 刘文泰. 本草品汇精要：上册 [M]. 上海：商务印书馆，1959：274.

[20] 陈存仁. 中国药学大辞典：上册 [M]. 上海：世界书局，1935：151.

[21] 中华人民共和国卫生部药政管理局. 中药材手册 [M]. 北京：人民卫生出版社，1959：183.

[22] 冯耀南，刘明，刘俭，等. 中药材商品规格质量鉴别 [M]. 广州：暨南大学出版社，1995：182.

[23] 徐国钧，何宏贤，徐珞珊，等. 中国药材学 [M]. 北京：中国医药科技出版社，1996：428 - 430.

[24] 张贵君. 现代中药材商品通鉴 [M]. 北京：中国中医药出版社，2001：870 - 872.

[25] 金世元. 金世元中药材传统鉴别经验 [M]. 北京：中国中医药出版社，2010：137 - 138.

ICS 11.120.01
C 23

团　体　标　准

T/CACM 1020.45—2019

道地药材　第45部分：川白芍

Daodi herbs—Part 45：Chuanbaishao

2019-08-13 发布　　2019-08-13 实施

中华中医药学会　发布

前　　言

T/CACM 1020《道地药材》标准分为157个部分：

——第1部分：标准编制通则；

……

——第44部分：川续断；

——第45部分：川白芍；

——第46部分：川附子；

……

——第157部分：汉射干。

本部分为T/CACM 1020的第45部分。

本部分按照GB/T 1.1—2009给出的规则起草。

本部分由道地药材国家重点实验室及国家中医药管理局道地药材生态遗传重点研究室提出。

本部分由中华中医药学会归口。

本部分起草单位：康美药业股份有限公司、康美（北京）药物研究院有限公司、广东康美药物研究院、中国中医科学院中药资源中心、北京中研百草检测认证有限公司。

本部分主要起草人：许冬瑾、乐智勇、黄璐琦、郭兰萍、白宗利、都盼盼、詹志来、张小波、杨光、何雅莉、郭亮。

道地药材 第45部分：川白芍

1 范围

T/CACM 1020 的本部分规定了道地药材川白芍的来源及形态、历史沿革、道地产区及生境特征、质量特征。

本部分适用于中华人民共和国境内道地药材川白芍的生产、销售、鉴定及使用。

2 规范性引用文件

下列文件对于本文件的应用是必不可少的。凡是注日期的引用文件，仅注日期的版本适用于本文件。凡是不注日期的引用文件，其最新版本（包括所有的修改单）适用于本文件。

T/CACM 1020.1—2016 道地药材 第1部分：标准编制通则

中华人民共和国药典一部

3 术语和定义

T/CACM 1020.1—2016 界定的以及下列术语和定义适用于本文件。

3.1

川白芍 chuanbaishao

产于四川中江，核心种植区域包括川中丘陵和盆东平行岭谷及周边地区的白芍。

4 来源及形态

4.1 来源

本品为毛茛科植物芍药 *Paeonia lactiflora* Pall. 的干燥根。

4.2 形态特征

4.2.1 白花川芍药

多年生草本。茎高 40cm ~ 70cm，茎基绿色微泛红。下部茎生叶为二回三出复叶，上部茎生叶为三出复叶或单叶，小叶狭卵形、椭圆形或披针形，长 5cm ~ 16cm，宽 2cm ~ 5cm，先端渐尖，基部楔形，边缘密生白色骨质小齿。花 3 朵 ~ 4 朵，顶生茎顶；萼片 4 枚 ~ 5 枚，宽卵形；花蕾椭圆形，花瓣多数，倒卵形，最外层花瓣长 2cm ~ 4.5cm，宽 1.5cm ~ 3cm，白色；雄蕊全部瓣化，白色或淡黄色；花盘浅杯状，粉红色，高 1mm；心皮 2 ~ 4，高 0.8cm ~ 1cm，密被白色柔毛。蓇葖果圆锥形，具喙，密被白色柔毛。胚珠不育。

4.2.2 红花川芍药

多年生草本。茎高 40cm ~ 100cm，茎绿色，略带红色。下部茎生叶为二回三出复叶，上部茎生叶为三出复叶，小叶狭卵形或椭圆形，长 4cm ~ 15cm，宽 1cm ~ 5cm，先端渐尖，基部楔形，边缘密生白色骨质小齿。花 1 朵 ~ 2 朵，顶生茎顶；萼片 3 枚 ~ 5 枚，宽卵形或披针形；花蕾扁圆形，花瓣多数，倒卵形，最外层花瓣长 2cm ~ 5cm，宽 1.5cm ~ 3.5cm，红色或粉红色；雄蕊全部瓣化，红色或粉红色；花盘浅杯状，粉红色，高 1mm；心皮 2 ~ 4，高 0.8mm ~ 1.0mm，无毛。蓇葖果圆锥形，先端具喙，无毛。胚珠不育。

5 历史沿革

5.1 品种沿革

白芍、赤芍，宋以前本草文献中统称为芍药。芍药一名，最早见载于《诗经·郑风》。西汉《五十二病方》是收载芍药入药的最古文献。《神农本草经》记载："芍药，味苦，平。主邪气腹痛，除血痹，破坚积。寒热，疝瘕。止痛，利小便。益气。生川谷及丘陵。"此处虽无原植物描述，但根据所载药物性效分析，该书所指芍药似是现今毛茛科芍药属（*Paeonia*）植物。《名医别录》载："芍药，生中岳及丘陵，二月八月采根。"中岳即嵩山，在今河南登封。

《本草经集注》记载："今出白山、蒋山、茅山最好，白而长大。余处亦有，而多赤，赤者小利……"此处的白山系指今江苏江宁，蒋山指今南京紫金山，茅山指今江苏句容县境。

从陶弘景《本草经集注》注文"余处亦有而多赤，赤者小利"的文字可见，芍药分为赤、白两种始于梁代。宋代《开宝本草》曰："此处有赤白两种，其花亦有赤白两色。"明代《本草纲目》云："根之赤白，随花之色也。"清代《本草崇原》也引文云："开赤花者为赤芍，开白花者为白芍。"《本草备要》曰："赤白各随花色。"根据以上文献记载，可以看出古时划分白芍和赤芍，主要是依据花的颜色作标准，认为白花者为白芍，赤花者为赤芍。当代本草学家谢宗万认为："明代以前，古人确实有用这样的标准（花的颜色）来分辨白芍和赤芍的。"

以栽培芍药作为药用始于宋代，如《经史证类备用本草》引别说云："按《神农本草经》芍药生丘陵川谷，今世所用者多是人家种植。"古代芍药栽培，是由北向南逐渐发展扩大，结合目前各地栽培的芍药品种看，芍药 *Paeonia lactiflora* Pall. 应是我国古今栽培的芍药品种。因产区的扩大，数量及质量的提高，使得芍药 *Paeonia lactiflora* Pall. 成了清以后药用白芍唯一植物来源。清代以前的白芍和赤芍，是依花色来区分的，白花者为白芍，赤花者为赤芍。现今划分赤芍、白芍，主要是依据植物的种类和产地加工方法。如《中华人民共和国药典》载白芍为芍药 *Paeonia lactiflora* Pall. 的干燥根，夏、秋季采挖，洗净，除去头尾及细根，置沸水中煮后除去外皮，或去皮后再煮，晒干；载赤芍为芍药 *Paeonia lactiflora* Pall. 或川赤芍 *Paeonia veitchii* Lynch. 的干燥根，春、秋二季采挖，除去根茎、须根及泥沙，晒干。

现代人取"置沸水中煮后除去外皮，或去皮后再煮"的加工方法，作为区分赤芍、白芍的依据。虽然"刮皮"之法，早在《雷公炮炙论》中就已有了记载，但究其原意并非用作区分赤、白芍的，因为南北朝刘宋时代还没有赤芍、白芍之分，其"刮皮"仅是清洁药材，便于蜜水拌蒸和药材干燥而已。

5.2 产地沿革

最早对芍药产地的描述见于《神农本草经》，书中记载："生中岳川谷。"《神农本草经》将芍药列为中品，但无赤芍、白芍之分。《名医别录》记载："生中岳及丘陵，二月八月采根。"南北朝时期陶弘景《本草经集注》记载："今出白山、蒋山、茅山最好，白而长大。余处亦有，而多赤，赤者小利。"

五代时期《日华子本草》记载："白者……便是芍药花根。海、盐、杭、越俱好。"《本草图经》

记载："今处处有之，淮南者胜。"宋代淮南为十五路之一，辖境包括今江苏、安徽的淮北地区各一部分和河南的永城、鹿邑等境地，目前亳白芍主产区安徽亳州与涡阳即属宋代淮南路管辖。明确记载栽培芍药药用的应为陈承《本草别说》，《本草别说》记载："芍药生丘陵川谷，今世所用者多是人家种植……今淮南真扬尤多。"这里所指的"真州""扬州"北宋时均属淮南东路，现为江苏仪征、扬州等地。

明代《本草品汇精要》记载："泽州、白山、蒋山、茅山、淮南、海、盐、杭、越。"为道地产区。

清代《本草崇原集说》记载："芍药始出中岳山谷，今白山、蒋山、茅山、淮南、扬州、江浙、吴淞处处有之。"

民国时期《药物出产辨》记载："产四川中江、渠河为川芍，产安徽亳州为亳芍，产浙江杭州为杭芍。"《中国北部之药草》记载："白芍药则产于杭州及四川。"《本草药品实地之观察》记载："白芍为四川及浙江之培植品。"

《中药材手册》记载："主产于浙江东阳、磐安，四川中江，安徽亳县、涡阳等地。"

白芍在本草文献中的记载可追溯至唐代，宋代前后在安徽至江浙一带逐渐成为药用芍药主产区，明清时期芍药的产地主要为江苏、浙江、安徽。民国时期在四川渠县、中江有白芍栽培的记载，已有近百年的栽培历史，形成了川白芍道地药材产区。川白芍产地沿革见表1。

表1 川白芍产地沿革

年代	出处	产地及评价
民国	《药物出产辨》	产四川中江、渠河为川芍
	《中国北部之药草》	白芍药则产于杭州及四川
	《本草药品实地之观察》	白芍为四川及浙江之培植品
现代	《中药材手册》	主产于浙江东阳、磐安，四川中江，安徽亳县、涡阳等地

6 道地产区及生境特征

6.1 道地产区

以四川德阳中江为中心，核心种植区域包括川中丘陵和盆东平行岭谷及周边地区。

6.2 生境特征

川白芍主产区四川中江位于川中丘陵地带。处于北纬30°31′～31°17′，东经104°26′～105°15′。中江境内地势西北高，东南低，绝大部分是丘陵，海拔500m～600m，其余为平坝和低山。中江处于四川盆地亚热带湿润季风气候区，具有气候温和、四季分明等特点，降雨较丰沛而季节分配不均，大陆性季风气候显著。气温自西向东随地势的升高而逐渐降低，年平均气温16.7℃。

7 质量特征

7.1 质量要求

应符合《中华人民共和国药典》一部对白芍的相关质量规定。

7.2 性状特征

白芍呈圆柱形，平直或稍弯曲，两端平截，长5cm～18cm，直径1cm～2.5cm。表面类白色或淡棕红色，光洁或有纵皱纹及细根痕，偶有残存的棕褐色外皮。质坚实，不易折断，断面较平坦，类白色或微带棕红色，形成层环明显，射线放射状。气微，味微苦、酸。

川白芍呈长圆柱形，粗细较均匀，顺直或稍弯曲，两端平截，长5cm～18cm，直径1cm～2.5cm，头粗尾细。表面类白色或粉红色、棕褐色，光洁或有纵皱纹及细根痕。质坚实而重，不易折断，断面较平坦，类白色或粉红色，细腻光润、角质样，形成层环明显，射线放射状。气微，味微苦、酸。

川白芍与其他产地白芍性状鉴别要点见表2。

表2　川白芍与其他产地白芍性状鉴别要点

比较项目	川白芍	杭白芍	其他产地白芍
形状	呈长圆柱形，粗细较均匀，顺直或稍弯曲，两端平截，长5cm～18cm，直径1cm～2.5cm，头粗尾细	呈圆柱形，平直或略弯曲，两端平截，长10cm～20cm，直径1.5cm～2.6cm	呈圆柱形，平直或稍弯曲，两端平截，长5cm～18cm，直径1cm～2.5cm
表面	表面类白色或粉红色、棕褐色，光洁或有纵皱纹及细根痕	表面淡棕红色，全体光洁或有纵皱纹及细根痕，偶有残存的外皮，粗壮者有断续突出横纹	表面类白色或淡棕红色，光洁或有纵皱纹及细根痕，偶有残存的棕褐色外皮
质地	质坚实而重，不易折断	质坚实，不易折断	质坚实，不易折断
断面	断面较平坦，类白色或粉红色，细腻光润、角质样，形成层环明显，射线放射状	断面颗粒状，微带棕红色	断面较平坦，类白色或微带棕红色，形成层环明显，射线放射状
气味	气微，味微苦、酸。味稍浓	气微，味微苦、酸	气微，味微苦、酸

参 考 文 献

［1］程俊英. 诗经译注［M］. 上海：上海古籍物出版社，1985：165.

［2］马王堆汉墓帛书整理小组. 五十二病方［M］. 北京：文物出版社，1979：95.

［3］尚志钧. 神农本草经校注［M］. 北京：学苑出版社，2008：114.

［4］陶弘景. 名医别录（辑校本）［M］. 尚志钧辑校. 北京：人民卫生出版社，1986：117－118.

［5］陶弘景. 本草经集注（辑校本）［M］. 尚志钧，尚元胜辑校. 北京：人民卫生出版社，1994：267－268.

［6］中国科学院中国植物志编辑委员会. 中国植物志：第二十七卷［M］. 北京：科学出版社，1979：48.

［7］卢多逊，李昉等. 开宝本草［M］. 尚志钧辑校. 合肥：安徽科学技术出版社，1998：195.

［8］李时珍. 本草纲目（校点本）［M］. 北京：人民卫生出版社，2010：849.

［9］仲昴庭. 本草崇原集说［M］. 孙多善点校. 北京：人民卫生出版社，1997：81.

［10］谢宗万. 中药材品种论述：上册［M］. 上海：上海科学技术出版社，1990：191.

［11］唐慎微. 重修政和经史证类备用本草［M］. 北京：人民卫生出版社，1957：201.

［12］日华子. 日华子本草（辑释本）［M］. 尚志钧辑释. 合肥：安徽科学技术出版社，2005：58－59.

［13］苏颂. 本草图经［M］. 尚志钧辑校. 合肥：安徽科学技术出版社，1994：154－155.

［14］刘文泰. 御制本草品汇精要［M］. 陈仁寿，杭爱武点校. 上海：上海科学技术出版社，2005：302.

［15］石户谷勉. 中国北部之药草［M］. 沐绍良译. 上海：商务印书馆，1950：41.

［16］赵燏黄. 本草药品实地之观察［M］. 樊菊芬点校. 福州：福建科学技术出版社，2006：206.

［17］陈仁山，蒋淼，陈思敏，等. 药物出产辨（三）［J］. 中药与临床，2010，1（3）：62－64.

［18］中华人民共和国卫生部药政管理局，中国药品生物制品检定所. 中药材手册［M］. 北京：人民卫生出版社，1959：49－51.

ICS 11.120.01
C 23

团体标准

T/CACM 1020.46—2019

道地药材　第46部分：川附子

Daodi herbs—Part 46：Chuanfuzi

2019-08-13 发布　　　　2019-08-13 实施

中华中医药学会　发布

前　言

T/CACM 1020《道地药材》标准分为 157 个部分：

——第 1 部分：标准编制通则；

……

——第 45 部分：川白芍；

——第 46 部分：川附子；

——第 47 部分：使君子；

……

——第 157 部分：汉射干。

本部分为 T/CACM 1020 的第 46 部分。

本部分按照 GB/T 1.1—2009 给出的规则起草。

本部分由道地药材国家重点实验室及国家中医药管理局道地药材生态遗传重点研究室提出。

本部分由中华中医药学会归口。

本部分起草单位：中国中药有限公司、四川江油中坝附子科技发展有限公司、四川省中医药科学院、中国中医科学院中药资源中心、华润三九医药股份有限公司、北京中研百草检测认证有限公司。

本部分主要起草人：周海燕、孙鸿、尹茂财、赵润怀、兰青山、王继永、杜杰、易进海、夏燕莉、黄志芳、张明泉、刘雨莎、黄璐琦、郭兰萍、詹志来、谭沛、张辉。

道地药材　第 46 部分：川附子

1　范围

T/CACM 1020 的本部分规定了道地药材川附子的来源及形态、历史沿革、道地产区及生境特征、质量特征。

本部分适用于中华人民共和国境内道地药材川附子的生产、销售、鉴定及使用。

2　规范性引用文件

下列文件对于本文件的应用是必不可少的。凡是注日期的引用文件，仅注日期的版本适用于本文件。凡是不注日期的引用文件，其最新版本（包括所有的修改单）适用于本文件。

T/CACM 1020.1—2016　道地药材　第 1 部分：标准编制通则

中华人民共和国药典一部

3　术语和定义

T/CACM 1020.1—2016 界定的以及下列术语和定义适用于本文件。

3.1

川附子　chuanfuzi

产于四川绵阳江油及其周边的平坝及丘陵地区的栽培附子，习称“江油附子”。

4　来源及形态

4.1　来源

本品为毛茛科植物乌头 *Aconitum carmichaelii* Debx. 的子根加工品。

4.2　形态特征

多年生草本，高 60cm ~ 150cm。块根倒圆锥形，长 2cm ~ 4cm，直径 1cm ~ 1.6cm，栽培品的侧根通常肥大，直径可达 5cm，外皮黑褐色。茎直立，中部之上疏被反曲的短柔毛。叶互生；茎下部叶在开花时枯萎，中部叶有长柄；叶柄长 1cm ~ 2.5cm，疏被短柔毛；叶片五角形，长 6cm ~ 11cm，宽 9cm ~ 15cm，基部浅心形，3 裂或达基部，中央全裂片宽菱形、倒卵状菱形或菱形，先端急尖或短渐尖。近羽状分裂，二回羽裂片 2 对，斜三角形，具 1 枚 ~ 3 枚牙齿，间或全缘；侧全裂片不等 2 深裂，各裂片边缘有粗齿或缺刻，表面疏被短伏毛，背面通常只在脉上疏被短柔毛，革质或纸质。总状花序顶生，长 6cm ~ 25cm；花序轴及花梗被反曲而紧贴的短柔毛；下部苞片 3 裂，上部苞片披针形；花梗长1.5cm ~ 5.5cm；小苞片生花梗中下部；花两性，两侧对称；萼片 5，花瓣状，上萼片高盔形，高 2cm ~ 2.5cm，基部至喙长 1.7cm ~ 2.2cm，下缘稍凹，喙不明显，侧萼片长 1.5cm ~ 2cm，蓝紫色，外面被短柔毛；花瓣 2，瓣片长约 1.1cm，唇长约 6mm，微凹，距长 1mm ~ 2.5mm，通常拳卷，无毛；

雄蕊多数，花丝有2小齿或全缘，无毛或被短毛；心皮3~5，被短柔毛，稀无毛。蓇葖果，长1.5cm~1.8cm。种子多数，三棱形，长3mm~3.2mm，两面密生横膜翅。花期8月~9月，果期9月~10月。

5 历史沿革

5.1 品种沿革

附子的产地分布最早记载于西汉时期的《范子计然》，曰："附子，出蜀（今四川）、武都（今甘肃南部）中白色者善。"附子入药始载于《神农本草经》，被列为下品，曰："附子，味辛，温。主治风寒咳逆，邪气，温中，金创，破癥坚积聚，血瘕，寒温踒躄，拘挛，膝痛不能行步，生犍为（今四川南部云贵北部）山谷。"

魏晋时期《吴普本草》云："附子，名茛……或生广汉。八月采。皮黑肌白。"其记载了附子产地，同时记载乌头、附子、侧子同名"茛"。

南北朝时期《名医别录》云："生犍为（今四川南部云贵北部）山谷及广汉（今四川北部陕甘南部）。八月采为附子，春采为乌头。"陶弘景《本草经集注》在附子项下描述"附子以八月上旬采也，八角者良。凡用三建，皆熟灰炮"；在天雄项下描述"天雄似附子，细而长者便是，长者乃至三四寸许，此与乌头、附子三种，本并出建平（今四川巫山），谓为三建"；在乌头项下描述"今采用四月乌头与附子同根"；在侧子项下描述"此即附子边角之大者，脱取之，昔时不用，比来医家以治脚气多验。凡此三建，世中乃是同根，而《本经》分生三处，当各有所宜故也。方云：少室天雄，朗陵乌头，皆称本土，今则无别矣。少室山连嵩高，朗陵县属豫州，汝南郡今在北国"。陶弘景首次提出附子、天雄与乌头均是同根而生，并对附子、天雄、乌头等产地进行了梳理。

唐代《新修本草》在天雄项下描述："天雄、附子、乌头等，并以蜀道绵州（今四川绵阳）、龙州（今四川平武为主体，包括今青川、江油等地）出者佳。余处纵有造得者，气力劣弱，都不相似。江南来者，全不堪用……天雄、附子、侧子并同用八月采造。"首次对不同产地附子的作用强弱进行了记载，肯定了以四川绵州、龙州出产的附子质量好，首次指出江油附子的道地性，提出附子、乌头、天雄、侧子为同一植物所出。

宋代苏颂《本草图经》云："乌头、乌喙，生朗陵（今河南确山南）山谷。天雄生少室（今河南嵩山）山谷。附子、侧子生犍为山谷及广汉，今并出蜀土。然四品都是一种所产，其种出于龙州。种之法：冬至前，现将肥腴陆田耕五七遍，以猪粪粪之，然后布种，遂月耘耔，至次年八月后方成。其苗高三四尺已来，茎做四棱，叶如艾，花紫碧色作穗，实小紫黑色如桑椹。本只种附子一物，至成熟后有四物。收时仍一处造酿方成……其长三二寸者，为天雄。割削附子傍尖芽角为侧子，附子之绝小者亦名为侧子。元种者，母为乌头。其余大小者皆为附子。以八角者为上。如方药要用，须炮令裂去皮脐，使之。绵州彰明县多种之，惟赤水一乡者最佳，然收采时月与《本经》所说不同。盖今时所种如此。其内地所出者，与此殊别，今亦稀用。"《本草图经》首次详细记载了当时附子的种植技术，这是附子人工栽培的最早本草记载。该书同时对附子原植物进行了描述，认为附子、天雄、侧子、乌头来源于同一植物，阐明了附子、天雄、侧子、乌头之间的关系。种源出于龙州，在绵州彰明大量种植，其中以赤水出产的品质最佳，进一步确定四川江油地区为附子的道地产区。此外，书中绘有原植物乌头图。

宋代杨天惠《彰明附子记》云："绵州（今四川绵阳）故广汉地，领县八，惟彰明（今四川绵阳江油）出附子。彰明领乡二十，惟赤水、廉水、会昌、昌明（今四川绵阳江油市太平镇河西乡、让水乡、德胜乡和彰明镇）宜附子……合四乡之产，得附子一十六万斤已上。然赤水为多，廉水次之，而会昌、昌明所出微甚……种出龙安及龙州齐归、木门、青堆、小平（今四川安县、青川、平武、江油等地山区）者良……其茎类野艾而泽，其叶类地麻而厚，其花紫，叶黄，蕤长苞而圆盖……其种之化者为乌头，附乌头而傍生者为附子，又左右附而偶生者为鬲子，又附而长者为天雄……附子之形，以蹲坐、正节、角少为上，有节气多鼠乳（香）者次之，形不正而伤缺风皱者为下。附子之色，以花白为上，铁色次之，青绿为下……陕辅之贾，才市其下者；闽浙之贾，才市其中者；其上品则皆士大夫求之，盖贵人金多喜奇，故非得大者不厌。然土人有知药者云：小者固难用，要之半两以上皆良，不必及两乃可。"《彰明附子记》是北宋彰明县令杨天惠写的附子考察报告，比较真实、全面地反映了北宋时期江油附子的产地、产量、种植面积、种植方法、药材鉴别、植物形态、鲜附子质量评价方法等生产经营的全过程。书中记载宋代四川江油地区附子栽培已经有相当的规模，为附子的道地产区。同时详细描写了附子原植物茎类似野艾而有光泽，叶类似地麻而更厚，花紫色，秋时叶黄，花下垂、瓣状萼卷长似苞、上萼片盔状像圆盖，与今毛茛科植物乌头 *Aconitum carmichaelii* Debx. 相符，尤其对花的描述与今《中国植物志》中毛茛科植物乌头 *Aconitum carmichaelii* Debx. 花萼描述"萼片高盔形"一致。明确乌头为主根，附子为子根，附子中体长者为天雄。从性状、颜色两方面详细记述了优质附子的性状：以外形完整、端正、角少者为优；外形不完整，有节者质次；附子断面颜色以花白者为优，铁红色质次，青绿色最次。同时指出，药效优良的附子大小适中，重量在半两至一两之间较为适宜。

明代《本草品汇精要》基本延续了《本草图经》对附子的描述，同时指出道地产区为"梓州（今四川三台地区）、蜀中（今四川中部地区）"。《本草纲目》云："〔释名〕其母名乌头。［时珍曰］初种为乌头，象乌之头也，附乌头而生者为附子，如子附母也。乌头如芋魁，附子如芋子，盖一物也。别有草乌头、白附子，故俗呼此为黑附子、川乌头以别之。诸家不分乌头有川、草两种，皆混杂注解，今悉正之。〔集解〕……［时珍曰］乌头有两种，今出彰明者即附子之母，今人谓之川乌头是也。春末生子，故曰春采乌头。冬则子已成，故曰冬采为附子……其产江左、山南（泛指长江以东地区）等处者，乃《本经》所列乌头，今人谓之草乌头者是也……宋人杨天惠著《附子记》甚悉，今撮其要，读之可不辩而明矣。"李时珍总结前人关于附子、乌头、天雄、侧子记载，明确提出了附子为川乌子根，四川江油为附子的道地产区，肯定了《彰明附子记》中对附子描述的权威性和实用价值。

清代《本经逢原》曰："近时乌附多产陕西，其质粗、其皮厚、其色白、其肉松、其味易行易过，非若川附之色黑、皮薄、肉理紧细，性味之辛而不烈，久而愈辣，峻补命门真火也。"书中明确指出陕西亦是附子的主产区，但是质量不及川附子好。《植物名实图考》记载："今时所用，皆种生者，南人制为温补要药；其野生者为射罔……其花色碧，殊娇纤，名鸳鸯菊。《花镜》谓之双鸾菊，朵头如比邱帽，帽拆，内露双鸾并首，形似无二。外分二翼一尾。"书中记载附子栽培品广泛应用，详细描述了附子原植物乌头的花形如盔帽，花瓣形状和数量，并绘有精确的附子原植物乌头的图。从图中可以清晰地看出附子原植物乌头的叶互生，叶片五角形，基部浅心形；总状花序顶生，花两性，两侧对称，花瓣状，上萼片高盔形，与今毛茛科植物乌头 *Aconitum carmichaelii* Debx. 花形一致。

民国时期《增订伪药条辨》曰："炳章按：附子，八九月出新。四川成都彰明产者为川附，底平有角，皮如铁，内肉色白，重两许者，气全最佳。性潮，鲜时用盐渍腌，盖不腌易烂。然经盐渍过，性味已失，效力大减，景岳先生已辨之详矣。陕西出者为西附，黑色干小者次。"

综上所述，宋代以前附子大多为野生、分布广，宋代首次记载了乌头的栽培种植。自唐代以来的优质产区绵州，至宋代出现了大规模的栽培种植。古今川乌、附子的基原是同一种植物，为毛茛科植物乌头 *Aconitum carmichaelii* Debx.，与历版《中华人民共和国药典》收载一致；江油及其周边地区是古今公认的附子道地产区，栽培加工历史悠久，具有成熟而独特的栽培和加工技术，所产附子质量最佳。

"川附子"之名，早在明代《普济方》治疗风虫牙痛的方剂"川乌头、川附子生研，面糊丸小豆大。每绵包一丸咬之"中涉及，清代《药性切用》以"川附子"之名介绍附子，清代《本经逢原》和民国时期《增订伪药条辨》均认为"川附"质优，另《医宗金鉴》收载的实脾饮和附子败毒汤中明确药用"川附子"。鉴于"川附子"称谓早在明代已被医家所用，且被广大医家所认可，本标准将附子的道地药材定为川附子。

5.2 产地沿革

四川绵阳江油及其周边地区是古今公认的附子道地产区，自宋代开始就大量栽培附子，已有1000多年历史，所产附子质量最佳。历史上附子、川乌尚有其他产区——武都、三辅、犍为、少室、朗陵、江左、齐鲁等地，即中国的黄河流域和长江流域广大地区，大都来源于野生。目前附子、川乌集中在四川绵阳（江油、安县为主）、四川凉山（布拖为主）、陕西汉中（城固、南郑为主）、云南大理、云南丽江等地栽培，诸地也恰在今长江流域和黄河流域，印证了从汉至今，附子、川乌产地大体上是一致的。川附子产地沿革见表1。

表1 川附子产地沿革

年代	出处	产地及评价
汉	《范子计然》	附子，出蜀（今四川）、武都（今甘肃南部）中白色者善
唐	《新修本草》	天雄、附子、乌头等，并以蜀道绵州（今四川绵阳）、龙州（今四川平武县为主体，包括今青川县、江油市等地）出者佳。余处纵有造得者，气力劣弱，都不相似。江南来者，全不堪用……天雄、附子、侧子并同用八月采造
宋	《本草图经》	乌头、乌喙，生朗陵（今河南确山南）山谷。天雄生少室（今河南嵩山）山谷。附子、侧子生犍为山谷及广汉，今并出蜀土。然四品都是一种所产，其种出于龙州……其苗高三、四尺已来，茎做四棱，叶如艾，花紫碧色作穗，实小紫黑色如桑椹。本只种附子一物，至成熟后有四物……绵州彰明县多种之，惟赤水一乡者最佳
宋	《彰明附子记》	绵州（今四川绵阳）故广汉地，领县八，惟彰明（今四川绵阳江油）出附子。彰明领乡二十，惟赤水、廉水、会昌、昌明（今四川绵阳江油市太平镇河西乡、让水乡、德胜乡和彰明镇）宜附子……合四乡之产，得附子一十六万斤已上。然赤水为多，廉水次之，而会昌、昌明所出微甚……种出龙安及龙州齐归、木门、青堆、小平（今四川安县、青川、平武、江油等地山区）者良
明	《本草品汇精要》	【地】〔图经曰〕生犍为山谷及广汉，龙州、绵州、彰明县种之，惟赤水一乡最佳。〔道地〕梓州（今四川三台地区）、蜀中（今四川中部地区）
明	《本草纲目》	〔释名〕其母名乌头。〔时珍曰〕初种为乌头，象乌之头也，附乌头而生者为附子，如子附母也。乌头如芋魁，附子如芋子，盖一物也。别有草乌头、白附子，故俗呼此为黑附子、川乌头以别之。诸家不分乌头有川、草两种，皆混杂注解，今悉正之。〔集解〕……〔时珍曰〕乌头有两种，今出彰明者即附子之母，今人谓之川乌头是也。春末生子，故曰春采乌头。冬则子已成，故曰冬采为附子……其产江左、山南（泛指长江以东地区）等处者，乃《本经》所列乌头，今人谓之草乌头者是也……宋人杨天惠著《附子记》甚悉，今撮其要，读之可不辨而明矣
清	《本经逢原》	近时乌附多产陕西，其质粗、其皮厚、其色白、其肉松、其味易行易过，非若川附之色黑、皮薄、肉理紧细，性味之辛而不烈，久而愈辣，峻补命门真火也
民国	《增订伪药条辨》	炳章按：附子，八九月出新。四川成都彰明产者为川附，底平有角，皮如铁，内肉色白，重两许者，气全最佳。性潮，鲜时用盐渍腌，盖不腌易烂。然经盐渍过，性味已失，效力大减，景岳先生已辨之详矣。陕西出者为西附，黑色干小者次
民国	《药物出产辨》	产四川龙安府江油县。六月新

6 道地产区及生境特征

6.1 道地产区

产于四川绵阳江油及其周边的平坝及丘陵地区。

6.2 生境特征

川附子种源分布在海拔1000m以上气候凉爽的山区。年平均气温13.7℃~16.3℃，年平均降水量860mm~1410mm，年平均日照时数900h~1400h。

川附子主要种植在海拔500m~800m的平坝及丘陵地区。该区域属亚热带湿润季风气候，夏热冬暖，气候温和，年平均日照时数达1362h，年平均降水量1200mm，年平均气温16℃，平均绝对最高温度36.3℃，平均绝对最低温度-6.8℃，无霜期323d。土壤为土层深厚、疏松、肥沃、排水良好又有灌溉条件的壤土或砂壤土；耕作层有机质含量≥1.3%，含氮丰富，磷钾适中，pH 6.0~8.0。

7 质量特征

7.1 质量要求

应符合《中华人民共和国药典》一部对附子的相关质量规定。

7.2 性状特征

7.2.1 泥附子（鲜附子）

泥附子呈圆锥形或长圆锥形，长4cm~7cm，直径3cm~5cm。表面灰黄色或黄褐色，具须根基部膨大的"钉"状突起，先端具略偏向一侧的芽苞，侧面可见与母根连接的基痕。横切面具一波状环纹（形成层）。气微，味辛辣、麻舌。

道地产区泥附子呈圆锥形或长圆锥形，长4cm~7cm，直径3cm~5cm。个头大小较均匀，一等（每千克≤16个）、二等（每千克17个~24个）占比多。表面灰黄色或黄褐色，具须根基部膨大的"钉"状突起，先端具略偏向一侧的芽苞，侧面可见与母根连接的基痕。横切面乳白色，具一波状环纹（形成层）。气微，味辛辣、麻舌。以个大、饱满、外形完整、端正、角少、切面乳白色为佳。

7.2.2 盐附子

盐附子呈圆锥形，长4cm~7cm，直径3cm~5cm。表面灰黑色，被盐霜，先端有凹陷的芽痕，周围有瘤状突起的支根或支根痕。体重，切面灰褐色，可见充满盐霜的小空隙和多角形形成层环纹，环纹内侧导管束排列不整齐。气微，味咸而麻，刺舌。

道地产区盐附子呈圆锥形，长4cm~7cm，直径3cm~5cm。个头大小较均匀，一等（每千克≤16个）、二等（每千克17个~24个）占比多。表面灰黑色，被盐霜，先端有凹陷的芽痕，周围有瘤状突起的支根或支根痕。体重，切面灰褐色，可见充满盐霜（细小盐结晶体）的小空隙和多角形形成层环纹，环纹内侧导管束排列不整齐。气微，味咸而麻，刺舌。以个大、饱满、外形完整、端正、角少、切面可见细小盐结晶体为佳。

7.2.3 黑顺片

黑顺片为圆锥形或不规则形切片，长1.7cm~6cm，宽0.9cm~4cm，厚0.2cm~0.5cm。外皮黑褐色，切面暗黄色，油润具光泽，半透明状，并有纵向导管束。质硬而脆，断面角质样。气微，味淡。

道地产区黑顺片为圆锥形或不规则形切片，长1.7cm～6cm，宽0.9cm～4cm，厚0.2cm～0.5cm。片张大小较均匀，一等片、二等片较多。外皮黑褐色，切面暗黄色，油润具光泽，半透明状，并有纵向导管束。质硬而脆，断面角质样。气微，味淡。以片大、完整、厚薄均匀为佳。

7.2.4　白附片

白附片为圆锥形或不规则形切片，长1.7cm～6cm，宽0.9cm～4cm，厚0.2cm～0.5cm。无外皮，黄白色，半透明。

道地产区白附片为圆锥形或不规则形切片，长1.7cm～6cm，宽0.9cm～4cm，厚0.2cm～0.5cm。片张大小较均匀，一等片、二等片较多。无外皮，黄白色，半透明。以片大、完整、厚薄均匀为佳。

川附子与其他产地附子鉴别要点见表2。

表2　川附子与其他产地附子鉴别要点

比较项目	川附子	其他产地附子
商品规格	规格多，除药典收载品种盐附子、黑顺片、白附片、淡附片、炮附片外，还有生附片、蒸附片、炒附片、刨附片、炮天雄等	规格少，仅有药典收载品种盐附子、黑顺片、白附片、淡附片、炮附片
大小	泥附子、盐附子个头大，一等（每千克≤16个）、二等（每千克17个～24个）占比多	泥附子、盐附子个头小，一等几乎没有，二等少，三等（每千克25个～40个）和等外品占比多
附片片张	黑顺片、白附片片张大，质量好。一等片、二等片较多	黑顺片、白附片片张小，质量差。一等片、二等片较少

参 考 文 献

［1］唐廷猷．中国药业史［M］．北京：中国医药科技出版社，2001：44.

［2］尚志钧．神农本草经校注［M］．北京：学苑出版社，2008：205.

［3］吴普．吴普本草［M］．尚志钧，尤荣辑，郝学君，等辑校．北京：人民卫生出版社，1987：46.

［4］陶弘景．名医别录（辑校本）［M］．尚志钧辑校．北京：人民卫生出版社，1986：235.

［5］陶弘景．本草经集注（辑校本）［M］．尚志钧，尚元胜辑校．北京：人民卫生出版社，1994：341－345.

［6］苏敬等．新修本草（辑复本）［M］．尚志钧辑校．合肥：安徽科学技术出版社，1981：258.

［7］苏颂．本草图经［M］．尚志钧辑校．合肥：安徽科学技术出版社，1994：256－260.

［8］唐廷猷．北宋杨天惠《彰明附子记》译评［J］．中国现代中药，2016，18（7）：916－922.

［9］中国科学院中国植物志编辑委员会．中国植物志：第二十七卷［M］．北京：科学出版社，1979：264－268.

［10］刘文泰．本草品汇精要［M］．北京：人民卫生出版社，1982：371－374.

［11］刘衡如，刘山永．新校注本草纲目［M］．北京：华夏出版社，2013：794－795，801.

［12］张璐．本经逢原［M］．顾漫，杨亦周校注．北京：中国中医药出版社，2011：97.

［13］吴其濬．植物名实图考校释［M］．张瑞贤，王家葵，张卫校注．北京：中医古籍出版社，2008：439.

［14］曹炳章．增订伪药条辨［M］．刘德荣点校．福州：福建科学技术出版社，2004：63.

［15］郑金生等．中华大典·医药卫生典·药学分典：第5册［M］．成都：巴蜀书社，2012：840.

［16］吴谦等．医宗金鉴［M］．郑金生整理．北京：人民卫生出版社，2017：945，1471.

［17］陈仁山，蒋淼，陈思敏，等．药物出产辨（五）［J］．中药与临床，2011，2（1）：65.

ICS 11.120.01
C 23

团　　体　　标　　准

T/CACM 1020.47—2019

道地药材　第47部分：使君子

Daodi herbs—Part 47: Shijunzi

2019-08-13发布　　2019-08-13实施

中华中医药学会　发布

前　言

T/CACM 1020《道地药材》标准分为157个部分：

——第1部分：标准编制通则；

……

——第46部分：川附子；

——第47部分：使君子；

——第48部分：川木通；

……

——第157部分：汉射干。

本部分为T/CACM 1020的第47部分。

本部分按照GB/T 1.1—2009给出的规则起草。

本部分由道地药材国家重点实验室及国家中医药管理局道地药材生态遗传重点研究室提出。

本部分由中华中医药学会归口。

本部分起草单位：福建中医药大学、中国中医科学院中药资源中心、中国医学科学院药用植物研究所、中药材商品规格等级标准研究技术中心、北京中研百草检测认证有限公司。

本部分主要起草人：温秀萍、陈达婷、卢泽雨、黄璐琦、郭兰萍、詹志来、张小波、王凌、郭亮。

道地药材 第47部分：使君子

1 范围

T/CACM 1020 的本标准规定了道地药材使君子的来源及形态、历史沿革、道地产区及生境特征、质量特征。

本标准适用于中华人民共和国境内道地药材使君子的生产、销售、鉴定及使用。

2 规范性引用文件

下列文件对于本文件的应用是必不可少的。凡是注日期的引用文件，仅注日期的版本适用于本文件。凡是不注日期的引用文件，其最新版本（包括所有的修改单）适用于本文件。

T/CACM 1020.1—2016 道地药材 第1部分：标准编制通则

中华人民共和国药典一部

3 术语和定义

T/CACM 1020.1—2016 界定的以及下列术语和定义适用于本文件。

3.1

使君子 shijunzi

产于以重庆市为中心，核心区域包括重庆市铜梁区、合川区为主轴的山谷林缘、溪边和平原地区较向阳的路旁，及与此区域接壤或临近的四川眉山、成都、温江、宜宾，贵州，广西等周边地区，以及以福建省南平邵武市为中心，核心区域包括邵武大竹镇、拿口镇为主轴的富屯溪泂水处，及与此区域接壤或临近的宁德、福州、莆田，广东、江西等周边地区的使君子。

4 来源及形态

4.1 来源

本品为使君子科植物使君子 *Quisqualis indica* L. 的干燥成熟果实。

4.2 形态特征

攀援状灌木，高 2m～8m；小枝被棕黄色短柔毛。叶对生或近对生，叶片膜质，卵形或椭圆形，长 5cm～11cm，宽 2.5cm～5.5cm，先端短渐尖，基部钝圆，表面无毛，背面有时疏被棕色柔毛，侧脉 7 对或 8 对；叶柄长 5mm～8mm，无关节，幼时密生锈色柔毛。顶生穗状花序，组成伞房花序式；苞片卵形至线状披针形，被毛；萼管长 5cm～9cm，被黄色柔毛，先端具广展、外弯，小型的萼齿 5 枚；花瓣 5，长 1.8cm～2.4cm，宽 4mm～10mm，先端钝圆，初为白色，后转淡红色；雄蕊 10，不突出冠外，外轮着生于花冠基部，内轮着生于萼管中部，花药长约 1.5mm；子房下位，胚珠 3 颗。果卵形，短尖，长 2.7cm～4cm，径 1.2cm～2.3cm，无毛，具明显的锐棱角 5 条，成熟时外果皮脆薄，呈青黑色或栗色；种子 1 颗，白色，长 2.5cm，径约 1cm，圆柱状纺锤形。花期 5 月～9 月，果期 6 月～10 月。

5 历史沿革

5.1 品种沿革

使君子初以“留求子”之名载入晋代本草《南方草木状》，曰：“南海交趾（广州、五岭以南）俱有之。”使君子之名首载于宋代《开宝本草》，该书记载：“生交、广等州，棱瓣深而两头尖，似诃黎勒而轻。俗传始因潘州郭使君疗小儿，多是独用此物，后来医家因号为使君子也。主小儿五疳，小便白浊，杀虫，疗泻痢。”此后，各本草、医经、方论等文献也均以“使君子”之名记载，且沿用至今，未发生变化和混乱。《证类本草》记载使君子“生交、广等州”；《本草图经》最早详细描述使君子生物习性，该书记载：“生交、广等州，今岭南州郡皆有之，生山野中及水岸。其叶青，如两指头，长二寸；其茎作藤如手指；三月生，花淡红色，久乃深红，有五瓣；七八月结子如拇指，长一寸许，大类栀子，而有五棱；其壳青黑色，内有仁白色。七月采实。”此后各类古籍所述植物形态与今使君子科植物使君子 *Quisqualis indica* L. 一致，以上本草记载也说明了宋代及以前，使君子的主要产区为现今的两广一带。

明代《本草品汇精要》描述使君子：“生交、广等州（今两广一带）。今岭南州郡（今两广一带）山野中及水岸皆有之。〔道地〕眉州（今四川眉山）。”首次指出使君子的道地产区为四川眉山。《本草蒙筌》记载：“交趾多生，岭南亦有。”说明使君子主产地仍在两广。《本草纲目》记载：“原出海南、交趾（今两广一带）。今闽之邵武（今福建邵武），蜀之眉州（今四川眉山），皆栽种之，亦易生。”《本草乘雅半偈》记载：“出岭南，今闽之邵武，蜀之眉州皆有，生山野及水岸。”从地方志文献考证，嘉靖《邵武府志》记载“又东十里为龙潭，其药史君子。……附以特产，常产不书。”可知使君子为福建邵武的地方特产之一。

清代《本草备要》描述使君子：“出闽、蜀（今福建、四川）。”《本草易读》记载：“原出海南、交趾。今闽之邵武，蜀之眉州，少栽莳之。”《本草从新》记载：“出闽蜀。”《本草害利》描述使君子：“出岭南州郡。”《本草述钩元》记载：“出岭南闽（邵武），蜀（眉州）（今四川眉山）。”从地方志文献考证，嘉庆《眉州属志》、光绪《铜梁县志》和《邵武府志》物产中均有使君子记载。以上记载说明使君子的主产区和道地产区从明代开始已逐渐由两广变迁到今福建与四川。

民国时期《药物出产辨》记载：“中国各省各属均有出，以四川为多出。广东则以新会、东莞为好肉，连州、罗定次之，广西则南宁、百色皆有。七八月出新。安南东京、河内亦有出。”认为四川为使君子主产区，广东为道地产区，广西为产区之一。但据《新会县志》《东莞县志》《清远县志》《罗定县志》等广东地方志考证，其物产中并未有使君子记载，说明使君子在民国的道地产区已由广东迁移。在广西《百色厅志》中也未见使君子记载，在《邕宁县志》中虽有使君子记载，但据其描述“生山野中”说明其虽有记载，但使君子多半已逸为野生，估计产量也不大。在福建地方志中，《邵武县志》物产中有记载“使君子为本地特产，以东区龙潭所产者最佳”，说明使君子为邵武地方特产，且品质最佳。在四川地方志中，《眉山县志》中虽然有“本草出眉州”的记载，但对其产销并未有描述；而据民国新修《合川县志》中记载“使君子出临渡河两岸人家多，麻柳树田边土边皆是……盖特产，人多贩售外省”，详细说明了使君子在现今合川的南津街街道广泛栽培，并作为地方特产大量销售全国各地区。以上资料说明在民国时期使君子主产区和道地产区为现今的福建与四川。

从本草考证和文献记载查证表明，使君子品种使用没有混乱，与《中华人民共和国药典》收载的使君子一致。现代中药资源调查和药材市场调查及王昌华等人的研究认为，使君子的道地产区为四川和福建两地。其作为小品种之一，由于用量有限，在药材市场中，一般多由部分经营户和个别冷货行商家销售。鉴于“使君子”之名从宋代沿用至今，历史悠久，被广大医家和道地产区所认可。且古籍文献记载并无“川君子”和“建君子”（近代）称谓。因此本标准将使君子的道地药材定为“使君子”。

5.2 产地沿革

使君子主产地历代记载主要集中在广东、广西、四川、福建等地，其道地产区历经变化，明代至近代以来以四川和福建两地所产为道地。使君子产地沿革见表1。

表1 使君子产地沿革

年代	出处	产地及评价
晋	《南方草木状》	南海交趾（广州、五岭以南）俱有之
宋	《开宝本草》	生交、广等州（今两广一带）
	《本草图经》	生交、广等州（今两广一带）。今岭南州郡（今两广一带）皆有之，生山野中及水岸
	《证类本草》	生交、广等州（今两广一带）
明	《本草品汇精要》	生交、广等州。今岭南州郡山野中及水岸皆有之。〔道地〕眉州（今四川眉山）
	《本草蒙筌》	交趾多生，岭南（今两广一带）亦有
	《本草纲目》	〔时珍曰〕原出海南、交趾（今两广一带）。今闽之邵武（今福建邵武），蜀之眉州（今四川眉山），皆栽种之，亦易生
清	《本草乘雅半偈》	出岭南，今闽之邵武，蜀之眉州皆有
	《本草备要》	出闽、蜀（今福建、四川）
	《本草易读》	原出海南、交趾。今闽之邵武，蜀之眉州，少栽莳之
	《本草从新》	出闽蜀（今福建、四川）
	《本草害利》	出岭南州郡（今两广一带）
	《本草述钩元》	出岭南闽（邵武）（今福建邵武），蜀（眉州）（今四川眉山）
民国	《药物出产辨》	中国各省各属均有出，以四川为多出。广东则以新会、东莞为好肉，连州、罗定次之，广西则南宁、百色皆有。七八月出新。安南东京、河内亦有出
	《眉山县志》	本草出眉州

6 道地产区及生境特征

6.1 四川道地产区及生境特征

6.1.1 道地产区

以重庆为中心，核心区域包括以重庆铜梁、合川为主轴的山谷林缘、溪边和平原地区较向阳的路旁，以及与此区域接壤或临近的四川眉山、成都、温江、宜宾，贵州，广西等周边地区。

6.1.2 生境特征

主产区重庆铜梁、合川等地位于长江上游地区、四川盆地东南部、重庆西北部，属亚热带季风性湿润气候。历年最热月份平均气温26℃～29℃，最冷月份平均气温4℃～8℃。年平均降水量在1000mm～1350mm，降水多集中在5月～9月。使君子栽培或生于土质疏松肥沃的砂壤土中，有攀援物的房前屋后、林地边缘、山脚山坡、溪边及平原地区较向阳的路旁。喜温暖、阳光充足的环境，不耐寒，不耐干旱，忌积水，在肥沃富含有机质的砂壤土上生长最佳。土壤类型为砂壤土，土层深厚、湿润、疏松肥沃。

6.2 福建道地产区及生境特征

6.2.1 道地产区

以福建南平邵武为中心，核心区域包括以邵武大竹镇、拿口镇为主轴的富屯溪洄水处，以及与此区域接壤或临近的福州、莆田、宁德，广东，江西等周边地区。

6.2.2 生境特征

主产区邵武地处福建西北部，武夷山南麓、富屯溪畔，史称南武夷。地跨北纬26°55′～27°35′，东经117°2′～117°52′。东北邻南平建阳，东南连顺昌，南接三明将乐、泰宁、建宁，西与江西黎川毗邻，西北与光泽交界。地势由北部、西南部向中部、东南部富屯溪谷地倾斜。属中亚热带季风气候，温暖湿润，日照充足，年平均气温18℃。每年平均降水量在1500mm～2100mm，全年平均有雾日117.6d，最长连续有雾日数达12d。使君子喜温暖、阳光充足的环境，怕风寒，不耐寒，不耐干旱，忌积水。通常栽培在阳光充足、排灌方便、土层深厚疏松肥沃的砂壤土中。土壤类型为砂壤土，土层深厚、湿润、疏松肥沃。

7 质量特征

7.1 质量要求

应符合《中华人民共和国药典》一部对使君子的相关质量规定。

7.2 性状特征

使君子呈椭圆形或卵圆形，具5条纵棱，偶有4棱～9棱，长2.5cm～4cm，直径约2cm。表面黑褐色或紫黑色，平滑，微具光泽。先端狭尖，基部钝圆，有明显圆形的果梗痕。质坚硬，横切面多呈五角星形，棱角处壳较厚，中间呈类圆形空腔。种子长椭圆形或纺锤形，长约2cm，直径约1cm；表面棕褐色或黑褐色，有多数纵皱纹；种皮薄，易剥离；子叶2，黄白色，有油性，断面有裂纹。气微香，味微甜。

道地产区野生或者栽培使君子个大，表面青黑色或黑棕色，种仁饱满且色黄或黄白。

道地产区使君子与其他产地使君子性状鉴别要点见表2。

表2 道地产区使君子与其他产地使君子性状鉴别要点

比较项目	道地产区使君子		其他产地使君子
产地	四川	福建	其他
长度	2.5cm～4.3cm	2.5cm～4.0cm	2.2cm～3.8cm
直径	1.2cm～2.0cm	1.0cm～2.0cm	1.0cm～1.8cm

表2（续）

比较项目	道地产区使君子		其他产地使君子
产地	四川	福建	其他
表观性状	椭圆形或长卵形，有明显锐棱角，表面棕色至黑棕色。先端渐尖，基部略钝圆。种子长椭圆形，种皮棕色至黑棕色，子叶肥厚，边缘不整齐，胚根细小或不明显，黄白色	椭圆形或长卵形，有明显锐棱角，偶有4棱~9棱，表面青黑色或黑褐色。先端渐尖，基部略钝圆。种子长椭圆形，表面黑褐色，种皮青黑色或黑紫色；子叶肥厚，边缘不整齐，胚根细小或不明显，黄色或黄白色	呈卵圆形，表面棕色至深棕色泽。先端渐尖，基部钝圆。种子卵圆形或圆柱状纺锤形，种皮褐色至黑褐色，子叶黄白色或白色

参 考 文 献

［1］嵇含. 南方草木状［M］. 上海：商务印书馆，1955：3.

［2］卢多逊，李昉等. 开宝本草（辑复本）［M］. 尚志钧辑校. 合肥：安徽科学技术出版社，1998：218.

［3］苏颂. 图经本草（辑复本）［M］. 胡乃长，王致谱辑注. 福州：福建科学技术出版社，1988：220.

［4］唐慎微. 证类本草［M］. 尚志钧，郑金生，尚元藕，等校点. 北京：华夏出版社，1993：273.

［5］刘文泰. 本草品汇精要［M］. 陆拯，黄辉，方红，等校点. 北京：中国中医药出版社，2013：274－275.

［6］陈嘉谟. 本草蒙筌［M］. 太原：山西科学技术出版社，2015：230.

［7］李时珍. 本草纲目［M］. 王育杰整理. 北京：人民卫生出版社，2004：1022.

［8］陈让. 邵武府志［M］. 杨启德，傅唤民，叶笑凡校注. 福建省地方志编纂委员会整理. 北京：方志出版社，2004：174，391.

［9］卢之颐. 本草乘雅半偈［M］. 张永鹏校注. 北京：中国医药科技出版社，2014：204.

［10］汪昂. 本草备要［M］. 陈婷校注. 北京：中国医药科技出版社，2012：74.

［11］汪讱庵. 本草易读［M］. 太原：山西科学技术出版社，2014：254.

［12］吴仪洛. 本草从新［M］. 陆拯，赵法新，陈明显校点. 北京：中国医药科技出版社，2013：113.

［13］凌奂. 本草害利［M］. 北京：中医古籍出版社，1982：60.

［14］杨时泰. 本草述钩元［M］. 上海：上海科学技术出版社，1959：317－318.

［15］董永荃，王昌年. 嘉庆眉州属志［M］. 徐长发修. 南京：江苏古籍出版社，1992：134.

［16］韩清桂，邵坤修. 光绪铜梁县志［M］. 刻本. 南京：江苏古籍出版社，1992：638.

［17］王琛，徐兆丰修. 张景祁，张元奇，周景萧纂. 光绪重纂邵武府志［M］. 刻本. 台北：成文出版社，1967：169.

［18］陈仁山. 药物出产辨［M］. 许鸿源重订. 台北：新医药出版社，1977：32.

［19］莫炳奎. 民国邕宁县志［M］. 台北：成文出版社，1937：832.

［20］中国地方志集成. 福建府县志辑. 光绪重纂邵武府志、民国重新邵武县志［M］. 上海：上海书店出版社，2000，10：905，924.

［21］杨卫星，郭庆琳. 民国眉山县志［M］. 王铭新修. 南京：江苏古籍出版社，1992：534.

［22］张森楷. 新修合川县志［M］. 刻本. 卢作孚，杨庶堪，郑贤书等修. 南京：江苏古籍出版社，1992：450.

［23］王昌华，刘翔，张植玮. 使君子本草考证及道地沿革研究［J］. 时珍国医国药，2015，26（10）：2477－2479.

ICS 11.120.01
C 23

团 体 标 准

T/CACM 1020.48—2019

道地药材 第48部分：川木通

Daodi herbs—Part 48: Chuanmutong

2019-08-13 发布 2019-08-13 实施

中华中医药学会 发布

前　言

T/CACM 1020《道地药材》标准分为157个部分：

——第1部分：标准编制通则；

……

——第47部分：使君子；

——第48部分：川木通；

——第49部分：川车前；

……

——第157部分：汉射干。

本部分为T/CACM 1020的第48部分。

本部分按照GB/T 1.1—2009给出的规则起草。

本部分由道地药材国家重点实验室及国家中医药管理局道地药材生态遗传重点研究室提出。

本部分由中华中医药学会归口。

本部分起草单位：甘肃中医药大学、中国中医科学院中药资源中心、北京中研百草检测认证有限公司。

本部分主要起草人：晋玲、黄璐琦、郭兰萍、詹志来、何雅莉、黄得栋、郭亮。

道地药材　第48部分：川木通

1　范围

T/CACM 1020的本部分规定了道地药材川木通的来源及形态、历史沿革、道地产区及生境特征、质量特征。

本部分适用于中华人民共和国境内道地药材川木通的生产、销售、鉴定及使用。

2　规范性引用文件

下列文件对于本文件的应用是必不可少的。凡是注日期的引用文件，仅注日期的版本适用于本文件。凡是不注日期的引用文件，其最新版本（包括所有的修改单）适用于本文件。

T/CACM 1020.1—2016　道地药材　第1部分：标准编制通则

中华人民共和国药典一部

3　术语和定义

T/CACM 1020.1—2016界定的以及下列术语和定义适用于本文件。

3.1

川木通　chuanmutong

产于四川宜宾、泸州及周边地区，以四川盆地南缘山区为分布中心的野生川木通。

4　来源及形态

4.1　来源

本品为毛茛科铁线莲属植物小木通 *Clematis armandii* Franch. 或绣球藤 *Clematis montana* Buch. -Ham. 的干燥藤茎。

4.2　形态特征

4.2.1　小木通

木质藤本，高达6m。茎圆柱形，有纵条纹，小枝有棱，有白色短柔毛，后脱落。三出复叶；小叶片革质，卵状披针形、长椭圆状卵形至卵形，长4cm～12cm（～16cm），宽2cm～5cm（～8cm），先端渐尖，基部圆形、心形或宽楔形，全缘，两面无毛。聚伞花序或圆锥状聚伞花序，腋生或顶生，通常比叶长或近等长；腋生花序基部有多数宿存芽鳞，为三角状卵形、卵形至长圆形，长0.8cm～3.5cm；花序下部苞片近长圆形，常3浅裂，上部苞片渐小，披针形至钻形；萼片4（～5），开展，白色，偶带淡红色，长圆形或长椭圆形，大小变异极大，长1cm～2.5cm（～4cm），宽0.3cm～1.2cm（～2cm），外面边缘密生短绒毛至稀疏，雄蕊无毛。瘦果扁，卵形至椭圆形，长4mm～7mm，疏生柔毛，宿存花柱长达5cm，有白色长柔毛。花期3月～4月，果期4月～7月。

4.2.2 绣球藤

木质藤本。茎圆柱形，有纵条纹；小枝有短柔毛，后变无毛；老时外皮剥落。三出复叶，数叶与花簇生，或对生；小叶片卵形、宽卵形至椭圆形，长2cm~7cm，宽1cm~5cm，边缘缺刻状锯齿由多而锐至粗而钝，先端3裂或不明显，两面疏生短柔毛，有时下面较密。花1朵~6朵与叶簇生，直径3cm~5cm；萼片4，开展，白色或外面带淡红色，长圆状倒卵形至倒卵形，长1.5cm~2.5cm，宽0.8cm~1.5cm，外面疏生短柔毛，内面无毛；雄蕊无毛。瘦果扁，卵形或卵圆形，长4mm~5mm，宽3mm~4mm，无毛。花期4月~6月，果期7月~9月。

5 历史沿革

5.1 品种沿革

川木通类药材最早见于宋代《本草图经》通草项下"解州通草"，现经考证类似于毛茛科铁线莲属植物，可能为现今川木通药材。宋代陈自明所著的《妇人大全良方》一书中辨识修制药物法度一章记载到："木通（有川木通，有钱子木通，即拿藤者为正。今之所用者力浅，但得随众，宜去皮节，细切）。"可见，在宋代"川木通"一词已经形成，并已经作为正品运用于临床。

明代关于川木通的本草记载并不多见，但在方书中的记载却比比皆是。例如，江瓘撰于嘉靖二十八年的《名医类案》一书中治疗淋闭所用的五淋散中记载："栀子、赤芍药、川木通、瞿麦穗、蚵皮、衣草、滑石末做大剂，入灯心二十茎，煎服，五七日痊愈。"方书《普济方》中同样对川木通有明确的记载："苏叶（连嫩枝一两二钱）、大腹皮（三钱）、川木通（四钱）、茯苓皮、姜皮、陈皮、桑皮、桔梗。"

清代《植物名实图考》收载了四种木通（山木通、小木通、大木通、滇淮木通）和一种绣球藤，为毛茛科铁线莲属植物，与现今所用川木通类似。四川地方性本草《天宝本草》记载"四朵梅来即木通，四朵花心方为贵。不拘冷温气病疼，能利小便功百倍"。谢宗万考证认为，"四朵梅"即为毛茛科植物小木通 *Clematis armandii* Franch. 或绣球藤 *Clematis montana* Buch. -Ham. 的干燥藤茎。

5.2 产地沿革

本草文献中关于川木通产地的明确记载源自清代四川地方性本草《天宝本草》，经谢宗万考证为现今使用的川木通药材。另外在《四川中药志》"木通"别名项下亦有"川木通"的明确记载，这足以说明至少从清代开始，四川地区就将川木通入药使用。

综上所述，从宋代开始就有了川木通的相关记载，清代对于川木通的记载更加详细，川木通的产地以四川为主，现代药学专著对川木通产地的记载仍然以四川一带为主，由此可见，四川一带一直是川木通的道地产区。川木通产地沿革见表1。

表1 川木通产地沿革

年代	出处	产地及评价
清	《天宝本草》	四川
现代	《四川中药志》	四川

6 道地产区及生境特征

6.1 道地产区

产于四川宜宾、泸州及周边地区，以四川盆地南缘山区为分布中心。

6.2 生境特征

川木通药材均来源于野生资源，该资源主要分布于四川宜宾、泸州等周边地区，以中低山地和丘陵为主，岭谷相间，土壤有紫色土、水稻土、黄壤、黄色石灰土及黄棕壤、新积土等六大类，其产区属于亚热带湿润季风气候，低丘、河谷兼有南亚热带的气候属性，具有气候温和、热量丰足、雨量充沛、光照适宜、无霜期长、冬暖春早、四季分明的特点。

7 质量特征

7.1 质量要求

应符合《中华人民共和国药典》一部对川木通的相关质量规定。

7.2 性状特征

川木通呈长圆柱形，略扭曲，长50cm～100cm，直径2cm～3.5cm。表面黄棕色或黄褐色，有纵向凹沟及棱线；节处多膨大，有叶痕及侧枝痕。残存皮部易撕裂。质坚硬，不易折断。切片厚2mm～4mm，边缘不整齐，残存皮部黄棕色，木部浅黄棕色或浅黄色，有黄白色放射状纹理及裂隙，其间布满导管孔，髓部较小，类白色或黄棕色，偶有空腔。气微，味淡。

川木通与其他产地木通性状鉴别要点见表2。

表2 川木通与其他产地木通性状鉴别要点

比较项目	川木通	其他产地木通
大小	直径2cm～3.5cm	直径0.5cm～2cm
髓部	髓部较小，类白色，偶有空腔	髓部较小或中空，黄白色或黄棕色

参 考 文 献

［1］苏颂．本草图经［M］．尚志钧辑校．合肥：安徽科学技术出版社，1994：175－177．

［2］万德光，国锦琳．川木通的本草考证及道地性考证［J］．时珍国医国药，2007（11）：2696．

［3］陈自明．妇人大全良方［M］．上海：上海人民出版社，2005：2．

［4］江瓘．名医类案［M］．上海：上海浦江教育出版社，2013：447．

［5］朱橚．普济方［M］．北京：人民卫生出版社，1959：254．

［6］吴其濬．植物名实图考［M］．上海：商务印书馆，1957：461．

［7］龚锡麟．天宝本草［M］．成都棉花街文乐斋刻本，光绪二年丙子：9．

［8］谢宗万，邬家林．天宝本草新编［M］．北京：中医古籍出版社，2001：81．

［9］中国科学院四川分院中医中药研究所．四川中药志：第1册［M］．成都：四川人民出版社，1960：279．

［10］卢赣鹏．500味常用中药材的经验鉴别［M］．北京：中国中医药出版社，2001：441．

［11］张贵君．现代中药材商品通鉴［M］．北京．中国中医药出版社，2001：1141．

［12］徐国钧，何宏贤，徐珞珊，等．中国药材学［M］．北京：中国医药科技出版社，1996：713．

ICS 11.120.01
C 23

团　　体　　标　　准

T/CACM 1020.49—2019

道地药材　第49部分：川车前

Daodi herbs—Part 49: Chuancheqian

2019-08-13 发布　　2019-08-13 实施

中华中医药学会　发布

前　　言

T/CACM 1020《道地药材》标准分为157个部分：

——第1部分：标准编制通则；

……

——第48部分：川木通；

——第49部分：川车前；

——第50部分：北芪；

……

——第157部分：汉射干。

本部分为T/CACM 1020的第49部分。

本部分按照GB/T 1.1—2009给出的规则起草。

本部分由道地药材国家重点实验室及国家中医药管理局道地药材生态遗传重点研究室提出。

本部分由中华中医药学会归口。

本部分起草单位：中国中医科学院中药资源中心、四川省中医药科学院、江西省药品检验检测研究院、北京中研百草检测认证有限公司。

本部分主要起草人：詹志来、李青苗、姚闽、黄璐琦、郭兰萍、何雅莉、郭亮。

道地药材 第49部分：川车前

1 范围

T/CACM 1020 的本部分规定了道地药材川车前的来源及形态、历史沿革、道地产区及生境特征、质量特征。

本部分适用于中华人民共和国境内道地药材川车前的生产、销售、鉴定及使用。

2 规范性引用文件

下列文件对于本文件的应用是必不可少的。凡是注日期的引用文件，仅注日期的版本适用于本文件。凡是不注日期的引用文件，其最新版本（包括所有的修改单）适用于本文件。

T/CACM 1020. 1—2016 道地药材 第1部分：标准编制通则

中华人民共和国药典一部

3 术语和定义

T/CACM 1020. 1—2016 界定的以及下列术语和定义适用于本文件。

3. 1

川车前 chuancheqian

产于四川德阳及周边地区的车前子。

4 来源及形态

4. 1 来源

本品为车前科植物车前 *Plantago asiatica* L. 的干燥成熟种子。

4. 2 形态特征

二年生或多年生草本。须根多数。根茎短。基生叶呈莲座状，叶片薄纸质或纸质，宽卵形至宽椭圆形，长 4cm ~ 12cm，宽 2. 5cm ~ 6. 5cm，先端钝圆至急尖，边缘波状、全缘或中部以下有锯齿、牙齿或裂齿，基部宽楔形或近圆形，多少下延，两面疏生短柔毛；脉 5 ~ 7；叶柄长 2cm ~ 15cm（~27cm），基部扩大成鞘，疏生短柔毛。花序 3 ~ 10，直立或弓曲上升；花序梗长 5cm ~ 30cm，有纵条纹，疏生白色短柔毛；穗状花序细圆柱状，长 3cm ~ 40cm，紧密或稀疏，下部常间断；苞片狭卵状三角形或三角状披针形，长 2mm ~ 3mm，长过于宽，龙骨突宽厚，无毛或先端疏生短毛。花具短梗；花萼长 2mm ~ 3mm，萼片先端钝圆或钝尖，龙骨突不延至先端，前对萼片椭圆形，龙骨突较宽，两侧片稍不对称，后对萼片宽倒卵状椭圆形或宽倒卵形。花冠白色，无毛，冠筒与萼片约等长，裂片狭三角形，长约 1. 5mm，先端渐尖或急尖，具明显的中脉，于花后反折。雄蕊着生于冠筒内面近基部，与花柱明显外伸，花药卵状椭圆形，长 1mm ~ 1. 2mm，先端具宽三角形突起，白色，干后变淡褐色。胚珠 7 ~

15（~18）。蒴果纺锤状卵形、卵球形或圆锥状卵形，长 3mm~4.5mm，于基部上方周裂。种子 5~6（~12），卵状椭圆形或椭圆形，长（1.2mm~）1.5mm~2mm，具角，黑褐色至黑色，背腹面微隆起；子叶背腹向排列。花期 4 月~8 月，果期 6 月~9 月。

5 历史沿革

5.1 品种沿革

车前子始载于《神农本草经》："味甘、寒，无毒。主气癃，止痛，利水道小便，除湿痹。久服，轻身、耐老。一名当道。生平泽。"

唐代《新修本草》记载："今出开州（今重庆开州一带）者为最。"《通典·卷第六·食货六·赋税下》中也记载开州贡车前子："盛山郡［唐天宝元年（742）改开州置，治所在开江县］贡蜡四十斤，车前子一升，今开州。"其后诸多本草均推崇开州车前子。明代李时珍在《本草纲目》中引唐代张籍诗："开州午月车前子，作药人皆道有神。惭愧文君怜病眼，三千里外寄闲人。"可见唐代开州车前子已甚为知名，并作为贡品。

宋代《本草图经》记载："车前子，生真定平泽、丘陵道路中，今江湖、淮甸、近京、北地处处有之。春初生苗，叶布地如匙面，累年者长及尺余，如鼠尾；花甚细，青色微赤；结实如葶苈，赤黑色。五月五日采，阴干。今人五月采苗，七月、八月采实。人家园圃中或种之，蜀中尤尚。北人取根日干，作紫菀卖之，甚误所用。"同时附有一幅滁州车前子图，从其所画的须根，结合地理分布，可推测本图为车前 *Plantago asiatica* L. 或者大车前 *Plantago major* L.，因两者形态极为相似，且古代植物分类尚不发达，难以判断所绘之图为何种车前。该记载也表明，宋代四川、重庆等地已经开始人工栽培，是最早关于车前人工栽培的产区记载。

明代《救荒本草》以"车轮菜"之名收载，"生滁州及真定平泽，今处处有之。春初生苗，叶布地如匙面，累年者长及尺余，又似玉簪叶稍大而薄，叶丛中心擢葶三四茎，作长穗如鼠尾。花甚密，青色微赤。结实如葶苈，赤黑色"。其在《本草图经》文字描述的基础上，增补"滁州""又似玉簪叶稍大而薄，叶丛中心擢葶三四茎"等描述，并附一幅图，文图结合基本与车前 *Plantago asiatica* L. 一致。李时珍《本草纲目》所附车前的图为须根系。从历代所附车前图的"须根系"结合历史产区记载来看，历代的车前子主流品种应为车前科植物车前 *Plantago asiatica* L. 的种子。

5.2 产地沿革

关于车前子产地的记载最早见于南北朝时期《名医别录》，该书记载："生真定（今河北正定）丘陵阪道中。"虽然其后本草文献予以延续，但自唐代《新修本草》提出"今出开州（今重庆开州一带）者为最"以来，后世多推崇开州一代所产，且宋代以来川蜀便开始人工栽培，可见其种植历史十分悠久，至今四川尚为人工栽培主产区之一，明代《本草品汇精要》明确将开州定为道地产区："生真定平泽、丘陵道路中，今江湖、淮甸、近京、北地处处有之。〔道地〕开州者为最。【时】〔生〕春生苗。〔采〕五月五日取苗，七月、八月取实。【收】阴干。【用】子黑细者为好。"

近代以来，主推崇江西所产和四川所产，如民国时期《药物出产辨》记载："以产江西吉安府、陕西汉中府、四川等为最。由汉口帮来略大粒有壳。奉天、吉林两省亦有出，略细粒而净，由牛庄帮运来。俱秋季出新。"《增订伪药条辨》记载："车前草……市中有大小车之别，大车为真品，小车系土荆芥子伪充，万不可用。盖车前甘寒，荆芥辛温，性既相反，又奚容混售乎。炳章按：车前子，江西吉安芦江出者，为大车前，粒粗色黑。江南出者，曰土车前，俱佳。淮南出者，粗而多壳；衢州出者，小而壳净，皆次。河北孟河出者为小车前，即荆芥子也，不入药用，宜注意之。"

《药材资料汇编》将不同产区车前子归纳为："主产于江西吉安、吉水，产量大且品质好，称'江车前'。辽宁辽阳、盖平所产称'关车前'。四川成都所产称'川车前'。"

综上所述，车前子为历代常用中药材，最早产于河北正定一带，然自唐代以来推崇开州等川地所产并作为贡品，甚为知名。自宋代以来川蜀已经开始人工栽培，明代《本草品汇精要》将开州定为道地产区，并一直延续至今，及至近代，四川车前主要集中在成都附近德阳等地。另外，江西吉安等地所产江车前亦有百余年的历史，并为近代所推崇，一直延续至今，成为公认的道地药材。中华人民共和国成立以来，将四川、江西两地所产的车前分别定名为"川车前"与"江车前"，因此，本标准将两者均定为道地药材。川车前产地沿革见表1。

表1　川车前产地沿革

年代	出处	产地及评价
南北朝	《名医别录》	生真定（今河北正定）丘陵阪道中
唐	《新修本草》	今出开州者为最
	《通典·卷第六·食货六·赋税下》	盛山郡［唐天宝元年（742）改开州置，治所在开江县（今四川开县）］贡蜡四十斤，车前子一升，今开州
宋	《本草图经》	生真定平泽、丘陵道路中，今江湖、淮甸、近京、北地处处有之
明	《本草品汇精要》	生真定平泽、丘陵道路中，今江湖、淮甸、近京、北地处处有之。〔道地〕开州者为最
民国	《增订伪药条辨》	车前子，江西吉安芦江出者，为大车前，粒粗色黑。江南出者，曰土车前，俱佳
	《药物出产辨》	以产江西吉安府、陕西汉中府、四川等为最
现代	《药材资料汇编》	主产于江西吉安、吉水，产量大且品质好，称"江车前"。四川成都所产称"川车前"

6　道地产区及生境特征

6.1　道地产区

四川德阳的广汉、什邡及周边地区的成都平原等地。

6.2　生境特征

车前分布较广，生态适宜性较强。喜阳光充足、温暖湿润的环境，适宜于肥沃的砂壤土种植。

7　质量特征

7.1　质量要求

应符合《中华人民共和国药典》一部对车前子的相关质量规定。

7.2　性状特征

川车前略呈椭圆形、不规则长圆形或三角状长圆形，稍扁，长约2mm，宽约1mm。表面黄棕色至黑褐色，略粗糙不平，于放大镜下可见微细纵纹，稍平一面的中部有灰白色凹点状种脐。质硬。种子放入水中，外皮有黏液释出。气微，嚼之有黏性。以粒大、色黑、饱满者为佳。

参 考 文 献

[1] 尚志钧. 神农本草经校注 [M]. 北京：学苑出版社，2008：61.
[2] 苏敬等. 新修本草（辑复本）[M]. 尚志钧辑复. 合肥：安徽科学技术出版社，1981：170.
[3] 掌禹锡等. 嘉祐本草（辑复本）[M]. 尚志钧辑复. 北京：中医古籍出版社，2009：150.
[4] 刘衡如，刘山永. 新校注本草纲目 [M]. 北京：华夏出版社，2013：737－739.
[5] 苏颂. 本草图经 [M]. 尚志钧辑校. 合肥：安徽科学技术出版社，1994：107.
[6] 阎玉凝. 救荒本草图谱 [M]. 北京：北京科学技术出版社，2016：11.
[7] 陶弘景. 名医别录 [M]. 尚志钧辑校. 北京：中国中医药出版社，2013：39.
[8] 刘文泰. 本草品汇精要：上 [M]. 北京：中国中医药出版社，2013：141－142.
[9] 陈仁山，蒋淼，陈思敏，等. 药物出产辨（四）[J]. 中药与临床，2010，1（4）：62－64.
[10] 曹炳章. 增订伪药条辨 [M]. 刘德荣点校. 福州：福建科学技术出版社，2004：57.
[11] 中国药学会上海分会，上海市药材公司. 药材资料汇编：上集 [M]. 上海：科技卫生出版社，1959：99－100.

ICS 11.120.01
C 23

团 体 标 准

T/CACM 1020.50—2019

道地药材 第50部分：北芪

Daodi herbs—Part 50: Beiqi

2019-08-13 发布 2019-08-13 实施

中华中医药学会 发 布

前　言

T/CACM 1020《道地药材》标准分为157个部分：

——第1部分：标准编制通则；

……

——第49部分：川车前；

——第50部分：北芪；

——第51部分：潞党参；

……

——第157部分：汉射干。

本部分为T/CACM 1020的第50部分。

本部分按照GB/T 1.1—2009给出的规则起草。

本部分由道地药材国家重点实验室及国家中医药管理局道地药材生态遗传重点研究室提出。

本部分由中华中医药学会归口。

本部分起草单位：中国中医科学院中药资源中心、中国医学科学院药用植物研究所、山西大学、山西中医药大学、内蒙古中医药研究所、包头医学院、大同市农业委员会、大同市园艺果树工作站、定西市经济作物技术推广站、浑源县农业委员会、浑源县农业委员会果树站、子洲县中药材产业发展办公室、浑源县中药材产业发展管理中心、浑源县农业委员会植保植检站、浑源县农业委员会果树站、甘肃扶正药业科技股份有限公司、清华德人西安幸福制药有限公司、广州白云山中一药业有限公司、华润三九医药股份有限公司、兰州佛慈制药股份有限公司、丽珠医药集团股份有限公司、中药材商品规格等级标准研究技术中心、山西北岳神耆生物科技有限公司、山西国新晋药集团浑源药业有限公司、浑源万生黄芪开发公司、广灵县恒广北芪中药材有限责任公司、陕西省天芪生物科技有限公司、子洲县富发农业科技有限公司、内蒙古天创药业科技股份有限公司、内蒙古天养浩恩奇尔中药材科技开发有限公司、内蒙古武川汇德兴业生态开发有限公司、内蒙古盛齐堂生态药植有限公司、甘肃天士力中天药业有限责任公司、无限极（中国）有限公司、北京中研百草检测认证有限公司。

本部分主要起草人：詹志来、齐耀东、秦雪梅、李科、黄璐琦、郭兰萍、曹林、刘根喜、黄红宙、董政起、李旻辉、张春红、师立伟、杨春、栾震、杨军、曹兆军、刘红娜、李会娟、邹琦、尹震、李志山、王文亮、侯美利、张天娥、张全、宋学斌、席倬霞、于武高、赵祥、赵贵富、程文生、孙和、祁春雷、曹发、公剑、吴涛涛、谭沛、张辉、顾扬、郭亮、卫梽强、陈杰、余意。

道地药材　第50部分：北芪

1　范围

T/CACM 1020的本部分规定了道地药材北芪的来源及形态、历史沿革、道地产区及生境特征、质量特征。

本部分适用于中华人民共和国境内道地药材北芪的生产、销售、鉴定及使用。

2　规范性引用文件

下列文件对于本文件的应用是必不可少的。凡是注日期的引用文件，仅注日期的版本适用于本文件。凡是不注日期的引用文件，其最新版本（包括所有的修改单）适用于本文件。

T/CACM 1020. 1—2016　道地药材　第1部分：标准编制通则

中华人民共和国药典一部

3　术语和定义

T/CACM 1020. 1—2016界定的以及下列术语和定义适用于本文件。

3. 1

北芪　beiqi

产于以恒山、太行山山脉为核心的山西北部、内蒙古中西部以及与此区域接壤或临近的甘肃、宁夏、陕西、河北，以及东北等中温带干旱地区的黄芪。

4　来源及形态

4. 1　来源

本品为豆科植物蒙古黄芪 *Astragalus membranaceus*（Fisch.）Bge. var. *mongholicus*（Bge.）Hsiao 的干燥根。

4. 2　形态特征

蒙古黄芪为膜荚黄芪的变种，株高明显比膜荚黄芪低矮，茎直立，幼茎淡绿色，茎上被稀疏短柔毛；幼苗期第一真叶为三出羽状复叶，但第二真叶变为具5小叶的奇数羽状复叶，互生，托叶披针形，小叶椭圆形，先端微凹，叶缘及叶片上下表面疏被短柔毛；当长至5叶期时，小叶增至7，茎逐渐变为黄绿色，但不及膜荚黄芪的粗壮，被稀疏白色短柔毛；当长至成年植株时，羽状复叶具小叶25～37，小叶矩圆形，先端微凹，小叶长5mm～10mm，宽3mm～5mm；荚果半卵圆形，果皮膜质，膨胀，光滑无毛，有显著网纹；种子宽肾形，两侧扁，黑褐色或褐色，种皮表面具黑色斑纹，光滑，革质，长2. 4mm～3. 4mm，电镜下种皮纹饰两侧处为皱折状。

5 历史沿革

5.1 品种沿革

黄芪初以“黄耆”之名载入《神农本草经》。“耆”者“长”也，明代李时珍《本草纲目》曰：“黄芪色黄，为补药之长，故名。”即言黄芪以补益之功著称。《神农本草经》云：“味甘、微温。主痈疽久败创，排脓止痛，大风，痢疾，五痔，鼠瘘，补虚，小儿百病。一名戴糁。生山谷。”并将其列为上品。

首次有关黄芪产地的记载出自南北朝时期《名医别录》：“生蜀郡（今四川西部一带）山谷、白水（今四川甘肃的白水河区域）、汉中（今陕西汉中等地区）。”陶弘景《本草经集注》记载：“第一出陇西、洮阳（今甘肃临潭西南），色黄白甜美，今亦难得。次用黑水（今四川黑水）、宕昌（今甘肃岷县之南）者，色白肌肤粗，新者，亦甘温补。”

唐代《新修本草》记载：“今出原州（今宁夏固原）及华原（唐代京兆府的一个县名，今陕西铜川耀州）者最良，蜀汉不复采用之。”可见到了唐代黄芪的产地有了较大的变迁，曾经蜀汉产区不再采收，究其原因很可能为临床应用过程中发现了质量更优的其他同属植物，而“蜀郡”所分布的黄芪属植物可能为目前四川地区尚在习用的梭果黄芪 *Astragalus emestii* Comb.、多花黄芪 *Astragalus floridus* Benth. ex Bunge、金翼黄芪 *Astragalus chrysopterus* Bunge in Mel. Biol. 等，今仍被《四川省中药材标准》所收载。这点在《本草经集注》中得到了印证，其载“第一出陇西、洮阳，色黄白甜美，今亦难得。次用黑水、宕昌者，色白肌肤粗，新者，亦甘温补。又有蚕陵、白水者，色理胜蜀中者而冷补。又有赤色者，可作膏贴用，消痈肿，世方多用，道家不须”。可见，在该时期就已经发现了质量更佳的蒙古黄芪 *Astragalus membranaceus*（Fisch.）Bge. var. *mongholicus*（Bge.）Hsiao，至今甘肃、山西等地仍有较多野生黄芪分布；“又有赤色者”很可能指的是今甘肃地区分布的红芪，即多序岩黄芪 *Hedysarum polybotrys* Hand. -Mazz. var. polybotrys。而唐代所提及的“今出原州及华原者最良”，从其区域位置来看亦是蒙古黄芪 *Astragalus membranaceus*（Fisch.）Bge. var. *mongholicus*（Bge.）Hsiao 所分布的区域。

宋代普遍推崇山西等地的绵芪，如《本草图经》记载：“今河东（今山西大部分地区）、陕西（今陕西大部分地区）州郡多有之。”《本草别说》记载：“黄芪本出绵上（今山西介休东南）为良，故名绵黄芪。今《图经》所绘宪水（今山西娄烦及静乐部分地区）者即绵上，地相邻尔。以谓柔韧如绵，即谓之绵黄芪。然黄芪本皆柔韧，若伪者，但以干脆为别尔。”

明代《本草原始》强调“根长二三尺……生山西沁州绵上，名绵耆；一云折之如绵，故谓之绵黄耆”，还在附图中提出“多歧者劣”，综合各家所描述的性状，可见其与今山西恒山山脉等区域所分布的野生黄芪性状一致。

清代黄芪的产区增加了邻近的内蒙古等地，如《植物名实图考》记载：“有数种，山西、蒙古产者佳，滇产性泻，不入用。”明确指出云南等地所产的质量不佳，也有力地佐证了临床优选所致的品种变迁。清代唐宗海《本草问答》云：“黄芪或生汉中；或生甘肃；或生山西；或生北口外（指河北蔚县与山西广灵、灵丘之间诸关口以外），令统以北方立论，有理否？答曰：虽不必截然在北，然其为性，实皆秉北方水中之阳气以生，其主北方立论，则就乎得气之优者而言，故黄芪以北口外产者为佳。”清代刘仕廉所著《医学集成》中便以“北芪”之名入药，在中风、脾虚等诸多处方中均用北芪。近代以来，诸多医家处方中亦以“北芪”之名奉为道地。至今山西、内蒙古等地药农仍然使用“正北芪”之称以示其品质佳。

清末民初黄芪产区扩大至我国东北，《药物出产辨》记载：“（黄芪）正芪产区分三处。一关东（今东三省），二宁古塔（今黑龙江宁安），三卜奎（今黑龙江齐齐哈尔）。产东三省，伊黎（今新疆伊犁）、吉林（今吉林）、三姓地方（在清代指黑龙江下游、松花江下游及乌苏里江流域的广大地区）。”一方面该区域在清代以前开发较少，另一方面随着需求的增加而扩大产区。从华北、东北等地区所分布的黄芪属物种来看，膜荚黄芪 *Astragalus membranaceus*（Fisch.）Bge. 及其变种蒙古黄芪 *Astragalus membranaceus*（Fisch.）Bge. var. *mongholicus*（Bge.）Hsiao 均有分布。此外，早在民国时期山西浑源就已经开始人工种植黄芪，并在《药物学备考》中有明确记载。由于黄芪临床使用量大，在以野生黄芪为主要来源的民国时期，产区称谓多，品种复杂，如赵燏黄先生于民国时期调查所总结的黄芪类药材基原多达二十几种，产地极多。如中华人民共和国成立初上海老药工集体编撰的《药材资料汇编》中就有较多不同产区黄芪的记载，冠以不同的地名，较为复杂，但主要集中在山西、内蒙古、宁夏、甘肃，以及东北等区域。

当代随着黄芪的用量大幅度增加，野生黄芪药材难以满足实际所需，因此，于20世纪70年代我国开始广泛栽培，逐渐以栽培为主，目前的主流种植区域在甘肃定西、内蒙古武川、山西浑源、陕西子洲及周边各地区，基本与古籍所记载、历代所推崇的主要区域一致。主流品种为蒙古黄芪，被公认其品质优于膜荚黄芪。鉴于黄芪历代所述产区较多，范围较广，加之“北芪”称谓具有近三百年的历史，且被广大医家及道地产区所认可，因此，本标准将黄芪的道地药材定为北芪。

5.2 产地沿革

黄芪历代产地记载较广，呈现出从南到北变迁的趋势，自宋代以来推崇以山西等地所产为佳，明清逐步扩展到内蒙古以及东北等地，近代以来形成以恒山山脉为核心及周边地区为道地产区。北芪产地沿革见表1。

表1 北芪产地沿革

年代	出处	产地及评价
南北朝	《名医别录》	生蜀郡山谷、白水、汉中
	《本草经集注》	陇西、洮阳……次用黑水、宕昌者……又有蚕陵（今四川茂汶西北）、白水者
唐	《新修本草》	今出原州（今宁夏固原）及华原（唐代京兆府的一个县名，今陕西铜川耀州）者最良，蜀汉不复采用之
	《药性论》	生陇西者
	《四声本草》	出原州华原谷子山，花黄
宋	《嘉祐本草》	今原州者好，宜州、宁州（今甘肃庆阳宁县）亦佳
	《本草图经》	生蜀郡山谷、白水、汉中，今河东（唐代以后泛指山西）、陕西州郡多有之
	《本草别说》	黄芪本出绵上（今山西介休东南）为良，故名绵黄芪。今《图经》所绘宪水（今山西娄烦及静乐部分地区）者即绵上，地相邻尔
元	《汤液本草》	生蜀郡山谷，白水汉中，今河东陕西州郡多有之。今《本草图经》只言河东者，沁州绵上是也，故谓之绵芪
明	《本草品汇精要》	〔图经曰〕蜀郡山谷及白水、汉中，今河东、陕西州郡多有之。〔陶隐居云〕出陇西、洮阳、黑水、宕昌。〔道地〕宪州、原州、华原、宜州、宁州
	《本草蒙筌》	水耆生白水、赤水二乡。白水颇胜；（此为中品）绵耆出山西沁州（今山西沁源）绵上
	《本草原始》	生山西沁州绵上，名绵耆；一云折之如绵，故谓之绵黄耆

表1（续）

年代	出处	产地及评价
清	《本草崇原》	黄芪生于西北，以出山西之绵上者为良，故世俗谓之绵黄芪
	《植物名实图考》	有数种，山西、蒙古产者佳，滇产性泻，不入用
	《本草问答》	黄芪或生汉中；或生甘肃；或生山西；或生北口外，令统以北方立论，有理否……故黄芪以北口外产者为佳。犹不及北口外所产者，其体极松，以内中行水气之孔道更大，故知其气为更盛
民国	《药物出产辨》	（黄芪）正芪产区分三处。一关东，二宁古塔，三卜奎。产东三省，伊黎、吉林、三姓地方。冲口芪产区亦广，产于山西省浑源州，近阳高县高山一带……次下者，乃制冲口芪，染成黑皮而来。浑春芪、牛庄芪即此芪制剩原来生芪而来，是以不黑皮。又有一种名晋芪，实为川芪，原产四川碧江、汶县、灌县、江油县等处。又有一种名禹州芪，乃由口外运至禹州，扎把而来。原色白皮，亦是生芪，非产禹州。粉芪原出陕西岷州、大同、宣化等处

6 道地产区及生境特征

6.1 道地产区

以恒山、太行山山脉为核心的山西北部、内蒙古中西部以及与此区域接壤或临近的甘肃、宁夏、陕西、河北，以及东北等中温带干旱地区。

6.2 生境特征

蒙古黄芪主要分布在我国北部相对干旱的地区，主产区位于我国西北和东北等地区，多生长在山区或半山区的干旱向阳草地或林缘，植被为针阔混交林或杂木林，具有喜冷凉、耐旱向阳和怕涝的习性。蒙古黄芪生态因子的最适范围：活动积温 9831.4℃ ~31145.6℃；相对湿度 40.6% ~77.7%；年平均日照时数 2413.5h ~3212.5h；年平均降水量 178.6mm ~541.4mm；1 月最低气温 −35.6℃ ~ −11.7℃；7 月平均气温 16.5℃ ~23.5℃；7 月最高气温 22.8℃ ~29.9℃；土壤类型主要为褐土、灰色森林土、黑钙土等。

7 质量特征

7.1 质量要求

应符合《中华人民共和国药典》一部对黄芪的相关质量规定。

7.2 性状特征

黄芪呈圆柱形，有的有分枝，上端较粗，长 30cm ~90cm，直径 1cm ~3.5cm。表面淡棕黄色或淡棕褐色，有不整齐的纵皱纹或纵沟。质硬而韧，不易折断，断面纤维性强，并显粉性，皮部黄白色，木部淡黄色，有放射状纹理和裂隙，老根中心偶呈枯朽状，黑褐色或呈空洞。气微，味微甜，嚼之微有豆腥味。

道地产区野生或者仿野生黄芪年限较长者表皮粗糙，根皮绵韧，断面皮部有裂隙，木心黄，质地松泡，老根中心有的呈枯朽状，黑褐色或呈空洞。移栽黄芪表皮平滑，根皮较柔韧，断面致密，木心中央黄白色，质地坚实。

北芪与其他产地黄芪性状鉴别要点见表2。

表2　北芪与其他产地黄芪性状鉴别要点

比较项目	北芪	其他产地黄芪
表皮	野生或者仿野生黄芪年限较长者表皮粗糙，呈棕褐色	多为移栽芪，因栽培年限较短，表皮平滑，多呈黄白色
断面	断面皮部因年限较长而呈现明显的裂隙，木部颜色较黄，质地松泡，“肉白心黄”特点明显。老根因年限较长，近根头部往往中心呈枯朽状，黑褐色或呈空洞	多为移栽芪，断面“肉白心黄”特点不明显，因栽培年限短，皮部裂隙不明显
质地	野生或者仿野生黄芪年限较长者质地松泡	多为移栽芪，质地坚实
长度	野生或者仿野生黄芪年限较长者主干长度可达70cm以上，甚至长至几米	多为移栽芪，主干长度多在30cm左右

参 考 文 献

[1] 尚志钧. 神农本草经校注 [M]. 北京：学苑出版社，2008：111.

[2] 陶弘景. 名医别录（辑校本）[M]. 尚志钧辑校. 北京：中国中医药出版社，2013：94.

[3] 陶弘景. 本草经集注（辑校本）[M]. 尚志钧，尚元胜辑校. 北京：人民卫生出版社，1994：262－263.

[4] 苏敬等. 新修本草（辑复本）[M]. 尚志钧辑校. 合肥：安徽科学技术出版社，1981：192.

[5] 苏颂. 本草图经 [M]. 尚志钧辑校. 合肥：安徽科学技术出版社，1994：123－124.

[6] 唐慎微. 重修政和经史证类备用本草：上 [M]. 陆拯，郑苏，傅睿，等校注. 北京：中国中医药出版社，2013：453－455.

[7] 李中立. 本草原始 [M]. 郑金生，汪惟刚，杨梅香整理. 北京：人民卫生出版社，2007：41－42.

[8] 张瑞贤，王家葵，张卫. 植物名实图考校释 [M]. 北京：中医古籍出版社，2008：113－115.

[9] 黄杰熙. 本草问答评注 [M]. 太原：山西科学教育出版社，1991：12－14.

[10] 陈仁山，蒋淼，陈思敏，等. 药物出产辨（二）[J]. 中药与临床 2010，1（2）：60－62.

[11] 赵燏黄，步毓芝，王孝涛，等. 药用黄耆本草学及生药学的研究 [M]. 北京：科学出版社，1959：3.

[12] 王好古. 汤液本草 [M]. 竹剑平主校. 北京：中国中医药出版社，2008：54－55.

[13] 刘文泰. 本草品汇精要 [M]. 陆拯，黄辉，方红，等校点. 北京：中国中医药出版社，2013：170－171.

[14] 陈嘉谟. 本草蒙筌 [M]. 陆拯，赵法新校点. 北京：中国中医药出版社，2013：4－5.

[15] 张志聪. 本草崇原 [M]. 张淼，伍悦点校. 北京：学苑出版社，2011：6－7.

[16] 索风梅，丁万隆，谢彩香，等. 蒙古黄芪的生态适宜性数值分析 [J]. 世界科学技术（中医药现代化），2010，12（3）：480－485.

ICS 11.120.01
C 23

团 体 标 准

T/CACM 1020.51—2019

道地药材 第51部分：潞党参

Daodi herbs—Part 51: Ludangshen

2019-08-13 发布 2019-08-13 实施

中华中医药学会 发布

前　　言

T/CACM 1020《道地药材》标准分为157个部分：

——第1部分：标准编制通则；

……

——第50部分：北芪；

——第51部分：潞党参；

——第52部分：岷当归；

……

——第157部分：汉射干。

本部分为T/CACM 1020的第51部分。

本部分按照GB/T 1.1—2009给出的规则起草。

本部分由道地药材国家重点实验室及国家中医药管理局道地药材生态遗传重点研究室提出。

本部分由中华中医药学会归口。

本部分起草单位：中国中药有限公司、中国中医科学院中药资源中心、华润三九医药股份有限公司、无限极（中国）有限公司、北京中研百草检测认证有限公司。

本部分主要起草人：周海燕、赵润怀、王继永、曾燕、黄璐琦、郭兰萍、詹志来、谭沛、张辉、余意。

道地药材　第51部分：潞党参

1　范围

T/CACM 1020 的本部分规定了道地药材潞党参的来源及形态、历史沿革、道地产区及生境特征、质量特征。

本部分适用于中华人民共和国境内道地药材潞党参的生产、销售、鉴定及使用。

2　规范性引用文件

下列文件对于本文件的应用是必不可少的。凡是注日期的引用文件，仅注日期的版本适用于本文件。凡是不注日期的引用文件，其最新版本（包括所有的修改单）适用于本文件。

T/CACM 1020.1—2016　道地药材　第1部分：标准编制通则

中华人民共和国药典一部

3　术语和定义

T/CACM 1020.1—2016 界定的以及下列术语和定义适用于本文件。

3.1

潞党参　ludangshen

产于山西长治、晋城及周边地区的党参。

4　来源及形态

4.1　来源

本品为桔梗科植物党参 *Codonopsis pilosula*（Franch.）Nannf. 的干燥根。

4.2　形态特征

多年生草本。根长圆柱形，直径1cm～1.7cm，先端有一膨大的根头，具多数瘤状的茎痕，外皮乳黄色至淡灰棕色，有纵横皱纹。茎缠绕，长而多分枝，下部疏被白色粗糙硬毛；上部光滑或近光滑。叶对生、互生或假轮生；叶柄长0.5cm～2.5cm；叶片卵形或广卵形，长1cm～7cm，宽0.8cm～5.5cm，先端钝或尖，基部截形或浅心形，全缘或微波状，上面绿色，被粗伏毛，下面粉绿色，被疏柔毛。花单生，花梗细；花萼绿色，裂片5，长圆状披针形，长1cm～2cm，先端钝，光滑或稍被茸毛；花冠阔钟形，直径2cm～2.5cm，淡黄绿色，有淡紫堇色斑点，先端5裂，裂片三角形至广三角形，直立；雄蕊5，花丝中部以下扩大；子房下位，3室，花柱短，柱头3，极阔，呈漏斗状。蒴果圆锥形，有宿存花萼。种子小，卵形，褐色有光泽。花期8月～9月，果期9月～10月。

5 历史沿革

5.1 品种沿革

党参之名由“上党人参”沿用而来，简称“党参”。始见于清代的《百草镜》：“党参，一名黄参，黄润者良，出山西潞安、太原等处。有白色者，总以净软壮实味甜者佳。嫩而小枝者，名上党参。老而大者，名防党参。”因古时上党也称潞州，故党参又有潞党参之名，兼有上党人参（见于《本经逢原》），防风党参（见于《本草从新》），黄参、防党参、上党参（见于《百草镜》），狮头参（见于翁有良《辨误》）等别名。

清代以前历代本草文献均无现今桔梗科党参的文字描述，也没有党参植物图，但这并不说明在清代以前党参没有药用历史，可能有人参与党参混用的情况存在。魏晋时期《吴普本草》对人参的描述“三月生，叶小兑，核黑，茎有毛”，南北朝时期《本草经集注》中对人参的描述“上党郡在冀州西南。今魏国所献即是，形长而黄，状如防风，多润实而甘”，均符合桔梗科党参的特征。由以上所述来看，古代上党人参包括五加科植物人参和桔梗科植物党参。明清以后，人们对药草的认识逐渐提高，植物、药材形态的描述亦更加详细，人参、党参开始严格区别开来。

清代《本经逢原》在人参项下论述：“产山西太行者，名上党人参，虽无甘温峻补之功，却有甘平清肺之力，亦不似沙参之性寒专泄肺气也。”书中提到上党人参的产地及其功效，实为桔梗科党参。

党参作为“新增品种”，正式载于本草，与人参分列，提出“狮子盘头”的性状特征，则见清代《本草从新》，其在防风党参项下描述：“按：古本草云，参须上党者佳。今真党参久已难得，肆中所卖党参种类甚多，皆不堪用。唯防风党参性味和平足贵，根有狮子盘头者真，硬纹者伪也。”此处所说的“真党参”系指五加科人参。

《本草纲目拾遗》在防风党参项下引翁有良《辨误》云：“党参功用，可代人参，皮色黄而横纹，有类乎防风，故名防党。江南徽州等处呼为狮头参，因芦头大而圆凸也，古名上党人参。产于山西太行山潞安州等处为胜，陕西者次之。味甚甜美，胜如枣肉。近今有川党，盖陕西毗连，移种栽植，皮白味淡，类乎桔梗，无狮头，较山西者迥别，入药亦殊劣不可用。”

吴其濬《植物名实图考》云：“党参，山西多产，长根至二三尺，蔓生，叶不对，节大如手指，野生者根有白汁，秋开花如沙参，花色青白，土人种之为利，气极浊。”吴其濬在此书中描述了桔梗科植物党参的典型特性，并绘有党参植物图，自此党参和人参有了明确的区别，为正确识别人参和党参提供了科学依据。

民国时期张山雷《本草正义》对潞党参做了详细描述，对比党参和人参功效，为党参替用人参提供了有力参考。曹炳章《增订伪药条辨》云：“前贤所谓人参，产上党郡，即今党参是也。考上党郡，即今山西长子县境，旧属潞安府，故又称潞党参。其所产参之形状，头如狮子头，皮细起皱纹，近头部皮略有方纹，体糯糙，黄色，内肉白润，味甜鲜洁，为党参中之最佳品。其他产陕西者，曰介党，亦皮纹细皱，性糯，肉色白润，味鲜甜，亦为佳品。如凤党，皮纹虽略糙，性亦糯软，味亦甜。产四川文县者，曰文元党，皮直纹，性糯，味甜，芦头小于身条，皆佳。”《药物出产辨》云：“其初产自湖北防县，为防党，后来不见防县有出。均以陕西阶州马岛出产者制而成之，名曰防党。湘党产陕西阶州，亦制而成之。气味纹质均与防党同。已上均熟党。纹党以陕西西边为正，四川汶县亦佳。潞党产河南潞州府、漳德府。”民国以来，除道地药材潞党参外，纹党也成为党参中的知名品种。

综上分析，现今之党参，古时多产于山西上党，曾经作为上党人参药用。至清代《本草从新》《本草纲目拾遗》及《植物名实图考》才专有党参之条，因古时上党也称潞州，故党参又有潞党参之名，简称潞党，并沿用至今。今山西长治、晋城即为古时上党所在地，现潞党参主要栽培产地仍是此两地，这与本草所载一致，其植物形态与本草描述相同。可见潞党参古今产地一致，基原为桔梗科植

物党参 *Codonopsis pilosula*（Franch.）Nannf. 的干燥根。鉴于潞党参称谓历史悠久，且被广大医家及道地产区所认可，因此，本标准将党参的道地药材定为潞党参。

5.2 产地沿革

党参虽自清代才正式载于本草，但其产地记载较广，山西、甘肃、四川、湖北、安徽、陕西、吉林等地均有分布。目前，党参在山西、甘肃、湖北及四川等地形成主产区，各主产区因地制宜，形成了独特的产品规格，质量差异较大。山西长治、晋城及其周边地区产的潞党参历史上一直被认为是最优的党参道地药材。甘肃文县、武都、宕昌、舟曲及周边地区自民国以来被认为是纹党的道地产区。潞党参产地沿革见表1。

表1 潞党参产地沿革

年代	出处	产地及评价
南北朝	《本草经集注》	上党郡在冀州西南。今魏国所献即是，形长而黄，状如防风，多润实而甘
清	《本草从新》	按：古本草云，参须上党者佳。今真党参久已难得，肆中所卖党参种类甚多，皆不堪用。唯防风党参性味和平足贵，根有狮子盘头者真，硬纹者伪也
清	《本经逢原》	产山西太行山者，名上党人参，虽无甘温峻补之功，却有甘平清肺之力
清	《百草镜》	党参，一名黄参，黄润者良，出山西潞安、太原等处。有白色者，总以净软壮实味甜者佳。嫩而小枝者，名上党参。老而大者，名防党参
清	《本草纲目拾遗》	翁有良《辨误》云：党参功用，可代人参，皮色黄而横纹，有类乎防风，故名防党。江南徽州等处呼为狮头参，因芦头大而圆凸也，古名上党人参。产于山西太行山潞安州等处为胜，陕西者次之。味甚甜美，胜如枣肉。近今有川党，盖陕西毗连，移种栽植，皮白味淡，类乎桔梗，无狮头，较山西者迥别，入药亦殊劣不可用
清	《植物名实图考》	山西多产，长根至二三尺，蔓生，叶不对，节大如手指，野生者根有白汁，秋开花如沙参，花色青白，土人种之为利，气极浊
民国	《增订伪药条辨》	前贤所谓人参，产上党郡，即今党参是也。考上党郡，即今山西长子县境，旧属潞安府，故又称潞党参。其所产参之形状，头如狮子头，皮细起皱纹，近头部皮略有方纹，体糯糙，黄色，内肉白润，味甜鲜洁，为党参中之最佳品
民国	《药物出产辨》	其初产自湖北防县，为防党，后来不见防县有出。均以陕西阶州马岛出产者制而成之，名曰防党。湘党产陕西阶州，亦制而成之。气味纹质均与防党同。已上均熟党。纹党以陕西西边为正，四川汶县亦佳。潞党产河南潞州府、漳德府。已上均生党，秋季出新

6 道地产区及生境特征

6.1 道地产区

山西长治、晋城及周边地区。

6.2 生境特征

潞党参喜冷凉气候，忌高温。幼苗期喜阴，成株喜阳光。以土层深厚、排水良好、富含腐殖质的砂壤土栽培为宜。不宜在黏土、低洼地、盐碱土和连作地上种植。道地产区长治和晋城地处山西东南部，位于北纬35°50′，东经113°01′，属湿润大陆性季风气候，无霜期156.8d～181.9d，年平均降水量537.4mm～674mm。年平均气温5℃～10℃，海拔800m～1500m。

7 质量特征

7.1 质量要求

应符合《中华人民共和国药典》一部对党参的相关质量规定。

7.2 性状特征

党参呈长圆柱形，稍弯曲，长10cm～35cm，直径0.4cm～2cm。表面灰黄色、黄棕色至灰棕色，根头部有多数疣状突起的茎痕及芽，每个茎痕的顶端呈凹下的圆点状，习称“狮子盘头”；根头下有致密的环状横纹，向下渐稀疏，有的达全长的一半，栽培品环状横纹少或无；全体有纵皱纹和散在的横长皮孔样突起，支根断落处常有黑褐色胶状物。质稍柔软或稍硬而略带韧性，断面稍平坦，有裂隙或放射状纹理，皮部淡棕黄色至黄棕色，木部淡黄色至黄色。有特殊香气，味微甜。

潞党参呈长圆柱形，稍弯曲，长10cm～35cm，直径0.4cm～2cm。表面黄棕色至灰棕色，根头部有“狮子盘头”；野生潞党参根头下有致密的环状横纹，向下渐稀疏，栽培品环状横纹少或无；近根头处无绳孔；纵皱纹不明显，散在的皮孔样突起不明显，支根断落处常有黑褐色胶状物。质紧实而柔润，断面稍平坦，有放射状纹理，皮部黄棕色，木部淡黄色。有特殊香气，嚼之无渣且味较其他产地党参香甜。以狮子盘头较大、横纹多、条粗壮、肉紧实、质柔润、味香甜、嚼之无渣者为佳。

潞党参与其他市场主流商品党参性状鉴别要点见表2。

表2 潞党参与其他市场主流商品党参性状鉴别要点

比较项目	潞党参	白条党	纹党	板桥党
颜色	黄棕色至灰棕色	黄白色	黄棕色至灰棕色	黄棕色至灰棕色
环状横纹	根头下有致密的环状横纹，向下渐稀疏，有的达全长的一半，栽培品环状横纹少或无	栽培品环状横纹少或无，近根头处有绳孔	根头下致密的环状横纹常达全长的一半以上	根头下稀有横纹或无
皮孔	皮孔散在，不明显	皮孔散在，不明显	皮孔散在，不明显	皮孔散在，突起明显
纵沟	不明显	不明显	不明显	有明显不规则的纵沟

参 考 文 献

[1] 国家中医药管理局《中华本草》编委会. 中华本草：第7册 [M]. 上海：上海科学技术出版社，1999：603－610.

[2] 赵学敏. 本草纲目拾遗 [M]. 闫志安，肖培新校注. 北京：中国中医药出版社，2007：64－65.

[3] 吴普. 吴普本草 [M]. 尚志钧等辑校. 北京：人民卫生出版社，1987：14.

[4] 陶弘景. 本草经集注 [M]. 尚志钧，尚元胜辑校. 北京：人民卫生出版社，1994：207.

[5] 张璐. 本经逢原 [M]. 顾漫，杨亦周校注. 北京：中国中医药出版社，2011：31.

[6] 吴仪洛. 本草从新 [M]. 曲京峰，窦钦鸿点校. 天津：天津科学技术出版社，2003：8.

[7] 吴其濬. 植物名实图考 [M]. 北京：中华书局，1963：171.

[8] 张山雷. 本草正义 [M]. 程东旗点校. 福州：福建科学技术出版社，2006：16－17.

[9] 曹炳章. 增订伪药条辨 [M]. 刘德荣点校. 福州：福建科学技术出版社，2004：27－28.

[10] 陈仁山，蒋淼，陈思敏，等. 药物出产辨（二）[J]. 中药与临床，2010，1（2）：61.

ICS 11.120.01
C 23

团　　体　　标　　准

T/CACM 1020.52—2019

道地药材　第52部分：岷当归

Daodi herbs—Part 52: Mindanggui

2019-08-13 发布　　2019-08-13 实施

中华中医药学会　发布

前　言

T/CACM 1020《道地药材》标准分为157个部分：

——第1部分：标准编制通则；

……

——第51部分：潞党参；

——第52部分：岷当归；

——第53部分：宁夏枸杞；

……

——第157部分：汉射干。

本部分为T/CACM 1020的第52部分。

本部分按照GB/T 1.1—2009给出的规则起草。

本部分由道地药材国家重点实验室及国家中医药管理局道地药材生态遗传重点研究室提出。

本部分由中华中医药学会归口。

本部分起草单位：南京中医药大学、江苏省中药资源产业化过程协同创新中心、中国中医科学院中药资源中心、中药材商品规格等级标准研究技术中心、甘肃岷县当归研究院、甘肃岷归中药材科技有限公司、岷县顺兴和中药材有限责任公司、华润三九医药股份有限公司、江苏融昱药业有限公司、北京中研百草检测认证有限公司。

本部分主要起草人：段金廒、严辉、郭盛、钱大玮、黄璐琦、郭兰萍、詹志来、金艳、郭增祥、何子清、刘建军、景浩、谭沛、郭亮、张辉、黄胜良。

道地药材　第52部分：岷当归

1　范围

T/CACM 1020 的本部分规定了道地药材岷当归的来源及形态、历史沿革、道地产区及生境特征、质量特征。

本部分适用于中华人民共和国境内道地药材岷当归的生产、销售、鉴定及使用。

2　规范性引用文件

下列文件对于本文件的应用是必不可少的。凡是注日期的引用文件，仅注日期的版本适用于本文件。凡是不注日期的引用文件，其最新版本（包括所有的修改单）适用于本文件。

T/CACM 1020.1—2016　道地药材　第1部分：标准编制通则

中华人民共和国药典一部

3　术语和定义

T/CACM 1020.1—2016 界定的以及下列术语和定义适用于本文件。

3.1

岷当归　mindanggui

产于以岷山山脉东支、陇中黄土高原与青藏高原的交汇过渡地带为核心的甘肃岷县及其周边地区，如宕昌、漳县、渭源、卓尼、临潭等高寒山区栽培的当归。

4　来源及形态

4.1　来源

本品为伞形科植物当归 *Angelica sinensis*（Oliv.）Diels 的干燥根。

4.2　形态特征

多年生草本，高0.4m～1m。根圆柱状，分枝，有多数肉质须根，表面黄棕色，有浓郁香气。茎直立，绿白色或带紫色，有纵深沟纹，光滑无毛。叶三出式二至三回羽状分裂，叶柄长3cm～11cm，基部膨大成管状的薄膜质鞘，紫色或绿色，基生叶及茎下部叶轮廓为卵形，长8cm～18cm，宽15cm～20cm，小叶片3对，下部的1对小叶柄长0.5cm～1.5cm，近先端的1对无柄，末回裂片卵形或卵状披针形，长1cm～2cm，宽5mm～15mm，2～3浅裂，边缘有缺刻状锯齿，齿端有尖头；叶下表面及边缘被稀疏的乳头状白色细毛；茎上部叶简化成囊状的鞘和羽状分裂的叶片。复伞形花序，花序梗长4cm～7cm，密被细柔毛；伞辐9～30；总苞片2，线形，或无；小伞形花序有花13～36；小总苞片2～4，线形；花白色，花柄密被细柔毛；萼齿5，卵形；花瓣长卵形，先端狭尖，内折；花柱短，花柱基圆锥形。果实椭圆形至卵形，长4mm～6mm，宽3mm～4mm，背棱线形，隆起，侧棱成宽而薄的翅，与果体等宽或略宽，翅边缘淡紫色，棱槽内有油管1，合生面油管2。花期6月~7月，果期7月~9月。

5 历史沿革

5.1 品种沿革

当归别名秦归、云归、西当归、岷当归。汉代《范子计然》云："当归，出陇西。无枯者善。"三国时期《广雅》一书中指出："山蕲，一名当归也。""蕲"即古芹，郭璞注云："当归也，似芹而粗大。"许慎《说文解字》云："生山中者名莫，一名山蕲。然则当归，芹类也，生山中粗大者，名当归也。"晋代崔豹《古今注》记载"相赠之以芍药""相招赠以文无""文无，一名当归也"。南北朝时期陶弘景《本草经集注》曰："今陇西洮阳（今甘肃渭源北）、黑水（今甘肃武山）当归，多肉少枝气香，名马尾当归，稍难得。西川北部当归，多根枝而细。历阳所出，色白而气味薄，不相似，呼为草当归，缺少时乃用之。"此处提到了不同产地当归的形态差异：黑水所出马尾当归、西川北部当归以及历阳所出的草当归。

唐代《新修本草》云："当归苗，有二种于内：一种似大叶芎穷，一种似细叶芎穷，惟茎叶卑下于芎穷也。今出当州（今四川黑水北）、宕州（今甘肃岷县）、翼州（今四川茂县西北）、松州（今四川松潘），宕州最胜。细叶者名蚕头当归。大叶者名马尾当归。今用多是马尾当归，蚕头者不如此，不复用。陶称历阳者，是蚕头当归也。"其中将当归分为马尾当归和蚕头当归两种，强调以马尾当归为胜，并考证《本草经集注》记载的历阳当归应该是蚕头当归且当时已几乎不用。

宋代《本草图经》云："当归，生陇西川谷，今川蜀、陕西诸郡及江宁府（今江苏南京）、滁州（今安徽滁州）皆有之，以蜀中（今四川中部）者为胜。春生苗，绿叶有三瓣；七八月开花，似莳萝，浅紫色；根黑黄色。二月、八月采根，阴干。然苗有二种，都类芎穷，而叶有大小为异，茎梗比芎穷甚卑下，根亦二种，大叶名马尾当归，细叶名蚕头当归，大抵以肉厚而不枯者为胜。"并附有"文州当归""滁州当归"两幅图。对比其图，"滁州当归"地下根部横走，与"文州当归"附图差异明显，并非伞形科植物当归。

明代《本草蒙筌》云："当归……生秦蜀两邦，有大小二种。大叶者名马尾当归，黄白气香肥润（此为上品，市多以低假酒晒润充卖，不可不察）。小叶者名蚕头当归，质黑气薄坚枯（此为下品，不堪入药）。"而《本草乘雅半偈》论马尾当归和蚕头当归的形态与诸说不相上下；但花的颜色，谓为"娇红"色，和苏颂之说不同；其叶形谓"似牡丹叶"，亦与现在药用当归叶形不符。

清代《植物名实图考》中所载的紫花的土当归，根据附图形状，并结合现代文献，推断应是伞形科植物紫花前胡 *Angelica decursiva*（Miq.）Franch. et Sav.。

当归因其产区生境要求独特，品种自古并不复杂，多为马尾和蚕头的形态，且公认甘肃岷县产者质量最优。但以当归为近似名，或在其他名字的前或后加上"当归"两字，而形成的中草药名称多达70余种。其中土当归（杜当归）始载于明代《救荒本草》，据叶端炉等据考证认为《救荒本草》《本草纲目》所载的土当归（杜当归）应该是当今植物学上的椴叶独活 *Heracleum tiliifolium* Wolff。同时土当归类名称来源的植物主要涉及伞形科、五加科、菊科等植物，其中仅伞形科就有当归属、独活属、山芹属、藁本属、茴芹属等26种植物。据观察研究，它们根的形态与中药当归相似，或气味相近，再加上某些疗效也有近似之处，才导致了文献引用的别名或地方别名相混严重。

根据赵燏黄等撰写的《药用当归本草学及生药学研究》推断，《新修本草》《本草图经》等古代本草中把当归基原混淆，主要受限于当时路途障碍等。《植物名实图考》中吴其濬以白花者为当归，紫花者为土当归，但赵燏黄根据吴其濬的个人经历记载，认为他所见皆南方常见的白芷、独活等同属植物，并非北方产当归。

同时，受路远偏僻、地方使用习惯等原因影响，在我国西南地区，民间也将大叶当归 *Angelica magaphylla Diels*、金山当归 *Angelica valida* Diels、隆萼当归 *Angelica oncosepala* Hand. -Mazz. 和疏叶当归 *Angelica laxifoliata* Diels 等作为当归用。另外，东当归 *Angelica acutiloba*（Sieb. et Zucc.）Kitag. 为《日本药局方》法定当归品种，有调经、止痛、润燥的功效，我国四川以及东北部分地区有一定规模引种。朝鲜当归 *Angelica gigas* Nakai 在韩国、朝鲜作为当归使用，功效与我国产当归类似，我国吉林延边部分地区亦有以此品种代当归使用的习惯。

综上，当归自古产于陇西川谷，后扩大到川蜀、陕西等地，自宋代逐步实现平地栽培。因当归生态环境要求独特，主产地相对稳定，形态、气味特征也比较明显，其基原基本可明确为伞形科植物当归 *Angelica sinensis*（Oliv.）Diels。同时，自南北朝时起，人们就已发现不同产地会造成当归药材的形态差异分化，并一直以马尾当归为优。

5.2 产地沿革

当归自《神农本草经》开始已经有了明确的记载，曰：“当归……生川谷。”东汉以前的文献未见当归之名，三国时期《广雅》一书中指出：“山蔪，一名当归也。”“蔪”即古芹，郭璞注云：“当归也，似芹而粗大。”许慎《说文解字》云：“生山中者名莫，一名山蔪。然则当归，芹类也，生山中粗大者，名当归也。”晋代崔豹《古今注》记载“相赠之以芍药”“相招赠以文无”“文无，一名当归也”。《名医别录》记载：“生陇西。”《吴普本草》记载：“或生羌胡地。”羌胡指我国古代的羌族和匈奴族，亦用以泛称我国古代西北部的少数民族。

南北朝时期陶弘景《本草经集注》曰：“生陇西川谷。”《本草经集注》曰：“今陇西洮阳（今甘肃渭源北）、黑水（今甘肃武山）当归，多肉少枝气香，名马尾当归，稍难得。西川北部当归，多根枝而细。历阳所出，色白而气味薄，不相似，呼为草当归，缺少时乃用之。”

而据元代《文献通考》记载，当归作为贡品，南北朝时期主要产自“陇西（今甘肃陇西至兰州一带）、洮阳（今甘肃临潭）、黑水（今甘肃定西）及西川（今四川西部）”。当归产地主要还是集中在岷山南北一带。《文献通考》记载唐代天下诸部每年常贡当归的地区包括“宕州（今甘肃岷县宕昌）”“今出当州（今四川黑水）、交川郡（今松潘、黑水部分地区）”“松潘（今四川松潘）”“临翼郡（今四川茂县）”“归城郡（今四川黑水东南三十公里）”“静川郡（今四川马尔康东）”“蓬山郡（今柘州，四川黑水西二十公里）”“恭化郡（今恭州，重庆）”，其产地分布较之前朝有所扩大。

唐代《新修本草》记载：“生陇西川谷……今出当州（今四川松藩叠溪营西北）、宕州（今甘肃岷县）、翼州（今四川松藩叠溪营西南百余里）、松州（今四川松藩），宕州最胜。”

北宋《本草图经》云：“当归，生陇西川谷，川蜀、陕西诸郡及江宁府、滁州皆有之，以蜀中者为胜。”《证类本草》曰：“生陇西。”《本草衍义》记载：“今川蜀皆以平地作畦种。”这明确说明北宋时栽培当归已较为常见。可见，当时已有了主产区和新产区的概念。

明代《本草品汇精要》曰：“以川蜀及陇西、四阳、文州、宕州、当州、翼州、松州者最胜。”表明当时当归产地主要集中在四川北部及甘肃南部一带。《本草蒙筌》记载：“生秦蜀两邦，有大小二种。大叶者名马尾当归，黄白气香肥润（此为上品）；小叶者名蚕头当归，质黑气薄坚枯（此为下品，不堪入药）。”《本草乘雅半偈》记载：“当归……生陇西川谷，今当州、宕州、翼州、松州、秦州、汉州多种莳矣。……秦州者，头圆尾多，色紫气香，肥润多脂，名马尾归，此种最佳。他处者，头大尾粗，色白枯燥，名鑱头归，不堪用也。大都川产者力刚而善攻，秦产者力柔而善补。”《本草纲目》记载：“今陕蜀、秦州（今甘肃天水）、汶州（今四川茂县）诸处，人多栽莳为货。以秦归头圆、尾多、色紫、气香、肥润者名马尾归，最胜他处。”

清代《本草易读》记载：“生陇西川谷，今蜀州（今四川崇庆）、陕西、江宁（今江苏南京）、滁州（今安徽滁县）皆有之，以蜀州者为胜。”《本草崇原》云：“当归始出陇西川谷及四阳（今甘肃渭源）、黑水（今甘肃武山），今川蜀、陕西诸郡皆有。”《本草从新》则记载：“川产力刚善攻，秦产力柔善补。”由于产地不同，其功效也有了差别。这说明当归药材形态、效用差异与产地生态环境密切相关，产地生态因子诸多因素的影响形成的药材性状、质量存在差异性。道地产区所产的当归药材，其商品形态与其他产地已有明显差异。《本草备要》记载：“川产力刚善攻，秦产力柔善补。以秦产头圆尾多、肥润、气香者良，名马尾当归；尾粗坚枯者，名镵头当归，只宜发散用。”

《中国药材学》记载：“主产于甘肃、云南；四川、陕西、湖北等地亦产。其中以甘肃岷县和宕昌产量多、质量佳。销全国，并出口。”《中华本草》记载：“其中以甘肃岷县产量多、质量佳。销全国，并出口。”《金世元中药材传统鉴别经验》记载：“以岷县（梅川区、南川区、西寨区）和宕昌县的（白龙区）产量最大，又以岷县产品质量最优，行销全国及大量出口，为著名的‘地道药材’。”临床一直推崇甘肃岷县及周边地区出产的当归，其骨质重、气香浓、油性足、质量好，习称“岷归”，主要产于甘肃的岷县、宕昌、漳县、渭源等地，在计划经济时代，由药材公司定点种植、收购。除甘肃外，以云南种植面积较大，滇西北也一直是传统“云当归”的道地产区。据第三次全国中药资源普查记载“据怒江傈僳族自治州商业局考证，清嘉庆二十年（1316）至道光元年（1821）之间，当归引种于兰坪洋芋山（今营盘镇和拉井镇）”，称“拉井归”，销保山、腾冲等地，至今已有180多年历史。又如光绪二十年（1895）《丽江红府志》记载：“产于当归销售各地，种植历史近百年。”目前，我国当归主要产地集中于甘肃定西、陇南地区，云南丽江、大理、迪庆地区。近年来，当归从传统产区向周边地区扩大的栽培面积增长迅速，如甘肃甘南、武威地区，青海海东地区，云南省曲靖、昆明地区等地近年来新增栽培规模已达十万亩以上，四川阿坝、雅安地区，陕西西部、宁夏南部、贵州西部等地也有一定栽种面积。但受栽培技术、生态气候等原因，当归种苗多数仍来源于甘肃岷县等道地产区。当归药材现全部依靠栽培生产提供，尤以甘肃产“岷当归”为道地药材，占全国总产量的80%以上。

综上所述，当归尤以甘肃产“岷当归”为道地药材，“云当归”也具有较高知名度。当归是典型的生态主导型道地药材，历代对于当归的应用非常强调产地质量，特有的自然生态环境是影响其药材品质的重要因素。岷当归产地沿革见表1。

表1　岷当归产地沿革

年代	出处	产地及评价
魏晋	《吴普本草》	或生羌胡地
南北朝	《名医别录》	生陇西
	《本草经集注》	生陇西川谷，今陇西洮阳（今甘肃渭源北）黑水（今甘肃武山）当归，多肉少枝气香，名马尾当归，稍难得。西川北部当归，多根枝而细。历阳所出，色白而气味薄，不相似，呼为草当归，缺少时乃用之
唐	《新修本草》	生陇西川谷……今出当州、宕州、翼州、松州，宕州最胜
宋	《本草图经》	当归，生陇西川谷，川蜀、陕西诸郡及江宁府、滁州皆有之，以蜀中者为胜
	《证类本草》	生陇西
元	《文献通考》	南北朝时生“陇西、洮阳、黑水及西川”。唐代“出当州、交川郡”“松潘”；“临翼郡”“归城郡”“静川郡”“蓬山郡”“恭化郡”

表1（续）

年代	出处	产地及评价
明	《本草品汇精要》	以川蜀及陇西、四阳、文州、宕州、当州、翼州、松州者最胜
	《本草乘雅半偈》	当归……生陇西川谷，今当州、宕州、翼州、松州、秦州、汉州多种莳矣。……秦州者，头圆尾多，色紫气香，肥润多脂，名马尾归，此种最佳。他处者，头大尾粗，色白枯燥，名镵头归，不堪用也。大都川产者力刚而善攻，秦产者力柔而善补
	《本草纲目》	今陕蜀、秦州、汶州诸处，人多栽莳为货。以秦归头圆、尾多、色紫、气香、肥润者名马尾归，最胜他处
	《云南通志》	“当归出施甸当归山”，并记载建水、武定也有当归出产
清	《本草易读》	生陇西川谷，今蜀州、陕西、江宁、滁州皆有之，以蜀州者为胜
	《本草崇原》	当归始出陇西川谷及四阳、黑水，今川蜀、陕西诸郡皆有
现代	《中国药材学》	主产于甘肃、云南；四川、陕西、湖北等地亦产。其中以甘肃岷县和宕昌产量多、质量佳。销全国，并出口
	《中华本草》	主产于湖南、浙江甘肃、云南；四川、陕西、湖北等地亦产。其中以甘肃岷县产量多、质量佳。销全国，并出口
	《金世元中药材传统鉴别经验》	以岷县（梅川区、南川区、西寨区）和宕昌县的（白龙区）产量最大，又以岷县产品质量最优，行销全国及大量出口，为著名的“地道药材”

6 道地产区及生境特征

6.1 道地产区

岷当归分布于甘肃南部的岷山山脉东支和陇中黄土高原与青藏高原的交汇过渡带，传统以甘肃岷县及其周边地区（如宕昌、漳县、渭源、卓尼、临潭等地）为当归药材的道地产区。

6.2 生境特征

岷当归一般分布在高寒山区，喜生在土层深厚，肥沃疏松，排水良好，富含有机质的腐殖土、砂壤土中。该区域气候冷凉阴湿，夏季凉爽，海拔2100m～3100m，年平均气温4.5℃～5.7℃。最热月是7月，月平均气温约16℃，最冷月1月，月平均气温约－6.9℃。7月～8月平均气温15℃～16℃，大于或等于0℃积温2460℃左右，年平均降水量570mm～650mm，3月～5月降水关键期降水量在110mm以上，成药生长期降水量达450mm以上。道地药材分布区域的土壤特征为土壤有机质及元素镁、锌、铜、锰含量较非道地产区高，土壤类型为黑土类，pH 7.5～8.4，土壤肥沃，质地疏松。

7 质量特征

7.1 质量要求

应符合《中华人民共和国药典》一部对当归的相关质量规定。

7.2 性状特征

当归略呈圆柱形，下部有支根3~5或更多，长15cm~25cm。表面浅棕色至棕褐色，具纵皱纹和横长皮孔样突起。根头（归头）直径1.5cm~4cm，具环纹，上端圆钝，或具数个明显突出的根茎痕，有紫色或黄绿色的茎和叶鞘的残基；主根（归身）表面凹凸不平；支根（归尾）直径0.3cm~1cm，上粗下细，多扭曲，有少数须根痕。质柔韧，断面黄白色或淡黄棕色，皮部厚，有裂隙和多数棕色点状分泌腔，木部色较淡，形成层环黄棕色。有浓郁的香气，味甘、辛、微苦。

岷当归主根明显，呈圆柱形，侧根较少且较粗，经产地加工，使水分和挥发油分布均匀，质地紧密、坚实、柔韧，显油润，无空心，表皮细腻，外皮黄棕色，断面黄白色，气味浓郁，略带烟熏味。

云当归个头普遍较大，主根粗壮，上部肥大，稍短，一般长4cm~7cm，直径3cm~6cm。下部支腿多，体饱满质实而柔润，外形粗犷，先端圆而不平，残留叶鞘茎基突起，常见鳞片呈层塔状。表面浅黄白色或黄棕色，断面黄白色，有棕黄色油点，气特异浓郁，味甘、辛、微苦。

岷当归与其他产地当归性状鉴别要点见表2。

表2　岷当归与其他产地当归性状鉴别要点

比较项目	岷当归	云当归	其他产地当归
形态	主根明显，呈圆柱形，侧根较少且较粗，常3~7，侧根收拢	主根粗壮，上部肥大，稍短，一般长4cm~7cm，直径3cm~6cm。下部支腿多，常7~10	主根较短，侧根分叉早，侧根数量多且较细，常7~10或更多，侧根不聚拢
质地	质地紧密、坚实、柔韧，显油润，无空心	体饱满，质实而柔润	质地稍显空泡、硬脆，油性不足，偶有空心
皮色	表皮细腻，外皮黄棕色，断面黄白色	表皮略粗糙，外皮红褐色，断面黄白色	表皮略粗糙，外皮黑褐色或红褐色，断面黄白色或淡黄棕色
气味	气味浓郁，略带烟熏味	气味浓郁	气味略淡，无烟熏味

参 考 文 献

[1] 尚志钧. 神农本草经校注 [M]. 北京：学苑出版社，2008：190.

[2] 陶弘景. 名医别录（辑校本）[M]. 尚志钧辑校. 北京：人民卫生出版社，1986：112.

[3] 陶弘景. 本草经集注（辑校本） [M]. 尚志钧，尚元胜辑校. 北京：人民卫生出版社，1994：260.

[4] 马端临. 文献通考 [M]. 北京：中华书局，1996：215-219.

[5] 苏敬等. 新修本草（辑复本）[M]. 尚志钧辑校. 合肥：安徽科学技术出版社，1981：203.

[6] 苏颂. 本草图经 [M]. 尚志钧辑校. 合肥：安徽科学技术出版社，1994：151.

[7] 唐慎微. 重修政和经史证类备用本草 [M]. 北京：人民卫生出版社，1993：220-221.

[8] 寇宗奭. 本草衍义 [M]. 颜正华，常章富，黄幼群点校. 北京：人民卫生出版社，1990：57.

[9] 刘文泰. 本草品汇精要 [M]. 北京：人民卫生出版社，1982：299-300.

[10] 陈嘉谟. 本草蒙筌 [M]. 王淑民，陈湘萍，周超凡点校. 北京：人民卫生出版社，1988：36.

[11] 卢之颐. 本草乘雅半偈（校点本）[M]. 冷方南，王齐南校点. 北京：人民卫生出版社，1986：242.

[12] 钱超尘，温长路，赵怀舟，等. 金陵本《本草纲目》新校正：上 [M]. 上海：上海科学技术出版社，2008：554.

[13] 汪讱庵. 本草易读 [M]. 吕广振，陶振岗，王海亭，等点校. 北京：人民卫生出版社，1987：150.

[14] 张志聪. 本草崇原 [M]. 刘小平点校. 北京：中国中医药出版社，1992：60-61.

[15] 吴仪洛. 本草从新 [M]. 朱建平，吴文清点校. 北京：中医古籍出版社，2001：28-29.

[16] 汪昂. 本草备要 [M]. 王效菊点校. 天津：天津科学技术出版社，1993：47-48.

[17] 赵燏黄，步毓芝，王孝涛，等. 药用当归本草学及生药学的研究 [J]. 药学学报，1956，4(2)：161-174.

[18] 国家中医药管理局《中华本草》编委会. 中华本草：第5册 [M]. 上海：上海科学技术出版社，1999：893-903.

ICS 11.120.01
C 23

团　　体　　标　　准

T/CACM 1020.53—2019

道地药材　第53部分：宁夏枸杞

Daodi herbs—Part 53: Ningxiagouqi

2019-08-13发布　　　　2019-08-13实施

中华中医药学会　发布

前　言

T/CACM 1020《道地药材》标准分为157个部分：

——第1部分：标准编制通则；

……

——第52部分：岷当归；

——第53部分：宁夏枸杞；

——第54部分：西甘草；

……

——第157部分：汉射干。

本部分为T/CACM 1020的第53部分。

本部分按照GB/T 1.1—2009给出的规则起草。

本部分由道地药材国家重点实验室及国家中医药管理局道地药材生态遗传重点研究室提出。

本部分由中华中医药学会归口。

本部分起草单位：宁夏回族自治区药品检验研究院、中国中医科学院中药资源中心、中药材商品规格等级标准研究技术中心、宁夏医科大学药学院、国家枸杞工程技术研究中心、中宁县枸杞产业发展服务中心、中国中药协会枸杞专业委员会、宁夏回族自治区中宁县卫生健康局、宁夏回族自治区中宁县枸杞产业发展服务局、百瑞源枸杞股份有限公司、玺赞庄园枸杞有限公司、华润三九医药股份有限公司、无限极（中国）有限公司、北京中研百草检测认证有限公司。

本部分主要起草人：王英华、王庆、王汉卿、黄璐琦、郭兰萍、詹志来、金艳、马玲、曹有龙、安巍、余建强、梁建宁、刘峰、祁伟、李惠军、郝向峰、高贵武、王忠和、尚明远、赵殿龙、胡忠庆、张万昌、刘娟、聂正宝、张金宏、张旭、谭沛、张辉、余意、马方励、郭亮。

道地药材 第53部分：宁夏枸杞

1 范围

T/CACM 1020 的本部分规定了道地药材宁夏枸杞的来源及形态、历史沿革、道地产区及生境特征、质量特征。

本部分适用于中华人民共和国境内道地药材宁夏枸杞的生产、销售、鉴定及使用。

2 规范性引用文件

下列文件对于本文件的应用是必不可少的。凡是注日期的引用文件，仅注日期的版本适用于本文件。凡是不注日期的引用文件，其最新版本（包括所有的修改单）适用于本文件。

T/CACM 1020.1—2016 道地药材 第1部分：标准编制通则

中华人民共和国药典一部

3 术语和定义

T/CACM 1020.1—2016 界定的以及下列术语和定义适用于本文件。

3.1

宁夏枸杞 ningxiagouqi

产于以宁夏中宁为核心产区及其周边地区的栽培枸杞子。

4 来源及形态

4.1 来源

本品为茄科植物宁夏枸杞 *Lycium barbarum* L. 的干燥成熟果实。

4.2 形态特征

落叶灌木或小乔木，高0.8m～2.5m。茎直立，灰黄色至灰褐色，上部多分枝，常形成伞状树冠，枝条细长、柔弱，先端常下垂，有纵棱纹，无毛而微显光泽，有不生叶的短棘和生叶、花的长棘刺。叶互生或簇生，披针形或长椭圆状披针形，先端短渐尖或急尖，基部楔形稍下延，全缘，长2cm～3cm，宽4mm～6mm，栽培者长达12cm，宽1.5cm～2cm，略带肉质，侧脉不明显。花腋生，常2朵～8朵簇生；花枝长1cm～2cm，向先端渐增粗；花萼钟状，长4mm～5mm，通常2中裂，裂片边缘具半透明膜质，先端边缘具纤毛；花冠漏斗状，紫红色，筒部长8mm～10mm，5裂，裂片较花冠筒短，卵形，先端圆钝，边缘无缘毛；雄蕊5，较花冠稍短，花丝下端与花冠筒基部相连，基部稍上处的花冠筒内壁生有一圈白色绒毛；雌蕊1，较雄蕊略短，花柱线形，柱头头状，2浅裂。浆果红色或橙红色，倒卵形至卵形，长1cm～2.5cm，直径6mm～9mm，萼宿存。种子20～50，扁平肾形。花期5月～10月，果期6月～10月。

5 历史沿革

5.1 品种沿革

我国春秋时期的《诗经》中有不少枸杞的记载，由此可见早在2000多年前的西周时期就已开始种植枸杞。枸杞药用最早记载于《神农本草经》，被列为上品，但《神农本草经》对其原植物形态未加描述，只指出它“生平泽”。从古至今枸杞的产地并非一成不变。《名医别录》记载：“枸杞，生常山平泽及诸丘陵阪岸。”《名医别录》记载中的“常山”即现今河北曲阳西北的恒山一带。《本草经集注》记载：“今出堂邑（今南京附近），而石头烽火楼下最多。”从所记载的区域来看，上述所分布的是枸杞 *Lycium chinense* Mill. 及其变种北方枸杞 *Lycium chinense* Mill. var. *potaninii*（Pojark.）A. M. Lu，至今河北巨鹿一带仍有栽培，近代商品中的“血枸杞”也是同种。至唐代孙思邈《千金翼方》云：“甘州者为真，叶厚大者是。大体出河西诸郡，其次江池间圩埂上者。实圆如樱桃。全少核，暴干如饼，极膏润有味。”甘州即今之甘肃张掖中部，河西走廊中段。河西泛指黄河以西，汉唐时代指现今甘肃、青海黄河以西的地区，即河西走廊和潢水流域。随着历朝历代行政区划的变化，甘州后曾隶属陕西、甘肃等地。北宋时期《梦溪笔谈》曰：“枸杞，陕西极边生者，高丈余，大可作柱，叶长数寸，无刺，根皮如厚朴，甘美异于他处者。”陕西指现在的河南陕县西部。

明代《本草纲目》记载：“古者枸杞、地骨，取常山者为上，其他丘陵阪岸者皆可用，后世惟取陕西者良，而又以甘州者为绝品，今陕之兰州（今兰州周边）、灵州（今宁夏灵武西南）、九原（今内蒙古五原）以西，枸杞并是大树，其叶厚，根粗。河西（今甘肃省西部、内蒙古西部等黄河以西一带）及甘州者，其子圆如樱桃，暴干紧小，少核，干亦红润甘美，味如葡萄，可作果食，异与他处者，则入药大抵以河西者为上。”《物理小识》中记载“西宁子少而味甘，他处子多。惠安堡枸杞遍野，秋熟最盛”。

清代，枸杞产区相对集中，王孟英在《归砚录》里认为“甘枸杞以甘州得名，河以西遍地皆产，惟凉州镇番卫瞭江石所产独佳”。乾隆年间的《中卫县志》称：“宁安一带，家种杞园，各省入药甘枸杞皆宁产也。”由此可见，枸杞子分布品种与产地，古之多以“常山为上”，但随着枸杞的栽培，清代后期被推崇的枸杞主产自宁安（今宁夏中宁）一带，且被广泛认可。

古籍中对枸杞子的基原植物未做明确注明，植物形态描述的文字基本类似且简短粗糙，但结合附图可判断为茄科枸杞属植物，尤以《植物名实图考》中的枸杞图最为准确。同时按照古籍中对枸杞子的果实颜色、形状、叶片着生方式、花的数量等形态特征，在《中国植物志》中分布于中国的7个种、3个变种枸杞属植物中进行筛查，发现最早分布的枸杞子是宁夏枸杞 *Lycium barbarum* L.、中华枸杞 *Lycium chinense* Mill. 及其变种北方枸杞 *Lycium chinense* Mill. var. *potaninii*（Pojark.）A. M. Lu 的果实，结合滋味特征可判断其中味甘美者为宁夏枸杞 *Lycium barbarum* L.。从物种的变迁及性状与滋味的描述来看，枸杞产区已转移至西北等地，药用品种变迁为宁夏、甘肃等地的宁夏枸杞 *Lycium barbarum* L.。

枸杞子入药，经历野生、人工驯化、传统栽培、规范化种植的阶段。《中华人民共和国药典》收载品种从1963年版的茄科植物宁夏枸杞 *Lycium barbarum* L. 或枸杞 *Lycium chinense* Mill. 的干燥成熟果实，到1977年版至今规定为茄科植物宁夏枸杞 *Lycium barbarum* L. 的干燥成熟果实，认可了宁夏枸杞的药用主流。《中药大辞典》收录枸杞子药材主产于宁夏。2008年《中华人民共和国国家标准》（GB/T 19742—2008）中地理标志产品宁夏枸杞批准保护的范围是位于宁夏境内北纬36°45′~39°30′，东经105°16′~106°80′的区域。

5.2 产地沿革

自《名医别录》开始有产地记载直到今天，枸杞子的品质优劣均与产地相结合进行阐述，且从古至今枸杞子的产地不断变迁。在几千年的应用过程中，经过漫长的临床优选，枸杞由全国广泛分布的枸杞 *Lycium chinense* Mill. 等逐步变迁为宁夏中宁及其周边的宁夏枸杞 *Lycium barbarum* L.，且形成规模种植，以宁夏为道地产区，体现了道地药材“经中医临床长期优选出来”的特点，具体详见品种沿革。宁夏枸杞产地沿革见表 1。

表 1　宁夏枸杞产地沿革

年代	出处	产地及评价
南北朝	《名医别录》	枸杞，生常山平泽及诸丘陵阪岸
	《本草经集注》	今出堂邑，而石头烽火楼下最多
唐	《千金翼方》	甘州者为真，叶厚大者是。大体出河西诸郡，其次江池间圩埂上者。实圆如樱桃。全少核，暴干如饼，极膏润有味
宋	《梦溪笔谈》	枸杞，陕西极边生者，高丈余，大可作柱，叶长数寸，无刺，根皮如厚朴，甘美异于他处者
明	《本草纲目》	古者枸杞、地骨，取常山者为上，其他丘陵阪岸者皆可用，后世惟取陕西者良，而又以甘州者为绝品，今陕之兰州、灵州、九原以西，枸杞并是大树，其叶厚，根粗，河西及甘州者，其子圆如樱桃，暴干紧小，少核，干亦红润甘美，味如葡萄，可作果食，已与他处者，则入药大抵以河西者为上
	《物理小识》	西宁子少而味甘，他处子多。惠安堡枸杞遍野，秋熟最盛
清	《归砚录》	甘枸杞以甘州得名，河以西遍地皆产，惟凉州镇番卫瞭江石所产独佳
	《中卫县志》	宁安一带，家种杞园，各省入药甘枸杞皆宁产也
现代	《中华人民共和国国家标准》（GB/T 19742－2008）	《地理标志产品　宁夏枸杞》：批准保护的范围，位于北纬 36°45′~39°30′，东经 105°16′~106°80′

6　道地产区及生境特征

6.1　道地产区

以宁夏中宁为核心产区及其周边地区。

6.2　生境特征

宁夏中宁及其周边地区大陆性气候明显，温差大、日照充足，气候干燥。年平均降水量200mm~400mm，多集中在 7 月~9 月。年平均气温 5.4℃~12.5℃，年平均日照时数 2600h~3000h。土壤多为土粒分散、疏松多孔、排水良好的轻壤土，pH 7.5~8.5，有利于枸杞喜光、喜肥、耐寒、耐旱、耐盐碱的特点。此外，宁夏枸杞生长区域地处宁夏平原，黄河与清水河的交汇提供了优良的水利与土质资源，贺兰山山脉作为天然屏障阻挡了寒冷的空气和风沙，从而形成了“塞上江南”——宁夏枸杞道地产区独特的区域生态环境。

7 质量特征

7.1 质量要求

应符合《中华人民共和国药典》一部对枸杞子的相关质量规定。

7.2 性状特征

枸杞呈类纺锤形或椭圆形、卵圆形、类球形、长椭圆形，长6mm~20mm，直径3mm~10mm。表面红色或暗红色，先端有小突起状的花柱痕，基部有白色的果梗痕。果皮柔韧，皱缩；果肉肉质，柔润，果实轻压后结团，不易松散。种子20~50，类肾形，扁而翘，长1.5mm~1.9mm，宽1mm~1.7mm，表面浅黄色或棕黄色。气微，味甜或甘甜或味甘而酸。

宁夏枸杞呈类纺锤形或椭圆形。果实轻压后结团，易松散。种子表面棕黄色。气微，味甜。以粒大、色红、肉厚、籽少、味甜者为佳。

宁夏枸杞与其他产地枸杞性状鉴别要点见表2。

表2 宁夏枸杞与其他产地枸杞性状鉴别要点

比较项目	宁夏枸杞	其他产地枸杞
形状	类纺锤形或椭圆形	类纺锤形或椭圆形、卵圆形、类球形、长椭圆形
颜色	红色或暗红色	红色或暗红色
滋味	味甜	味甜或甘甜或微甘而酸
质地	柔润，果实轻压后结团，易松散	柔润，果实轻压后结团，不易松散
种子颜色	棕黄色	浅黄色或棕黄色

参 考 文 献

[1] 吴其濬. 植物名实图考校释 [M]. 张瑞贤, 王家葵, 张卫校注. 北京: 中医古籍出版社, 2008: 561.

[2] 马继兴. 神农本草经辑注 [M]. 北京: 人民卫生出版社, 2013: 91.

[3] 陶弘景. 名医别录 (辑校本) [M]. 尚志钧辑校. 北京: 中国中医药出版社, 2013: 37-38.

[4] 陶弘景. 本草经集注 (辑校本) [M]. 尚志钧, 尚元胜辑校. 北京: 人民卫生出版社, 1994: 228.

[5] 张印生, 韩学杰. 孙思邈医学全书 [M]. 北京: 中国中医药出版社, 2009: 743.

[6] 中国科学技术大学, 合肥钢铁公司《梦溪笔谈》译注组. 《梦溪笔谈》译注 (自然科学部分) [M]. 合肥: 安徽科学技术出版社, 1978: 263.

[7] 李时珍. 本草纲目 (校点本): 下册 [M]. 2版. 北京: 人民卫生出版社, 2004: 2112-2113.

[8] 方以智. 物理小识下 [M]. 上海: 商务印书馆, 1937: 240-241.

[9] 盛增秀. 王孟英医学全书 [M]. 北京: 中国中医药出版社, 1999: 418.

[10] 宁夏中卫县县志编纂委员会. 校点注释中卫县志 [M]. 银川: 宁夏人民出版社, 1990: 116.

[11] 邢世瑞. 宁夏中药志: 下卷 [M]. 2版. 银川: 宁夏人民出版社, 2006: 322-329.

[12] 白寿宁. 宁夏枸杞研究 [M]. 银川: 宁夏人民出版社, 1999: 819-972.

ICS 11.120.01
C 23

团 体 标 准

T/CACM 1020.54—2019

道地药材 第54部分：西甘草

Daodi herbs—Part 54: Xigancao

2019-08-13 发布 2019-08-13 实施

中华中医药学会 发布

前　　言

T/CACM 1020《道地药材》标准分为157个部分：

——第1部分：标准编制通则；

……

——第53部分：宁夏枸杞；

——第54部分：西甘草；

——第55部分：西大黄；

……

——第157部分：汉射干。

本部分为T/CACM 1020的第54部分。

本部分按照GB/T 1.1—2009给出的规则起草。

本部分由道地药材国家重点实验室及国家中医药管理局道地药材生态遗传重点研究室提出。

本部分由中华中医药学会归口。

本部分起草单位：宁夏回族自治区药品检验研究院、中国中医科学院中药资源中心、宁夏医科大学、中药材商品规格等级标准研究技术中心、中国医学科学院药用植物研究所、中国中药有限公司、宁夏农林科学院荒漠化治理研究所、内蒙古中医药研究所、甘肃中医药大学、陕西中医药大学、包头医学院、新疆维吾尔自治区中药民族药研究所、宁夏盛瑞商贸有限公司、无限极（中国）有限公司、北京中研百草检测认证有限公司。

本部分主要起草人：王英华、马玲、王汉卿、董琳、黄璐琦、郭兰萍、詹志来、王文全、赵润怀、金艳、王庆、李明、蒋齐、李旻辉、晋玲、白吉庆、李晓瑾、余建强、梁建宁、刘峰、张春红、毕雅琼、毛志勤、郭亮、余意。

道地药材　第54部分：西甘草

1　范围

T/CACM 1020的本部分规定了道地药材西甘草的来源及形态、历史沿革、道地产区及生境特征、质量特征。

本部分适用于中华人民共和国境内道地药材西甘草的生产、销售、鉴定及使用。

2　规范性引用文件

下列文件对于本文件的应用是必不可少的。凡是注日期的引用文件，仅注日期的版本适用于本文件。凡是不注日期的引用文件，其最新版本（包括所有的修改单）适用于本文件。

T/CACM 1020.1—2016　道地药材　第1部分：标准编制通则

中华人民共和国药典一部

3　术语和定义

T/CACM 1020.1—2016界定的以及下列术语和定义适用于本文件。

3.1

西甘草　xigancao

分布于我国内蒙古西部及西北地区宁夏、甘肃、陕西及新疆等地干旱区域的温带荒漠和温带草原区域，北纬37°~50°，东经75°~123°范围内的乌拉尔甘草。

4　来源及形态

4.1　来源

本品为豆科植物乌拉尔甘草 *Glycyrrhiza uralensis* Fisch. 的干燥根和根茎。

4.2　形态特征

多年生草本。根与根茎粗壮，直径1cm~3cm，外皮褐色，里面淡黄色，具甜味。茎直立，多分枝，高30cm~120cm，密被鳞片状腺点、刺毛状腺体及白色或褐色的绒毛，叶长5cm~20cm；托叶三角状披针形，长约5mm，宽约2mm，两面密被白色短柔毛；叶柄密被褐色腺点和短柔毛；小叶5枚~17枚，卵形、长卵形或近圆形，长1.5cm~5cm，宽0.8cm~3cm，上面暗绿色，下面绿色，两面均密被黄褐色腺点及短柔毛，先端钝，具短尖，基部圆，边缘全缘或微呈波状，多少反卷。总状花序腋生，具多数花，总花梗短于叶，密生褐色的鳞片状腺点和短柔毛；苞片长圆状披针形，长0.3cm~0.4cm，褐色，膜质，外面被黄色腺点和短柔毛；花萼钟状，长0.7cm~1.4cm，密被黄色腺点及短柔毛，基部偏斜并膨大呈囊状，萼齿5，与萼筒近等长，上部2齿大部分连合；花冠紫色、白色或黄色，长1cm~2.4cm，旗瓣长圆形，先端微凹，基部具短瓣柄，翼瓣短于旗瓣，龙骨瓣短于翼瓣；子房密被刺毛状腺体。荚果弯曲呈镰刀状或呈环状，密集成球，密生瘤状突起和刺毛状腺体。种子3个~11个，暗绿色，圆形或肾形，长约0.3cm。花期6月~8月，果期7月~10月。

5 历史沿革

5.1 品种沿革

甘草始载于《神农本草经》，被列为上品，其后历代本草均有记载。对于甘草原植物形态的描述始见于宋代的《本草图经》："今陕西河东州郡皆有之，春生青苗，高一二尺，叶如槐叶，七月开紫花似柰，冬结实作角子如毕豆，根长者三四尺，粗细不定，皮赤，上有横梁，梁下皆细根也……今甘草有数种，以坚实断理者为佳。其轻虚纵理及细韧者不堪，惟货汤家用之。"并附府州甘草和汾州甘草二图。《本草衍义》云："甘草枝叶悉如槐，高五六尺，但叶端微尖而糙涩，似有白毛，实作角，生如相思角，作一本生，至熟时角拆，子如小扁豆，齿啮不破，今出河东西界。"根据这两段形态描述并结合《本草图经》的附图，完全可以判断古代所用之甘草和现代药用的甘草是一致的，即历版《中华人民共和国药典》收载的豆科植物乌拉尔甘草 *Glycyrrhiza uralensis* Fisch.。

明代《本草蒙筌》未有形态描述，但附甘草原植物图和药材图，特征与乌拉尔甘草 *Glycyrrhiza uralensis* Fisch. 相近，尤其药材图，形象而逼真。《本草纲目》对甘草的基原承袭《本草衍义》旧说而无新意，也附一甘草图，其所绘形态特征不及《本草图经》之甘草图。李中立《本草原始》对甘草的品种形态亦未见新说，但其所绘药材图更加具象细微，与当今的甘草药材无异。其后清代《植物名实图考》附有甘草原植物图，均与上述考证结果相一致。

甘草 *Glycyrrhiza uralensis* Fisch. 自《神农本草经》以来一直延续使用至今，品种未变，而且是甘草药材的主流品种。

5.2 产地沿革

最早对甘草产地的描述见于南北朝《名医别录》："生河西。"到了晋代，甘草仍来源于该地区，晋《法苑珠林》记载，东晋隆安二年"沙门释开达隆安二年登陇采甘草为羌所执"，其所指陇山即位于今陕西陇县境内。另据《梁书·诸夷传》云："天监四年，（宕昌国）王梁弥博来献甘草、当归。"宕昌在今甘肃岷县一带。

南北朝时期《本草经集注》与唐代《新修本草》记载："河西、上郡不复通市。今出蜀汉中，悉从汶山诸夷中来，赤皮、断理，看之坚实者，是抱罕草，最佳。抱罕，羌地名。"当时，"河西"基本上是指武威往西的广大地区。上郡的治所称"肤施"，泛指今陕西榆林东南、内蒙古鄂尔多斯左翼之地。

唐代《千金翼方》记载："出甘草者有瓜州（今甘肃酒泉以西）、并州（山西阳曲以南、文水以北）。"《元和郡县志》记载："九原县，本汉之广牧旧地……其城周隋间俗谓之甘草城，今榆林府西北河套中。"系指现内蒙古鄂尔多斯杭锦旗。

宋代《本草图经》云："甘草，生河西川谷积沙山及上郡，今陕西河东州郡皆有之。"《本草衍义》云："今出河东西界（今山西西部）。"《证类本草》云："附图府州（今陕西省榆林市府谷县府谷镇东部）、汾州（今陕西省西南部）甘草。"由此可知，当时甘草的主要来源区域仍为陕西、山西一带。并且府州和汾州是当时著名的甘草产区。除本草文献对甘草的产地进行记载外，多种古籍文献对甘草的产区也有所记载。

明代《本草品汇精要》云甘草"山西隆庆州者最胜"。《本草蒙筌》云："产陕西川谷，身选壮大横纹者。"《本草纲目》记载："今出河东西界。"可见在此时期，山西、陕西仍是甘草主要的出产地。

清代以及近代对于甘草产区记载的文献较多。《钦定盛京通志》云："甘草边地生者胜。"《植物名实图考》云："甘草：晋之东边，西陲隔绝，江东诸儒不复目验。"民国时期《药物出产辨》云："产内蒙古，俗称王爷地（今内蒙古阿拉善左旗）。”从以上记载可以看出，随着疆域的变化、政权的统一以及不同民族的融合，东北甘草及内蒙古甘草逐渐成为市场的一部分，甚至成为市场的主流。

甘草商品药材传统称为“梁外甘草”（产于内蒙古鄂尔多斯杭锦旗一带）、西正（镇）甘草（产于宁夏盐池、灵武、陶乐、平罗一带及内蒙古鄂尔多斯鄂托克旗）、王爷地草（产于内蒙古阿拉善左旗）、上河川草（产于内蒙古鄂尔多斯拉达特旗一带）、边草（产于陕西北部靖边、定边一带）、西北草（产于甘肃民勤、庆阳、张掖、玉门等地）、下河川草（产于内蒙古包头附近的土默特旗、托克托和林格尔等地）、东北草（产于内蒙古东部赤峰、通辽和呼伦贝尔），历史上这些地区曾是甘草的主产区。但近几十年来，由于资源破坏严重，以上地区甘草的产量急剧下降。新疆作为甘草的产区历史上记载甚少，但因其资源丰富，目前新疆伊犁、阿勒泰地区所产者已逐渐成为商品甘草的主要来源之一。西甘草产地沿革见表1。

表1　西甘草产地沿革

年代	出处	产地及评价
南北朝	《名医别录》	生河西川谷，积沙山及上郡
唐	《新修本草》	河西、上郡不复通市。今出蜀汉中……是抱罕草，最佳。抱罕，羌地名
	《千金翼方·药出州土第三》	出甘草者有瓜州、并州
	《元和郡县志》	九原县，本汉之广牧旧地，东部都尉所理。其九原县，永徽四年重置，其城周隋间俗谓之甘草城，今榆林府西北河套中
宋	《证类本草》	附图府州、汾州甘草
	《本草衍义》	今出河东西界
明	《本草蒙筌》	产陕西川谷，身选壮大横纹者
	《本草纲目》	今出河东西界
清	《钦定盛京通志》	甘草边地生者胜
	《植物名实图考》	甘草：晋之东边，西陲隔绝，江左诸儒不复目验
民国	《药物出产辨》	产内蒙古，俗称王爷地（今内蒙古阿拉善左旗）
现代	《中药大辞典》	杭锦旗“梁外甘草”是我国乌拉尔甘草的典型代表，以其皮色红、粉性足、含酸多、切面光、微量元素丰富、药用价值高的特点畅销国内外市场
	《宁夏中药志》	原植物为乌拉尔甘草。主产地为内蒙古鄂尔多斯、阿拉善旗、宁夏、陕西北部及甘肃东部地区……其中尤以内蒙古杭锦旗、鄂托克前旗（历史上“梁外甘草”的主产地），宁夏灵盐台地（历史上“西正甘草”的主产地）所产最具代表性

6　道地产区及生境特征

6.1　道地产区

主产区为内蒙古鄂尔多斯鄂托克前旗、阿拉善盟，宁夏的盐池、灵武、平罗、红寺堡、同心，甘肃张掖、酒泉、民勤、庆阳，陕西榆林及新疆伊犁、阿勒泰等地。产于内蒙古杭锦旗、鄂托克前旗的甘草传统称为“梁外甘草”，产于宁夏盐池、灵武、平罗、红寺堡、同心的甘草传统称为“西镇（正）甘草”。

6.2 生境特征

西甘草主要分布于我国西北及内蒙古西部干旱区域的温带荒漠和温带草原区域，北纬37°~50°，东经75°~123°范围内干旱、半干旱的沙土、沙漠边缘和黄土丘陵地带，喜光照充足、降水量较少、夏季酷热、冬季严寒、昼夜温差大的生态环境。其道地产区区域的生境特征如下。

内蒙古阿拉善盟、鄂尔多斯及周边地区地处我国中温带干旱、半干旱区，气温高，昼夜温差大，气候干燥。年平均气温6.0℃~8.5℃，1月平均气温-9.5℃~12℃，7月平均气温22℃~24℃，年平均降水量250mm~440mm，集中于7月~9月，占全年降水量的60%~75%。年平均日照时数2000h~3000h，无霜期100d~150d。地形以流动沙丘、半固定沙丘、梁地和土质沙化带为主，属于典型的干草原和荒漠地带，该地区是梁外甘草的道地产区。

宁夏盐池、灵武、平罗、同心及红寺堡等地气候属典型的大陆性季风气候，晴天多，降雨少，光能丰富，日照充足，年平均日照时数2750h~3000h，年平均气温7.8℃，年平均降雨量在300mm左右，年均蒸发量高于2000mm，土壤类型主要有风沙土、灰钙土和白浆土。土壤大多呈碱性，pH 8~10，含盐量0.2g/kg~1.2g/kg，有机质含量低，土壤瘠薄，该地区是西镇（正）甘草的道地产区。

甘肃张掖、酒泉、民勤、庆阳、环县及陕西榆林等地属温带大陆干旱气候，干旱少雨、日照充足、昼夜温差大。年平均降水量100mm~400mm，年蒸发量1800mm~2020mm，年平均气温7.7℃~10.7℃，无霜期138d~170d，年平均日照时数2800h~3500h。土壤为盐泽化风沙土和盐化草甸土，pH 7.8~8.5。

新疆阿勒泰、伊犁等地区，年平均气温-4~9℃，年平均降水量150mm~200mm，全年无霜期140d~185d，土壤类型为荒漠化草甸土、典型盐土和风沙土，土壤pH 7.2~10.5，机质含量在0.5%以下，土地瘠薄。

7 质量特征

7.1 质量要求

应符合《中华人民共和国药典》一部对甘草的相关质量规定。

7.2 性状特征

甘草根呈圆柱形，长25cm~100cm，直径0.6cm~3.5cm。外皮松紧不一。表面红棕色或灰棕色，具显著的纵皱纹、沟纹、皮孔及稀疏的细根痕。质坚实，断面略显纤维性，黄白色，粉性，形成层环明显，射线放射状，有的有裂隙。根茎呈圆柱形，表面有芽痕，断面中部有髓。气微，味甜而特殊。

西甘草根呈圆柱形，长25cm~100cm，直径0.6cm~3.5cm。外皮松紧不一。表面红棕色，具显著的纵皱纹、沟纹、皮孔及稀疏的细根痕。质坚实，断面略显纤维性，黄色，粉性足，形成层环明显，射线放射状，有的有裂隙。根茎呈圆柱形，表面有芽痕，断面中部有髓。气微，味甜而特殊。以表面色深、断面黄色、粉性足者为佳。

西甘草与其他产地甘草性状鉴别要点见表2。

表2 西甘草与其他产地甘草性状鉴别要点

比较项目	西甘草	其他产地甘草
表皮颜色	表面红棕色	红棕色或灰棕色
断面颜色	黄色	黄白色
质地	粉性足	粉性

参 考 文 献

［1］吴普等. 神农本草经［M］. 孙星衍，孙冯翼辑. 北京：人民卫生出版社，1963：13.

［2］陶弘景. 本草经集注（辑校本）［M］. 尚志钧，尚元胜辑校. 北京：人民卫生出版社，1994：339－384.

［3］唐慎微. 证类本草［M］. 尚志钧等点校. 北京：华夏出版社，1993：152－154.

［4］苏颂. 本草图经［M］. 尚志钧辑校. 合肥：安徽科学技术出版社，1994：89.

［5］李时珍. 本草纲目校点本［M］. 北京：人民卫生出版社，1975：691－694.

［6］李中立. 本草原始［M］. 郑金生，汪惟刚，杨梅香整理. 北京：人民卫生出版社，2007：28－29.

［7］陈嘉谟. 本草蒙筌［M］. 合肥：安徽科学技术出版社，1987：33.

［8］吴其濬. 植物名实图考［M］. 北京：中华书局，1963：153.

［9］寇宗奭. 本草衍义［M］. 张丽君，丁侃校注. 北京：中国医药科技出版社，2012：32.

［10］解军波，王文全. 甘草道地产区演变史学探讨［J］. 现代中药研究与实践，2009，23（3）：35－36，78.

［11］姚思廉. 梁书［M］. 北京：中华书局，1973：815.

［12］孙思邈. 千金翼方校释［M］. 北京：人民卫生出版社，1998：12－14.

［13］刘文泰. 本草品汇精要［M］. 北京：商务印书馆，1957：227.

［14］陈仁山，蒋淼，陈思敏，等. 药物出产辨（二）［J］. 中药与临床，2010，1（2）：62.

［15］李吉甫. 元和郡县志［M］. 贺次君点校. 北京：中华书局，1983：1020.

［16］邢世瑞. 宁夏中药志：上卷［M］. 银川：宁夏人民出版社，2006：96－106.

ICS 11.120.01
C 23

团　体　标　准

T/CACM 1020.55—2019

道地药材　第55部分：西大黄

Daodi herbs—Part 55: Xidahuang

2019-08-13 发布　　2019-08-13 实施

中华中医药学会　发布

前　　言

T/CACM 1020《道地药材》标准分为157个部分：

——第1部分：标准编制通则；

……

——第54部分：西甘草；

——第55部分：西大黄；

——第56部分：密银花；

……

——第157部分：汉射干。

本部分为T/CACM 1020的第55部分。

本部分按照GB/T 1.1—2009给出的规则起草。

本部分由道地药材国家重点实验室及国家中医药管理局道地药材生态遗传重点研究室提出。

本部分由中华中医药学会归口。

本部分起草单位：北京联合大学、中国中医科学院中药资源中心、南昌大学、北京中研百草检测认证有限公司。

本部分主要起草人：张元、詹志来、黄璐琦、郭兰萍、何雅莉、黄迎春、陈金龙、李可意、郭亮。

道地药材 第55部分：西大黄

1 范围

T/CACM 1020 的本部分规定了道地药材西大黄的来源及形态、历史沿革、道地产区及生境特征、质量特征。

本部分适用于中华人民共和国境内道地药材西大黄的生产、销售、鉴定及使用。

2 规范性引用文件

下列文件对于本文件的应用是必不可少的。凡是注日期的引用文件，仅注日期的版本适用于本文件。凡是不注日期的引用文件，其最新版本（包括所有的修改单）适用于本文件。

T/CACM 1020.1—2016 道地药材 第1部分：标准编制通则

中华人民共和国药典一部

3 术语和定义

T/CACM 1020.1—2016 界定的以及下列术语和定义适用于本文件。

3.1

西大黄 xidahuang

产于以甘肃、青海为核心产区的栽培的掌叶大黄或唐古特大黄。唐古特大黄主要分布于以四川北部与青海、甘肃南部交界地区；掌叶大黄分布范围较广，主要分布在甘肃礼县、宕昌、庄浪、华亭、天祝、舟曲、迭部、卓尼、西和、陇西、渭源、正宁等地，青海、四川亦有分布。

4 来源及形态

4.1 来源

本品为蓼科植物唐古特大黄 *Rheum tanguticum* Maxim. ex Balf. 或掌叶大黄 *Rheum palmatum* L. 的干燥根和根茎。

4.2 形态特征

唐古特大黄：草本，高 1.5m ~ 2m。根及根茎粗壮，黄色，茎粗壮，无毛或在上部节部被粗毛。茎生叶近圆形或及宽卵形，长 30cm ~ 60cm，先端窄长尖，基部略呈心形，掌状 5 深裂，基部裂片不裂，中裂片羽状深裂，裂片窄长披针形，基脉 5，上面被乳突，下面密短毛；叶柄与叶近等长，被粗毛；茎生叶柄较短；托叶鞘被粗毛。圆锥花序，分枝较紧聚；花梗丝状，长 2mm ~ 3mm，下部具关节；花被片近椭圆形，紫红色稀淡红色，内轮长约 1.5mm；雄蕊 9，内藏；花盘与花丝基部连成浅盘状；花柱较短，柱头头状。果长圆状卵形或长圆形，顶端圆或平截，基部稍心形，长 8mm ~ 9.5mm，茎 7mm ~ 7.5mm，翅宽 2mm ~ 2.5mm，纵脉近翅的边缘。种子卵形，黑褐色。花期 6 月，果期 7 月 ~

8月。

掌叶大黄：粗壮草本，高1.5m～2m。根茎粗壮。叶长宽均40cm～60cm，先端窄渐尖或窄尖，基部近心形，通常成掌状半5裂，每大裂片羽裂成窄三角形小裂片，基脉5，上面被乳突，下面及边缘密被毛；叶柄粗壮与叶片近等长，密被乳突；茎生叶向上渐小，柄渐短；托叶鞘大长达15cm，粗糙。圆锥花序，分枝聚拢，密被粗毛；花梗长2mm～2.5mm，关节位于中部以下；花被片6，常紫红色或黄白色，外3片较窄小，内3片宽椭圆形到近圆形，长1mm～1.5mm；雄蕊9，内藏；花盘与花丝基部粘连；花柱稍反曲，柱头头状。果实圆状椭圆形或长圆形，长8mm～9mm，宽7mm～7.5mm，两端均下凹，翅宽约2.5mm。纵脉靠近翅的边缘。种子宽卵形，褐黑色。花期6月，果期8月。

5 历史沿革

5.1 品种沿革

大黄始载于《神农本草经》，被列为下品，谓："生河西山谷。"河西即今甘肃西部河西走廊一带。可见秦汉时期的大黄主产于甘肃地区。

魏晋时期《吴普本草》曰："一名黄良，一名火参，一名肤如……二月卷生，生黄赤叶，四四相当，黄茎，高三尺许，三月华黄，五月实黑，三月采根，根有黄汁，切阴干。"吴普记载的形态特征基本同蓼科大黄属掌叶组植物掌叶大黄或唐古特大黄。

南北朝时期《名医别录》记载："生河西（今甘肃酒泉、张掖、武威等地）及陇西（今甘肃东南部、定西中部、渭河上游）。"较详细地记载了大黄的产地。

唐代《新修本草》云："大黄，性湿润而易坏蛀，火干乃佳……幽、并已此渐细，气力不如蜀中者。今出宕州、凉州、西羌、蜀地皆有。"唐代所用大黄，仍主要以大黄属掌叶组植物为主，但也出现了一些非正品大黄。

宋代《本草图经》曰："大黄，生河西山谷及陇西，今蜀川、河东、陕西州郡皆有之，以蜀川锦文者佳。其次秦陇来者，谓之吐蕃大黄。正月内生青叶，似蓖麻，大者如扇；根如芋，大者如碗，长一二尺；旁生细根如牛蒡，小者亦如芋；四月开黄花，亦有青红似荞麦花者；茎青紫色，形如竹。二月、八月采根，去黑皮，火干。……结实如荞麦而轻小，五月熟即黄色，亦呼为金荞麦。"从上述形态描述看来，内生青叶，叶似蓖麻，根如芋，开黄花者，与今之马蹄大黄形态相似，即药用大黄 *Rheum officinale* Baill.，而开青花似荞麦花者，则为掌叶大黄 *Rheum palmatum* L. 和唐古特大黄 *Rheum tanguticum Maxim.* ex Balf.。

唐宋时期经济发达，这一时期的主流商品大黄主要为产于河西、陇西的西大黄及产于蜀川的川大黄，这一时期还出现了较多产地的非正品大黄，其植物形态、产地及药用功效相差甚远。

明代李时珍《本草纲目》曰："宋祁《益州方物图》言蜀大山中多有之，赤莲大叶，根巨若碗，药市以大者为枕……今人以庄浪出者为最，庄浪，即古泾原陇西地，与《别录》相合。"李时珍认为大黄甘肃产者为佳，并指出庄浪大黄产量最大。《本草纲目》所绘的大黄图，叶形接近掌叶大黄。

清代《植物名实图考》曰："今以产四川者良。"所绘图叶形接近掌叶大黄。大黄的本草记载在明清时期也进入了全盛时期，明清时期的医家更为推崇川产大黄。

民国时期曹炳章的《增订伪药条辨》提到"古人以出河西、陇西者为胜，今以庄浪（今甘肃平凉）者所产者为佳，故一名庄大黄"。《增订伪药条辨》采用"产地+药材性状"的方法命名大黄，即陕西、甘肃、凉州卫出者名锦文大黄，河州、西宁州出者名中大黄，四川出者为马蹄大黄。

1959年《药材资料汇编》记载："西宁大黄：正品产于青海贵德、湟源、湟中，系少数民族地区（黄河流域回族）山地野生，为大黄中之最优良者。河州大黄：产甘肃夏河、和政、临夏等地，多系野生，较西宁货略逊。岷县大黄：产甘肃临潭、卓尼、岷县附近山区，家种野生都有，不及西宁野生者佳。铨水大黄：产甘肃礼县、铨水、西固等县，多系家种，分有中吉、苏吉等名称，但亦有圆个的品质优良。”其更加细化了产地大黄的概念。

1953 年版《中华人民共和国药典》将大黄原植物定为大黄 *Rheum officinale* 或其变种，基本明确了大黄的种质资源类型，但未将变种列出；1963 年版《中华人民共和国药典》明确了大黄由于产区不同，存在药用大黄 *Rheum officinale* Baill.、掌叶大黄 *Rheum palmatum* L. 及其变种唐古特大黄 *Rheum tanguticum* Maxim. ex Balf. 之分，均主产于甘肃、青海、四川；1977 年版《中华人民共和国药典》将唐古特大黄 *Rheum tanguticum* Maxim. ex Balf. 与掌叶大黄 *Rheum palmatum* L. 并列为种。

历史上曾出现多个大黄品种，但一直以来仍以甘肃产的西大黄和四川产的川大黄为两种主流的正品大黄沿用至今，主要是大黄主产区药材质量的控制起到了决定性的作用。

5.2 产地沿革

大黄道地产区在魏晋时期以河西（今青海东部及东南部）、陇西（今甘肃东部及东南部）为主；隋唐时期以蜀地（今四川西北部）为主；宋代亦重蜀川（今四川西北部）所产大黄；元代以唐古多省（古河西地）所产大黄为最优；自明清以来，各医家较为推崇川产大黄，但李时珍仍然沿用了陶弘景的观点，认为西大黄较优。到了近现代，随着甘肃东部及东南部大量人工种植的兴盛，大黄主产地也逐渐回归转移至河西一带。甘肃、西宁产的西大黄和川产大黄自古以来均为正品大黄。以上的系统整理与考证西大黄道地产地的历史变迁，为该道地区域的确定提供了充足的本草学依据。西大黄产地沿革见表 1。

表 1　西大黄产地沿革

年代	出处	产地及评价
秦汉	《神农本草经》	生河西山谷
魏晋南北朝	《吴普本草》	生蜀郡北部（今四川北部）或陇西（今甘肃西部）……神农、雷公：苦，有毒
	《名医别录》	大寒，无毒……生河西及陇西
唐	《新修本草》	幽、并已此渐细，气力不如蜀中者。今出宕州、凉州、西羌、蜀地皆有
宋	《本草图经》	大黄，生河西山谷及陇西，今蜀川、河东、陕西州郡皆有之，以蜀川锦文者佳。其次秦陇来者，谓之吐蕃大黄
明	《本草纲目》	今人以庄浪出者为最，庄浪，即古泾原陇西地，与《别录》相合
清	《植物名实图考》	今以产四川者良
民国	《增订伪药条辨》	古人以出河西、陇西者为胜，今以庄浪（今甘肃平凉）者所产者为准，故一名庄大黄
现代	《药材资料汇编》	西宁大黄：正品产于青海贵德、湟源、湟中，系少数民族地区（黄河流域回族）山地野生，为大黄中之最优良者； 河州大黄：产甘肃夏河、和政、临夏等地，多系野生，较西宁货略逊； 岷县大黄：产甘肃临潭、卓尼、岷县附近山区，家种野生都有，不及西宁野生者佳； 铨水大黄：产甘肃礼县、铨水、西固等县，多系家种，分有中吉、苏吉等名称，但亦有圆个的品质优良
	《中药大辞典》	分布青海、甘肃、四川、西藏等地……苦，寒。入胃、大肠、肝经

6 道地产区及生境特征

6.1 道地产区

以甘肃、青海为核心的栽培掌叶大黄或唐古特大黄产区。唐古特大黄主要分布于四川北部与青海、甘肃南部交界地区；掌叶大黄分布范围较广，主要分布在甘肃礼县、宕昌、庄浪、华亭、天祝、舟曲、迭部、卓尼、西和、陇西、渭源、正宁等地，青海、四川亦有分布。

6.2 生境特征

目前大黄主要来源于人工栽培，唐古特大黄分布区域海拔一般在2500m～3500m；掌叶大黄栽培区域多位于海拔2000m～3000m的高原山区。

7 质量特征

7.1 质量要求

应符合《中华人民共和国药典》一部对大黄的相关质量规定。

7.2 性状特征

大黄呈类圆柱形、圆锥形、卵圆形或不规则块状，长3cm～17cm，直径3cm～10cm。除尽外皮者表面黄棕色至红棕色，有的可见类白色网状纹理及星点（异型维管束）散在，残留的外皮棕褐色，多具粗皱纹。质坚实，有的中心稍松软，断面淡红棕色或黄棕色，显颗粒性；根茎髓部宽广，有星点环列或散在；根木部发达，具放射状纹理，形成层环明显，无星点。气清香，味苦而微涩，嚼之粘牙，有沙粒感。

掌叶大黄多为圆柱形、圆锥形、卵圆形或不规则块状，长3cm～17cm，直径3cm～10cm；外皮已除去或有少量残留，外表黄棕色或红棕色，可见到类白色菱形的网状纹理，有时可见放射状纹理的“星点”，俗称“锦纹”，即异形维管束散在。未除去外表皮者，表面棕黑色至棕褐色，粗糙，有横纹及纵沟，根茎先端有茎叶残基痕。质地坚硬，横断面黄棕色，显颗粒性（习称高粱碴），微有油性，近外围有时可见暗色形成层及半径放射向的橘红色射线，髓部中有紫褐色星点，紧密排列成圈环状，并有黄色至棕红色的弯曲线纹，亦称“锦纹”。根茎髓部多星点，根部无星点。气清香，味苦而微涩。以个大，外色鲜黄，质坚实，体重，“锦纹”明显，断面“星点”多，“高粱碴”明显，气清香，嚼之粘牙，味苦而不涩为佳。

唐古特大黄根茎类圆锥形、纺锤形或圆柱形，直径5cm～11cm，髓部横断面有星点，1环～2环，其下1环或散在。外表面黄色或黄棕色。根茎中韧皮部中无黏液质，韧皮射线1列～2列（～4列）细胞，木部无纤维。质地坚实，体重。气清香，味苦而微涩。

西大黄与其他产地大黄性状鉴别要点见表2。

表2　西大黄与其他产地大黄性状鉴别要点

比较项目	掌叶大黄	唐古特大黄	其他产地大黄
外形	多为圆柱形、圆锥形、卵圆形或不规则块状，长3cm～17cm，直径3cm～10cm；外表黄棕色或红棕色，可见到类白色菱形的网状纹理，有时可见放射状纹理的星点，俗称“锦纹”，即异形维管束散在	又称鸡爪大黄，根茎类圆锥形、纺锤形或圆柱形，直径5cm～11cm。外表面黄色或黄棕色	多呈类圆形横切片，也有类长方形的纵切片。未去栓皮。表面暗棕色至黑棕色，凹凸不平，多有横纹
断面	横断面黄棕色，显颗粒性（习称高粱碴），微有油性，近外围有时可见暗色形成层及半径放射向的橘红色射线，髓部宽广，散有多数异形维管束（星点），中有紫褐色星点，紧密排列成圈环状（星点环），并有黄色至棕红色的弯曲线纹，亦称“锦纹”	断面橙黄色，髓部横断面有星点，1环～2环，其下1环或散在。根茎中韧皮部中无黏液质，韧皮射线1列～2列（～4列）细胞，木部无纤维	圆形片的断面上可见髓部宽广而下凹，常见星点突起排列成环。折断面棕黄色或带灰白色。断面在365nm和254nm波长下均显棕红色荧光
质地	质坚实，体重	质地坚实，体重	质地较轻
气味	气清香，味苦而微涩，嚼之粘牙，有沙粒感	气清香，味苦而微涩	气极微，味苦

参 考 文 献

[1] 尚志钧. 神农本草经校注 [M]. 北京：学苑出版社，2008：189.
[2] 吴普. 吴普本草 [M]. 尚志钧，尤荣辑，郝学君，等辑校. 北京：人民卫生出版社，1987：48.
[3] 陶弘景. 名医别录（辑校本）[M]. 尚志钧辑校. 北京：人民卫生出版社，1986：229.
[4] 苏敬. 新修本草 [M]. 太原：山西科学技术出版社，2010：238.
[5] 苏颂. 本草图经 [M]. 尚志钧辑较. 北京：学苑出版社，2008：244.
[6] 李时珍. 本草纲目 [M]. 北京：人民卫生出版社，1985：1115.
[7] 吴其濬. 植物名实图考 [M]. 北京：中华书局，1963：781.
[8] 曹炳章. 增订伪药条辨 [M]. 福州：福建科学技术出版社，2004：62.
[9] 中国药学会上海分会，上海市药材公司. 药材资料汇编：上集 [M]. 上海：科技卫生出版社，1959：69－71.
[10] 肖培根. 新编中药志 [M]. 北京：化学工业出版社，2002：66－76.
[11] 国家药典委员会. 中华人民共和国药典一部 [S]. 北京：中国医药科技出版社，2015：23.

ICS 11.120.01
C 23

团 体 标 准

T/CACM 1020.56—2019

道地药材 第56部分：密银花

Daodi herbs—Part 56: Miyinhua

2019-08-13 发布 2019-08-13 实施

中华中医药学会 发布

前　言

T/CACM 1020《道地药材》标准分为157个部分：

——第1部分：标准编制通则；

……

——第55部分：西大黄；

——第56部分：密银花；

——第57部分：锁阳；

……

——第157部分：汉射干。

本部分为T/CACM 1020的第56部分。

本部分按照GB/T 1.1—2009给出的规则起草。

本部分由道地药材国家重点实验室及国家中医药管理局道地药材生态遗传重点研究室提出。

本部分由中华中医药学会归口。

本部分起草单位：中国中医科学院中药资源中心、南阳理工学院、北京联合大学、河南师范大学、封丘县金银花产业发展领导小组办公室、中药材商品规格等级标准研究技术中心、无限极（中国）有限公司、北京中研百草检测认证有限公司。

本部分主要起草人：黄显章、郭亮、张元、张伟、陈金龙、黄璐琦、郭兰萍、詹志来、李建军、余意。

道地药材 第56部分：密银花

1 范围

T/CACM 1020 的本部分规定了道地药材密银花的来源及形态、历史沿革、道地产区及生境特征、质量特征。

本部分适用于中华人民共和国境内道地药材密银花的生产、销售、鉴定及使用。

2 规范性引用文件

下列文件对于本文件的应用是必不可少的。凡是注日期的引用文件，仅注日期的版本适用于本文件。凡是不注日期的引用文件，其最新版本（包括所有的修改单）适用于本文件。

T/CACM 1020.1—2016 道地药材 第1部分：标准编制通则

中华人民共和国药典一部

3 术语和定义

T/CACM 1020.1—2016 界定的以及下列术语和定义适用于本文件。

3.1

密银花 miyinhua

产于以河南新密、荥阳、巩义、登封地区为核心及周边封丘、禹州等区域的浅山丘陵和黄河滩区的金银花。

4 来源及形态

4.1 来源

本品为忍冬科植物忍冬 *Lonicera japonica* Thunb. 的干燥花蕾或带初开的花。

4.2 形态特征

半常绿藤本。幼枝红褐色，密被黄褐色、开展的硬直糙毛、腺毛和短柔毛，下部常无毛。叶纸质，卵形至矩圆状卵形，有时卵状披针形，稀圆卵形或倒卵形，极少有1至数个钝缺刻，长3cm～5cm（～9.5cm），先端尖或渐尖，少有钝、圆或微凹缺，基部圆或近心形，有糙缘毛，上面深绿色，下面淡绿色，小枝上部叶通常两面均密被短糙毛，下部叶常平滑无毛而下面多少带青灰色；叶柄长4mm～8mm，密被短柔毛。总花梗通常单生于小枝上部叶腋，与叶柄等长或稍较短，下方者则长达2cm～4cm，密被短柔毛后，并夹杂腺毛；苞片大，叶状，卵形至椭圆形，长达2cm～3cm，两面均有短柔毛或有时近无毛；小苞片先端圆形或截形，长约1mm，为萼筒的1/2～4/5，有短糙毛和腺毛；萼筒长约2mm，无毛，萼齿卵状三角形或长三角形，先端尖而有长毛，外面和边缘都有密毛；花冠白色，有时基部向阳面呈微红色，后变黄色，长（2cm～）3cm～4.5cm（～6cm），唇形，筒稍长于唇瓣，很少近等长，外被多少倒生的开展或半开展糙毛和长腺毛，上唇裂片先端钝形，下唇带状而反曲；雄蕊和花柱均高出花冠。果实圆形，直径6mm～7mm，熟时蓝黑色，有光泽；种子卵圆形或椭圆形，褐色，长约3mm，中部有1凸起的脊，两侧有浅的横沟纹。花期4月～6月（秋季亦常开花），果期10月～11月。

5 历史沿革

5.1 品种沿革

金银花又名忍冬，现存最早记载“忍冬”的医学文献是晋代葛洪的《肘后备急方》：“忍冬茎叶挫数壶煮。”首载“忍冬”的本草学专著是《名医别录》：“味甘，温，无毒。主治寒热、身肿，久服轻身，长年，益寿。十二月采，阴干。”南北朝时期陶弘景《本草经集注》记载：“今处处皆有，似藤生，凌冬不凋，故名忍冬。”其后历代本草均有记载。

对金银花原植物形态的描述始见于唐代《新修本草》：“此草藤生，绕覆草木上，苗茎赤紫色，宿者有薄白皮膜之，其嫩茎有毛。叶似胡豆，亦上下有毛。花白蕊紫。”应为忍冬属忍冬组缠绕亚组植物。宋代《苏沈良方》首次以“金银花”药名收载该药，并对其植物形态进行详细的描述：“叶尖圆茎生，茎叶皆有毛，生田野篱落，处处有之，两叶对生。春夏新叶梢尖，而色嫩绿柔薄，秋冬即坚浓，色深而圆，得霜则叶卷而色紫，经冬不凋。四月开花，极芬，香闻数步，初开色白，数日则变黄。每黄白相间，故一名金银花。”与今金银花植物形态一致。

明代《本草品汇精要》和《本草纲目》对金银花植物形态均有描述，且《本草纲目》附图一幅。根据形态描述并结合附图，可以判定明代所用中药金银花即忍冬科植物忍冬 *Lonicera japonica* Thunb.。

其后，清代《本草备要》《植物名实图考》所附的金银花植物图，均与今金银花植物形态一致，且《植物名实图考》记载了金银花的道地产地：“吴中暑月，以花入茶饮之，茶肆以新贩到金银花为贵，皆中州产也。”

可以看出，金银花药材从魏晋时期开始使用至今，曾以忍冬属忍冬组多种缠绕亚组植物入药，但明代以后以忍冬科植物忍冬 *Lonicera japonica* Thunb. 为正品。

5.2 产地沿革

宋代以前医家主要以忍冬全株嫩苗或茎叶入药，宋代以后开始将忍冬藤与金银花分别入药。宋代《曲洧旧闻》最早有金银花产地的记载：“（金银花）郑许田野间二三月有。一种花蔓生，其香清远，马上闻之，颇似木樨，花色白，土人呼为鹭鸶花，取其形似也。亦谓五里香。”郑许指南宋时期的郑州和许州，在南宋时期属于金的辖地，属于南京路，与今河南郑州，许昌位置大致相当。

明代朱橚所编的《救荒本草》是第一部把金银花作为药名收载的本草书籍，并且记载了金银花的产地：“金银花，本草，名忍冬，一名鹭鸶藤，一名左缠藤，一名金钗股，又名老翁须，亦名忍冬藤。旧不载所出州土，今辉县山野中亦有之。”这里指出金银花生于“辉县田野中”。明代辉县属于河南布政司，与今河南辉县位置大致相当。

清嘉庆年间《密县志》（1817）即记载该县金银花“鲜者香，味甚浓，山中种植者多，颇获利”。清代《植物名实图考》云：“忍冬，吴中暑月，以花入茶饮之，茶肆以新贩到金银花为贵，皆中州产也。”这里的中州指河南，因其地在古九州之中得名。

民国时期《密县志》（1919）记载：“密银花出口换银八万两。”说明在民国时期，河南密县的金银花已经用来进行出口贸易了。曹炳章《增订伪药条辨》记载：“以河南所产为良……产河南淮庆者为淮密……禹州产者曰禹密……济南出者为济银……亳州出者……更次。湖北、广东出者……不堪入药。”

综上分析，清代以前金银花产地变化不大。南宋、明、清三代均有文献明确记载了河南产金银花，文献中虽未明确记录河南所产金银花质量较优，但是从清代《植物名实图考》可以确定，当时已经认为河南的金银花是质优效佳之品。金银花的产地从南宋到清代延续了近700年，仅固定在河南，而且质量优良，因此，可以认为金银花是河南道地药材，道地性比较明确的产地有河南的郑州、许昌和辉县，位于东经115°，北纬35.5°左右的区域。自清末民初以来，“密银花”概念被医药学家所公认，因此，本标准采纳密银花称谓。密银花产地沿革见表1。

表1　密银花产地沿革

年代	出处	产地及评价
宋	《曲洧旧闻》	郑许田野间二三月有。一种花蔓生，其香清远，马上闻之……鹭鸶花……五里香
明	《救荒本草》	金银花，本草，名忍冬……旧不载是所出州土，今辉县山野中亦有之
清	《密县志》	鲜者香，味甚浓，山中种植者多，颇获利
	《植物名实图考》	忍冬，吴中暑月，以花入茶饮之，茶肆以新贩到金银花为贵，皆中州（今河南）产也
民国	《密县志》	密银花出口换银八万两
	《增订伪药条辨》	以河南所产为良……产河南淮庆者为淮密……禹州产者曰禹密

6　道地产区及生境特征

6.1　道地产区

以河南新密、荥阳、巩义、登封地区为核心及周边封丘、禹州等区域的浅山丘陵和黄河滩区。

6.2　生境特征

密银花生境属于暖温带季风气候，地下水位深，黄土面积大，雨量偏低，光照时间长。具体分布在河南新密、荥阳、巩义、登封等区域，位于中岳嵩山东麓，属豫西浅山丘陵地貌特征，地质相对贫瘠，土壤升温快，表土层富含矿物质，有利于密银花的生长。密银花种植地在海拔1000m以下，年平均降水量600mm～750mm，年平均气温≥14℃，冬季极端最低气温－15℃，无霜期＞200d，年平均日照时数≥2400h，年平均辐射总量≥120kJ/cm^2。

7　质量特征

7.1　质量要求

应符合《中华人民共和国药典》一部对金银花的相关质量规定。

7.2　性状特征

金银花呈棒状，上粗下细，略弯曲，长2cm～3cm，上部直径约0.3cm，下部直径约0.15cm。表面黄白色或绿白色，密被短柔毛，偶见叶状苞片，花萼绿色，先端五裂。裂片有毛，长约0.2cm。开放者花冠筒状，先端二唇形；雄蕊5，附于筒壁，黄色；雌蕊1，子房无毛。气清香，味淡，微苦。

密银花花冠青白色或绿白色，长（2cm～）3cm～4.5cm（～6cm），唇形，外被倒生的开展或半开展糙毛和长腺毛，上唇裂片先端钝形，下唇带状而反曲；雄蕊和花柱均高出花冠。花冠厚，质稍硬，握之有顶手感，香气浓，泡水有悬浮不倒现象。

密银花与其他产地金银花性状鉴别要点见表2。

表2　密银花与其他产地金银花性状鉴别要点

比较项目	密银花	其他产地金银花
外形	花蕾粗长、饱满	干瘪或不饱满
颜色	青白色或绿白色	黄白色或绿白色
质地	花冠厚，质稍硬，握之有顶手感	花冠薄，质稍软，顶手感不明显
香气	香气浓	香气淡
泡水	泡水常出现悬浮不倒现象	泡水较少出现悬浮不倒现象

参 考 文 献

[1] 葛洪. 肘后备急方 [M]. 北京：人民卫生出版社，1963：13.
[2] 陶弘景. 名医别录 [M]. 北京：人民卫生出版社，2013：50.
[3] 陶弘景. 本草经集注（辑校本）[M]. 尚志钧，尚元胜辑校. 北京：人民卫生出版社，1994：238.
[4] 苏敬. 新修本草（辑复本）[M]. 尚志钧辑校. 合肥：安徽科学技术出版社，1981：178.
[5] 苏轼，沈括. 苏沈良方 [M]. 北京：人民卫生出版社，1956：80.
[6] 曹晖.《本草品汇精要》校注研究本 [M]. 北京：华夏出版社，2004：145.
[7] 李时珍. 本草纲目（校点本）[M]. 北京：人民卫生出版社，1979：1334.
[8] 汪昂. 本草备要 [M]. 北京：商务印书馆，1955：122.
[9] 吴其濬. 植物名实图考 [M]. 北京：中华书局，1963：547.
[10] 朱弁. 曲洧旧闻 [M]. 北京：中华书局，2002：101.
[11] 王家葵，张瑞贤，李敏.《救荒本草》校释与研究 [M]. 北京：中医古籍出版社，2007：205.
[12] 密县地方史志编纂委员会. 密县志 [M]. 郑州：中州古籍出版社，1992：113.
[13] 曹炳章. 增订伪药条辨 [M]. 上海：科技卫生出版社，1959：32.

ICS 11.120.01
C 23

团 体 标 准

T/CACM 1020.57—2019

道地药材 第57部分：锁阳

Daodi herbs—Part 57: Suoyang

2019-08-13 发布 2019-08-13 实施

中华中医药学会 发布

前 言

T/CACM 1020《道地药材》标准分为157个部分：

——第1部分：标准编制通则；

……

——第56部分：密银花；

——第57部分：锁阳；

——第58部分：赤芍；

……

——第157部分：汉射干。

本部分为T/CACM 1020的第57部分。

本部分按照GB/T 1.1—2009给出的规则起草。

本部分由道地药材国家重点实验室及国家中医药管理局道地药材生态遗传重点研究室提出。

本部分由中华中医药学会归口。

本部分起草单位：内蒙古自治区中医药研究所、中国中医科学院中药资源中心、包头医学院、北京中研百草检测认证有限公司。

本部分主要起草人：李旻辉、黄璐琦、郭兰萍、詹志来、毕雅琼、张春红、侯兴坤、郭亮。

道地药材　第57部分：锁阳

1　范围

T/CACM 1020 的本部分规定了道地药材锁阳的来源及形态、历史沿革、道地产区及生境特征、质量特征。

本部分适用于中华人民共和国境内道地药材锁阳的生产、销售、鉴定及使用。

2　规范性引用文件

下列文件对于本文件的应用是必不可少的。凡是注日期的引用文件，仅注日期的版本适用于本文件。凡是不注日期的引用文件，其最新版本（包括所有的修改单）适用于本文件。

T/CACM 1020.1—2016　道地药材　第1部分：标准编制通则

中华人民共和国药典一部

3　术语和定义

T/CACM 1020.1—2016 界定的以及下列术语和定义适用于本文件。

3.1

锁阳　suoyang

产于以内蒙古西部阿拉善左旗、阿拉善右旗、额济纳旗、乌拉特后旗、乌拉特前旗、杭锦后旗，甘肃河西走廊一带的瓜州县、金塔县、民乐县、民勤县等地为核心，及其周边地区的荒漠及半荒漠样生境特征内分布或生产的锁阳。

4　来源及形态

4.1　来源

本品为锁阳科植物锁阳 *Cynomorium songaricum* Rupr. 的干燥肉质茎。

4.2　形态特征

多年生肉质寄生草本。高15cm～100cm，全体呈红棕色。地下茎短粗，具多数锁阳芽体寄生于寄生根上。茎圆柱形，基部膨大，棕褐色，直径3cm～6cm，鳞片状叶在茎的基部密集，呈覆瓦状排列，上部呈稀疏螺旋状排列，鳞片叶卵状三角形，长0.5cm～1.2cm，宽0.5cm～1.5cm，先端尖。肉穗花序生于茎顶，呈棒状伸出地面，长5cm～16cm，直径2cm～6cm，其上雄花与雌花两性杂生，有香气，散生有鳞片状叶；雄花花长3mm～6mm，花被裂片4，离生或稍合生，倒披针形或匙形；雄蕊1，深红色，当花盛开时超出花冠；雌花花长约3mm，花被裂片5～6，条状披针形；雌蕊1，着生于雌蕊和花被之间下位子房的上方，近圆形，胚珠1，花柱棒状。坚果球形，近球形或椭圆形，长0.6mm～1.5mm，直径0.4mm～1mm，果皮白色，先端有宿存浅黄色花柱。种子近球形，径约1mm，深红色，种皮坚硬而厚。花期 5 月 ~7 月，果期 6 月 ~7 月。

5 历史沿革

5.1 品种沿革

锁阳又名琐阳、铁锈棒、不老草、地毛球等。始载于宋代周密的《癸辛杂识》，谓其："鞑靼（中国西北部地区，今内蒙古一带）野地有野马与蛟龙合，所遗精于地，遇春时则勃然如笋出地中。大者如猫儿头，笋上丰下俭，其形不典，亦有鳞甲筋脉，其名曰锁阳，即所谓肉苁蓉之类也。"文中相对详尽地描述了锁阳的产地、来源、形态特征、大小、生长特性，除此之外，还有关于其采收加工及使用的方法。"野马与蛟龙合，所遗精于地"的说法虽与事实相悖，但仍丰富了后代人对锁阳的认识，其后所载多为对此内容的引用及补充。

元代陶宗仪（陶九成）《南村辍耕录》（下文简称《辍耕录》）云："锁阳生鞑靼田地。"延续了《癸辛杂识》中对锁阳的认识及看法。并且这种说法延续到了明清时期的各类医药学著作中。

最早收录锁阳的本草专著是元代朱丹溪的《本草衍义补遗》。明代《本草蒙筌》在肉苁蓉项下附有锁阳，"丹溪云：虽能峻补精血，骤用反动大便。又种琐阳，（亦产陕西。）味甘可啖"。《本草纲目》中有记载："时珍曰，锁阳出肃州（今甘肃酒泉、高台一带）。按，陶九成《辍耕录》云：锁阳生鞑靼田地，野马或与蛟龙遗精入地，久之发起如笋，上丰下俭，鳞甲栉比，筋脉连络，绝类男阳，即肉苁蓉之类。"明代本草资料对锁阳产地分布进行了补充，主要分布于今中国西北部的甘肃、内蒙古地区，另有提出产于"陕西"的说法。"陕西"在明代时期的境域涉及我国西北的大部分地区，包括如今的陕西、甘肃、宁夏全部，以及青海、新疆和内蒙古部分区域。虽区别于"鞑靼""肃州"等产地表述，但因所覆盖范围过大，故无法判别锁阳具体产地分布区域。

清代《本草求真》《本草述钩元》等著作中，也分别记述有锁阳产地、性状特征等内容，所载虽与前代本草著作略有出入，但皆未出其内容左右，且均未做出锁阳产地评价。清代吴其濬的《植物名实图考》中亦收载了锁阳，"锁阳，《本草补遗》始著录，见《辍耕录》，生鞑靼田地。补阴气，益精血，润燥治痿"，与《本草纲目》中的记载基本一致。该书锁阳附图所呈现的形态特征与现应用锁阳药材相一致。上述产地、来源、形态特征等，均与现代锁阳药用资源相似，来源自锁阳科植物锁阳 *Cynomorium songaricum* Rupr.。1963 年版《中华人民共和国药典》记载："锁阳主产于内蒙古、新疆、甘肃等地。"《中华本草》（1999）记载："分布于西北及内蒙古等地……主产于内蒙古、宁夏、新疆、甘肃、青海。"在历代用药过程中并无植物物种变化，且产地分布相对集中于我国西北部地区，并随近代认识的深入，产地区域范围逐渐扩大。

历代本草中对锁阳的产地信息描述较少，且缺乏产地品质评价，但关于其采收期与品质相关性具有详细描述。《中国地方志集成·甘肃府县志辑·乾隆镇番县志》中记载："锁阳……入春尚可用，入夏则取以饲豕，质老而味苦也，盛夏则枯，茅茨柴所发，发处地当冬而不冻。"其所描述内容与《中华人民共和国药典》所记载的"春季采挖"异曲同工。综上分析，锁阳药用资源来源单一，自《本草衍义补遗》以来一直延续使用至今，品种未变。其采收期以春季为宜，入夏则品质下降，但关于其生长规律在古代本草记述中皆有差异，且与现代的寄生理论相出入，考虑为认识程度限制所导致。

5.2 产地沿革

锁阳历代产地记载较为集中，因受植物生境条件限制，主要分布在荒漠及半荒漠地区，如中国西北部的内蒙古、甘肃、新疆、宁夏、青海等地，且以内蒙古和甘肃分布最盛。锁阳产地沿革见表 1。

表1　锁阳产地沿革

年代	出处	产地及评价
宋	《癸辛杂识》	鞑靼野地
元	《南村辍耕录》	锁阳生鞑靼田地
明	《本草纲目》	锁阳出肃州 按，陶九成《辍耕录》云：锁阳生鞑靼田地
	《本草原始》	出肃州。按，陶九成《辍耕录》云：锁阳生鞑靼田地
	《本草汇言》	李濒湖曰：出肃州或陕西及西夷鞑靼地面
清	《本草求真》	按，陶九成《辍耕录》云：锁阳生鞑靼田地
	《本草述钩元》	产肃州
	《植物名实图考》	锁阳，《本草补遗》始著录，见《辍耕录》，生鞑靼田地
现代	《中华人民共和国药典》	锁阳主产于内蒙古……甘肃等地
	《中华本草》	分布于西北及内蒙古等地……主产于内蒙古……甘肃

6　道地产区及生境特征

6.1　道地产区

内蒙古西部阿拉善左旗、阿拉善右旗、额济纳旗、乌拉特后旗、乌拉特前旗、杭锦后旗，甘肃河西走廊一带的瓜州、金塔、民乐、民勤等地及其周边地区的荒漠、半荒漠。

6.2　生境特征

内蒙古地区锁阳生境为典型的大陆性气候，区域内干旱少雨，风大多沙，冬寒夏热，四季气候特征明显，日照时间长，土壤为盐碱且沙质的半荒漠或荒漠地带。平均海拔 900m ~ 1800m。年平均气温 -0.7℃ ~9.8℃；昼夜温差月均值 13.4℃ ~15.2℃；年平均降水量 40mm ~150mm，无霜期 130d ~170d。全年平均日照时数 3100h ~3500h。

甘肃河西走廊一带锁阳生境条件与内蒙古地区相似，平均海拔 1400m ~2500m，年平均气温 5.3℃ ~18℃；年平均降水量 60mm ~200mm，年平均无霜期 163d ~182d。全年日照时数 2550h ~3500h。

7　质量特征

7.1　质量要求

应符合《中华人民共和国药典》一部对锁阳的相关质量规定。

7.2　性状特征

锁阳呈扁圆柱形，体肥条长且体重个大。一般长 10cm ~30cm，直径 1.5cm ~5cm。表面棕色或棕褐色，粗糙，具明显纵沟或不规则凹陷，有的残存三角形的黑棕色鳞片。体重质坚，难折断，横切面边缘凹凸不齐，断面浅棕色或棕褐色，有黄色三角状维管束。气微，味甘而涩。

道地产区锁阳与其他产地锁阳均为野生来源，两者主要性状特征上基本保持一致，但其他产区锁阳质量略轻。

道地产区锁阳与其他产地锁阳鉴别要点见表2。

表2　道地产区锁阳与其他产地锁阳鉴别要点

比较项目	道地产区锁阳	其他产地锁阳
长度/直径	常见规格为长 10cm～30cm，直径 1．5cm～5cm	野生品性状与道地药材锁阳基本一致
表面	表面粗糙，并可见明显纵沟或不规则凹陷	野生品性状与道地药材锁阳基本一致
断面	可见黄色三角状维管束	野生品性状与道地药材锁阳基本一致
质地	体重质坚	质量略轻

参 考 文 献

［1］周密. 癸辛杂识［M］. 吴启明点校. 北京：中华书局，1988：153.

［2］陶宗仪. 南村辍耕录［M］. 北京：中华书局，1959：127.

［3］陈嘉谟. 本草蒙筌［M］. 北京：人民卫生出版社，1988：53.

［4］郑金生等. 中华大典·医药卫生典·药学分典：第4册［M］. 成都：巴蜀书社，2007：339.

［5］李时珍. 本草纲目精华本［M］. 北京：科学出版社，1998：18.

［6］黄宫绣. 本草求真［M］. 太原：山西科学技术出版社，2012：45-46.

［7］《续修四库全书》编撰委员会. 续修四库全书［M］. 上海：上海古籍出版社，2003：61，655.

［8］国家中医药管理局《中华本草》编委会. 中华本草［M］. 上海：上海科学技术出版社，1999：722-744.

［9］吴其濬. 植物名实图考［M］. 北京：中华书局，1963：197.

［10］中华人民共和国卫生部药典委员会. 中华人民共和国药典一部［S］. 北京：人民卫生出版社，1964：285.

［11］中国地方志集成·甘肃府县志辑·乾隆镇番县志［M］南京：凤凰出版社，2008：31.

［12］黄雄，崔晓艳.《本草述钩元》释义［M］. 太原：山西科学技术出版社，2009：136-137.

［13］陈叶，高海宁，高宏，等. 甘肃河西走廊道地药材锁阳的分布和利用［J］. 中兽医医药杂志，2013，32（1）：77-79.

ICS 11.120.01
C 23

团　　体　　标　　准

T/CACM 1020.58—2019

道地药材　第58部分：赤芍

Daodi herbs—Part 58: Chishao

2019-08-13 发布　　2019-08-13 实施

中华中医药学会　发布

前　　言

T/CACM 1020《道地药材》标准分为157个部分：

——第1部分：标准编制通则；

……

——第57部分：锁阳；

——第58部分：赤芍；

——第59部分：肉苁蓉；

……

——第157部分：汉射干。

本部分为T/CACM 1020的第58部分。

本部分按照GB/T 1.1—2009给出的规则起草。

本部分由道地药材国家重点实验室及国家中医药管理局道地药材生态遗传重点研究室提出。

本部分由中华中医药学会归口。

本部分起草单位：陕西步长制药有限公司、中国中医科学院中药资源中心、北京中研百草检测认证有限公司。

本部分主要起草人：马存德、黄璐琦、郭兰萍、詹志来、金燕、郭亮、王二欢、张枭将、刘峰。

道地药材　第58部分：赤芍

1　范围

T/CACM 1020 的本部分规定了道地药材赤芍的来源及形态、历史沿革、道地产区及生境特征、质量特征。

本部分适用于中华人民共和国境内道地药材赤芍的生产、销售、鉴定及使用。

2　规范性引用文件

下列文件对本文件的应用是必不可少的。凡是注日期的引用文件，仅注日期的版本适用于本文件。凡是不注日期的引用文件，其最新版本（包括所有的修改单）适用于本文件。

T/CACM 1020.1—2016　道地药材　第1部分：标准编制通则

中华人民共和国药典一部

3　术语和定义

T/CACM 1020.1—2016 界定的以及下列术语和定义适用于本文件。

3.1

赤芍　chishao

产于内蒙古东部和黑龙江西部、吉林西部大兴安岭等地区的赤芍。

4　来源及形态

4.1　来源

本品为毛茛科植物芍药 *Paeonia lactiflora* Pall. 的干燥根。野生或仿野生栽培。

4.2　形态特征

多年生草本。根粗壮，分枝黑褐色。茎高40cm～70cm，无毛。下部茎生叶为二回三出复叶，上部茎生叶为三出复叶；小叶狭卵形，椭圆形或披针形，先端渐尖，基部楔形或偏斜，边缘具白色骨质细齿，两面无毛，背面沿叶脉疏生短柔毛。花数朵，生茎顶或叶腋，有时仅茎先端一朵开放，而近先端叶腋处有发育不好的花芽，直径8cm～11.5cm；苞片4～5，披针形，大小不等；萼片4，宽卵形或近圆形，长1cm～1.5cm，宽1cm～1.7cm；花瓣9～13，倒卵形，长3.5cm～6cm，宽1.5cm～4.5cm，白色，有时基部具深紫色斑块；花丝长0.7cm～1.2cm，黄色；花盘浅杯状，包裹心皮基部，先端裂片钝圆；心皮4～5，无毛。蓇葖长2.5cm～3cm，直径1.2cm～1.5cm，先端具喙。花期5月～6月；果期8月。

5 历史沿革

5.1 品种沿革

芍药始载于《神农本草经》中品，其后历代本草均有记载。南北朝以前没有赤芍和白芍之分，统称为芍药。最早提出赤芍、白芍之分是南北朝时期陶弘景的《本草经集注》："今出白山、蒋山、茅山最好，白而长大。余处亦有而多赤，赤者小利。"从根的颜色区分白芍和赤芍，白芍和赤芍功效不同。对于芍药原植物形态的描述始见于宋代的《本草图经》："生中岳川谷及丘陵，今处处有之，淮南者胜。春生红芽作丛，茎上三枝五叶，似牡丹而狭长，高一二尺。夏开花，有红、白、紫数种，子似牡丹子而小。秋时采根，根亦有赤白二色。"并附泽州芍药图。《本草别说》记载："芍药生丘陵川谷。今世所用者，多是人家种植。欲其花叶肥大，必加粪壤，每岁八九月取其根分削，因利以为药，遂暴干货卖，今淮南真阳尤多。根虽肥大而香味绝不佳，入药少效。今考，用宜依《本经》所说，川谷丘陵有生者为胜尔。"《本草衍义》云："芍药须用单叶红花者为佳。花叶多即根虚。然其根多赤色，其味涩苦，或有色白粗肥者益好。"这一时期，虽然将芍药从花的颜色分为赤、白两种，也指出了功效有差异，但当时并未在药用时真正区分。结合《中国植物志》芍药组的分布等进行考证，《神农本草经》《名医别录》及《本草经集注》中的芍药，应该是分布较广的芍药 *Paeonia lactiflora*，但此种仅产于黄河以北，南方没有野生分布。到了宋代出现了栽培芍药，根据古代芍药栽培由北向南逐渐发展扩大，结合目前各地栽培的芍药品种来看，*Paeonia lactiflora* Pall. 应是我国古今栽培的芍药品种。

南宋时期王介编的《履巉岩本草》中只列了"草芍药"。郑金生根据书中绘制的精美彩图"其下部叶为二回三出复叶，上部叶为三出或单叶"等形态，考证其为浙江地区也有分布的草芍药 *Paeonia obovata* Maxim.。

明代李时珍云："昔人言洛阳牡丹、扬州芍药甲天下。今药中所用，亦多取扬州者。十月生芽，至春乃长，三月开花。其品凡三十余种，有千叶、单叶、楼子之异。入药宜单叶之根，气味全厚。根之赤白，随花之色也。"倪朱谟《本草汇言》记载："客云：真赤芍出直隶。"清代张志聪《本草崇原》记载："开赤花者为赤芍，开白花者为白芍。"吴仪洛《本草从新》记载："赤白各随花色，单瓣者入药。"杨时泰《本草述钩元》记载："近用赤芍，多于白芍中寻取。"明清时期出现了野生芍药和栽培芍药作为赤芍并存的现象，野生多来自北方，栽培的多来自江苏、浙江的单瓣红花品种。结合现在的文献和产地调查，北方野生的以芍药 *Paeonia lactiflora* Pall. 为主，有少量的草芍药 *Paeonia obovata* Maxim. 及其变种；栽培的主要是芍药 *Paeonia lactiflora* Pall. 及其变种。

民国时期由赵燏黄编撰的《本草药品实地之观察》记载："芍药其原植物为毛茛科之 *Paeonia lactiflora Pall.*，北方药市中，有赤芍和白芍两种，赤芍即为本地西北一带山中野生者……"引入了现代植物命名，芍药的品种就明确了。

古代赤芍基原大约分为两大类，即草芍药 *Paeonia obovata* Maxim. 及其变种和芍药 *Paeonia lactiflora* Pall. 及其变种。芍药 *Paeonia lactiflora* Pall. 是赤芍药材的主流品种。

川赤芍 *Paeonia veitchii* Lynch 之名在国内最早出现在由方文培刊登于 1958 年《植物分类学报》上的《中国芍药属的研究》一文中。据方文培当时的调查，川赤芍的根在四川称赤芍，在成都各草药店并且在四川西部和西北部的产区作赤芍用，只有与四川以外的赤芍相区别，才称为川赤芍。由此说明，川赤芍的使用历史较短。目前在市场也未形成主流。

5.2 产地沿革

最早提出芍药产地的是《名医别录》："生中岳川谷及丘陵，二月、八月采根，暴干。"中岳，即河南嵩山。南北朝时期《本草经集注》曰："今出白山、蒋山、茅山最好，白而长大。余处亦有而多赤，赤者小利。”白山即今江苏省江宁县，蒋山即今南京紫金山，茅山即今江苏句容境内。

唐代《千金翼方·药出州土》认为“其出药土地，凡一百三十三州，合五百一十九种，其余州土皆有，不堪进御”。其中芍药的进贡地点是“关内道鄜州”及“山南西道商州”。鄜州是今陕西富县，商州是今陕西商洛。当时这两个地方的芍药是进贡的佳品。而《新唐书·地理志》记述的各州贡品中，芍药来自“胜州”，隋唐时期的胜州为今天的内蒙古准格尔旗东北十二连城大片地区。

五代时期吴越人著的《日华子诸家本草》云：“赤色者多补气，白者治血，此便芍药花根。海、盐、杭、越俱好。”“海”指海州，今江苏连云港等地；“盐”指盐州，今陕西定边；“杭”指今浙江杭州；“越”指越州，今浙江绍兴。

最早提出赤芍道地产区的是明代的《本草汇言》。《本草汇言》曰：“客云：真赤芍出直隶。”当时的直隶包含了今天的北京、天津和河北大部分地区。同时倪朱谟又云：“今市肆一种赤芍药，不知何物草根，疡科多用消肿毒，人多不察。”

清末河北人张锡纯在《医学衷中参西录》“芍药解”中写道：“芍药原有白、赤二种，以白者为良，故方书多用白芍。至于化瘀血，赤者为优……白芍出于南方，杭州产者最佳，其色白而微红，其皮则红色又微重……赤芍出于北方关东三省，各山皆有，肉红皮赤，其质甚粗，若野草之根，故张隐庵、陈修园皆疑其非芍药花根。愚向亦疑之，至奉后因得目睹，疑团方释，特其花叶皆小，且花皆单瓣，其花或粉红或紫色，然无论何色，其根之色皆相同。”张锡纯对明末的倪朱谟、张志聪及清初的陈修园等人对药肆中“人多不察”的赤芍进行了产地调查，调查的结果认为，“皆疑其非芍药花根”实际就是产于“奉天”的野生赤芍，而且对药材性状的描述与今天的赤芍药材性状非常相似。由此可以说明，早在明末倪朱谟和清代张志聪生活的时期，浙江的药材市场或药店中已开始使用产于东北的野生芍药了。

民国时期《药物出产辨》记载：“赤芍……近所用者俱产自北口外由天津运来，山西产者为京赤芍。”这是现有最早在赤芍名前冠以产地名的文献。《本草药品实地之观察》记载：“北方药市中，有赤芍和白芍二种，赤芍即为本地西北一带山中野生者。”明确指出赤芍为野生，产于本地西北一带的山中。

最早提出“多伦赤芍”的是《中药材手册》：“原植物系毛茛科多年生草本植物，多系野生。我国北部地区多有分布。商品中习惯以内蒙古多伦产者糟皮粉碴，质最佳，俗称‘多伦赤芍’。华北一带产者皮紧、粉性差，质稍逊，俗称‘山赤芍’。二者均同等入药。主产于内蒙古多伦，河北滦平、围场及东北等地。”1963 年版《中华人民共和国药典》收载的赤芍主产于内蒙古、辽宁、河北等地，以条粗、外皮易脱落、断面白色、粉性大、习称“糟皮粉碴”者为佳。

自《中药材手册》发行至今，赤芍的产地为内蒙古、辽宁、吉林、黑龙江等。以内蒙古多伦所产的质量最佳，特称为“多伦赤芍”，以根条粗长、外皮易脱落、皱纹粗而深、断面白色、粉性大者佳。

综上分析，古代白芍和赤芍区分的概念较模糊，最早记载的芍药产地是河南嵩山，其次是江苏。唐宋时期，陕西、山西、江苏、浙江是芍药的产地。直到明代末期《本草汇言》明确了赤芍的产地为当时的“直隶省”，也就是今天的北京、天津和河北省大部，逐步形成了“赤芍”的道地性概念。清代末期至民国时期赤芍的产地为东北三省，包含了今天的赤芍部分产地。民国中期以山西产的为“京赤芍”，实际“京赤芍”是山西、河北、内蒙古赤峰地区和北京所产的赤芍的统称，当时认为这些地方产的赤芍为道地药材。20 世纪 50 年代以后，以内蒙古多伦产的赤芍为代表，形成了更加明确的赤芍道地药材概念。通过文献调查和实地调查发现，在种质方面，分布在大兴安岭西部和东部的芍药主要是芍药属芍药 *Paeonia lactiflora* Pall.；在产地方面，目前野生芍药的产地在不断北移，赤芍产地主要集中在大兴安岭东部和西部地区，多伦地区处于大兴安岭最南端，现已无赤芍药材出产。这种道地范围北移的现象与用量增大、不断采挖、资源减少有关。赤芍产地沿革见表 1。

表1 赤芍产地沿革

年代	出处	产地及评价
明	《本草汇言》	客云：真赤芍出直隶
清	《医学衷中参西录》	赤芍出于北方关东三省，各山皆有
民国	《药物出产辨》	近所用者俱产自北口外由天津运来，山西产者为京赤芍
现代	《中药材手册》	原植物系毛茛科多年生草本植物，多系野生。我国北部地区多有分布。商品中习惯以内蒙古多伦产者糟皮粉碴，质最佳，俗称“多伦赤芍”。华北一带产者皮紧、粉性差，质稍逊，俗称“山赤芍”
	1963年版《中华人民人和国药典》	主产于内蒙古、辽宁、河北等地

6 道地产区及生境特征

6.1 道地产区

内蒙古东部和黑龙江西部、吉林西部的大兴安岭地区，海拔480m～700m的山坡、山沟草地、灌丛、林缘、林下，或海拔500m～1500m的草木繁茂的固定沙丘。

6.2 生境特征

赤芍的产地包括内蒙古东部和黑龙江西部、吉林西部的大兴安岭地区。这一区域位于北纬42°～50°，东经115°～126°，南北长约1200公里，东西宽约1000公里，大兴安岭贯穿其中。芍药自然生长在海拔480m～700m的山坡、山沟草地、灌丛中，或森林林缘、林下，或海拔500m～1500m的草木繁茂的固定沙丘上。该区域地表水资源非常丰富，是蒙古高原半干旱向半湿润过度区域内的丰水带。年平均气温2℃～10℃；年平均降水量300mm～900mm；土壤类型为草甸土、草原栗钙土、暗棕壤、黑钙土和林地灰色土。土质肥沃、深厚，保墒利水，自然肥力高。

7 质量特征

7.1 质量要求

应符合《中华人民共和国药典》一部对赤芍的相关质量规定。

7.2 性状特征

赤芍呈圆柱形，稍弯曲，长5cm～40cm，直径0.5cm～3cm。表面棕褐色，粗糙，有纵沟及皱纹，并有须根痕及横向突起的皮孔，有的外皮易脱落。质硬而脆，易折断，断面粉白色或粉红色，皮部窄，木部放射状纹理明显，有的有裂隙。气微香，味微苦、酸涩。

道地产区赤芍“糟皮”（皮松薄易剥落）、“粉碴”（质较轻松，易折断，断面略显粉性，粉白色至淡棕色）、“菊花心”（皮部窄，木部具放射状纹理及裂隙）特征明显。

参 考 文 献

［1］佚名．神农本草经［M］．顾观光辑，杨鹏举校注．北京：学苑出版社，2007：149.

［2］陶弘景．名医别录（辑校本）［M］．尚志钧辑校．北京：人民卫生出版社，1986：118.

［3］陶弘景．本草经集注（辑校本）［M］．尚志钧，尚元胜辑校．北京：人民卫生出版社，1994：267.

［4］苏颂．本草图经［M］．尚志钧辑校．合肥：安徽科学技术出版社，1994：154.

［5］寇宗奭．本草衍义［M］．颜正华，常章富，黄幼群点校．北京：人民卫生出版社，1990：57.

［6］日华子．日华子诸家本草（辑复本）［M］．尚志钧辑释．合肥：安徽科学技术出版社，2005：58.

［7］唐廷猷．中国药业史［M］．北京：中国医药科技出版社，2013：447.

［8］唐慎微．重修政和经史证类备用本草［M］．北京：人民卫生出版社，1957：201.

［9］中国科学院中国植物志编辑委员会．中国植物志：第二十七卷［M］．北京：科学出版社，1979，(27)：51.

［10］王介．履巉岩本草［M］．郑金生校注．北京：人民卫生出版社，2007：47.

［11］李时珍．本草纲目（上册）［M］．北京：人民卫生出版社，1982：849－850.

［12］倪朱谟．本草汇言［M］．郑金生，甄雪燕，杨梅香校点．北京：中医古籍出版社，2005：57.

［13］张志聪．本草崇原［M］．北京：华夏出版社，1998：159.

［14］吴仪洛．本草从新［M］．上海：上海科学技术出版社，1982：39.

［15］杨时泰．本草述钩元［M］．上海：上海科学技术出版社，1958：166.

［16］赵燏黄．本草药品实地之观察［M］．樊菊芬点校．福州：福建科学技术出版社，2006：206.

［17］方文培．中国芍药属的研究［J］．植物分类学报，1958，7（4）：297－323.

［18］孙思邈．千金翼方［M］．苏凤琴，梁宝祥，李殿义，等校注．太原：山西科学技术出版社，2010：13，15.

［19］唐廷猷．中国药业史［M］．北京：中国医药科技出版社，2013：54－59.

［20］张传玺，杨济安．中国古代史教学参考地图集：中国古今地名对照表［M］．北京：北京大学出版社，1984.

［21］叶显纯．本草经典补遗・医学衷中参西录［M］．上海：上海中医药大学出版社，1997：744－745.

［22］陈仁山．药物出产辨［M］．广州：广州中医专门学校，1930：39.

［23］中华人民共和国卫生部药政管理局，中国药品生物制品检定所．中药材手册［M］．北京：人民卫生出版社，1959：92.

［24］中华人民共和国卫生部药典委员会．中华人民共和国药典一部［S］．北京：人民卫生出版社，1964：125.

［25］江苏新医学院．中药大辞典［M］．上海：上海科学技术出版社，1977：1093－1095.

ICS 11.120.01
C 23

团　　　体　　　标　　　准

T/CACM 1020.59—2019

道地药材　第59部分：肉苁蓉

Daodi herbs—Part 59：Roucongrong

2019-08-13 发布　　　　2019-08-13 实施

中华中医药学会　发布

前　言

T/CACM 1020《道地药材》标准分为157个部分：

——第1部分：标准编制通则；

……

——第58部分：赤芍；

——第59部分：肉苁蓉；

——第60部分：潼沙苑；

……

——第157部分：汉射干。

本部分为T/CACM 1020的第59部分。

本部分按照GB/T 1.1—2009给出的规则起草。

本部分由道地药材国家重点实验室及国家中医药管理局道地药材生态遗传重点研究室提出。

本部分由中华中医药学会归口。

本部分起草单位：内蒙古自治区中医药研究所、中国中医科学院中药资源中心、包头医学院、内蒙古王爷地苁蓉生物有限公司、北京中研百草检测认证有限公司。

本部分主要起草人：李旻辉、黄璐琦、郭兰萍、詹志来、金艳、郭文芳、魏均、赵世燕、郭亮。

道地药材　第59部分：肉苁蓉

1　范围

T/CACM 1020 的本部分规定了道地药材肉苁蓉的来源及形态、历史沿革、道地产区及生境特征、质量特征。

本部分适用于中华人民共和国境内道地药材肉苁蓉的生产、销售、鉴定及使用。

2　规范性引用文件

下列文件对于本文件的应用是必不可少的。凡是注日期的引用文件，仅注日期的版本适用于本文件。凡是不注日期的引用文件，其最新版本（包括所有的修改单）适用于本文件。

T/CACM 1020.1—2016　道地药材　第1部分：标准编制通则

中华人民共和国药典一部

3　术语和定义

T/CACM 1020.1—2016 界定的以及下列术语和定义适用于本文件。

3.1

肉苁蓉　roucongrong

产于以内蒙古阿拉善盟为中心的西部沙漠地区及与其接壤的甘肃沙漠地区的肉苁蓉。

4　来源及形态

4.1　来源

本品为列当科植物肉苁蓉 *Cistanche deserticola* Y. C. Ma 的干燥带鳞叶的肉质茎。

4.2　形态特征

高大草本，高 40cm ~ 160cm，大部分地下生。茎不分枝或自基部分 2 枝 ~ 4 枝，下部直径可达 5cm ~ 10cm（~ 15cm），向上渐变细，直径 2cm ~ 5cm。叶宽卵形或三角状卵形，长 0.5cm ~ 1.5cm，宽 1cm ~ 2cm，生于茎下部的较密，上部的较稀疏并变狭，披针形或狭披针形，长 2cm ~ 4cm，宽0.5cm ~ 1cm，两面无毛。花序穗状，长 15cm ~ 50cm，直径 4cm ~ 7cm；花序下半部或全部苞片较长，与花冠等长或稍长，卵状披针形、披针形或线状披针形，连同小苞片和花冠裂片外面及边缘疏被柔毛或近无毛；小苞片 2 枚，卵状披针形或披针形，与花萼等长或稍长。花萼钟状，长 1cm ~ 1.5cm，先端 5 浅裂，裂片近圆形，长 2.5mm ~ 4mm，宽 3mm ~ 5mm。花冠筒状钟形，长 3cm ~ 4cm，先端 5 裂，裂片近半圆形，长 4mm ~ 6mm，宽 0.6cm ~ 1cm，边缘常稍外卷，颜色有变异，淡黄白色或淡紫色，干后常变棕褐色。雄蕊 4，花丝着生于距筒基部 5mm ~ 6mm 处，长 1.5cm ~ 2.5cm，基部被皱曲长柔毛，花药长卵形，长 3.5mm ~ 4.5mm，密被长柔毛，基部有骤尖头。子房椭圆形，长约 1cm，基部有蜜腺，花柱比雄蕊稍长，无毛，柱头近球形。蒴果卵球形，长 1.5cm ~ 2.7cm，直径 1.3cm ~ 1.4cm，项端常具宿存的花柱，2 瓣开裂。种子椭圆形或近卵形，长 0.6mm ~ 1mm，外面网状，有光泽。花期 5 月 ~6 月，果期 6 月 ~8 月。

5 历史沿革

5.1 品种沿革

肉苁蓉始载于《神农本草经》，被列为上品，并有“生山谷”的记载。《名医别录》载肉苁蓉“生河西及代郡、雁门，五月五日采，阴干”。河西泛指今甘肃、陕西及内蒙古西部，代郡、雁门为今山西。从前，采集地下部分入药，一般在花期，“五月五日采”，即说明其花期为农历五月份（现在的肉苁蓉花期为公历 4 月 ~6 月）。与现在的肉苁蓉属 *Cistanche* 植物的分布和花期基本相符。

魏晋时期《吴普本草》记载：“肉苁蓉，一名肉松蓉……生河西山阴地（甘肃、陕西及内蒙古西部）。长三四寸，丛生。或代郡、雁门。”从其产地河西山阴和代郡、雁门，及形态长三四寸，数株丛生来看，与盐生肉苁蓉 *Cistanche salsa*（C. A. Mey.）G. Beck 相符。

南北朝时期陶弘景《本草经集注》记载：“代郡、雁门属并州，多马处便有，言是野马遗沥落地所生，生时似肉……芮芮河南间（今甘肃西南部、黄河以南地区）至多。”说明本品不同于普通植物，人们怀疑其为“野马精落地所生”，虽然此说荒谬，但却道出了肉苁蓉这种无根寄生植物的特征。“今第一出陇西，形扁广，柔润，多花而味甘”，与现今的荒漠肉苁蓉 *Cistanche deserticola* 相符。因为本种主要分布于甘肃、内蒙古西部，即当时的“陇西”，茎粗大，干后扁圆形，柔软，花絮较大，且味甘。“次出北国者，形短而少花”，此为盐生肉苁蓉 *Cistanche salsa*。北国是指陕西、山西一带，盐生肉苁蓉在山西、陕西、甘肃、内蒙古都有分布，且茎和花序都较短小，与描述完全一致。所以在当时，荒漠肉苁蓉和盐生肉苁蓉的茎都作为肉苁蓉入药，且人们认为荒漠肉苁蓉的质量优于盐生肉苁蓉。《本草经集注》中还载有“巴东、建平间亦有，而不如也”，巴东、建平指今鄂西、川东的三峡附近各县，根据产地，本品非肉苁蓉属植物。

唐代以来，肉苁蓉产地不断扩大，据《千金翼方》记载，原州（今甘肃镇原）、灵州（今宁夏中卫、中宁）产苁蓉；兰州（今甘肃皋兰）、肃州（今甘肃酒泉）产肉苁蓉。唐代《新修本草》记载：“此注论草苁蓉，陶未见肉者。今人所用亦草苁蓉，刮去花，用代肉尔。”其中“巴东、建平”所产为当时的草苁蓉。

五代时期韩保昇《蜀本草》曰：“出肃州（今甘肃疏勒河以东，高台以西）禄福县沙中，三月、四月掘根，切取中央好者三四寸，绳穿阴干，八月始好，皮如松子鳞甲，根长尺余。”《日华子本草》描述：“生勃落树下，并土堑上。”肉苁蓉为寄生植物，其寄主为高大木本植物梭梭，生境为干旱荒漠，与文字描述极相似。

宋代苏颂《本草图经》描述肉苁蓉“今陕西州郡多有之，然不及西羌界中来者，肉厚而力紧。旧说是野马遗沥落地所生，今西人云：大木间及土堑垣中多生此，非游牝之所而乃有者，则知自有种类耳……皮如松子，有鳞甲。苗下有一细扁根，长尺余，三月采根，采时掘取中央好者，以绳穿，阴干……西人多用作食品，啗之，刮去鳞甲，以酒净洗，去墨汁，薄切”。从其产地、形态描述及加工方法中的“去墨汁”来分析，显然是指肉苁蓉属植物。而且纠正了陶弘景的“野马遗沥落地所生”，认为其是由种子繁殖的。但《本草图经》的作者也是听人云，而非亲眼所见，故有“或疑其初生于马沥，后乃滋殖，如茜根生于人血之类是也”之说。根据所载产地“陕西州郡多有之”及生境“土堑垣多生此”，为盐生肉苁蓉。“西羌界（今甘肃西部、青海东北部地区）中来者肉厚而力紧”及生境“大木间多生此”，此处大木即为其寄主，所以此品乃指荒漠肉苁蓉，因为只有荒漠肉苁蓉的寄主梭梭 *Haloxylon ammodendron*（C. A. Mey）Bunge 是沙漠中的较高大乔木。宋代《本草衍义》纠正《本草图经》以“谓皮如松子有鳞，‘子’字当为‘壳’”，更形象地描述了肉苁蓉属植物的特征。

明代陈嘉谟《本草蒙筌》记载：“肉苁蓉，陕西州郡（今陕西、甘肃、宁夏全部，以及青海、新疆和内蒙古一些地区）俱有，马沥落地所生。”《本草纲目》记载：“此物补而不峻，故有从容之号，知缓之貌。”道出了肉苁蓉的功效。

清代黄宫绣《本草求真》记载：“长大如臂，重至斤许，有松子鳞甲者良。”并绘有老嫩肉苁蓉图，考证为荒漠肉苁蓉。吴其濬的《植物名实图考》对肉苁蓉的记载都录自以前的本草著作，但所附之图显然非列当科植物。

综上所述，历代本草记载的肉苁蓉基本一致，原植物为荒漠肉苁蓉和盐生肉苁蓉，且认为前者质量较佳。本草所载的肉苁蓉产地为山西、陕西、内蒙古西部，宁夏、甘肃及青海东北部。由于大量采挖和生态环境的变化，今山西、陕西基本不产肉苁蓉，现今肉苁蓉的主要产地为内蒙古西部、甘肃、新疆及青海等地。

5.2 产地沿革

肉苁蓉历代产地记载较为集中，因受植物生境条件限制，主要分布在荒漠及半荒漠地区。肉苁蓉历代产地集中在北方地区，魏晋以来主要为甘肃、陕西及内蒙古西部；南北朝时期扩展到山西、河北；唐代以来产地不断扩大，增加宁夏产区；近代以来以巴丹吉林沙漠、腾格里沙漠、乌兰布和沙漠和库不齐沙漠沿线地区为道地产区。肉苁蓉产地沿革见表1。

表1 肉苁蓉产地沿革

年代	出处	产地及评价
魏晋	《吴普本草》	生河西山阴地（今甘肃、陕西及内蒙古西部），代郡、雁门（今山西、内蒙古、河北部分地区及陕西北部）
南北朝	《名医别录》	生河西（今河西走廊与湟水流域）山谷；代郡、雁门（今山西、内蒙古、河北部分地区及陕西北部）
	《本草经集注》	代郡、雁门（今山西、内蒙古、河北部分地区及陕西北部）属并州……芮芮河南间（今甘肃西南部、黄河以南地区）至多。第一出陇西（今内蒙古西部、甘肃西部一带），巴东、建平间亦有（今鄂西、川东的三峡附近各县）而不如也
唐	《千金翼方》	原州（今甘肃镇原）、灵州（今宁夏中卫、中宁）产苁蓉；兰州（今甘肃皋兰）、肃州（今甘肃酒泉）产肉苁蓉
五代	《蜀本草》	出肃州（今甘肃疏勒河以东，高台以西）禄福县沙中
宋	《本草图经》	今陕西州郡多有之，然不及西羌界（今甘肃西部、青海东北部地区）中来者
明	《本草蒙筌》	陕西州郡（今陕西、甘肃、宁夏全部，以及青海、新疆和内蒙古一些地区）俱有

6 道地产区及生境特征

6.1 道地产区

以内蒙古阿拉善盟为中心的西部沙漠地区及与其接壤的甘肃沙漠地区。

6.2 生境特征

内蒙古地区肉苁蓉生境为典型大陆性气候，区域内干旱少雨，风大多沙，冬寒夏热，四季气候特征明显，日照时间长，土壤为盐碱且沙质的半荒漠或荒漠地带。其主要分布在阿拉善左旗、阿拉善右旗、额济纳旗、乌拉特后旗、乌拉特前旗、杭锦后旗等地区的巴丹吉林沙漠、腾格里沙漠、乌兰布和沙漠和库不齐沙漠。平均海拔900m～1800m。年平均气温－0.7℃～9.8℃；昼夜温差月均值13.4℃～15.2℃；年平均降水量40mm～150mm，年平均无霜期130d～170d。年平均日照时数3100h～3500h。

甘肃与青海、新疆、宁夏、陕西等省区接邻的地区，分布有零星的沙生肉苁蓉和盐生肉苁蓉等品种。这一地区属于西北中温带、暖温带野生药材区，本区地貌类型复杂，高山、盆地和高原相间分布，沙漠和戈壁面积大，分布广。阳光年总辐射量为120Kcal/cm^2～170Kcal/cm^2，年平均气温0℃～9℃，年平均无霜期10d～223d，年平均降水量20mm～200mm，山区达200mm～700mm，年平均蒸发量为1500mm～3000mm，全年湿润度<0.2。土壤种类多，地带性土壤有属于荒漠土壤的灰棕漠土、灰漠土和半荒漠土壤的棕钙土、灰钙土。非地带性土壤有风沙土、草甸土、盐土。

7 质量特征

7.1 质量要求

应符合《中华人民共和国药典》一部对肉苁蓉的相关质量规定。

7.2 性状特征

肉苁蓉呈扁圆柱形，略弯曲，表面棕褐色或灰棕色，鳞片清晰。体重，质硬，微有柔性，肉质肥厚。断面有辐射状花纹，有淡棕色点状维管束，排列成波状环纹。气微，味甜、微苦。

道地产区肉苁蓉油性较大。

道地产区肉苁蓉与其他产地肉苁蓉性状鉴别要点见表2。

表2 道地产区肉苁蓉与其他产地肉苁蓉性状鉴别要点

比较项目	道地产区肉苁蓉	其他产地肉苁蓉
基原	肉苁蓉 *Cistanche deserticola* Y. C. Ma	肉苁蓉 *Cistanche deserticola* Y. C. Ma
产地	内蒙古、甘肃	新疆
形状	扁圆柱形，略弯曲	呈扁圆柱形或纺锤形
外观颜色	表面棕褐色或灰棕色	表面棕褐色或灰棕色
断面	断面棕褐色，有淡棕色点状维管束，排列成波状环纹	断面棕褐色，淡棕色点状维管束散布，有的中空
质地	质硬，微有柔性，不易折断，油性较大	质硬

参 考 文 献

[1] 森立之. 神农本草经（日·森立之辑本）[M]. 罗琼，赵有亮点校. 北京：北京科学技术出版社，2016：19.

[2] 吴普. 吴氏本草经 [M]. 尚志钧辑校. 北京：中医古籍出版社，2005：30.

[3] 陶弘景. 本草经集注（辑校本） [M]. 尚志钧，尚元胜辑校. 北京：人民卫生出版社，1994：238.

[4] 孙思邈. 千金翼方 [M]. 太原：山西科学技术出版社，2010：8.

[5] 韩保昇. 蜀本草 [M]. 合肥：安徽科学技术出版社，1994：371.

[6] 苏颂. 本草图经（辑复本）[M]. 胡乃长，王致谱辑注. 福州：福建科学技术出版社，1988：118.

[7] 寇宗奭. 本草衍义 [M]. 北京：商务印书馆，1957：49.

[8] 陈嘉谟. 本草蒙筌 [M]. 王淑民，陈湘萍，周超凡点校. 北京：人民卫生出版社，1988：53.

[9] 中华中医药学会.《本草纲目》(新校注本）[M]. 3 版. 北京：华夏出版社，2008：508.

[10] 黄宫绣. 本草求真 [M]. 太原：山西科学技术出版社，2012：45.

[11] 日华子. 日华子本草 [M]. 合肥：安徽科学技术出版社，1994：37.

[12] 屠鹏飞，何燕萍，楼之岑. 肉苁蓉的本草考证 [J]. 中国中药杂志，1994，19（1）：3－5.

[13] 宋平顺，丁永辉. 肉苁蓉的本草学研究 [J]. 甘肃中医，1996，9（3）：41－42.

ICS 11.120.01
C 23

团 体 标 准

T/CACM 1020.60—2019

道地药材 第60部分：潼沙苑

Daodi herbs—Part 60: Tongshayuan

2019-08-13 发布 2019-08-13 实施

中华中医药学会 发布

前　言

T/CACM 1020《道地药材》标准分为157个部分：

——第1部分：标准编制通则；

……

——第59部分：肉苁蓉；

——第60部分：潼沙苑；

——第61部分：银柴胡；

……

——第157部分：汉射干。

本部分为T/CACM 1020的第60部分。

本部分按照GB/T 1.1—2009给出的规则起草。

本部分由道地药材国家重点实验室及国家中医药管理局道地药材生态遗传重点研究室提出。

本部分由中华中医药学会归口。

本部分起草单位：辽宁中医药大学、中国中医科学院中药资源中心、北京中研百草检测认证有限公司。

本部分主要起草人：许亮、王冰、康廷国、李胜男、杨燕云、邢艳萍、王佳豪、梁勇满、黄璐琦、郭兰萍、詹志来、金艳、尹海波、张建逵、赵容、郭亮。

道地药材　第60部分：潼沙苑

1　范围

T/CACM 1020 的本部分规定了道地药材潼沙苑的来源及形态、历史沿革、道地产区及生境特征、质量特征。

本部分适用于中华人民共和国境内道地药材潼沙苑的生产、销售、鉴定及使用。

2　规范性引用文件

下列文件对于本文件的应用是必不可少的。凡是注日期的引用文件，仅注日期的版本适用于本文件。凡是不注日期的引用文件，其最新版本（包括所有的修改单）适用于本文件。

T/CACM 1020.1—2016　道地药材　第1部分：标准编制通则

中华人民共和国药典一部

3　术语和定义

T/CACM 1020.1—2016 界定的以及下列术语和定义适用于本文件。

3.1

潼沙苑　tongshayuan

产于以陕西潼关、大荔为中心的河流交汇地区、牧马草地及周边地区产的沙苑子。

4　来源及形态

4.1　来源

本品为豆科植物扁茎黄芪 *Astragalus complanatus* R. Br. 的干燥成熟种子。

4.2　形态特征

扁茎黄芪主根圆柱状，长达1m。茎平卧，单1至多数，长20cm～100cm，有棱，无毛或疏被粗短硬毛，有分枝。羽状复叶具9片～25片小叶；托叶离生，披针形；小叶椭圆形或倒卵状长圆形，长5mm～18mm，宽3mm～7mm，先端钝或微缺，基部圆形，上面无毛，下面疏被粗伏毛，小叶柄短。总状花序生3花～7花，较叶长；总花梗长1.5cm～6cm，疏被粗伏毛；苞片钻形，长1mm～2mm；花梗短；小苞片长0.5mm～1mm；花萼钟状，被灰白色或白色短毛，萼筒长2.5mm～3mm，萼齿披针形；花冠乳白色或带紫红色，瓣片近圆形，子房有柄，密被白色粗伏毛，柄长1.2mm～1.5mm，柱头被簇毛。荚果略膨胀，狭长圆形，长达35mm，宽5mm～7mm，两端尖，背腹压扁，微被褐色短粗伏毛，有网纹，果颈不露出宿萼外；种子淡棕色，肾形，长1.5mm～2mm，宽2.8mm～3mm，平滑。花期7月～9月，果期8月～10月。

5 历史沿革

5.1 品种沿革

沙苑子之名首见于《临证指南医案》。

沙苑子又称“沙苑蒺藜”，又名“同州蒺藜”，最初附载于宋代《本草图经》“蒺藜子”项下：“又一种白蒺藜，今生同州沙苑。”宋代《本草衍义》记载：“出同州（今大荔县）沙苑牧马处，子如羊内肾，大如黍粒，补肾药。”大荔县位于陕西关中平原东部，该书对沙苑子的药效记载也以补肾为主，经考证，该书中的白蒺藜应为沙苑子。

明代《本草纲目》记载：“时珍曰：古方补肾治风，皆用刺蒺藜。后世补肾多用沙苑蒺藜，或以熬膏和药，恐其功亦不甚相远也。”《本草纲目》主要对沙苑和蒺藜的鉴别性状做了总结，并沿用之前沙苑子固精补肾的功效记载。陈士铎《本草新编》记载：“蒺藜子，味甘、辛，气温、微寒，无毒。沙苑者为上，白蒺藜次之，种类各异，而明目去风则一。但白蒺藜善破癥结，而沙苑蒺藜则不能也。”《临证指南医案》首次以“沙苑子”之名记载。到此时，沙苑子（潼蒺藜、沙苑蒺藜）和白蒺藜 *Tribulus terrestris* L. 得以区别开来。

综上所述，豆科植物扁茎黄芪 *Astragalus complanatus* R. Br. 为沙苑子主流品种。历代本草对产于陕西潼关的沙苑子较为推崇，因此，本标准将沙苑子的道地药材定为“潼沙苑”。

5.2 产地沿革

宋代《本草图经》“蒺藜子”项下记载：“又一种白蒺藜，今生同州沙苑，牧马草地最多，而近道亦有之。”《本草衍义》记载：“出同州（今大荔县）沙苑牧马处。”

明代《本草品汇精要》记载：“生同州沙苑牧马草地最多。”

清代《本经逢原》记载：“沙苑蒺藜产于潼关，得漠北之气。性降而补，益肾，治腰痛，为泄精虚劳要药。”吴仪洛《本草从新》记载：“沙苑蒺藜，出潼关。”

民国时期《药物出产辨》记载：“以陕西潼关为正。”陕西潼关一带成为沙苑子的主产区。《增订伪药条辨》记载：“陕西潼关外出者，名潼蒺藜，色红带黑，形如腰子，饱绽性糯，味厚气香，滚水泡之，有芳香气者为最佳。”民国时期潼关沙苑成为主流商品，并开发出用滚水鉴定品质的方法。近代对沙苑子的本草考证也证明了“潼沙苑”的道地性。

综上所述，历代本草文献对“潼沙苑”较为推崇，认为陕西潼关、大荔地区所产沙苑子品质较高，为道地产区。潼沙苑也是临床长期应用优选出来的道地品种。潼沙苑产地沿革见表1。

表1 潼沙苑产地沿革

年代	出处	产地及评价
宋	《本草图经》	白蒺藜，今生同州沙苑，牧马草地最多，而近道亦有之
	《本草衍义》	出同州（今大荔县）沙苑牧马处
明	《本草品汇精要》	生同州沙苑牧马草地最多
清	《本经逢原》	沙苑蒺藜产于潼关，得漠北之气
	《本草从新》	沙苑蒺藜，出潼关
民国	《药物出产辨》	以陕西潼关为正
	《增订伪药条辨》	陕西潼关外出者，名潼蒺藜

6 道地产区及生境特征

6.1 道地产区

以陕西潼关、大荔为中心的河流交汇地区、牧马草地及周边地区。

6.2 生境特征

主产区潼关、大荔位于陕西渭南，属于暖温带半干旱大陆性季风型干旱气候。交通便利，为沙苑子种植及集散地，固有“潼州白蒺藜”（潼沙苑）之称。海拔高度低于500m，冬、夏季长，春、秋季短，降水以夏季最多，冬季最少，秋季常形成连阴雨。大荔地处黄河、渭河、洛河三河交汇地区，水资源充足，森林覆盖率达28%以上。年平均气温14.4℃，年平均降水量514mm，无霜期214d，境内地势平坦，土壤肥沃，灌溉条件优越，有效灌溉面积占总耕地的80%以上，为潼沙苑提供了良好的生长环境。

7 质量特征

7.1 质量要求

应符合《中华人民共和国药典》一部对沙苑子的相关质量规定。

7.2 性状特征

沙苑子略呈肾形而稍扁，长2mm～2.5mm，宽1.5mm～2mm，厚约1mm。表面光滑，褐绿色或灰褐色。边缘一侧微凹处具圆形种脐。质坚硬，不易破碎。子叶2，淡黄色，胚根弯曲，长约1mm。气微，味淡，嚼之有豆腥味。

潼沙苑与其他产地沙苑子的性状无明显区别。

参 考 文 献

[1] 谢宗万. 中药品种理论与应用 [M]. 北京：人民卫生出版社，2008：829.

[2] 苏颂. 本草图经（辑复本）[M]. 胡乃长，王致谱辑注. 福州：福建科学技术出版社，1988：114.

[3] 寇宗奭. 本草衍义 [M]. 颜正华，常章富，黄幼群点校. 北京：人民卫生出版社，1990：52.

[4] 李时珍. 本草纲目（校点本）[M]. 北京：人民卫生出版社，2004：1102-1104.

[5] 陈士铎. 本草新编 [M]. 北京：中国中医药出版社，1996：104.

[6] 刘文泰. 本草品汇精要 [M]. 北京：人民卫生出版社，1982：266.

[7] 张璐. 本经逢原 [M]. 顾漫，杨亦周校注. 北京：中国医药科技出版社，2011：88.

[8] 吴仪洛. 本草从新 [M]. 陆拯，赵法新，陈明显，等校点. 北京：中国中医药出版社，2013：59.

[9] 陈仁山，蒋淼，陈思敏，等. 药物出产辨（五）[J]. 中药与临床，2011，2（1）：64-65.

[10] 曹炳章. 增订伪药条辨 [M]. 刘德荣点校. 福州：福建科学技术出版社，2004：57.

[11] 陶文元. 关于潼蒺藜和刺蒺藜 [J]. 云南医药，1982（1）：45-46.

[12] 刘永福. 陕西地道药材沙苑子本草考证及研究应用 [J]. 基层中药杂志，1992（1）：42-43.

[13] 夏凡，梁勇满，许亮，等. 沙苑子的本草考证及商品规格研究 [J]. 中国中医药现代远程教育，2017，15（9）：134-139.

ICS 11.120.01
C 23

团　　体　　标　　准

T/CACM 1020.61—2019

道地药材　第61部分：银柴胡

Daodi herbs—Part 61：Yinchaihu

2019-08-13 发布　　2019-08-13 实施

中华中医药学会　发布

前　言

T/CACM 1020《道地药材》标准分为157个部分：

——第1部分：标准编制通则；

……

——第60部分：潼沙苑；

——第61部分：银柴胡；

——第62部分：远志；

……

——第157部分：汉射干。

本部分为T/CACM 1020的第61部分。

本部分按照GB/T 1.1—2009给出的规则起草。

本部分由道地药材国家重点实验室及国家中医药管理局道地药材生态遗传重点研究室提出。

本部分由中华中医药学会归口。

本部分起草单位：内蒙古自治区中医药研究所、内蒙古自治区蒙药材中药材种植标准化技术委员会、中国中医科学院中药资源中心、包头医学院、宁夏药品检验研究院、华润三九医药股份有限公司、北京中研百草检测认证有限公司。

本部分主要起草人：李旻辉、黄璐琦、郭兰萍、詹志来、王文乐、郭亮、韩志广、王英华、谭沛、张辉。

道地药材　第61部分：银柴胡

1　范围

T/CACM 1020的本部分规定了道地药材银柴胡的来源及形态、历史沿革、道地产区及生境特征、质量特征。

本部分适用于中华人民共和国境内道地药材银柴胡的生产、销售、鉴定及使用。

2　规范性引用文件

下列文件对于本文件的应用是必不可少的。凡是注日期的引用文件，仅注日期的版本适用于本文件。凡是不注日期的引用文件，其最新版本（包括所有的修改单）适用于本文件。

T/CACM 1020.1—2016　道地药材　第1部分：标准编制通则

中华人民共和国药典一部

3　术语和定义

T/CACM 1020.1—2016界定的以及下列术语和定义适用于本文件。

3.1

银柴胡　yinchaihu

产于陕西米脂、佳县、榆林以及与此区域接壤的内蒙古中西部（阿巴嘎旗、鄂托克前旗、苏尼特左旗、乌审旗、鄂托克旗、临河及周边地区）、宁夏东北部（陶乐、盐池、灵武、同心、平罗、红寺堡、中卫及周边地区）等地区的银柴胡。

4　来源及形态

4.1　来源

本品为石竹科植物银柴胡 *Stellaria dichotoma* L. var. *lanceolata* Bge. 的干燥根。

4.2　形态特征

多年生草本，高15cm～30cm，全株呈扁球形，被腺毛。主根粗壮，圆柱形。茎丛生，圆柱形，多次二歧分枝，被腺毛或短柔毛。叶片线状披针形、披针形或长圆状披针形，长5mm～25mm，宽1.5mm～5mm，先端渐尖，基部圆形或近心形，微抱茎，全缘，两面被腺毛或柔毛，稀无毛。聚伞花序顶生，具多数花；花梗细，长1cm～2cm，被柔毛；萼片5，披针形，长4mm～5mm，先端渐尖，边缘膜质，外面多少被腺毛或短柔毛，稀近无毛，中脉明显；花瓣5，白色，轮廓倒披针形，长4mm，2深裂至1/3处或中部，裂片近线形；雄蕊10，长仅花瓣的1/3～1/2；子房卵形或宽椭圆状倒卵形；花柱3，线形。蒴果宽卵形，长约3mm，比宿存萼短，6齿裂，蒴果常具1种子；种子卵圆形，褐黑色，微扁，脊具少数疣状突起。花期6月～7月，果期7月～8月。

5 历史沿革

5.1 品种沿革

由于银柴胡和柴胡在清代之前为历代医家所混用，银柴胡并未与柴胡分开记载，均以柴胡称之。有关银柴胡名称的记载最早见于《雷公炮炙论》“柴胡”项下，曰：“柴胡出平州平县，即今银州银县也。”银柴胡因此得名，据书中“凡使，茎长软、皮赤、黄髭须……凡采得后，去髭并头，用银刀削上赤薄皮少许，却，以粗布拭了，细锉用之”的记载分析，《雷公炮炙论》中提到的银柴胡为伞形科植物红柴胡 *Bupleurum scorzonerifolium* Willd.。

宋代《本草图经》云：“生洪农山谷及冤句，今关陕、江湖间近道皆有之，以银州者为胜。二月生苗，甚香。茎青紫，叶似竹叶，稍紧；亦有似斜蒿，亦有似麦门冬而短者。七月开黄花，生丹州结青子，与他处者不类；根赤色，似前胡而强，芦头有赤毛如鼠尾，独窠长者好。二月、八月采根，曝干。”从以上“二月生苗，甚香。茎青紫，叶似竹叶，稍紧……根赤色，似前胡而强，芦头有赤毛如鼠尾”来看，所指为伞形科植物。书中附有5幅柴胡图，其中丹州、襄州柴胡显然为伞形科植物；寿州柴胡叶对生，花五星形，从植物特征来看并非伞形科柴胡属植物。在《绍兴本草》中也有一幅银州柴胡图，其植物形状与寿州柴胡类同，从图的形态判断，该植物具有石竹科植物的特征。由此可见，宋代时所记载的银柴胡原植物发生了变化，出现了石竹科植物。

明代《本草纲目》曰：“银州即今延安府神木县，五原城是其废迹。所产柴胡，长尺余而微白且软，不易得也。”且《本草纲目》中记载的银柴胡性状特征与现今药用石竹科银柴胡一致。《本草原始》记载：“今以银夏者为佳，根长尺余，色白而软。俗称银柴胡。”虽未提及植物形态，但根据产地、药材性状描述、功效及其附图判断，《本草原始》中记载的银柴胡明显为现今药用石竹科银柴胡。倪朱谟《本草汇言》云：“柴胡有银柴胡、北柴胡、软柴胡三种之分。银柴胡出关西诸路，色白而松，形长似鼠尾……银柴胡清热，治阴虚内热也。”缪希雍《神农本草经疏》云：“按，今柴胡，俗用柴胡有二种，一种色白黄而大者，名银柴胡，专治劳热骨蒸，色微黑而细者为北柴胡，用于发表散热。”该书将柴胡与其伪品的功效区分开，所述银柴胡与现在的药用银柴胡描述相一致。综上所述，明代时陕西榆林道、内蒙古等地是银柴胡的主要产区。

清代张志聪《本草崇原》云：“小柴胡生于银州者为胜，故又有银柴胡之名。”张璐《本经逢原》记载：“甘微寒，无毒。银州者良。今延安府、五原城所产者，长尺余，肥白而软。”又云：“银柴胡，其性味与石斛不甚相远，不独清热，兼能凉血。凡入虚劳方中，惟银州者为宜。”赵学敏《本草纲目拾遗》将银柴胡专条列出，《神农本草经疏》云：“俗用柴胡有二种，一种色白黄而大者，名银柴胡，专用治劳热骨蒸。色微黑而粗者用以解表发散。本经并无二种之说，功用亦无分别，但云银州者为最。”并引用翁有良《辨误》云：“银柴胡，产银州者佳。”同时引用金御乘云：“银州柴胡软而白，北产亦有白色者，今人以充白头翁，此种亦可谓银柴胡，盖银指色言，不指地言。犹金银花白色者曰银花是也，银柴胡原有西产北产之分，不必定以银夏者为银柴胡也，然入药以西产者胜。”《本草正义》云：“柴胡，古以银州产者为胜。”民国时期《增订伪药条辨》云：“味淡，芦头又大，不知何物伪充。按银柴胡以银州及宁夏出者为胜。”综上考证可知，清代银柴胡与现今药用正品银柴胡一致，且主要产区为陕西米脂、佳县、榆林等地，同时内蒙古、宁夏也是银柴胡产区。

1963年版《中华人民共和国药典》一部收载银柴胡，并载其主产于宁夏、内蒙古、陕西等地。《中华本草》收载银柴胡，并载其分布于东北及内蒙古、河北、陕西、甘肃、宁夏等地。

古代文献中开始只列柴胡项，并记载其产区为“银州”，但经考证确认为伞形科柴胡属红柴胡。在宋代本草文献中出现了石竹科植物，明代将银柴胡作为柴胡的伪品列出，直至清代才将银柴胡专条列出，所述产区一直是银州、五原城等地区，即现在陕西、宁夏和内蒙古交界地区。现代文献记载银柴胡分布广泛，主产于宁夏陶乐、盐池、灵武、同心、中卫，内蒙古阿巴嘎旗、鄂托克前旗、苏尼特左旗、乌审旗、鄂托克旗、临河等地区；此外，甘肃、河北、青海等省亦有分布。

5.2 产地沿革

在明代以前，由于柴胡和银柴胡混用，无法准确记载石竹科银柴胡的具体生境分布。石竹科银柴胡的生境分布最早记载于明代李时珍的《本草纲目》，被列于柴胡项下，作为柴胡的伪充品被记载，该书曰："今时有一种，根似桔梗、沙参，白色而大，市人以伪充银柴胡，殊无气味，不可不辨。"明代医家逐渐认识到银柴胡为石竹科植物，清代本草文献将银柴胡专条列出。综合历代本草文献所载可知，银柴胡产地位于古银州、夏州，即今陕西、宁夏、内蒙古交界地区。银柴胡产地沿革见表1。

表1 银柴胡产地沿革

年代	出处	产地及评价
明	《本草纲目》	银州即今延安府神木县，五原城是其废迹。所产柴胡，长尺余而微白且软，不易得也
	《本草原始》	今以银夏者为佳
清	《本草崇原》	小柴胡生于银州者为胜，故又有银柴胡之名
	《本经逢原》	甘微寒，无毒。银州者良。今延安府、五原城所产者，长尺余，肥白而软
	《本草正义》	柴胡，古以银州产者为胜
民国	《增订伪药条辨》	味淡，芦头又大，不知何物伪充，按银柴胡以银州及宁夏出者为胜
现代	《中华人民共和国药典》	主产于宁夏、内蒙古、陕西等地
	《中华本草》	分布于东北及内蒙古、河北、陕西、甘肃、宁夏等地

6 道地产区及生境特征

6.1 道地产区

以陕西米脂、佳县、榆林为核心以及与此区域接壤的内蒙古中西部（阿巴嘎旗、鄂托克前旗、苏尼特左旗、乌审旗、鄂托克旗、临河及周边地区）、宁夏东北部（陶乐、盐池、灵武、同心、平罗、红寺堡、中卫及周边地区）等地区。

6.2 生境特征

银柴胡生长在海拔1200m～1500m的荒漠、半荒漠草原地带边缘，或灌丛、天然林地、固定或半固定沙丘，零散分布，在群落中无优势。极耐干旱，在砂壤土中最易生长。伴生植物主要为沙蒿、黄花铁线莲、麻黄、甘草、酸枣、杠柳、冰草、摩松草、羊草等。土壤多为土层深厚、质地疏松、透水性好的砂壤土。年平均气温7.9℃～8.8℃，极端最高气温37.7℃，极端最低气温－30.3℃。生长期需要充足的光照，年平均无霜期153d～205d，年平均日照时数3000h左右。相对湿度＜60%，年平均降水量为178mm～254mm，年平均蒸发量为2000mm。银柴胡忌水浸。

7 质量特征

7.1 质量要求

应符合《中华人民共和国药典》一部对银柴胡的相关质量规定。

7.2 性状特征

栽培银柴胡呈类圆柱形，有的有分枝，长 15cm ~ 40cm，直径 0.6cm ~ 1.2cm。表面浅棕黄色至浅棕色，有纵皱纹，支根痕多呈点状凹陷，根头部有多数疣状突起，折断面质地较紧密，木部放射状纹理不甚明显，味微甜。

道地产区栽培银柴胡表面浅棕黄色或浅黄棕色，纵皱纹细腻明显，体重质柔，断面黄白色，略显粉性。甘肃栽培银柴胡表面浅棕色，纵皱纹相对稀疏，支根痕凹陷，多引起周边根皮出现缢缩横纹，体轻质脆，易折断，断面类白色，几无粉性，根皮易脱落。

道地产区栽培银柴胡与甘肃栽培银柴胡性状鉴别要点见表2。

表2　道地产区栽培银柴胡与甘肃栽培银柴胡性状鉴别要点

比较项目	道地产区栽培银柴胡	甘肃栽培银柴胡
根皮	浅棕黄色或浅黄棕色，纵皱纹细腻明显	浅棕色，易脱落，纵皱纹相对稀疏，支根痕凹陷，多引起周边根皮出现缢缩横纹
断面	黄白色，略显粉性	断面类白色，几无粉性
质地	体重质柔	体轻质脆，易折断

参 考 文 献

［1］雷敩. 雷公炮炙论［M］. 张骥补辑. 施仲安校注. 南京：江苏科学技术出版社，1985：34.

［2］苏颂. 本草图经（辑复本）［M］. 胡乃长，王致谱辑注. 福州：福建科学技术出版社，1988：98.

［3］李时珍. 本草纲目［M］. 北京：人民卫生出版社，1978：68.

［4］李中立. 本草原始［M］. 北京：人民卫生出版社，2007：49.

［5］倪朱谟. 本草汇言［M］. 北京：中医古籍出版社，2005：44.

［6］缪希雍. 神农本草经疏［M］. 上海：上海人民出版社，2005：367-368.

［7］张志聪. 本草崇原［M］. 北京：中国中医药出版社，1999：1107.

［8］张璐. 本经逢原［M］. 上海：上海科学技术出版社，1959：44.

［9］赵学敏. 本草纲目拾遗［M］. 北京：中国中医药出版社，1998：77.

［10］张山雷. 本草正义［M］. 太原：山西科学技术出版社，2013：211.

［11］曹炳章. 增订伪药条辨［M］. 上海：科技卫生出版社，1959：19-20.

［12］李福厚. 银柴胡栽培技术［J］. 吉林农业，2011（8）：120.

ICS 11.120.01
C 23

团 体 标 准

T/CACM 1020.62—2019

道地药材　第62部分：远志

Daodi herbs—Part 62：Yuanzhi

2019-08-13 发布　　2019-08-13 实施

中华中医药学会　发布

前　言

T/CACM 1020《道地药材》标准分为157个部分：

——第1部分：标准编制通则；

……

——第61部分：银柴胡；

——第62部分：远志；

——第63部分：秦艽；

……

——第157部分：汉射干。

本部分为T/CACM 1020的第62部分。

本部分按照GB/T 1.1—2009给出的规则起草。

本部分由道地药材国家重点实验室及国家中医药管理局道地药材生态遗传重点研究室提出。

本部分由中华中医药学会归口。

本部分起草单位：山西大学、中国中医科学院中药资源中心、北京中研百草检测认证有限公司。

本部分主要起草人：张福生、陈彤垚、王丹丹、蒲雅洁、张璇、黄璐琦、郭兰萍、秦雪梅、詹志来、郭亮。

道地药材　第 62 部分：远志

1　范围

T/CACM 1020 的本部分规定了道地药材远志的来源及形态、历史沿革、道地产区及生境特征、质量特征。

本部分适用于中华人民共和国境内道地药材远志的生产、销售、鉴定及使用。

2　规范性引用文件

下列文件对于本文件的应用是必不可少的。凡是注日期的引用文件，仅注日期的版本适用于本文件。凡是不注日期的引用文件，其最新版本（包括所有的修改单）适用于本文件。

T/CACM 1020.1—2016　道地药材　第 1 部分：标准编制通则

中华人民共和国药典一部

3　术语和定义

T/CACM 1020.1—2016 界定的以及下列术语和定义适用于本文件。

3.1

远志　yuanzhi

产于以黄河中游流域为核心地域（以山西的吕梁山脉、中条山脉及周边地区为主）的远志。

4　来源及形态

4.1　来源

本品为远志科植物远志 *Polygala tenuifolia* Willd. 的干燥根。

4.2　形态特征

多年生草本。高 15cm ~ 50cm；主根粗壮，韧皮部肉质，浅黄色。茎多数丛生，直立或倾斜，具纵棱槽，被短柔毛。单叶互生，叶柄短或近于无柄，线形至线状披针形，长 1cm ~ 3cm，宽 0.05cm ~ 0.1cm（~3cm），先端渐尖，基部楔形，全缘，反卷，无毛或极疏被微柔毛，主脉上面凹陷，背面隆起，侧脉不明显，近无柄。总状花序呈扁侧状生于小枝先端，少花，稀疏；苞片 3，披针形，长约 0.1cm，先端渐尖，早落；萼片 5，宿存，无毛，外面 3 枚线状披针形，急尖，里面 2 枚花瓣状，倒卵形或长圆形，先端圆形，具短尖头，沿中脉绿色，周围膜质，带紫堇色，基部具爪；花瓣 3，紫色，侧瓣斜长圆形，基部与龙骨瓣合生，基部内侧具柔毛，龙骨瓣较侧瓣长，具流苏状附属物；雄蕊 8，花丝 3/4 以下合生成鞘，具缘毛，3/4 以上两侧各 3 枚合生，花药无柄，中间 2 枚分离，花丝丝状，具狭翅，花药长卵形；子房扁圆形，先端微缺，花柱弯曲，先端呈喇叭形，柱头内藏。蒴果圆形，先端微凹，具狭翅，无缘毛。种子卵形，黑色，密被白色柔毛，具发达、2 裂下延的种阜。花果期 5 月 ~9 月。

5 历史沿革

5.1 品种沿革

远志始载于《神农本草经》，被列为上品，主要记载了远志的性味、功效以及生长环境，而对远志的形态只进行了简单的描述："今远志也，似麻黄，赤华，叶锐而黄。"

南北朝时期《本草经集注》记载："小草状似麻黄而青。"与《中国植物志》中对远志 *Polygala tenuifolia* Willd. 的根、叶描述相近。

唐代《新修本草》中对远志的性状描述与《本草经集注》相同。

宋代《开宝本草》记载："远志茎叶似大青而小。"与《中国植物志》对瓜子金 *Polygala japonica* Houtt. 叶片大小的描述相近。《本草图经》记载："根黄色，形如蒿根；苗名小草，似麻黄而青，又如荜豆。叶亦有似大青而小者；三月，开花白色；根长及一尺……泗州出者花红，根、叶俱大于它处；商州者根又黑色。"泗州为今河南南阳唐河，商州为陕西商洛。其记载的远志基原主要有远志 *Polygala tenuifolia* Willd.、瓜子金 *Polygala japonica* Houtt.、华南远志 *Polygala glomerata* Lour.、西南远志 *Polygala crotalarioides* Buch. – Ham. ex DC.。其中记载的解州（今山西运城）远志为远志 *Polygala tenuifolia* Willd.。

明代《救荒本草》记载："叶似石竹子，叶又极细，开小紫花，亦有开红白花者，根黄色，形如蒿，根长及一尺许，亦有根黑色者。"经推测其记载的远志基原主要有远志 *Polygala tenuifolia* Willd.、华南远志 *Polygala glomerata* Lour.、西南远志 *Polygala crotalarioides* Buch. – Ham. ex DC.。《本草纲目》记载："时珍曰：远志有大叶、小叶二种，陶弘景所说者小叶也，马志所说者大叶也，大叶者花红。"经推测，《本草纲目》中所记载远志药用基原应为远志 *Polygala tenuifolia* Willd.、华南远志 *Polygala glomerata* Lour. 或新疆远志 *Polygala hybrida* DC.。《本草乘雅半偈》记载："有大叶、小叶二种。俱三月开花，四月采根。大叶者叶大，花红，根亦肥大；小者叶小，花白，苗似麻黄而青。叶似大青而小，根形如蒿而黄色。"推测其所记载的远志药用基原为瓜子金 *Polygala japonica* Houtt.、华南远志 *Polygala glomerata* Lour.。

清代《本草崇原》记载："三月开红花，四月采根晒干。"推测其记载的药用基原可能为华南远志 *Polygala glomerata* Lour.。清代《植物名实图考》记载："今太原产者，与《救荒本草》图同，原图解州远志，不应与太原产迥异。"推测太原、运城出产的远志均为远志科植物远志 *Polygala tenuifolia* Willd.。

《药材资料汇编》记载："茎高七八寸，线形如麻黄草，叶细长，头尖锐，互生，夏、秋开紫蓝色或绿白色蝶形花，花数稀少。"《常用中药材品种整理和质量研究》共记载了13种远志属植物，云："其植物来源主要是细叶远志 *Polygala linarifolia* Wild.，少数为宽叶远志 *Polygala sibirica* L. 和瓜子金 *Polygala japonica* Houtt.。"此处宽叶远志即卵叶远志，因其叶形卵圆，故称卵叶远志更为准确。

根据对古代以及近现代书籍的调研，发现历年来供药用的远志主要有远志科植物远志 *Polygala tenuifolia* Willd.、卵叶远志 *Polygala sibirica* L.、瓜子金 *Polygala japonica* Houtt.、华南远志 *Polygala glomerata* Lour.、西南远志 *Polygala crotalarioides* Buch.-Ham. ex DC. 等。但从1977年版《中华人民共和国药典》开始，规定供药用的远志为远志科植物远志 *Polygala tenuifolia* Willd. 或卵叶远志 *Polygala sibirica* L. 的干燥根。而卵叶远志野生资源蕴藏量较少，且传统用药部位（韧皮部）较远志薄，目前商品远志的基原以远志科植物远志 *Polygala tenuifolia* Willd. 为主。

5.2 产地沿革

远志在我国分布广泛，有关远志产地的记载最早见于《名医别录》，云："生太山及宛朐。"太山为今山东泰山，宛朐为今山东菏泽西南部。

南北朝时期《本草经集注》在《名医别录》的基础上增加“宛朐县属兖州济阴郡，今犹从彭城北兰陵来”。兖州为今山东济宁；兰陵为今山东临沂。

宋代《本草图经》记载：“今河（今河南）、陕（今河南陕县）、京西（京为今河南开封，京西为今河南洛阳以西、黄河以南全境）州郡亦有之。”可见《本草图经》中新增产地河南开封和山西运城，开封和运城地处黄河沿岸。该书认为夷门（今河南开封）出产的远志最佳。

明代《救荒本草》记载：“河、陕、商洛、齐（今山东济南）、泗州亦有……今密县梁家衡山谷间多有之。”《本草纲目》对远志产地的记载同《名医别录》《本草图经》。《本草纲目》中的引文与《本草图经》中“今河、陕、京西州郡亦有之”稍有出入且无注解，推测为作者笔误所致。《本草乘雅半偈》记载：“今此药犹从彭城北兰陵来。今河、陕、京西州郡亦有之。”

清代《本草从新》记载山西为远志的道地产区，云：“山西白皮者佳（山东黑皮者次之）。”

民国时期《药物出产辨》记载远志的产地有“山西曲沃县（位于今临汾）、河南禹州（位于今河南许昌）”。

《药材资料汇编》记载远志的主产区为“山西中条山汾河流域，陕北高原地带，在山西省有曲沃、绛县、闻喜、侯马、夏县、平陆、芮城、稷山、太古、运城……内以闻喜、洪赵、万荣为主产地”。并记录“按历史经验，山西所产远志，无论质量与数量都居首位”。同时记录“在陕西省有华阴、郃阳、澄城、韩城、蒲城、宜川、潼关、朝邑、三原、高陵，而以郃阳、澄城为主产地。河北省有沙河、元氏、阜平、定兴、昌平、迁安等地。河南省有卢氏（位于今河南三门峡）、荥阳（位于今河南郑州）、南召（位于今河南南阳）等地。其他内蒙古之乌拉山、大青山，甘肃之东南部及四川、辽宁、山东、江苏等省均有少数出产”。《常用中药材品种整理和质量研究》记载：“我国远志属植物多分布于南方，特别是西南比较丰富，但商品远志的产地均集中在北方，以山西、陕西两地产量最大，传统也认为这两地产的质量最好；东北、华北、河南以及山东、甘肃、安徽等省的部分地区也有一定的产量，其植物来源主要是细叶远志 *Polygala linarifolia* Wild.，少数为宽叶远志 *Polygala sibirica* L. 和瓜子金 *Polygala japonica* Houtt.。”

经过对历代本草文献对于远志 *Polygala tenuifolia* Wild. 主产地记载的整理，发现远志产区主要沿黄河流域分布、迁移，从最早有记录的产地山东菏泽、泰山等地，到宋代、明代增加了河南开封、南阳、洛阳及山西运城等产地，清代与现代本草文献则多以山西、陕西作为远志的道地产区，而其中又以山西所产者量大质优，为道地产区首选。20 世纪 80 年代，山西运城地区的药农完成野生远志的引种驯化，形成了独特、成熟的采收、加工、贮藏方式，并使运城成为重要的远志交易集散地，因此现将远志的道地产区定为以黄河中游流域为核心地域，以山西的吕梁山脉、中条山脉及周边地区为主。远志产地沿革见表 1。

表 1 远志产地沿革

年代	出处	产地及评价
秦汉	《神农本草经》	生川谷
南北朝	《名医别录》	生太山（今山东泰山）及宛朐（今山东菏泽西南部）
	《本草经集注》	生太山及宛朐川谷。宛朐县属兖州（今山东济宁）济阴郡，今犹从彭城北兰陵（今山东临沂）来
唐	《新修本草》	生太山及宛朐川谷
宋	《本草图经》	今河（今河南）、陕（今河南陕县）、京西（京为今河南开封，京西为今河南洛阳以西、黄河以南全境）州郡亦有之

表1（续）

年代	出处	产地及评价
明	《救荒本草》	河、陕、商洛、齐（今山东济南）、泗州亦有……今密县梁家衡山谷间多有之
	《本草品汇精要》	《图经》曰：泰山（今山东泰山）及宛朐（今山东菏泽西南部）川谷、泗州（河南南阳唐河）、商州（陕西商洛辖区的建制）、今河（今河南）、陕（河南陕县）、京（开封）西州郡亦有之。夷门（河南开封）者为佳
	《本草纲目》	《别录》曰：远志生太山（今山东泰山）及宛朐（今山东菏泽西南部）川谷。 弘景曰：宛朐属兖州（山东济宁）济阴郡，今此药犹从彭城北兰陵（为今山东临沂）来 颂曰：今河（今河南）、陕（河南陕县）、洛（河南洛阳）西州郡亦有之
清	《本草从新》	山西白皮者佳（山东黑皮者次之）
	《植物名实图考》	《图经》载数种，所谓似大青而小，三月开花白色者，不知何处所产。今太原产者，与《救荒本草》图同，原图解州（山西运城盐湖区）远志，不应与太原产迥异
民国	《药物出产辨》	山西曲沃县（位于今临汾）、河南禹州（位于今河南许昌）
现代	《药材资料汇编》	山西中条山汾河流域，陕北高原地带，在山西省有曲沃（位于今山西临汾）、绛县、闻喜、侯马、夏县、平陆、芮城、稷山（绛县、闻喜等地均位于山西运城）、太古（位于今山西晋中），运城……内以闻喜、洪赵、万荣为主产地 按历史经验，山西所产远志，无论质量与数量都居首位 在陕西省有华阴、郃阳、澄城、韩城、蒲城（华阴、郃阳等地位于今陕西渭南）、宜川（位于今陕西延安）、潼关、朝邑（潼关、朝邑位于今陕西渭南）、三原（位于今陕西咸阳）、高陵（位于今陕西西安），而以郃阳、澄城为主产地。河北省有沙河（位于今河北邢台）、元氏（位于今河北石家庄）、阜平、定兴（阜平、定兴位于今河北保定）、昌平（位于今北京）、迁安（位于今河北唐山）等地。河南省有卢氏（位于今河南三门峡）、荥阳（位于今河南郑州）、南召（位于今河南南阳）等地。其他内蒙古之乌拉山、大青山，甘肃之东南部及四川、辽宁、山东、江苏等省均有少数出产
	《常用中药材品种整理和质量研究》	但商品远志的产地均集中在北方，以山西、陕西两地产量最大，传统也认为这两地产的质量最好；东北、华北、河南以及山东、甘肃、安徽等省的部分地区也有一定的产量
	《中华本草》	分布于东北、华北、西北及山东、江苏、安徽和江西等地。主产于东北、华北、西北以及河南、山东、安徽部分地区，以山西、陕西产量最大。销全国，并出口

6 道地产区及生境特征

6.1 道地产区

以黄河中游流域为核心地域（以山西的吕梁山脉、中条山脉及周边地区为主）。

6.2 生境特征

远志主要分布在我国北部地区，主产区位于我国西北和东北等地区，生长在草原、山坡草地、灌丛以及杂木林下，具有喜凉爽、忌高温和耐干旱的习性。远志生态因子的最适范围：年平均气温5℃～14.1℃，年平均降水量350mm～700mm，土壤类型为中性砂壤土和黏壤土。

7 质量特征

7.1 质量要求

应符合《中华人民共和国药典》一部对远志的相关质量规定。

7.2 性状特征

远志表面灰黄色至灰棕色，有较密并深陷的横皱纹、纵皱纹及裂纹，老根的横皱纹较密更深陷，略呈结节状。质硬而脆，易折断，断面皮部棕黄色，木部黄白色，皮部易与木部剥离。气微，味苦、微辛，嚼之有刺喉感。道地产区与非道地产区的远志栽培品在外观性状方面无较明显的区别。部分远志野生品由于生长年限较长，导致其主根及侧根的直径比远志栽培品的主根直径略粗，且也较弯曲；其余外观性状无明显差异。

参 考 文 献

[1] 尚志钧. 神农本草经校注 [M]. 北京：学苑出版社，2008：41.

[2] 陶弘景. 本草经集注 [M]. 北京：人民卫生出版社，2010：201.

[3] 中国科学院中国植物志编辑委员会. 中国植物志：第四十三卷 [M]. 北京：科学出版社，2013：181.

[4] 苏敬等. 新修本草 [M]. 尚志钧辑校. 合肥：安徽科学技术出版社，1962：156.

[5] 卢多逊，李昉等. 开宝本草（辑复本）[M]. 尚志钧辑校. 合肥：安徽科学技术出版社，1998：151.

[6] 苏颂. 本草图经 [M]. 尚志钧辑校. 合肥：安徽科学技术出版社，1994：81.

[7] 蒲雅洁，王丹丹，张福生，等. 远志的本草考证 [J]. 中草药，2017，48（1）：211－218.

[8] 纪昀. 钦定四库全书·子部·救荒本草 [M]. 北京：中华书局，1997：46－47.

[9] 刘文泰. 本草品汇精要 [M]. 北京：中国中医药出版社，2013：252.

[10] 李时珍. 本草纲目（校点本）[M]. 北京：人民卫生出版社，2007：748－750.

[11] 卢之颐. 本草乘雅半偈 [M]. 张永鹏校注. 北京：中国医药科技出版社，2014：100.

[12] 张志聪. 本草崇原 [M]. 北京：中国中医药出版社，2008：1107.

[13] 吴其濬. 植物名实图考 [M]. 北京：中华书局，1963：154－155.

[14] 中国药学会上海分会，上海市药材公司. 药材资料汇编：上集 [M]. 上海：科技卫生出版社，1959：21－22.

[15] 徐国钧，徐珞珊. 常用中药材品种整理和质量研究：南方协作组：第一册 [M]. 福州：福建科学技术出版社，1992：328.

[16] 陶弘景. 名医别录（辑校本）[M]. 尚志钧辑校. 北京：人民卫生出版社，1986：24－25.

[17] 吴仪洛. 本草从新 [M]. 北京：中国中医药出版社，2013：18.

[18] 中国文化研究会. 中国本草全书 [M]. 北京：华夏出版社，1999：493.

[19] 国家中医药管理局《中华本草》编委会. 中华本草：第5册 [M]. 上海：上海科学技术出版社，1998：62.

[20] 庞冰，郝建平，董永军，等. 山西野生远志资源及其生长环境研究 [J]. 山西农业科学，2018，46（10）：1695－1698.

ICS 11.120.01
C 23

团　体　标　准

T/CACM 1020.63—2019

道地药材　第63部分：秦艽

Daodi herbs—Part 63: Qinjiao

2019-08-13 发布　　2019-08-13 实施

中华中医药学会　发布

前 言

T/CACM 1020《道地药材》标准分为157个部分：

——第1部分：标准编制通则；

……

——第62部分：远志；

——第63部分：秦艽；

——第64部分：连翘；

……

——第157部分：汉射干。

本部分为T/CACM 1020的第63部分。

本部分按照GB/T 1.1—2009给出的规则起草。

本部分由道地药材国家重点实验室及国家中医药管理局道地药材生态遗传重点研究室提出。

本部分由中华中医药学会归口。

本部分起草单位：中国中医科学院中药资源中心、甘肃中医药大学、北京中研百草检测认证有限公司。

本部分主要起草人：晋玲、黄璐琦、郭兰萍、詹志来、金艳、杨燕梅、卢有媛、黄得栋、郭亮。

道地药材　第63部分：秦艽

1　范围

T/CACM 1020 的本部分规定了道地药材秦艽的来源及形态、历史沿革、道地产区及生境特征、质量特征。

本部分适用于中华人民共和国境内道地药材秦艽的生产、销售、鉴定及使用。

2　规范性引用文件

下列文件对于本文件的应用是必不可少的。凡是注日期的引用文件，仅注日期的版本适用于本文件。凡是不注日期的引用文件，其最新版本（包括所有的修改单）适用于本文件。

T/CACM 1020.1—2016　道地药材　第1部分：标准编制通则

中华人民共和国药典一部

3　术语和定义

T/CACM 1020.1—2016 界定的以及下列术语和定义适用于本文件。

3.1

秦艽　qinjiao

产于陕西宝鸡（陇县、岐山、凤翔）和汉中（宁强）及甘肃天水（秦州）、平凉（泾川），以秦岭西段南北坡为中心及其周边地区所产的秦艽。

4　来源及形态

4.1　来源

本品为龙胆科植物秦艽 *Gentiana macrophylla* Pall. 的干燥根。

4.2　形态特征

多年生草本。高20cm～60cm，基部包被枯存的纤维状叶鞘。茎丛生，四棱形，直立或斜升，基生叶莲座状，披针形或矩圆状披针形，茎生叶对生，稍小，基部连合，椭圆状披针形或狭椭圆形。聚伞花序，簇生茎端呈头状或生于上部叶腋呈轮状；花两性，辐射对称，无花梗；花萼筒状，膜质，黄绿色或有时带紫色，一侧裂开呈佛焰苞状，花冠筒部黄绿色，冠檐蓝色或蓝紫色，壶形，先端5裂，裂片卵形或椭圆形，褶整齐，三角形；雄蕊5，着生于花冠筒中下部。蒴果内藏或先端外露，卵状椭圆形，种子小，多数，红褐色，有光泽，矩圆形，花期6月～8月，果期8月～10月。

5 历史沿革

5.1 品种沿革

秦艽作为常用中药，在我国具有悠久的药用历史，历代本草文献皆有收载。其中对于秦艽植物特征的描述最早见于宋代的《本草图经》，该书记载："秦艽，生飞乌山谷，今河陕州军多有之，根土黄色而相交纠，长一尺以来，粗细不等，枝杆高五六寸，叶婆娑连茎梗，俱青色，如莴苣叶，六月开花，紫色，似葛花，当月结子，每于春秋采根阴干。"并附秦州秦艽、石州秦艽、齐州秦艽及宁化军秦艽植物图四幅，观书中所绘秦州秦艽及石州秦艽的图，基部被枯存的纤维状叶鞘包裹，支根多条，扭结或黏结成圆柱形的根。基生叶莲座状，茎生叶椭圆状披针形或狭椭圆形，先端钝或急尖，边缘平滑，叶脉明显，均比较符合龙胆科龙胆属秦艽 *Gentiana macrophylla* Pall. 的特征。秦艽通常为蓝紫色花，而豆科植物葛的花为红紫色，花形虽不同，但均具有花冠筒，故有"似葛花"之比喻。但其所绘齐州秦艽茎直立，叶柄长，叶为二回三出复叶，花瓣长圆形，先端渐尖，似为毛茛科植物；宁化军秦艽茎直立，单叶对生，近无柄，椭圆状披针形，伞形花序，花瓣五，类圆形。此二者均无明显的龙胆科植物特征，疑为误用品，查后世本草均无齐州秦艽及宁化军秦艽记载，恐亦发现品种有误而剔除。

此后明代卢之颐《本草乘雅半偈》、清代吴其濬《植物名实图考》中关于秦艽的植物特征描述均引自《本草图经》一文。由此可以判断，秦艽药用自古均为龙胆科龙胆属秦艽 *Gentiana macrophylla* Pall.

5.2 产地沿革

秦艽入药始载于《神农本草经》，被列为中品，该书记载："生山谷。"

南北朝时期《本草经集注》曰："生飞乌山谷，二月、八月采根，暴干。"

唐代《新修本草》谓："今出泾州（今甘肃泾川）、鄜州（今陕西富县）、岐州（今陕西凤翔）者良。"

明代《本草品汇精要》明确记述："泾州、鄜州、岐州者良。"此后李时珍《本草纲目》曰："秦艽但以左纹者为良。"这与秦艽别名"左秦艽""左拧根"吻合。

《陕西通志·物产篇四十三》记载秦艽"出陇州和凤翔"。经考察这些古代地名，飞乌山、甘松、蚕陵均在今四川境内；泾州在今甘肃靠近长武的泾川一带；龙洞、岐州、陇州、鄜州、秦中等均在今陕西。龙洞应是陕西南部的宁强，与四川以秦岭相隔。岐州大约在今关中的岐山及凤翔一带。陇州即今陕西陇县，鄜州即今陕北的富县。秦中可能指陕北的神木，也可能指陕西。由此可见，陕西、甘肃及四川等省区都出产秦艽，但自古以来陕西、甘肃所产秦艽为佳品。

《中华本草》记载，秦艽主产于陕西、甘肃两省，以甘肃产量最大，质量最好。这些古今记述说明植物种性的稳定延续性和种群的生态适应性等特性，亦肯定了陕西及甘肃两省作为中药秦艽道地产区的历史地位。

综上所述，植物秦艽 *Gentiana macrophylla* Pall. 的根作为秦艽药用已有2000多年历史。从历代有代表性的本草著作所收载的秦艽形态特征及产区分析，其原植物应是龙胆科龙胆属秦艽 *Gentiana macrophylla* Pall.，且以地处黄土高原腹地的陕西、甘肃两省为道地产区。秦艽产地沿革见表1。

表1 秦艽产地沿革

年代	出处	产地及评价
南北朝	《本草经集注》	生飞乌山谷
唐	《新修本草》	今出泾州（今甘肃泾川）、鄜州（今陕西富县）、岐州（今陕西凤翔）者良

表1（续）

年代	出处	产地及评价
宋	《本草图经》	秦艽，生飞乌山谷，今河陕州军多有之
明	《本草纲目》	秦艽出秦中（陕西境内）
	《陕西通志》	出陇州和凤翔
现代	《中华本草》	主产于陕西、甘肃两省，以甘肃产量最大，质量最好

6 道地产区及生境特征

6.1 道地产区

陕西宝鸡（陇县、岐山、凤翔）和汉中（宁强）及甘肃天水（秦州）、平凉（泾川），以秦岭西段南北坡为中心以及其周边地区。

6.2 生境特征

秦艽喜冬季严寒、夏季凉爽湿润、雨量较多、日照充足的寒温带和温带气候，多生长在亚高山或高山草甸、山地草场、山地林草场，以及亚高山灌丛草场、亚高山或高山灌丛和林缘的阳坡。土壤以草甸土、荒漠土及砂壤土多见；野生资源多生长于河滩、路旁、水沟边、山坡草地、草甸林下及林缘。

7 质量特征

7.1 质量要求

应符合《中华人民共和国药典》一部对秦艽的相关质量规定。

7.2 性状特征

根略呈圆锥形，上粗下细，扭曲不直。长10cm～30cm，直径1cm～3cm。根头部数个根茎合生而膨大，茎基上带有叶鞘纤维。表面黄棕色或灰黄色，有纵向或扭曲的纵沟纹。质硬脆，易折断，断面柔润，皮部棕黄色，木部黄色。气特异，味苦、微涩。不同种秦艽性状鉴别要点见表2。

表2 不同种秦艽性状鉴别要点

比较项目	秦艽	麻花秦艽	粗茎秦艽	小秦艽
基原	*Gentiana macrophylla* Pall.	*Gentiana straminea* Maxim.	*Gentiana crassicaulis* Duthie ex Burk.	*Gentiana dahurica* Fisch.
产地	甘肃、陕西	甘肃、青海、四川	云南、四川、甘肃、青海	河北、内蒙古、陕西
根	类圆锥形，上粗下细	粗大，成麻花状或发辫状	类圆柱形，粗大，多不分支	根细，呈牛尾状
质地	坚韧	松脆	坚实	轻脆
长度	7cm～30cm	8cm～18cm	12cm～20cm	8cm～20cm
直径	1cm～3cm	1cm～3cm	1cm～3.5cm	0.2cm～0.9cm

参 考 文 献

[1] 苏颂．本草图经 [M]．尚志钧辑校．合肥：安徽科学技术出版社，1994：152－153.

[2] 权宜淑．中药秦艽的本草学研究 [J]．西北药学杂志，1997 (3)：113－114.

[3] 马潇，罗宗煜，翟进斌，等．秦艽本草溯源 [J]．中医药学报，2009，37 (5)：70－71.

[4] 卢之颐．本草乘雅半偈（校点本）[M]．冷方南，王齐南校点．北京：人民卫生出版社，1986：277.

[5] 吴其濬．植物名实图考 [M]．北京：中华书局，1963：359.

[6] 尚志钧．神农本草经校注 [M]．北京：学苑出版社，2008：110.

[7] 陶弘景．本草经集注（辑校本）[M]．尚志钧，尚元胜辑校．北京：人民卫生出版社，1994：262.

[8] 苏敬等．新修本草（辑复本）[M]．尚志钧辑校．合肥：安徽科学技术出版社，1981：204.

[9] 曹晖．本草品汇精要（校注研究本）[M]．北京：华夏出版社，2004：305.

[10] 李时珍．本草纲目（校点本）[M]．北京：人民卫生出版社，1987：78.

[11] 赵廷瑞，马理，吕柟．陕西通志（中药篇）：卷四十三 [M]．西安：三秦出版社，2006：1542.

[12] 国家中医药管理局《中华本草》编委会．中华本草：第6册 [M]．上海：上海科学技术出版社，1999：231－233.

ICS 11.120.01
C 23

团　　　体　　　标　　　准

T/CACM 1020.64—2019

道地药材　第 64 部分：连翘

Daodi herbs—Part 64：Lianqiao

2019-08-13 发布　　　2019-08-13 实施

中华中医药学会　发布

前　言

T/CACM 1020《道地药材》标准分为 157 个部分：

——第 1 部分：标准编制通则；

……

——第 63 部分：秦艽；

——第 64 部分：连翘；

——第 65 部分：秦皮；

……

——第 157 部分：汉射干。

本部分为 T/CACM 1020 的第 64 部分。

本部分按照 GB/T 1.1—2009 给出的规则起草。

本部分由道地药材国家重点实验室及国家中医药管理局道地药材生态遗传重点研究室提出。

本部分由中华中医药学会归口。

本部分起草单位：山西大学、山西振东道地药材开发有限公司、中国中医科学院中药资源中心、华润三九医药股份有限公司、北京中研百草检测认证有限公司。

本部分主要起草人：李石飞、张立伟、雷振宏、黄璐琦、郭兰萍、詹志来、谭沛、张辉、郭亮。

道地药材　第64部分：连翘

1　范围

T/CACM 1020 的本部分规定了道地药材连翘的来源及形态、历史沿革、道地产区及生境特征、质量特征。

本部分适用于中华人民共和国境内道地药材连翘的生产、销售、鉴定及使用。

2　规范性引用文件

下列文件对于本文件的应用是必不可少的。凡是注日期的引用文件，仅注日期的版本适用于本文件。凡是不注日期的引用文件，其最新版本（包括所有的修改单）适用于本文件。

T/CACM 1020.1—2016　道地药材　第1部分：标准编制通则

中华人民共和国药典一部

3　术语和定义

T/CACM 1020.1—2016 界定的以及下列术语和定义适用于本文件。

3.1

连翘　lianqiao

产于太行山脉、太岳山脉和中条山脉环绕的山西东南部，以及与此区域相临近的伏牛山等周边地区的连翘。

4　来源及形态

4.1　来源

本品为木犀科植物连翘 *Forsythia suspensa*（Thunb.）Vahl 的干燥果实。秋季果实初熟尚带绿色时采收，除去杂质，蒸熟，晒干，习称“青翘”；果实熟透时采收，晒干，除去杂质，习称“老翘”。

4.2　形态特征

落叶灌木，高2m～3m。枝条细长开展或下垂，小枝浅棕色，稍四棱，节间中空无髓。单叶对生，具柄；叶片完整或3全裂，卵形至长圆卵形，长6cm～10cm，宽1.5cm～2.5cm，先端尖，基部宽楔形或圆形，边缘有不整齐锯齿。春季先于叶开花，花通常单生或2至数朵着生于叶腋；花萼绿色，4深裂，裂片长椭圆形，长约0.5cm，边缘有缘毛；花冠黄色，具4长椭圆形裂片，基部联合成筒，裂瓣长约1.5cm，最宽处约0.8cm，花冠管内有橘红色条纹；雌蕊2，着生于花冠的基部，花丝极短；花柱细长，柱头2裂。蒴果木质，有明显皮孔，卵圆形，先端尖，长约2cm，成熟2裂。种子多数，有翅。花期3月～4月，果期7月～9月。

5　历史沿革

5.1　品种沿革

连翘始载于《神农本草经》，被列为下品，谓连翘别名为“一名异翘，一名兰华，一名折根，一名轵，一名三廉”。《名医别录》云：“生太山，八月采，阴干。”《本草经集注》云：“处处有，今用茎连花实也。”这3部古籍文献记载了当时连翘药用部位为地上部分，采收期为8月。

唐代《新修本草》称“此物有两种，大翘、小翘。大翘叶狭长如水苏，花黄可爱，生下湿地，著子似椿实之未开者，作房翘出众草；其小翘生岗原之上，叶花实皆似大翘而小细，山南人并用之。今京下惟用大翘子，不用茎花也”。说明在唐代就开始出现“大翘”和“小翘”了，且此时连翘的入药部位多为地上部分，但是在长安地区开始出现果实入药。

五代时期《日华子本草》对连翘也有形态描述，云：“所在有，独茎，梢开三四黄花，结子内有房瓣子，五月、六月采。”再次说明连翘开黄花，果实内有瓣。

在唐之前连翘的药用部位是多样的，果实、茎叶、茎花以及根均可入药。而到唐代以后主要以果实入药，并描述连翘有大、小翘两者，以“大翘”为主。从《新修本草》《日华子本草》中连翘的描述来看，“大翘”形态特征基本清楚：茎单一常不分枝，叶狭长似水苏叶，茎顶具花3朵~4朵，花瓣黄色，果实似椿树果实，果内有室瓣。这些特征均符合现今金丝桃属湖南连翘 *Hypericum ascyron* L.。而“小翘”的描述又与“大翘”极其相似，“叶、花、实皆似大翘而细”。

宋代苏颂《本草图经》中对连翘的记载与《新修本草》相似：“有大翘、小翘二种：生下湿地或山岗上；叶青黄而狭长，如榆叶、水苏辈；茎赤色，高三四尺许；花黄可爱；秋结实似莲作房，翘出众草，以此得名；根黄如蒿根。八月采房，阴干。其小翘生岗原之上；叶、花、实皆似大翘而细。南方生者，叶狭而小，茎短，才高一二尺，花亦黄，实房黄黑，内含黑子如粟粒，亦名旱连草。”不仅在“大翘”上两者相秉承，对“小翘”也有了详细描述，这些“小翘”特征与现今的贯叶连翘 *Hypericum perforatum* L. 和赶山鞭 *Hypericum attenuatum* Choisy 相似。可见宋以前，连翘实则为金丝桃科金丝桃属湖南连翘或近源植物等。但苏颂在《本草图经》中又增加了木犀科连翘属的连翘 *Forsythia suspensa* (Thunb.) Vahl。《本草图经》记载：“今南中医家说云：连翘盖有两种，一种似椿实之未开者，壳小坚而外完，无跗萼，剖之则中解，气甚芬馥，其实才干，振之皆落，不着茎也；一种乃如菡萏，壳柔，外有跗萼抱之，无解脉，亦无香气，干之虽久，著茎不脱，此甚相异也。”前者的特征正符合木犀科连翘的特征：果实似椿实，但壳小而坚硬，无宿存花萼，剖开后气甚香，果实干后即脱落。《本草图经》继续描述：“今如菡萏者，江南下泽间极多。如椿实者，乃自蜀中来，用之亦胜江南者。”如椿实者为木犀科连翘，如菡萏者为湖南连翘，从此处描述可见湖南连翘以江南为多，木犀科连翘最开始来自蜀中。在《本草图经》中所附的5幅连翘图中，“泽州连翘”与现今木犀科连翘相一致，“河中府连翘”与“泽州连翘”较相似，“鼎州连翘”与湖南连翘相一致，“兖州连翘”和“岳州连翘”均无从考，与木犀科连翘和湖南连翘均不相似。此外，《本草图经》还对连翘的生境和产地进行了描述：“生泰山山谷，今近京及河中、江宁府、泽、润、淄、兖、鼎、岳、利诸州、南康军皆有之。”据《辞书》记载，汴京即今之河南境地；河中在今山西西南部；泽州在今山西东南部；江宁府、润州均为今江苏境地；淄州、兖州为今山东境地；鼎州、岳州在今湖南境地；利州即今四川境地；南康则为今江西。显然，现今的木犀科连翘和湖南连翘也主产于这些地区。此后，历代本草文献对连翘的描述均较一致。

宋代寇宗奭《本草衍义》对连翘进行了确切描述：“连翘亦不至翘出众草，下湿地亦无，太山山谷间甚多。今止用其子，折之，其间片片相比如翘。”此时的连翘已不是之前的翘出草了，也不是生于湿地间。

明代《救荒本草》对连翘描述更直观：“叶如榆叶大，面光，色青黄，边微细，锯齿，又似金银花叶微尖；梢开花黄色可爱，结房状似山栀子蒴，微扁而无棱瓣，蒴中有子如雀舌样，极小，其子折之间片片相比如翘，以此得名。”明确说明连翘名字的意思。陈嘉谟《本草蒙筌》谓连翘“花细瓣深黄，实作房黄黑，因中片片相比，状如翘应故名”，并附兖州连翘图，从其描述可见与木犀科连翘相符，且其中兖州连翘图是在《本草图经》中的图修改而来，有三小叶，亦有单叶特征。李时珍《本草纲目》记载：“连翘状似人心，两片合成，其中有仁甚香，乃少阴心经、厥阴包络气分主药也。”说明连翘是果实入药。李中立在《本草原始》中记载：“连翘树高数尺及丈，今移木部。”一改前人对连翘的药物分类，从草部移入木部，发生了本质变化。刘文泰在《本草品汇精要》中指出了连翘的道地形色：“【地】〔图经曰〕生泰山山谷及河中江宁府、润、淄、兖、鼎、岳利州南康军皆有之。〔道地〕泽州。【时】〔生〕春生苗。〔采〕八月取子壳。【收】阴干。【用】子壳。【色】黄褐。【味】苦。【性】平微寒。”认为产自“泽州”的连翘为“道地”。

清代汪昂《本草备要》谓连翘“形似心，实似莲房有瓣”。说明连翘是果实入药。黄宫绣在《本草求真》中认为连翘“实为泻心要剂”，并注曰：“连翘形像似心，但有开瓣”。说明连翘是果实入药。吴其濬《植物名实图考》所绘连翘与今之连翘相吻合。

民国时期张山雷《本草正义》描述连翘：“形圆而尖，中空有房，状似心藏。近人有专用连翘心者，即其房中之实也。”连翘心开始入药。陈存仁编著的《中国药学大辞典》指出了连翘的基原为木犀科植物连翘的果实，并标示出其植物拉丁名为 *Forsythia suspensa*（Thunb.）Vahl。

综上所述，宋代以前连翘品种较混乱，宋代以后均以木犀科植物连翘 *Forsythia suspensa*（Thunb.）Vahl 的果实为连翘，具有清热解毒、消肿散结、疏散风热之功效。历版《中华人民共和国药典》均以木犀科连翘的果实为连翘正品的唯一来源。由于品种和入药部位的变化，导致连翘产地出现变化，由《本草经集注》云“处处有”到《本草图经》中的“下湿地亦无，太山山谷间甚多”，再到开始记载木犀科连翘的“泽州连翘”和“河中府连翘”，连翘主要产于山谷之间。直至明代刘文泰在《本草品汇精要》中认为“产自泽州”的连翘为“道地”。近百年来，药材学方面的文献无不以山西太行山区域为连翘的道地产区和主产地，例如《药物出产辨》记载：“连翘，产河南恒庆府、湖北紫荆关郧阳府，山东、山西等地均有出产。”《中药材手册》记载：“主产于山西晋东山区阳城、沁源，河南伏牛山区辉县、嵩县，陕西黄龙山区宜川、黄龙等地。”《药材资料汇编》记载：“山西东南部太行山区长治、平顺、壶关、高平、陵川、晋城、河南辉县、济源、林县，伏牛山区南召、栾川、卢氏。”同时，还特别指出“以山西武乡、阳城、安泽所产为最多”。目前连翘主产于太行山脉、太岳山脉和中条山脉环绕的山西东南部，以及与此区域相临近的伏牛山等周边地区，其中山西是连翘的主产区，资源量最大，其品质得到了广泛认可。

5.2 产地沿革

宋代以后，连翘主要以木犀科连翘果实作为主流连翘品种沿用，直至被认定为连翘唯一的法定品种来源。自宋代出现木犀科连翘至今，中药连翘主要以野生来源为主，主要分布于太行山脉、太岳山脉和中条山脉环绕的山西东南部，以及与此区域相临近的伏牛山等周边地区。连翘产地沿革见表1。

表1 连翘产地沿革

年代	出处	产地及评价
唐	《新修本草》	此物有两种，大翘，小翘。大翘叶狭长如水苏，花黄可爱，生下湿地，著子似椿实未开者，作房翘出众草
宋	《本草图经》	生泰山山谷，今近京及河中、江宁府、泽、润、淄、兖、鼎、岳、利诸州、南康军皆有之
	《本草衍义》	亦不至翘出众草，下湿地亦无，太山山谷间甚多。今止用其子，折之，其间片片相比如翘

表 1（续）

年代	出处	产地及评价
明	《本草品汇精要》	认为“产自泽州”的连翘为“道地”
民国	《药物出产辨》	产河南恒庆府、湖北紫荆关郧阳府，山东、山西等地均有出产
现代	《中药材手册》	主产于山西晋东山区阳城、沁源，河南伏牛山区辉县、嵩县，陕西黄龙山区宜川、黄龙等地
	《药材资料汇编》	产于山西东南部太行山区长治、平顺、壶关、高平、陵川、晋城、河南辉县、济源、林县，伏牛山区南召、栾川、卢氏。以山西武乡、阳城、安泽所产为最多

6 道地产区及生境特征

6.1 道地产区

太行山脉、太岳山脉和中条山脉环绕的山西东南部，以及与此区域相临近的伏牛山等周边地区。

6.2 生境特征

山西太行山脉、太岳山脉、中条山环绕的太行山山区处于山西晋东南一带，其中古之泽州府即今之晋城。这一区域四面环山，不仅有长治盆地和晋城盆地，还有沁河流过，而且山多，海拔 800m ~ 1600m。这一带气候属暖温带半湿润大陆性季风气候，受大陆性季风影响，四季分明，一般为春季温暖多风，夏季炎热多雨，秋季秋高气爽，冬季寒冷干燥，属“长日照地区”，年日照时数 2393h ~ 2630h，年平均日照时数 2563h。年平均气温 10.2℃ ~12℃，夏季 7 月平均气温 27℃。年平均降水量 626mm ~750mm，降水主要分布在夏季，占全年降水量的 56.4%，年最大降水量为 1010.4mm，年降水日数为 90d ~98d。整体气候温和，不仅适宜各类温寒作物、温凉作物和温暖作物生长，同时也适宜各种家生、野生中药生长，如党参、黄芩、桔梗等药材，更适合于像连翘这样喜湿润、凉爽气候，耐寒，不耐湿，需要充足阳光的植物生长。

7 质量特征

7.1 质量要求

应符合《中华人民共和国药典》一部对连翘的相关质量规定。

7.2 性状特征

连翘呈长卵形至卵形，稍扁，长 1.5cm ~2.5cm，直径 0.5cm ~1.3cm。表面有不规则的纵皱纹和多数突起的小斑点，两面各有一条明显的纵沟。先端锐尖，基部有小果梗或已脱落。“青翘”多不开裂，表面绿褐色至黑绿色，突起的灰白色小斑点较少；质硬；种子多数，黄绿色，细长，一侧有翅。“老翘”自先端开裂或裂成两瓣，表面黄棕色或红棕色，内表面多为浅黄棕色，平滑，具一纵隔；质脆；种子棕色，多已脱落。气微香，味苦。

参 考 文 献

[1] 中国科学院中国植物志编委会. 中国植物志：第六十一卷［M］. 北京：科学出版社，1992：42.

[2] 尚志钧. 神农本草经校注［M］. 北京：学苑出版社，2008：231.

[3] 陶弘景. 名医别录（辑较本）［M］. 尚志钧辑校. 北京：人民卫生出版社，1986：254.

[4] 陶弘景. 本草经集注（辑校本）［M］. 尚志钧，尚元胜辑校. 北京：人民卫生出版社，1994：369.

[5] 苏敬等. 新修本草（辑复本）［M］. 尚志钧辑校. 合肥：安徽科学技术出版社，1962：273.

[6] 日华子. 日华子本草［M］. 尚志钧辑释. 合肥：安徽科学技术出版社，2004：99.

[7] 谢宗万. 古今药用连翘品种的延续与变迁［J］. 中医药研究，1992（3）：37.

[8] 李英霞，孟庆梅. 连翘的本草考证［J］. 中药材，2002，25（6）：435.

[9] 苏颂. 本草图经［M］. 尚志钧辑校. 合肥：安徽科学技术出版社，1994：276.

[10] 唐慎微. 重修政和经史证类备用本草［M］. 陆拯，郑苏，傅睿校注. 北京：中国中医药出版社，2013：735.

[11] 王锦秀，汤彦承. 救荒本草译注［M］. 上海：上海古籍出版社，2015：61－63.

[12] 陈嘉谟. 本草蒙筌［M］. 王淑民，陈湘萍，周超凡点校. 北京：人民卫生出版社，1988：160.

[13] 李时珍. 本草纲目（校点本）：第四册［M］. 北京：人民卫生出版社，1975：1080.

[14] 李中立. 本草原始［M］. 郑金生，汪惟刚，杨梅香整理. 北京：人民卫生出版社，2007：364－365.

[15] 刘文泰. 本草品汇精要［M］. 北京：人民卫生出版社，1982：419.

[16] 汪昂. 本草备要［M］. 郑金生整理. 北京：人民卫生出版社，2005：43.

[17] 黄宫绣. 本草求真［M］. 上海：上海科学技术出版社，1979：173.

[18] 吴其濬. 植物名实图考［M］. 北京：中华书局，1963：494.

[19] 张山雷. 本草正义［M］. 程东旗点校. 福州：福建科学技术出版社，2006：159.

[20] 陈存仁. 中国药学大辞典：下［M］. 上海：世界书局，1935：1248.

[21] 陈仁山. 药物出产辨［M］. 广州：广东中医药专门学校，1930：44.

[22] 中华人民共和国卫生部药政管理局，中国药品生物制品检定所. 中药材手册［M］. 北京：人民卫生出版社，1959：272.

[23] 中国药学会上海分会，上海市药材公司. 药材资料汇编：上集［M］. 上海：科技卫生出版社，1959：59.

ICS 11.120.01
C 23

团 体 标 准

T/CACM 1020.65—2019

道地药材 第65部分：秦皮

Daodi herbs—Part 65: Qinpi

2019-08-13 发布 2019-08-13 实施

中华中医药学会 发布

前　言

T/CACM 1020《道地药材》标准分为 157 个部分：

——第 1 部分：标准编制通则；

……

——第 64 部分：连翘；

——第 65 部分：秦皮；

——第 66 部分：东北人参；

……

——第 157 部分：汉射干。

本部分为 T/CACM 1020 的第 65 部分。

本部分按照 GB/T 1.1—2009 给出的规则起草。

本部分由道地药材国家重点实验室及国家中医药管理局道地药材生态遗传重点研究室提出。

本部分由中华中医药学会归口。

本部分起草单位：陕西中医药大学、中国中医科学院中药资源中心、北京中研百草检测认证有限公司、江西中医药大学。

本部分主要起草人：白吉庆、王小平、王芳、黄璐琦、郭兰萍、詹志来、王兴海、陈金文、王鹏飞、高速、李娜、杨蕾、杨琳、郭亮。

道地药材　第65部分：秦皮

1　范围

T/CACM 1020 的本部分规定了道地药材秦皮的来源及形态、历史沿革、道地产区及生境特征、质量特征。

本部分适用于中华人民共和国境内道地药材秦皮的生产、销售、鉴定及使用。

2　规范性引用文件

下列文件对于本文件的应用是必不可少的。凡是注日期的引用文件，仅注日期的版本适用于本文件。凡是不注日期的引用文件，其最新版本（包括所有的修改单）适用于本文件。

T/CACM 1020.1—2016　道地药材　第1部分：标准编制通则

中华人民共和国药典一部

3　术语和定义

T/CACM 1020.1—2016 界定的以及下列术语和定义适用于本文件。

3.1

秦皮　qinpi

产于我国陕西宝鸡、商洛、西安、渭南、汉中、安康及周边甘肃天水、陇南境内秦岭山区的秦皮。

4　来源及形态

4.1　来源

本品为木犀科植物白蜡树 *Fraxinus chinensis* Roxb.、尖叶白蜡树 *Fraxinus szaboana* Lingelsh.、宿柱白蜡树 *Fraxinus stylosa* Lingelsh. 的干燥枝皮或干皮。

4.2　形态特征

白蜡树：落叶乔木。叶对生，单数羽状复叶，小叶5枚~9枚，以7枚为多数，卵形、倒卵状长圆形至披针形，顶生叶先端锐尖至渐尖，叶缘具整齐锯齿，上面无毛，小叶柄对生处膨大。圆锥花序，花小，花轴无毛，无花冠，花雌雄异株。翅果匙形，扁平。花期4月~5月，果期7月~9月。野生白蜡树多生于海拔800m~1600m的山地、河岸、沟谷杂木林中，现多为栽培。以秦岭南坡为多。

尖叶白蜡树：落叶小乔木；树皮灰色。羽状复叶，叶基部稍膨大，叶轴较细，略弯曲，上面具窄沟，沟棱深，小叶着生处具关节，被细柔毛；小叶3枚~5枚，硬纸质，卵状披针形，稀倒卵状披针形，顶生小叶通常较大，先端长渐尖至尾尖，基部楔形至钝圆，叶缘具锐锯齿，上面无毛，下面在中脉两侧和基部有时被淡黄色或白色柔毛。圆锥花序顶生或腋生枝梢，花雌雄异株。翅果匙形。花期4月~5月，果期7月~9月。生于海拔1000m以上山地，以陕西宝鸡和渭南秦岭山区为多。

宿柱白蜡树：落叶乔木，枝稀疏；树皮灰褐色，纵裂。芽卵形，深褐色，干后光亮，有时呈油漆状光泽。小枝淡黄色，挺直而平滑，节膨大，无毛，皮孔疏生而凸起。单数羽状复叶长，小叶着生处具关节，无毛；小叶3枚~5枚，硬纸质，卵状披针形至阔披针形，叶缘具细锯齿，两面无毛或有时在下面脉上被白色细柔毛。圆锥花序顶生或腋生当年生枝梢，具花冠，淡黄白色，花雌雄异株。翅果倒披针状，上中部最宽，先端急尖、钝圆或微凹，具小尖（宿存花柱）。花期5月，果期9月。生山坡杂木林中，海拔1300m~3200m。以陕西商洛市与渭南市交界的秦岭山区为道地分布核心区，主产于洛南、丹凤、商州、华县、华阴山区。

5 历史沿革

5.1 品种沿革

秦皮别名秦白皮、岑皮、梣皮、蜡树皮等。秦皮始载于《神农本草经》，被列为中品。明确产地记录始见于南北朝时期的《名医别录》："生庐江及宛朐。"庐江为今安徽合肥庐江，宛朐为今山东菏泽西南部，位于黄河沿岸。可见，早期秦皮产地以安徽、山东为主，多生长在山谷及河岸。

唐代《新修本草》云："此树似檀，叶细，皮有白点而不粗错，取皮水渍便碧色，书纸看皆青色者是。俗见味苦，名为苦树。亦用皮疗眼，有效。以叶似檀，故名石檀也。"从所描述的形态结合水浸出物成碧色来看，应为木犀科梣属植物，以小叶梣 *Fraxinus bungeana* DC. 为代表。

宋代《本草图经》记载："秦皮，生庐江川谷及冤句，今陕西州郡及河阳亦有之。其木大都似檀。枝干皆青绿色。叶如匙头许大而不光。并无花实，根似槐根。二月、八月采皮，阴干。其皮有白点而不粗错，俗呼为自椁木。取皮渍水便碧色，书纸看之青色，此为真也。"由此可见，《本草图经》中记载的秦皮除了在安徽庐江、山东菏泽生长外，地处黄河沿岸的陕西和河南孟州等地也成为秦皮的产地。从所描述的形态结合所附的成州秦皮图来看，该书所载秦皮应为木犀科植物白蜡树 *Fraxinus chinensis* Roxb.

明代《本草品汇精要》记载："〔道地〕河中府（今山西永济）、成州（今甘肃南部的陇南山区）。"以山西和甘肃为秦皮药材的道地产区，河中府处黄河北岸。《本草蒙筌》记载："产陕西郡州，及庐江川谷。"《本草纲目》记载："时珍曰：秦皮本作梣皮。其木小而岑高，故以为名。人讹为桪木，又讹为秦。或云本出秦地，故得秦名也。"李时珍释名为形态或是产地命名，后世也普遍认可秦地一说。

清代《植物名实图考》记载："秦皮生庐江川谷及冤句，今陕西州郡及河阳亦有之。"因此认为陕西地处黄河沿岸，为秦皮产地。

《金世元中药材传统鉴别经验》记载："苦枥白蜡树、宿柱白蜡树主产于辽宁抚顺、本溪、丹东，吉林浑江，销全国大部分地区。尖叶白蜡树主产于陕西渭南、华县、华阴、长武，销全国大部分地区。白蜡树主产于四川峨眉、夹江，销西南地区。"

从本草考证来看，秦皮的产地越来越广泛，先有安徽、山东，后依次记载了河南、陕西、甘肃等地。其道地产区的变迁较大，明代时为河中府、成州。目前秦皮药材仍以野生资源为主要来源，主产地为陕西商洛境内山区、四川峨眉山区、辽宁长白山区，其中陕西商洛境内产量最大。

1963年版《中华人民共和国药典》一部记述秦皮均以整齐、条长呈筒状者为佳。《常用中药鉴定大全》记述其以条长、外皮薄而光滑者为佳。《常用中药商品鉴定》记述其以条长、外皮薄而光滑、顺直、身干者为佳。综上所述，秦皮的品质评价以条长、整齐、外皮光滑、苦味浓者为佳。

邬家林等结合秦皮名称及资源考证并结合资源调查，认为陕西秦岭山区为秦皮的主产地，秦皮名称来源同《神农本草经》中"秦艽""秦椒"，因同出秦地而得秦名。秦皮为具有道地药材特征的药材正名。秦皮主要基原植物主产于秦岭山区。

5.2 产地沿革

秦皮自《神农本草经》始载一直沿用至今，其产地有所变迁，自宋代开始，陕西被认为是秦皮的道地产区。秦皮产地沿革见表1。

表1 秦皮产地沿革

年代	出处	产地及评价
魏晋	《吴普本草》	一名秦皮。神农、雷公、黄帝、岐伯：酸，无毒。李氏：小寒。或生宛句水边。二月、八月采
南北朝	《名医别录》	生庐江及宛朐（今安徽合肥庐江及山东菏泽西南）
宋	《本草图经》	生庐江川谷及冤句，今陕西州郡及河阳亦有之
	《证类本草》	生庐江川谷及宛朐
明	《本草品汇精要》	〔道地〕河中府（山西永济）、成州（甘肃南部的陇南山区）
	《本草蒙筌》	产陕西郡州，及庐江川谷
清	《本草崇原》	出陕西州郡，河阳亦有之
现代	《陕西中药志》	主产于华阴、长武、华县、渭南等县，多栽培或野生
	《中药材商品规格质量鉴别》	我国北方多有生产，主产于辽宁绥中、凌源、海城、盖平、本溪以及黑龙江各县。河南新乡、嵩县、栾川、南阳，河北阜平、承德，陕西渭南
	《中国药材学》	苦枥白蜡树：分布于东北及内蒙古、河北、山东、山西、河南等地。尖叶白蜡树：分布于陕西、甘肃、湖北、四川等地。宿柱白蜡树：分布于陕西、甘肃、四川等地。白蜡树：分布于四川、贵州、安徽、云南、广东等地
	《中华本草》	主产于辽宁、黑龙江、内蒙古、陕西、河南。此外，四川、湖北等地亦产
	《中药大全》	主产于华北、东北、西北等地区
	《现代中药材商品通鉴》	主产于东北及河北、四川、河南、内蒙古、陕西、山西和长江流域各地均有野生或栽培
	《中华药海》	主产于吉林、辽宁、河北、河南、内蒙古、陕西、山西、四川、湖北等地
	《500味常用中药材的经验鉴别》	秦皮商品来源均为野生。苦枥白蜡树主要分布于东北三省。白蜡树主要分布于四川。尖叶白蜡树主要分布于陕西。宿柱白蜡树主要分布于陕西。秦皮主产于辽宁绥中、凌源、海城、盖平、本溪以及黑龙江各县；河南新乡、嵩县、栾川、南阳；河北阜平、承德，陕西渭南。以辽宁、河南产量较大
	《金世元中药材传统鉴别经验》	苦枥白蜡树、宿柱白蜡树主产于辽宁抚顺、本溪、丹东，吉林浑江……尖叶白蜡树主产于陕西渭南、华县、华阴、长武……白蜡树主产于四川峨眉、夹江

6 道地产区及生境特征

6.1 道地产区

陕西宝鸡、商洛、西安、渭南、汉中、安康及周边甘肃天水、陇南境内秦岭山区。宝鸡产区包括太白、陈仓区、凤县秦岭山区；商洛产区包括洛南、丹凤、商州区秦岭山区；西安产区包括周至、鄠邑区、长安区及蓝田秦岭山区；渭南产区包括华县、华阴少华山及华山山区；汉中产区包括洋县、西乡山区；安康产区包括宁陕、镇坪山区；甘肃产区包括陇南成县及天水等地。

6.2 生境特征

陕西产野生秦皮资源主要分布在商洛、华阴、宝鸡、汉中、安康等辖区内山区，这些地区属于暖温带湿润季风性气候，季风影响明显。冬季气候寒冷，雨雪稀少，为一年中最干燥季节；春季气温回升较快，降水逐渐增多；夏季是一年中气温最高的季节，也是降水量最多的季节，雨量集中；秋季气温速降，初期多阴雨连绵。年平均气温 8℃ ~13℃，热月平均最高气温 19℃ ~27℃，冷月平均最低气温 -0.9℃ ~ -4.7℃，年平均降水量 555mm ~900mm，无霜期 230d 左右。该区域内分布的白蜡树 *Fraxinus chinensis* Roxb.、尖叶白蜡树 *Fraxinus szaboana* Lingelsh. 和宿柱白蜡树 *Fraxinus stylosa* Lingelsh. 的生长发育对土壤要求不甚严格，以肥沃疏松、排水良好、富含有机质的黄壤或黄棕壤为佳，立地环境以中间有水流的山间谷地为好。

7 质量特征

7.1 质量要求

应符合《中华人民共和国药典》一部对秦皮的相关质量规定。

7.2 性状特征

枝皮：秦岭地区产秦皮呈卷筒状或槽状，长 10cm ~60cm，厚 1.5mm ~3mm。外表面呈灰白色、灰棕色至黑棕色，或相间呈斑状，平坦或稍粗糙，并有较明显的灰白色圆点状皮孔及细斜皱纹，有的具分枝痕。内表面黄白色或棕色，平滑。质硬而脆，断面纤维性，黄白色。气微，味苦。

干皮：秦岭地区产秦皮为长条状块片，厚 3mm ~6mm。外表面较光滑，呈灰棕色，具龟裂状沟纹及红棕色圆形或横长的皮孔。质坚硬，断面纤维性较强。

道地产区秦皮与其他产地秦皮性状鉴别要点见表 2。

表 2 道地产区秦皮与其他产地秦皮性状鉴别要点

比较项目	秦皮	其他产地秦皮
表皮	陕西秦皮外表面较光滑，具圆点状皮孔，外周灰白色，中心红棕色；陕西白点秦皮商品外皮光滑少见白色地衣斑，皮孔稍突起，呈灰白色	东北产秦皮栓皮层、皮孔不十分明显；四川产秦皮表皮地衣斑较多
断面	断面纤维性较强	东北产质较脆
质地	质硬	质坚硬
长度/直径	枝皮呈卷筒状或槽状，长 10cm ~60cm，厚1.5mm ~3mm。干皮为长条状块片，厚 3mm ~6mm	东北产秦皮相对较厚

参 考 文 献

［1］佚名．神农本草经［M］．吴普等述．孙星衍，孙冯翼辑．北京：人民卫生出版社，1963：80－81．

［2］陶弘景．名医别录（辑校本）［M］．尚志钧辑校．北京：人民卫生出版社，1986：137－138．

［3］陶弘景．本草经集注（辑校本）［M］．尚志钧，尚元胜辑校．北京：人民卫生出版社，1994：293．

［4］苏敬等．新修本草（辑复本）［M］．尚志钧辑校．合肥：安徽科学技术出版社，1981：328．

［5］苏颂．本草图经［M］．尚志钧辑校．合肥：安徽科学技术出版社，1994：369．

［6］曹晖．本草品汇精要（校注研究本）［M］．北京：华夏出版社，2004：341．

［7］张志聪．本草崇原［M］．刘小平点校．北京：中国中医药出版社，1992：93．

［8］金世元．金世元中药材传统鉴别经验［M］．北京：中国中医药出版社，2010：178．

［9］中华人民共和国卫生部药典委员会．中华人民共和国药典一部［S］．北京：人民卫生出版社，1964：223．

［10］张贵君．常用中医药鉴定大全［M］．哈尔滨：黑龙江科学技术出版社，1993：655－656．

［11］刘塔斯，刘斌，林丽美，等．常用中药商品鉴定［M］．北京：化学工业出版社，2005：165－166．

［12］唐慎微．重修政和经史证类备用本草［M］．陆拯，郑苏，傅睿校注．北京：中国中医药出版社，2013：48．

［13］陈嘉谟．本草蒙筌［M］．张印生，韩学杰，赵慧玲校．北京：中医古籍出版社，2009：221．

［14］中国医学科学院陕西分院中医研究所．陕西中药志［M］．西安：陕西人民出版社，1962：344．

［15］冯耀南，刘明，刘俭，等．中药材商品规格质量鉴别［M］．广州：暨南大学出版社，1995：366－369．

［16］徐国钧，何宏贤，徐珞珊，等．中国药材学［M］．北京：中国医药科技出版社，1996：828－831．

［17］国家中医药管理局《中华本草》编委会．中华本草：第2册［M］．上海：上海科学技术出版社，1998：1458－1464．

［18］崔树德．中药大全［M］．哈尔滨：黑龙江科学技术出版社，1998：305．

［19］张贵君．现代中药材商品通鉴［M］．北京：中国中医药出版社，2001：1283．

［20］冉先德．中华药海［M］．北京：东方出版社，2010：405－408．

［21］卢赣鹏．500味常用中药材的经验鉴别［M］．北京：中国中医药出版社，2002：472－473．

［22］邬家林．梣属植物化学分类与资源利用的研究［J］．华西药学杂志，1987（3）：138－141．

［23］邬家林，谢宗万．中药秦皮的本草考证［J］．中医药学报，1983（5）：64－70．

ICS 11.120.01
C 23

团　体　标　准

T/CACM 1020.66—2019

道地药材　第 66 部分：东北人参

Daodi herbs—Part 66：Dongbeirenshen

2019-08-13 发布　　2019-08-13 实施

中华中医药学会　发布

前　言

T/CACM 1020《道地药材》标准分为157个部分：

——第1部分：标准编制通则；

……

——第65部分：秦皮；

——第66部分：东北人参；

——第67部分：北五味；

……

——第157部分：汉射干。

本部分为T/CACM 1020的第66部分。

本部分按照GB/T 1.1—2009给出的规则起草。

本部分由道地药材国家重点实验室及国家中医药管理局道地药材生态遗传重点研究室提出。

本部分由中华中医药学会归口。

本部分起草单位：辽宁中医药大学、辽宁林下柱参有限公司、中国中医科学院中药资源中心、华润三九医药股份有限公司、无限极（中国）有限公司、集安市北纬四十一度参业有限公司、北京中研百草检测认证有限公司。

本部分主要起草人：许亮、王谷强、窦德强、王冰、康廷国、张大川、杨燕云、邢艳萍、尹海波、张建逵、赵容、王佳豪、张婷婷、李胜男、梁勇满、黄璐琦、郭兰萍、詹志来、金艳、余玲玲、谭沛、张辉、郭亮、余意、刘春显。

道地药材　第 66 部分：东北人参

1　范围

T/CACM 1020 的本部分规定了道地药材东北人参的来源及形态、历史沿革、道地产区及生境特征、质量特征。

本部分适用于中华人民共和国境内道地药材东北人参的生产、销售、鉴定及使用。

2　规范性引用文件

下列文件对于本文件的应用是必不可少的。凡是注日期的引用文件，仅注日期的版本适用于本文件。凡是不注日期的引用文件，其最新版本（包括所有的修改单）适用于本文件。

T/CACM 1020.1—2016　道地药材　第 1 部分：标准编制通则

中华人民共和国药典一部

3　术语和定义

T/CACM 1020.1—2016 界定的以及下列术语和定义适用于本文件。

3.1

东北人参　dongbeirenshen

产于以东北长白山山脉为中心，核心区域包括吉林抚松、集安、靖宇，辽宁宽甸、桓仁及周边地区，也包括黑龙江大兴安岭、小兴安岭等地区的人参。

4　来源及形态

4.1　来源

本品为五加科植物人参 *Panax ginseng* C. A. Mey. 的干燥根和根茎。

4.2　形态特征

多年生草本。根茎（芦头）短，直立或斜上，不增厚成块状。主根肥大，纺锤形或圆柱形。地上茎单生，高 30cm ~ 60cm，有纵纹，无毛，基部有宿存鳞片。叶为掌状复叶，3 枚 ~ 6 枚轮生茎顶，幼株的叶数较少；叶柄长 3cm ~ 8cm，有纵纹，无毛，基部无托叶；小叶片 3 ~ 5，幼株常为 3，薄膜质，中央小叶片椭圆形至长圆状椭圆形，长 8cm ~ 12cm，宽 3cm ~ 5cm，最外一对侧生小叶片卵形或菱状卵形，长 2cm ~ 4cm，宽 1.5cm ~ 3cm，先端长渐尖，基部阔楔形，下延，边缘有锯齿，齿有刺尖，上面散生少数刚毛，刚毛长约 1mm，下面无毛，侧脉 5 对 ~ 6 对，两面明显，网脉不明显；小叶柄长 0.5cm ~ 2.5cm，侧生者较短。伞形花序单个顶生，直径约 1.5cm，有花 30 ~ 50，稀 5 ~ 6；总花梗通常较叶长，长 15cm ~ 30cm，有纵纹；花梗丝状，长 0.8cm ~ 1.5cm；花淡黄绿色；萼无毛，边缘有 5 个三角形小齿；花瓣 5，卵状三角形；雄蕊 5，花丝短；子房 2 室；花柱 2，离生。果实扁球形，鲜红色，长 4mm ~ 5mm，宽 6mm ~ 7mm。种子肾形，乳白色。

5 历史沿革

5.1 品种沿革

我国是世界上最早应用并用文字记载人参的国家，1972年甘肃武威旱滩坡汉墓所出土的《武威汉代医简》中便有含人参的复方。《伤寒论》中有二十多首方剂应用人参，可见人参早在秦汉时期应用已较为普遍。

最早收载人参的本草著作为现存最早的药学专著《神农本草经》，将人参列为上品，云："人参味甘、微寒。主补五脏，安精神，定魂魄，止惊悸，除邪气，明目，开心益智。久服，轻身延年。"东汉许慎《说文解字》记载人参："蓡，人蓡，药草，出上党。"参，原是古代二十八宿之一，参宿的名称。人参的原字当写作"人蓡"，"参"是"蓡"的通假字，后世为了方便，把"人蓡"写作"人参"。《名医别录》中记载人参："微温，无毒。如人形者有神。"如人形者这一特征与现代人参基原五加科植物人参 *Panax ginseng* C. A. Mey. 相吻合。"如人形者有神"为后世各家所认同。"人参"沿用至今，后代各著作以人参之名收载。

《本草经集注》记载："形长而黄，状如防风，多润实而甘，世用不入服，乃重百济者。形细而坚白，气味薄于上党。次用高丽，高丽即是辽东，形大而虚软，不及百济。百济今臣属高丽，高丽所献，兼有两种，止应择取之尔……人参生一茎直上，四五叶相对生，花紫色。高丽人作人参赞曰：三桠五叶，背阳向阴，欲来求我，椵树相寻。椵树叶似桐甚大，阴广，则多生阴地，采作甚有法。今近山亦有，但作之不好。"根据其形态、习性、分布可以明确判断，分布于东北的人参基原为五加科植物人参 *Panax ginseng* C. A. Mey.。

唐代《新修本草》将人参列为草部上品，记载："人参苗似五加而阔短，茎圆，有三四桠，桠头有五叶。"后因过度采挖所致资源枯竭，山西等地不再有人参，正如明代李时珍在其《本草纲目》中记载："上党，今潞州也，民以人参为地方害，不复采取。今所用者皆是辽参。"

五代时期《海药本草》记载："出新罗国所贡，又有手脚状如人形，长尺余，以杉木夹定，红线缠饰之。"其所载新罗人参与今五加科植物人参 *Panax ginseng* C. A. Mey. 药材商品形态完全一致。明代的本草文献中，多数记载因上党地区的人参资源枯竭，药用均以辽东地区产出的人参为主。

清代《本草备要》记载："黄润紧实，似人形者良。去芦用。"从形态上看其基原品种亦没有发生变化。

民国时期《增订伪药条辨》记载："连皮者，色黄润如防风；去皮者，坚白如粉。肖人形，有手、足、头面，毕具香，有神，故一名神草。产于地质最厚处，性微温，味甘兼味苦。生时三丫五叶，背阳向阴，故频见风日则易蛀。"《本草药品实地之观察》记载："近古之真人参，乃古本草之所谓辽参，即指今之高丽人参与吉林人参而言也，均属于五加科之宿根。"对人参的品种记载也更详尽。

综上所述，依据历代本草文献的记载，人参为五加科植物人参 *Panax ginseng* C. A. Mey.。最早产于山西上党（潞州）及辽东等地，后因资源枯竭，至明代之后，基本以东北为主产地，被历代医家所推崇，奉为道地，因此，本标准将人参的道地药材定为东北人参。

5.2 产地沿革

最早记述人参产地的文献是成书于战国时期的《范子计然》，其曰："人参出上党，状如人者善。"上党即今山西长治地区。

《名医别录》记载："微温，无毒。如人形者有神。生上党及辽东。"考"辽东"之地名，乃战国时期燕国始置辽东郡，郡治襄平（今辽宁辽阳），秦代因袭设辽东郡，属幽州，汉代沿设，至唐则废，并入营州，范围指辽河以东等地区，包括部分朝鲜区域。《本草经集注》记载："上党郡在冀州西南，今魏国所献即是……俗用不入服，乃重用百济者。形细而坚白，气味薄于上党。次用高丽，高丽即是辽东，形大而虚软，不及百济。百济今臣属高丽，高丽所献，兼有两种，止应择取之尔。实用并不及上党者。”根据其形态、习性、分布可以明确判断，分布于东北的人参基原为五加科植物人参 *Panax ginseng* C. A. Mey.。

唐代《新修本草》记载：“人参苗似五加而阔短，茎圆，有三四椏，椏头有五叶……今潞州、平州、泽州、易州、檀州、箕州、幽州、妫州并出，盖以其山连亘相接，故皆有之也。”可见唐代河东路（今山西等地）的潞州（今山西长治等地）、泽州（今山西晋城等地）和河北路（今河北、辽宁等地）的平州（即古代之辽东）、易州、檀州、箕州、幽州、妫州等地山脉相连的区域范围均有人参。后因过度采挖所致资源枯竭，山西等地不再有人参。

五代时期《海药本草》记载：“出新罗国。”可见五代时期较为常见的即是东北一带所产人参。

明代《本草蒙筌》记载：“东北境域有，阴湿山谷生。”《本草乘雅半偈》记载：“人参……生上党，及百济、高丽。多于深山，背阳向阴，及漆树下。下有人参，则上有紫气。”明代的本草文献中，多数记载有因上党地区的人参资源枯竭，而以辽东地区产出的人参为主的事情。

清代《本草便读》记载：“人参产辽东吉林、高丽等处，其草生山之北，背阳向阴，故收藏亦不喜见风日。”《本草备要》记载：“参生时背阳向阴，不喜风日，宜焙用，忌铁。”两部本草著作对人参生境详细的描述，记载了人参野外的生存环境特征。

民国时期更加明确东北人参的地位。《增订伪药条辨》记载：“真人参，以辽东产者为胜。连皮者，色黄润如防风；去皮者，坚白如粉。肖人形，有手、足、头面，毕具香，有神，故一名神草。产于地质最厚处，性微温，味甘兼味苦。生时三丫五叶，背阳向阴，故频见风日则易蛀。”《本草药品实地之观察》记载：“近古之真人参，乃古本草之所谓辽参，即指今之高丽人参与吉林人参而言也，均属于五加科之宿根。主产地为东三省与朝鲜，分布于吉林之三姓、宁古塔、教化、一面坡，辽宁之新开河、抚顺……而尤以吉林各地所产者为多，品质亦最良，故有吉林人参之名。其次为朝鲜北部所产者，均以野生品为贵。”对人参的产地记载也更详尽。

1963年版《中华人民共和国药典》一部收载人参，云：“主产于吉林、辽宁、黑龙江等地。春、秋二季均可采收，以秋季采者质佳。”《中国药材学》记载：“野生品称山参、野山参，主产于东北长白山区大、小兴安岭，栽培品称园参，主产于吉林、辽宁、黑龙江；河北、山西、山东、湖北及北京等地有引种试种，销全国，并出口。”《500味常用中药材的经验鉴别》记载：“主产于吉林、辽宁、黑龙江。以长白山大、小兴安岭产者品质为佳。”《现代中药材商品通鉴》记载：“山参主产于东北三省长白山区，大、小兴安岭……园参亦主产于东北三省，以吉林产者为地道药材。”《金世元中药材传统鉴别经验》记载：“野山参纯货又称‘山参’‘大山参’‘老山参’‘棒槌’，主要分布于东北辽宁、吉林沿长白山脉各县，及黑龙江小兴安岭的东南部和张广才岭等。”

综上所述，依据历代本草文献的记载，人参为五加科植物人参 *Panax ginseng* C. A. Mey.，最早产于山西上党（潞州）及辽东等地，后因资源枯竭，至明代之后，基本以东北为主产地。东北人参被历代医家所推崇，被奉为道地药材，分布在以东北长白山山脉为中心，核心区域包括吉林抚松、集安、靖宇，辽宁宽甸、桓仁及周边地区，也包括黑龙江大兴安岭、小兴安岭等地区。东北人参产地沿革见表1。

表 1　东北人参产地沿革

年代	出处	产地及评价
秦汉	《神农本草经》	一名人衔，一名鬼盖。生山谷
南北朝	《名医别录》	生上党及辽东
	《本草经集注》	上党郡在冀州西南。今魏国所献即是，形长而黄，状如防风，多润实而甘，世用不入服，乃重百济者。形细而坚白，气味薄于上党。次用高丽，高丽即是辽东，形大而虚软，不及百济。百济今臣属高丽，高丽所献，兼有两种，止应择取之尔……高丽人作《人参赞》曰：三椏五叶，背阳向阴，欲来求我，椴树相寻
唐	《新修本草》	今潞州、平州、泽州、易州、檀州、箕州、幽州、妫州并出
宋	《本草图经》	生上党山谷及辽东，今河东诸州及泰山皆有之。又有河北榷场及闽中来者，名新罗人参，然俱不及上党者佳
	《证类本草》	海药云出新罗国所贡，又有手脚状如人形，长尺余，以杉木夹定，红线缠饰之
明	《本草蒙筌》	东北境域有，阴湿山谷生
	《本草纲目》	上党，今潞州也，民以人参为地方害，不复采取。今所用者皆是辽参
	《本草乘雅半偈》	生上党，及百济、高丽。多于深山，背阳向阴，及漆树下。下有人参，则上有紫气
清	《本草便读》	人参产辽东吉林、高丽等处，其草生山之北，背阳向阴。故收藏亦不喜见风日，地为真元之气
	《本草备要》	参生时背阳向阴，不喜风日，宜焙用，忌铁
民国	《增订伪药条辨》	真人参，以辽东产者为胜
	《本草药品实地之观察》	近古之真人参，乃古本草之所谓辽参，即指今之高丽人参与吉林人参而言也，均属于五加科之宿根。主产地为东三省与朝鲜，分布于吉林之三姓、宁古塔、教化、一面坡，辽宁之新开河、抚顺，黑龙江之海拉尔、海参崴等，而尤以吉林各地所产者为多，品质亦最良，故有吉林人参之名。其次为朝鲜北部所产者，均以野生品为贵
现代	1963 年版《中华人民共和国药典》	主产于吉林、辽宁、黑龙江等地。春、秋二季均可采收，以秋季采者质佳
	《中国药材学》	野生品称山参、野山参，主产于东北长白山区大、小兴安岭，栽培品称园参，主产于吉林、辽宁、黑龙江；河北、山西、山东、湖北及北京等地有引种试种，销全国，并出口
	《500 味常用中药材的经验鉴别》	主产于吉林、辽宁、黑龙江。以长白山大、小兴安岭产者品质为佳
	《现代中药材商品通鉴》	山参主产于东北三省长白山区，大、小兴安岭，分布于我国北纬 39°～48°，东经 117.5°～134°。园参亦主产于东北三省，以吉林产者为地道药材
	《金世元中药材传统鉴别经验》	野山参纯货又称“山参”“大山参”“老山参”“棒槌”，主要分布于东北辽宁、吉林沿长白山脉各县，及黑龙江的小兴安岭的东南部和张广才岭等。园参是指栽培在参园中的人参，过去又称“秧子参”。产地于吉林抚松、集安、靖宇、长白山产量最大，尤其抚松素有“人参之乡”之称

6 道地产区及生境特征

6.1 道地产区

以东北长白山山脉为中心，核心区域包括吉林抚松、集安、靖宇，辽宁宽甸、桓仁及周边地区，也包括黑龙江大兴安岭、小兴安岭等地区。

6.2 生境特征

长白山是人参的主要分布区，长白山山脉为欧亚大陆北半部最具有代表性的典型自然综合体，是世界上少有的“物种基因库”和“天然博物馆”。吉林长白山区四季分明，森林覆盖率高达80%以上。年极端最高气温曾达到40.6℃，一般积温在2700℃左右。由于地质地貌、成土母质、植被和气候等自然因素的差异，形成了长白山明显的土壤垂直分布带谱，自下而上依次为山地暗棕色森林土带、山地棕色针叶林土带、亚高山疏林草甸土带和高山苔原土带。长白山区的大部分地区无霜期短，年平均日照时数在1200h左右，年平均降水量为400mm~950mm，非常适宜人参的生长。

黑龙江大兴安岭、小兴安岭等地区属于寒温带大陆性季风气候，地势大体是西北高东南低，海拔1000m~1600m，最高可达2000m。主要由中山、低山、丘陵、熔岩台地、盆地、平原和河谷组成。森林覆盖率达到60%以上。年平均气温-2.8℃，最低温度-52.3℃，无霜期90d~110d，年平均降水量746mm。

7 质量特征

7.1 质量要求

应符合《中华人民共和国药典》一部对人参的相关质量规定。

7.2 性状特征

人参主根呈纺锤形或圆柱形，长3cm~15cm，直径1cm~2cm。表面灰黄色，上部或全体有疏浅断续的粗横纹及明显的纵皱，下部有支根2~3，并着生多数细长的须根，须根上常有不明显的细小疣状突出。根茎（芦头）长1cm~4cm，直0.3cm~1.5cm，多拘挛而弯曲，具不定根（节）和稀疏的凹窝状茎痕（芦碗）。质较硬，断面淡黄白色，显粉性，形成层环纹棕黄色，皮部有黄棕色的点状树脂道及放射状裂隙。香气特异，味微苦、甘。

或主根多与根茎近等长或较短，呈圆柱形、菱角形或人字形，长1cm~6cm。表面灰黄色，具纵皱纹，上部或中下部有环纹。支根多2~3，须根少而细长，清晰不乱，有较明显的疣状突起。根茎细长，少数粗短，中上部具稀疏或密集而深陷的茎痕。不定根较细，多下垂。

东北人参与其他产地人参性状鉴别要点见表2。

表2 东北人参与其他产地人参性状鉴别要点

比较项目	东北人参	其他产地人参
体	体长，长圆柱形，粗细均匀，顺体者多，灵体者无	体短而粗壮，圆柱形或纺锤形，大多顺体，无灵体
皮	较粗而老气，色较深	皮白而细嫩

表 2（续）

比较项目	东北人参	其他产地人参
纹	有纹或无纹，纹浅仅生于膀头上，延伸到中部者少，横纹到底者无	通常肩部平滑无纹，有纹者少
腿	腿长，2 条以上或单一者少，无 4 条以上者	腿多数，单一或 2 条腿者少
须	须条较长，清晰不乱，无皮条须，有珍珠点但不显著	须短而多，杂乱不清，无珍珠点或不明显
芦	芦头较长，多数为两节芦，也有缩脖芦，无三节芦，芦碗较小	芦头短而粗壮，大多为缩脖芦，两节芦少见，芦碗大而明显
艼	1～2，多上翘，毛毛艼少	多毛毛艼，可见掐脖艼，护脖艼

参 考 文 献

[1] 张延昌. 武威汉代医简注解 [M]. 北京：中医古籍出版社，2006：27.

[2] 佚名. 神农本草经 [M]. 吴普等述. 长春：时代文艺出版社，2008：19.

[3] 许慎. 说文解字 [M]. 天津：天津市古籍书店，1991：17.

[4] 陶弘景. 名医别录（辑校本）[M]. 尚志钧辑校. 北京：人民卫生出版社，1986：28.

[5] 陶弘景. 本草经集注 [M]. 尚志钧辑. 芜湖：皖南医学院科研科，1985：46.

[6] 苏敬等. 新修本草（辑复本）[M]. 尚志钧辑校. 合肥：安徽科学技术出版社，2004：160.

[7] 李时珍. 本草纲目精华本 [M]. 北京：科学出版社，1998：699.

[8] 唐慎微. 证类本草 [M]. 北京：华夏出版社，1993：149.

[9] 汪昂. 本草备要 [M]. 余力，陈赞育校注. 北京：中国中医药出版社，1998：9.

[10] 曹炳章. 增订伪药条辨 [M]. 刘德荣点校. 福州：福建科学技术出版社，2004：19.

[11] 赵燏黄. 本草药品实地之观察 [M]. 樊菊芬点校. 福州：福建科学技术出版社，2006：9.

[12] 陈嘉谟. 本草蒙筌 [M]. 北京：中医古籍出版社，2009：26.

[13] 卢之颐. 本草乘雅半偈（校点本）[M]. 冷方南，王齐南校点. 北京：人民卫生出版社，1986：10.

[14] 戴新民. 本草便读 [M]. 北京：启业书局，1981：1.

[15] 中华人民共和国卫生部药典委员会. 中华人民共和国药典一部 [S]. 北京：人民卫生出版社，1964：2.

[16] 徐国钧，何宏贤，徐珞珊，等. 中国药材学：下册 [M]. 北京：中国医药科技出版社，1996：305.

[17] 卢赣鹏. 500味常用中药材的经验鉴别 [M]. 北京：中国中医药出版社，1999：182.

[18] 张贵君. 现代中药材商品通鉴 [M]. 北京：中国中医药出版社，2001：698.

[19] 金世元. 金世元中药材传统鉴别经验 [M]. 北京：中国中医药出版社，2010：100.

ICS 11.120.01
C 23

团　体　标　准

T/CACM 1020.67—2019

道地药材　第67部分：北五味

Daodi herbs—Part 67: Beiwuwei

2019-08-13 发布　　2019-08-13 实施

中华中医药学会　发布

前　言

T/CACM 1020《道地药材》标准分为157个部分：

——第1部分：标准编制通则；

……

——第66部分：东北人参；

——第67部分：北五味；

——第68部分：北细辛；

……

——第157部分：汉射干。

本部分为T/CACM 1020的第67部分。

本部分按照GB/T 1.1—2009给出的规则起草。

本部分由道地药材国家重点实验室及国家中医药管理局道地药材生态遗传重点研究室提出。

本部分由中华中医药学会归口。

本部分起草单位：辽宁中医药大学、中国中医科学院中药资源中心、华润三九医药股份有限公司、北京中研百草检测认证有限公司。

本部分主要起草人：许亮、王冰、康廷国、王佳豪、杨燕云、邢艳萍、尹海波、张建逵、赵容、张大川、李胜男、张婷婷、梁勇满、黄璐琦、郭兰萍、詹志来、谭沛、张辉、金艳、郭亮。

道地药材　第67部分：北五味

1　范围

T/CACM 1020 的本部分规定了道地药材北五味的来源及形态、历史沿革、道地产区及生境特征、质量特征。

本部分适用于中华人民共和国境内道地药材北五味的生产、销售、鉴定及使用。

2　规范性引用文件

下列文件对于本文件的应用是必不可少的。凡是注日期的引用文件，仅注日期的版本适用于本文件。凡是不注日期的引用文件，其最新版本（包括所有的修改单）适用于本文件。

T/CACM 1020.1—2016　道地药材　第1部分：标准编制通则

中华人民共和国药典一部

3　术语和定义

T/CACM 1020.1—2016 界定的以及下列术语和定义适用于本文件。

3.1

北五味　beiwuwei

产于以长白山山脉、大兴安岭、小兴安岭为中心，核心区域包括辽宁辽阳、盖州、海城、宽甸、桓仁、凤城，吉林双阳、抚松、桦甸、敦化、临江、集安、通化、柳河、靖宇，黑龙江双城、五常、虎林、伊春、黑河等地及周边地区的五味子。

4　来源及形态

4.1　来源

本品为木兰科植物五味子 *Schisandra chinensis*（Turcz.）Baill. 的干燥成熟果实。

4.2　形态特征

落叶木质藤本。除幼叶背面被柔毛及芽鳞具缘毛外余无毛；幼枝红褐色，老枝灰褐色，常起皱纹，片状剥落。叶膜质，宽椭圆形，卵形、倒卵形，宽倒卵形，或近圆形，长（3cm～）5cm～10cm（～14cm），宽（2cm～）3cm～5cm（～9cm），先端急尖，基部楔形，上部边缘具胼胝质的疏浅锯齿，近基部全缘；侧脉每边3～7，网脉纤细不明显；叶柄长1cm～4cm，两侧由于叶基下延成极狭的翅。雄花花梗长5mm～25mm，中部以下具狭卵形、长4mm～8mm的苞片，花被片粉白色或粉红色，6～9，长圆形或椭圆状长圆形，长6mm～11mm，宽2mm～5.5mm，外面的较狭小；雄蕊长约2mm，花药长约1.5mm，无花丝或外3枚雄蕊具极短花丝，药隔凹入或稍凸出钝尖头；雄蕊仅5（～6），互相靠贴，直立排列于长约0.5mm的柱状花托顶端，形成近倒卵圆形的雄蕊群。雌花花梗长17mm～

38mm，花被片和雄花相似；雌蕊群近卵圆形，长 2mm～4mm，心皮 17～40，子房卵圆形或卵状椭圆体形，柱头鸡冠状，下端下延成 1mm～3mm 的附属体。聚合果长 1.5cm～8.5cm，聚合果柄长 1.5cm～6.5cm；小浆果红色，近球形或倒卵圆形，径 6mm～8mm，果皮具不明显腺点；种子 1～2，肾形，长 4mm～5mm，宽 2.5mm～3mm，淡褐色，种皮光滑，种脐明显凹入成 U 形。花期 5 月～7 月，果期 7 月～10 月。

5 历史沿革

5.1 品种沿革

《尔雅》最早记载五味子植物形态："菋，荎藸，注：五味也，蔓生。"记载五味子为藤本植物。《名医别录》记载："其核并似猪肾。"记载了五味子仁的形状。唐代《新修本草》记载："其叶似杏而大，蔓生木上。子作房如落葵，大如子。"宋代《本草图经》曰："春初生苗，引赤登于高木，其长六七尺。叶尖圆似杏叶，三四月开黄白花，类小莲花。七月成实，如豌豆许大，生青熟红紫。"详细记载了五味子原植物的形态特征。明代《本草乘雅半偈》记载："春时蔓生木上，长六七尺，叶尖圆似杏，三月作花黄白似莲，七月成实，丛生茎端，如豌豆，生青熟紫，五味俱全。"根据以上所述的植物形态可以确认为五味子属植物。《本草经集注》记载："今第一出高丽。"高丽为高句丽，为今东北地区和朝鲜地区，具体包括辽宁全部地区、吉林东部和黑龙江南部部分地区，该地区五味子属植物仅五味子 *Schisandra chinensis*（Turcz.）Baill. 一种。

综上，五味子在历史上有 2 个主要品种，"南产者"为华中五味子 *Schisandra sphenanthera* Rehd. et Wils.，"北产者"为五味子 *Schisandra chinensis*（Turcz.）Baill.。

5.2 产地沿革

五味子入药始载于《神农本草经》，被列为上品。《名医别录》中记载了五味子的产地，云："生齐山山谷及代郡。八月采实，阴干。"《本草经集注》记载："今第一出高丽，多肉而酸、甜，次出青州、冀州，味过酸，其核并似猪肾。又有建平者，少肉，核形不相似，味苦，亦良。"到此关于五味子的记载大致相同，主产区和道地产区均为古高丽地区，即现今我国东北与朝鲜接壤地区和朝鲜。

《本草品汇精要》记载："〔道地〕高丽建平者佳。"明确将"建平"即今辽宁西北部地区定为道地产区。其后《本草纲目》记载："五味今有南北之分，南产者色红，北产者色黑，入滋补药必用北产者良。"首次对南北五味子进行了划分，并指出五味子在滋补方面北产优于南产。明代《本草乘雅半偈》记载："高丽者最胜，河中（今山西）府者岁贡，杭越间亦有之。俱不及高丽河中之肥大膏润耳。"直至明代，五味子的记载皆以高丽地区的五味子品质为佳。"辽五味"名字的记载最早可见于明代《本草原始》，书中云："辽五味子鲜红色，久黑色。"清代多数本草文献均延续南北之说，而滋补尤重北五味。

近代资料记载的五味子的产区与历史记载相符，为东北地区，主要为辽宁地区，如民国时期《本草药品实地之观察》记载："今著者为祁州及北平所得者，为产于辽宁及张家口之品，称五味子或辽五味。"《药材资料汇编》记载："产于辽宁辽阳、盖州、海城、宽甸、桓仁，吉林双阳、抚松、桦甸、敦化、临江、集安、通化、柳河、靖宇，黑龙江双城、五常、虎林等地。"《中华本草》记载五味子分布于东北、华北及河南等地。近代对五味子的考证也证实了北五味的悠久历史和道地性。

综上所述，五味子的道地产区一直在我国东北，尤其是辽宁生产的北五味，又称"辽五味"。北五味在《摄生众妙方》《饮膳正要》等方书中也有记载，是通过临床长期应用优选出来的道地品种。北五味产地沿革见表 1。

表1　北五味产地沿革

年代	出处	产地及评价
南北朝	《名医别录》	生齐山山谷及代郡
	《本草经集注》	今第一出高丽，多肉而酸、甜，次出青州、冀州，味过酸，其核并似猪肾。又有建平者
宋	《本草衍义》	今华州之西至秦州皆有之
明	《本草纲目》	五味今有南北之分，南产者色红，北产者色黑，入滋补药必用北产者良
	《本草乘雅半偈》	高丽者最胜，河中（今山西）府者岁贡，杭越间亦有之
民国	《本草药品实地之观察》	今著者为祁州及北平所得者，为产于辽宁及张家口之品
现代	《药材资料汇编》	产于辽宁辽阳、盖州、海城、宽甸、桓仁，吉林双阳、抚松、桦甸、敦化、临江、集安、通化、柳河、靖宇，黑龙江双城、五常、虎林等地
	《中华本草》	分布于东北、华北及河南等地

6　道地产区及生境特征

6.1　道地产区

以长白山山脉、大兴安岭、小兴安岭为中心，核心区域包括辽宁辽阳、盖州、海城、宽甸、桓仁、凤城，吉林双阳、抚松、桦甸、敦化、临江、集安、通化、柳河、靖宇，黑龙江双城、五常、虎林等地及周边地区。

6.2　生境特征

长白山地区是北五味的主要分布区，为欧亚大陆北半部最具有代表性的典型自然综合体。吉林长白山地区四季分明，森林覆盖率达80%以上。年极端最高气温曾达到40.6℃，一般年积温在2700℃左右。长白山土壤呈垂直分布，自下而上依次为山地暗棕色森林土带、山地棕色针叶林土带、亚高山疏林草甸土带和高山苔原土带。长白山区的大部分地区无霜期短，年平均日照时数在1200h左右，年平均降水量为400mm～950mm。辽宁东部山区为长白山脉的一部分，地形主要以山地丘陵为主，地域广阔，属于温带季风和湿润地区，大陆性季风气候，四季分明，冬暖夏凉，雨量充沛，降水主要集中于夏季。年平均降水量与北方其他地区相比偏高，年平均降水量800mm以上。土壤多为棕壤及山地暗棕壤，植被情况良好，多为次生林、低矮灌木丛或荒地。无霜期156d，年平均日照时数2000h以上，水资源丰富，土壤偏酸性，土地肥沃，自然地理条件蕴育了十分丰富的动植物资源，为北五味提供了良好的生存环境。辽宁东部地区所产的北五味习称“辽五味”，品质优良，广受认可。

7　质量特征

7.1　质量要求

应符合《中华人民共和国药典》一部对五味子的相关质量规定。

7.2　性状特征

北五味呈不规则球形或扁球形，直径5mm～8mm。表面红色、紫红色或暗红色，皱缩，显油润；有的表面呈黑红色或出现“白霜”。果肉柔软，种子1～2，肾形，表面黄棕色，有光泽，种皮薄而脆。

果肉气微，味酸；种子粉碎后，有香气，味辛、微苦。

道地产区北五味与其他产地五味子性状鉴别要点见表2。

表2　道地产区北五味与其他产地五味子性状鉴别要点

比较项目	道地产区北五味	其他产地五味子
形状	粒大，饱满，表面皱缩	粒大小不一，表面皱缩，品相相对较差
色泽	紫红色或暗红色，色润，有光泽	暗红或淡红色，光泽欠佳
肉质	肉厚柔软，有油性，质柔润	肉较薄，或干瘪，油性略差，质柔润
气味	气微，微酸	气微，味酸

参 考 文 献

[1] 中国科学院中国植物志编辑委员会. 中国植物志：第二十八卷 [M]. 北京：科学出版社，1980：252.

[2] 邹德文，李永芳. 尔雅 [M]. 郑州：中州古籍出版社，2013：298.

[3] 陶弘景. 名医别录 [M]. 尚志钧辑校. 北京：人民卫生出版社，1986：117.

[4] 苏敬等. 新修本草（辑复本）[M]. 尚志钧辑校. 合肥：安徽科学技术出版社，1981：157.

[5] 苏颖.《本草图经》研究 [M]. 北京：人民卫生出版社，2011：288.

[6] 卢之颐. 本草乘雅半偈 [M]. 张永鹏校注. 北京：中国医药科技出版社，2014：51.

[7] 佚名. 神农本草经 [M]. 吴普等述. 孙星衍辑. 石学文点校. 沈阳：辽宁科学技术出版社，1997：8.

[8] 陶弘景. 本草经集注（辑校本）[M]. 尚志钧，尚元胜辑校. 北京：人民卫生出版社，1994：266.

[9] 李时珍. 本草纲目 [M]. 武汉：崇文书局，2015：88.

[10] 李中立. 本草原始 [M]. 郑金生校注. 北京：人民卫生出版社，2007：15.

[11] 赵燏黄. 本草药品实地之观察 [M]. 樊菊芬校注. 福州：福建科学技术出版社，2006：84.

[12] 中国药学会上海分会，上海市药材公司. 药材资料汇编：上集 [M]. 上海：科技卫生出版社，1959：53.

[13] 国家中医药管理局《中华本草》编委会. 中华本草：第2册 [M]. 上海：上海科学技术出版社，1999：902.

[14] 汤国华，何铸. 五味子的本草考证 [J]. 中药材，1989，4：47.

[15] 宋万志. 五味子科植物的本草考证 [J]. 中药通报，1988，8：5-8，63.

ICS 11.120.01
C 23

团 体 标 准

T/CACM 1020.68—2019

道地药材 第68部分：北细辛

Daodi herbs—Part 68: Beixixin

2019-08-13 发布 2019-08-13 实施

中华中医药学会 发布

前　　言

T/CACM 1020《道地药材》标准分为157个部分：

——第1部分：标准编制通则；

……

——第67部分：北五味；

——第68部分：北细辛；

——第69部分：关龙胆；

……

——第157部分：汉射干。

本部分为T/CACM 1020的第68部分。

本部分按照GB/T 1.1—2009给出的规则起草。

本部分由道地药材国家重点实验室及国家中医药管理局道地药材生态遗传重点研究室提出。

本部分由中华中医药学会归口。

本部分起草单位：辽宁中医药大学、中国中医科学院中药资源中心、北京中研百草检测认证有限公司。

本部分主要起草人：许亮、王冰、康廷国、张婷婷、杨燕云、邢艳萍、王佳豪、张大川、李胜男、尹海波、张建逵、赵容、黄璐琦、郭兰萍、詹志来、金艳、郭亮。

道地药材 第68部分：北细辛

1 范围

T/CACM 1020 的本部分规定了道地药材北细辛的来源及形态、历史沿革、道地产区及生境特征、质量特征。

本部分适用于中华人民共和国境内道地药材北细辛的生产、销售、鉴定及使用。

2 规范性引用文件

下列文件对于本文件的应用是必不可少的。凡是注日期的引用文件，仅注日期的版本适用于本文件。凡是不注日期的引用文件，其最新版本（包括所有的修改单）适用于本文件。

T/CACM 1020.1—2016 道地药材 第1部分：标准编制通则

中华人民共和国药典一部

3 术语和定义

T/CACM 1020.1—2016 界定的以及下列术语和定义适用于本文件。

3.1

北细辛 beixixin

产于以辽宁东部山区为中心，核心区域包括辽宁盖州、辽阳、海城、本溪、新宾、清原、桓仁及周边地区的细辛。

4 来源及形态

4.1 来源

本品为马兜铃科植物北细辛 *Asarum heterotropoides* Fr. Schmidt var. *mandshuricum* (Maxim.) Kitag.、汉城细辛 *Asarum sieboldii* Miq. var. *seoulense* Nakai 的干燥根和根茎。

4.2 形态特征

北细辛为多年生草本。高 10cm ~ 30cm。根茎柱状，稍斜升，先端生长数棵植株，下面长多数细长黄白色根，有辛香。叶每株2片~3片，基生，柄长 4cm ~ 18cm，无毛；叶片卵心形或近于肾形，长 4cm ~ 9cm，宽 6cm ~ 12cm，先端圆钝或急尖，基部心形至深心形，两侧耳状，全缘，上下两面均多少有疏短毛。5月开紫绿色花，单生叶腋，花梗长 1cm ~ 3cm；花被管碗状，外面紫绿色，内面有隆起的紫褐色棱条，花被裂片3，污红褐色，三角宽卵形，由基部向外反卷，紧贴花被管上；雄蕊12，2轮排列于合蕊柱下部，花药与花丝近等长，子房半下位，花柱短，6歧，柱头着生先端外侧。果实半球形，长约 0.1cm，直径约 0.12cm。种子多数，卵状锥形，种皮硬，被黑色肉质假种皮。

汉城细辛与北细辛极为近似，但根茎较长，节间密。叶片先端短渐尖。花被裂片3，三角宽卵形或宽卵形，先端常急尖，淡红褐色，由基部成水平方向展开，不向下反卷，内侧表面密被细小的乳头状突起；花丝较花药为长；叶柄有毛，叶下面通常密生较长的毛，这些为汉城细辛的最大特点。

5 历史沿革

5.1 品种沿革

细辛入药始载于《神农本草经》，被列为上品，云："一名小辛。"魏晋时期《吴普本草》中引李氏文："如葵，叶赤色，一根一叶相连。"从形态特征描述可知，其为马兜铃科细辛属植物。

宋代《梦溪笔谈》记载："极细而直，深紫色，味极辛，嚼之习习如生椒，其辛更甚于椒。"《本草图经》则明确对细辛的名字进行了解释："其根细，而其味极辛，故名之细辛。"《本草衍义》记载："细辛用根，今惟华州者佳，柔韧，极细直，深紫色，味极辛，嚼之习习如椒。治头面风痛，不可缺也。叶如葵叶，赤黑。"可知，其为马兜铃科细辛属植物，"华州者"为华细辛 *Asarum sieboldii* Miq.。

明代《本草纲目》中记载："叶似小葵，柔茎细根，直而色紫，味极辛者，细辛也。"以上说明细辛的叶子如向日葵的叶子，根非常细而且柔软，根是直的，颜色是紫色的，根的味道特别辣，由根细且辣，而得名"细辛"。

清代《广雅疏证》记载为"细条"。其中"少，小，细草，细条"都是根据其形状命名，而"辛"则指根的味道"辛味"。

综上，细辛来源于马兜铃科细辛属植物，结合本草文献中产地的记载，"华阴"者，为华细辛 *Asarum sieboldii* Miq.，"高丽"者，为北细辛 *Asarum heterotropoides* Fr. Schmidt var. *mandshuricum* (Maxim.) Kitag. 和汉城细辛 *Asarum sieboldii* Miq. var. *seoulense* Nakai。三者均为药典收载的正品。

5.2 产地沿革

细辛产地始载于《山海经》，云："又东三十里，曰浮戏之山。有木焉，叶状如樗而赤实，名曰亢木，食之不蛊。汜水出焉，而北流注于河。其东有谷，因名曰蛇谷，上多少辛。"经考证，浮戏山应是今巩义、荥阳、郑州一带。

《名医别录》云："生华阴山谷。"《本草经集注》云："今用东阳（今浙江金华）、临海（今浙江临海）者，形段乃好，而辛烈不及华阴、高丽者，去其头节。"高丽为今辽宁东部（昌图、沈阳、营口一线以东）和吉林南部（扶余、长春、抚松一线以南）至朝鲜半岛。华阴地区的细辛应为华细辛 *Asarum sieboldii* Miq.，也是药典中所收载的正品，高丽地区产的细辛，应为当今的北细辛 *Asarum heterotropoides* Fr. Schmidt var. *mandshuricum* (Maxim.) Kitag. 和汉城细辛 *Asarum sieboldii* Miq. var. *seoulense* Nakai。

《本草图经》曰："细辛，生华山山谷，今处处有之，然它处所出者，不及华州者真。其根细，而其味极辛，故名之曰细辛。"《本草衍义》曰："细辛惟出华州者良。"

明代卢之颐《本草乘雅半偈》总结为"出华阴、高丽山谷中者为上，今处处虽有，皆不及也。南阳临海者亦可用"。至此，说明高丽产的辽细辛也为正品药用细辛。现代研究也证实了辽细辛的道地性。

民国时期《增订伪药条辨》记载："按细辛气味辛、温，辽、冀产者，名北细辛，可以入药；南方产者名杜衡，其茎稍粗，辛味稍减，一茎有五七叶，俗名马蹄香，不堪入药。北产者，其茎极细，其味极辛。若此种粗而无味，先失命名之义，又莫有治病之功乎。炳章按：细辛，六月出新。关东出者，为北细辛，根茎细，清白，气辛，叶少梗多为最佳。江南宁国泾县出亦佳，江宁、句容、滁州、白阳山等处出，皆次。亳州出者为马细辛，山东出为东细辛，均次，不堪药用。"《药物出产辨》记载："产自奉天、吉林两省。五月新。朝鲜亦有出。以烟台牛庄为聚处。"

《药材资料汇编》记载："产地吉林之抚松、临江、桦甸、敦化、安图、辑安、柳河、通化、靖宇（即长白山一带地区）。辽宁之盖平、辽阳、海城、本溪。黑龙江之五常、尚志等地为主产。"《中华本草》记载："北细辛分布于东北及山西、陕西及山东、河南等地。汉城细辛分布于辽宁。"

综上所述，细辛古代多推崇华阴与高丽两地，可见辽宁等东北地区一直为细辛的高品质产地，习称"北细辛"或"辽细辛"，其基原为马兜铃科细辛属植物北细辛 *Asarum heterotropoides* Fr. Schmidt var. *mandshuricum*（Maxim.）Kitag.、汉城细辛 *Asarum sieboldii* Miq. var. *seoulense* Nakai，随着野生资源的日益减少，细辛逐步转为栽培，当前在清原、新宾等地区有大面积的种植，是全国细辛的主产地。可见，北细辛也是通过临床长期应用优选出来的道地品种，明清以来不少医籍便采用"北细辛"之名。北细辛产地沿革见表1。

表1　北细辛产地沿革

年代	出处	产地及评价
战国	《山海经》	又东三十里，曰浮戏之山。有木焉，叶状如樗而赤实，名曰亢木，食之不蛊。汜水出焉，而北流注于河。其东有谷，因名曰蛇谷，上多少辛
南北朝	《名医别录》	生华阴山谷
	《本草经集注》	今用东阳临海者，形段乃好，而辛烈不及华阴、高丽者
宋	《梦溪笔谈》	极细而直，深紫色，味极辛，嚼之习习如生椒，其辛更甚于椒
	《本草图经》	细辛，生华山山谷，今处处有之，然它处所出者，不及华州者真
	《本草衍义》	细辛惟出华州者良
明	《本草乘雅半偈》	出华阴、高丽山谷中者为上，今处处虽有，皆不及也。南阳临海者亦可用
民国	《增订伪药条辨》	关东出者，为北细辛，根茎细，清白，气辛，叶少梗多为最佳。江南宁国泾县出亦佳，江宁、句容、滁州、白阳山等处出，皆次。亳州出者为马细辛，山东出为东细辛，均次，不堪药用
	《药物出产辨》	产自奉天、吉林两省。五月新。朝鲜亦有出。以烟台牛庄为聚处
现代	《药材资料汇编》	产地吉林之抚松、临江、桦甸、敦化、安图、辑安、柳河、通化、靖宇（即长白山一带地区）。辽宁之盖平、辽阳、海城、本溪。黑龙江之五常、尚志等地为主产
	《中华本草》	北细辛分布于东北及山西、陕西及山东、河南等地。汉城细辛分布于辽宁

6　道地产区及生境特征

6.1　道地产区

以辽宁东部山区中心，核心区域包括辽宁盖州、辽阳、海城、本溪、新宾、清原、桓仁及周边地区。

6.2　生境特征

辽宁东部山区地形复杂，境内山峰耸立，峰峦叠嶂，也有一些低山丘陵和低丘平原地区，平均海拔约500m，属于温带湿润、半湿润季风气候，四季分明，气候宜人，雨量充沛，年平均降水量约750mm，而且水资源丰富，大小河流非常多，植被茂盛，森林覆盖率能达到60%以上，无霜期150d左右，年平均日照时数约2500h。土壤多为偏酸性土壤，土地疏松肥沃，非常适合植物生长。

7 质量特征

7.1 质量要求

应符合《中华人民共和国药典》一部对细辛的相关质量规定。

7.2 性状特征

北细辛常卷缩成团。根茎横生呈不规则圆柱形，具短分枝，长 1cm～10cm，直径 0.1cm～0.5cm；表面灰棕色，粗糙，有环形的节，节间长 0.2cm～0.3cm，分枝先端有碗状的茎痕。根细长，密生节上，长 10cm～20cm，直径 0.1cm；表面灰黄色，平滑或具纵皱纹，有须根及须根痕。质脆，易折断，断面平坦，黄白色或白色。气辛香，味辛辣、麻舌。

汉城细辛根茎直径 0.1cm～0.5cm，节间长 0.1cm～1cm。

道地产区北细辛与其他产地细辛性状鉴别要点见表 2。

表 2　道地产区北细辛与其他产地细辛性状鉴别要点

比较项目	道地产区北细辛	其他产地细辛
根茎直径	0.1cm～0.5cm	0.1cm～0.2cm
气味	辛辣、麻舌	气味较弱

参 考 文 献

［1］中国科学院中国植物志编辑委员会. 中国植物志：第二十四卷［M］. 北京：科学出版社，1980：176.

［2］佚名. 神农本草经［M］. 陈德兴，张玉萍，徐丽莉，等注. 福州：福建科学技术出版社，2012：18.

［3］吴普. 吴普本草［M］. 北京：人民卫生出版社，1987：19.

［4］沈括. 梦溪笔谈［M］. 延吉：延边人民出版社，2004：383.

［5］苏颂. 本草图经［M］. 尚志钧辑校. 合肥：安徽科学技术出版社，1994：97.

［6］寇宗奭. 本草衍义［M］. 颜正华，常章富，黄幼群点校. 北京：人民卫生出版社，1990：60.

［7］李时珍. 本草纲目［M］. 沈阳：万卷出版公司，2009：135.

［8］王念孙. 广雅疏证［M］. 上海：上海古籍出版社，1983：1254.

［9］张越. 山海经［M］. 长春：吉林出版集团有限责任公司，2001：290.

［10］陶弘景. 名医别录（辑校本）［M］. 尚志钧辑校. 北京：人民卫生出版社，1986：38.

［11］陶弘景. 本草经集注［M］. 芜湖：芜湖医学专科学院，1963：48.

［12］卢之颐. 本草乘雅半偈［M］. 北京：中国中医药出版社，2016：117.

［13］蔡少青，王璇，朱姝，等. 中药细辛的本草考证［J］. 北京医科大学学报，1997，3：233－235.

［14］沈保安. 细辛的本草考证［J］. 中药通报，1988，7：3－6，61.

［15］曹炳章. 增订伪药条辨［M］. 刘德荣点校. 福州：福建科学技术出版社，2004：47.

［16］陈仁山，蒋淼，陈思敏，等. 药物出产辨（二）［J］. 中药与临床，2010，1（2）：63.

［17］中国药学会上海分会，上海市药材公司. 药材资料汇编：上集［M］. 上海：科技卫生出版社，1959：41.

［18］国家中医药管理局《中华本草》编委会. 中华本草：第3册［M］. 上海：上海科学技术出版社，1999：493.

［19］赵容，许亮，谢明，等. 细辛的本草考证［J］. 中国中医药现代远程教育，2017，15（11）：155－158.

ICS 11.120.01
C 23

团　体　标　准

T/CACM 1020.69—2019

道地药材　第69部分：关龙胆

Daodi herbs—Part 69: Guanlongdan

2019-08-13 发布　　2019-08-13 实施

中华中医药学会　发布

前　　言

T/CACM 1020《道地药材》标准分为157个部分：

——第1部分：标准编制通则；

……

——第68部分：北细辛；

——第69部分：关龙胆；

——第70部分：关白附；

……

——第157部分：汉射干。

本部分为T/CACM 1020的第69部分。

本部分按照GB/T 1.1—2009给出的规则起草。

本部分由道地药材国家重点实验室及国家中医药管理局道地药材生态遗传重点研究室提出。

本部分由中华中医药学会归口。

本部分起草单位：辽宁中医药大学、中国中医科学院中药资源中心、北京中研百草检测认证有限公司。

本部分主要起草人：许亮、王冰、康廷国、李胜男、杨燕云、邢艳萍、王佳豪、张婷婷、张大川、梁勇满、黄璐琦、郭兰萍、詹志来、金艳、尹海波、张建逵、赵容、郭亮。

道地药材　第69部分：关龙胆

1　范围

T/CACM 1020的本部分规定了道地药材关龙胆的来源及形态、历史沿革、道地产区及生境特征、质量特征。

本部分适用于中华人民共和国境内道地药材关龙胆的生产、销售、鉴定及使用。

2　规范性引用文件

下列文件对于本文件的应用是必不可少的。凡是注日期的引用文件，仅注日期的版本适用于本文件。凡是不注日期的引用文件，其最新版本（包括所有的修改单）适用于本文件。

T/CACM 1020.1—2016　道地药材　第1部分：标准编制通则

中华人民共和国药典一部

3　术语和定义

T/CACM 1020.1—2016界定的以及下列术语和定义适用于本文件。

3.1

关龙胆　guanlongdan

产于松嫩平原各地区（黑龙江林甸、杜蒙、富裕、泰来、安达等地）的条叶龙胆，以及产于辽宁东部山区（清原、宽甸、桓仁，吉林长白、桦甸、永吉等地及周边地区）的龙胆。

4　来源及形态

4.1　来源

本品为龙胆科植物条叶龙胆 *Gentiana manshurica* Kitag.、龙胆 *Gentiana scabra* Bunge.、三花龙胆 *Gentiana triflora* Pall. 的干燥根和根茎。

4.2　形态特征

龙胆为多年生草本。高30cm～60cm。根茎平卧或直立，短缩或长达5cm，具多数粗壮、略肉质的须根。花枝单生，直立，黄绿色或紫红色，中空，近圆形，具条棱，棱上具乳突，稀光滑。枝下部叶膜质，淡紫红色，鳞片形，长4mm～6mm，先端分离，中部以下连合成筒状抱茎；卵形或卵状披针形至线状披针形，长2cm～7cm，宽2cm～3cm，有时宽仅约0.4cm，基部心形或圆形，边缘微外卷，粗糙，上面密生极细乳突，下面光滑，在下面突起，粗糙。花多数，簇生枝顶和叶腋；无花梗；每朵花下具2个苞片，苞片披针形或线状披针形，与花萼近等长，长2cm～2.5cm；花萼筒倒锥状筒形或宽筒形，长10mm～12mm，裂片常外反或开展，不整齐，线形或线状披针形，长8mm～10mm，先端急尖，边缘粗糙，中脉在背面突起，弯缺截形；花冠蓝紫色，有时喉部具多数黄绿色斑点，筒状钟形，长

4cm～5cm，裂片卵形或卵圆形，长7mm～9mm，先端有尾尖，全缘，褶偏斜，狭三角形，长3mm～4mm，蒴果内藏，宽椭圆形，两端钝；种子褐色，有光泽，线形或纺锤形，长1.8mm～2mm，表面具增粗的网纹，两端具宽翅。

三花龙胆植物与龙胆大致相同，不同点是：全株绿色，不带紫色；叶线状披针形或披针形，宽0.5cm～1.2cm，叶缘及脉光滑；花冠裂片先端钝，褶极小。

条叶龙胆与龙胆相近，不同点是：叶片条形或线状披针形，宽0.4cm～1.2cm，叶缘反卷；花1～2生于茎顶，花冠裂片三角形，先端急尖，褶斜三角形。

5 历史沿革

5.1 品种沿革

龙胆始载于《神农本草经》，被列为上品，云："龙胆味苦、寒，主骨间寒热，惊痫，邪气，续绝伤，定五脏，杀蛊毒，久服，益智，不忘，轻身，耐老，一名陵游，生山谷。"宋代《开宝本草》引《本草别说》释其名曰"叶似龙葵，味苦如胆，因以为名"。可以推测其为龙胆科植物龙胆 *Gentiana scabra* Bunge.。

宋代苏颂《本草图经》记载："生齐朐及冤句（今山东菏泽），今近道亦有之。宿根黄白色，下抽根十余木，类牛膝；直上生苗，高尺余；四月生叶似柳叶而细，茎如小竹枝；七月开花如牵牛花，作铃铎形，青碧色；冬后结子，苗便枯。二月、八月、十一月、十二月采根，阴干，俗呼为草龙胆。浙中又有山龙胆草，味苦涩。"据资料记载浙江、山东、河南等地区主要是条叶龙胆 *Gentiana manshurica* Kitag. 分布，根据其形态描述与条叶龙胆 *Gentiana manshurica* Kitag. 基本一致。此外除了山东菏泽，浙江吴兴，还提到浙中这一地方的山龙胆草。《本草图经》所载4种龙胆图，其中信阳军（今河南信阳）草龙胆与襄州（今湖北襄阳）草龙胆为龙胆科植物无疑，睦州（今浙江淳安）草龙胆与沂州（今山东）草龙胆虽然根不太像，后者又无花果，但也是龙胆科植物。从所附图推测，信阳军草龙胆似为龙胆 *Gentiana scabra* Bunge.，而襄州草龙胆则似条叶龙胆 *Gentiana manshurica* Kitag.，说明宋代龙胆的主流品种已有两个，即龙胆 *Gentiana scabra* Bunge. 和条叶龙胆 *Gentiana manshurica* Kitag.。

龙胆在1963年版到2015年版《中华人民共和国药典》中均有收载，其中1963年版的基原为"龙胆科植物龙胆或三花龙胆的根茎"。1977年版的基原为"龙胆科植物条叶龙胆、龙胆、三花龙胆或者坚龙胆的干燥根及根茎"，前三种习称"龙胆"，后一种习称"坚龙胆"。1985年版、2005年版均与1977年版同，2010年版将"坚龙胆"改为"滇龙胆"，2015年版又将"滇龙胆"改回"坚龙胆"。

综上所述，龙胆来源于龙胆科多种植物，其中条叶龙胆 *Gentiana manshurica* Kitag. 和龙胆 *Gentiana scabra* Bunge. 为主流。

5.2 产地沿革

《名医别录》首次对龙胆产地进行描述："生齐朐及宛朐。"宛朐为今山东菏泽。南北朝时期《本草经集注》记载："今出近道，以吴兴为胜。"描述除了山东菏泽外，浙江吴兴龙胆的产量也很大。同时对其性状也进行了描述，云："根状似牛膝，味甚苦，故以胆为名。"

明清大多沿袭宋代之说，如明代《本草纲目》记载同以上一致。明代卢之颐《本草乘雅半偈》描述："处处有之，吴兴者为胜。"清代张志聪《本草崇原》记载："龙胆始出于齐朐山谷及冤句，今处处有之，以吴兴者为胜。"仍认为江浙等地所产龙胆为佳。《救荒本草》记载："龙胆草，今钧州，新郑山间有之。"除了提到前人总结过的山东菏泽、浙江，还提到了钧州、新郑山和云南。

民国时期《药物出产辨》记载："龙胆草又名陵游，西药名真仙，产安徽省；一产江苏镇江府（今江苏一带）；一产吉林、奉天洮南府（今吉林、辽宁一带）。各处出产，味不相上下。"开始记载东北地区的龙胆。陈存仁所著的《中国药学大辞典》记载："龙胆产安徽由汉口进来，产江苏镇江府由上海运来，产吉林、奉天、洮南由山东牛茬帮运来。"洮南府为现今的吉林洮南、大安和通榆，位于嫩江两岸的地势低洼处非常适合其生长，成为龙胆药材的主要产地，主要为条叶龙胆 *Gentiana manshurica* Kitag.。近代以来逐步形成"关龙胆"之称谓，并成为龙胆主产区。《药材资料汇编》记载："产东北黑龙江肇州、安达、五常和吉林通化、临江等处，统称关龙胆，品质亦佳。"

现代专著亦多有论述，如《中华本草》收载龙胆科植物龙胆主要分布在东北和内蒙古、河北、陕西、新疆等地。龙胆科植物条叶龙胆主要分布于东北和河北、山西等地。龙胆科植物三花龙胆则分布于东北和内蒙古、河北。《中华药海》收载龙胆科植物龙胆主要生长在向阳山坡、草丛、灌木丛中及林缘，分布于辽宁、吉林、黑龙江、内蒙古等地。三花龙胆则主要分布在灌木丛中、林间空地或草甸子中，分布于辽宁、吉林、黑龙江等地。条叶龙胆主要分布在黑龙江、江苏、浙江及中南地区。《中华本草》记载关龙胆主产于辽宁、吉林、黑龙江、内蒙古，品质优，产量大。现代有关龙胆的文献记载与考证也证实了关龙胆的道地性。

从民国时期《药物出产辨》始有记载，龙胆主产地包括东北地区，现在辽宁清原等地区进行龙胆的栽培，主要品种为龙胆 *Gentiana scabra* Bunge.。关龙胆产地沿革见表1。

表1　关龙胆产地沿革

年代	出处	产地及评价
南北朝	《名医别录》	生齐朐（今山东莱州）及宛朐（今山东菏泽）
	《本草经集注》	生齐朐山谷及宛朐……今出近道，以吴兴（今浙江湖州）为胜
唐	《新修本草》	生齐朐山谷及宛朐，今出近道，以吴兴为胜
宋	《本草图经》	生齐朐及冤句，今近道亦有之
	《证类本草》	生齐朐及冤句
明	《本草乘雅半偈》	处处有之，吴兴者为胜
	《救荒本草》	龙胆草，今钧州（今河南禹县），新郑（今河南开封）山间有之
清	《本草崇原》	龙胆始出于齐朐山谷及冤句，今处处有之，以吴兴者为胜
民国	《药物出产辨》	龙胆草又名陵游，西药名真仙，产安徽省；一产江苏镇江府（今江苏一带）；一产吉林、奉天洮南府（今吉林、辽宁一带）。各处出产，味不相上下
	《中国药学大辞典》	龙胆产安徽由汉口进来，产江苏镇江府由上海运来，产吉林、奉天、洮南由山东牛茬帮运来
现代	《药材资料汇编》	产东北黑龙江肇州、安达、五常和吉林通化、临江等处，统称关龙胆，品质亦佳
	《中华本草》	龙胆主要分布在东北、内蒙古、河北、陕西、新疆等地。条叶龙胆主要分布于东北、河北、山西等地。三花龙胆则分布于东北、内蒙古、河北

6　道地产区及生境特征

6.1　道地产区

松嫩平原各地区（黑龙江林甸、杜蒙、富裕、泰来、安达等地）及辽宁东部山区（清原、宽甸、桓仁，吉林长白、桦甸、永吉等地及周边地区）。

6.2　生境特征

主产区为中国东北地区的松嫩平原，位于大、小兴安岭与长白山脉及松辽分水岭之间的松辽盆地的中部区域，主要由松花江和嫩江冲积而成。松嫩平原海拔 200m ~ 300m，相对海拔 30m ~ 100m。松嫩平原表面海拔 120m ~ 300m，中部分布着众多的湿地和大小湖泊，地势比较低平，嫩江与松花江流经西部和南部，漫滩宽广。松嫩平原的西南部为闭流区，有无尾河形成。在松花江与嫩江汇流的地带，由于地势低洼、水流不畅，以及气候方面的原因，形成了面积较广的沼泽和湿地。清原地处辽宁东部山区，现今为关龙胆的主要产地，也是全国龙胆的主产地。全县总面积为 3932. 96km^2。地势东南高西北低，低山丘陵与河谷交错，中部沿浑河河谷平原向西逐步低缓。海拔在 500m 以上的山峰有 30 余座，素有“八山一水一分田”之称。属中温带大陆性季风气候，冬寒夏热。年平均气温为 5. 3℃。无霜期 130d 左右。年平均日照时数约 2500h。年平均降水量约 800mm。土壤偏酸性，土层深厚，质地疏松，透气性好，为龙胆的种植提供了良好的条件。

7 质量特征

7.1 质量要求

应符合《中华人民共和国药典》一部对龙胆的相关质量规定。

7.2 性状特征

龙胆根茎呈不规则块状，长 1cm ~ 3cm，直径 0. 3cm ~ 1cm，表面暗灰棕色或深棕色，上端有茎痕或残留茎基，周围和下端着生多数细长的根，根圆柱形，略扭曲，长 10cm ~ 20cm，直径 0. 2cm ~ 0. 5cm，表面淡黄色或黄棕色，上部多有显著横皱纹，下部较细，有纵皱纹和支根痕。质脆，易折断，断面略平坦，皮部黄白色或淡黄棕色，木部色较浅，成点状环列。气微，味甚苦。

关龙胆根茎呈不规则块状。表面灰棕色或深棕色，先端有残留茎基，下端着生多数细长的根。根圆柱形，略扭曲，长 10cm ~ 20cm，直径 0. 2cm ~ 0. 3cm；表面黄棕，上部有细密横纹，下部有细纵纹。质脆易折断。断面淡黄色，显筋脉花点。气弱，味极苦。

关龙胆与坚龙胆性状鉴别要点见表 2。

表 2　关龙胆与坚龙胆性状鉴别要点

比较项目	关龙胆	坚龙胆
根茎	不规则块状	不规则结节状
根横皱纹	有	无
根木部与皮部	皮部黄白色或淡黄棕色，木部色较浅	皮部黄棕色或棕色，木部黄白色，易与皮部分离
粉末显微特征	外皮层细胞表面观类纺锤形，每一细胞由横壁分隔成数个扁方形的小细胞	无外皮层细胞

参 考 文 献

[1] 佚名. 神农本草经 [M]. 陈德兴，张玉萍，徐丽莉，等注. 福州：福建科学技术出版社，2012：18.

[2] 卢多逊等. 开宝本草（辑复本）[M]. 尚志钧辑校. 合肥：安徽科学技术出版社，1998：150.

[3] 苏颂. 本草图经 [M]. 尚志钧辑校. 合肥：安徽科学技术出版社，1994：111.

[4] 国家药典委员会. 中华人民共和国药典一部 [S]. 北京：中国医药科技出版社，2015：96.

[5] 陶弘景. 名医别录 [M]. 尚志钧辑校. 北京：人民卫生出版社，1986：33.

[6] 陶弘景. 本草经集注（辑校本） [M]. 尚志钧，尚元胜辑校. 北京：人民卫生出版社，1994：212.

[7] 李时珍. 本草纲目 [M]. 太原：山西科学技术出版社，2014：374.

[8] 卢之颐. 本草乘雅半偈 [M]. 北京：中国中医药出版社，2016：132.

[9] 张志聪. 本草崇原 [M]. 北京：中国中医药出版社，1992：79.

[10] 吴其濬. 植物名实图考：下册 [M]. 北京：中华书局，1963：176.

[11] 陈仁山，蒋森，陈思敏，等. 药物出产辨（二）[J]. 中药与临床，2010，1（2）：60－63.

[12] 陈存仁，中国药学大辞典 [M]. 北京：人民卫生出版社，1956：540.

[13] 张明心. 药材资料汇编 [M]. 北京：中国商业出版社，1999：40.

[14] 国家中医药管理局《中华本草》编委会. 中华本草：第6册 [M]. 上海：上海科学技术出版社，1999：240－244.

[15] 冉先德. 中华药海（精华本）[M]. 北京：东方出版社，2010：1459.

[16] 刘鸣远，周瑛，王代运. "关龙胆"原植物及药材的鉴别研究 [J]. 药学学报，1981，4：294－297.

[17] 许亮，石达理，谢明，等. 龙胆本草考证与东北龙胆属一新变型——白花粗糙龙胆 [J]. 中华中医药学刊，2017，35（7）：1658－1661，1923.

[18] 李小芳，黄毅，王霞，等. 龙胆的本草考证 [J]. 中药材，2005，8：730－732.

ICS 11.120.01
C 23

团　体　标　准

T/CACM 1020.70—2019

道地药材　第70部分：关白附

Daodi herbs—Part 70：Guanbaifu

2019-08-13 发布　　2019-08-13 实施

中华中医药学会　发布

前　　言

T/CACM 1020《道地药材》标准分为157个部分：

——第1部分：标准编制通则；

……

——第69部分：关龙胆；

——第70部分：关白附；

——第71部分：关防风；

……

——第157部分：汉射干。

本部分为T/CACM 1020的第70部分。

本部分按照GB/T 1.1—2009给出的规则起草。

本部分由道地药材国家重点实验室及国家中医药管理局道地药材生态遗传重点研究室提出。

本部分由中华中医药学会归口。

本部分起草单位：辽宁中医药大学、中国中医科学院中药资源中心、北京中研百草检测认证有限公司。

本部分主要起草人：许亮、王冰、康廷国、张大川、杨燕云、邢艳萍、尹海波、张建逵、赵容、王佳豪、张婷婷、李胜男、梁勇满、黄璐琦、郭兰萍、詹志来、金艳、郭亮。

道地药材 第70部分：关白附

1 范围

T/CACM 1020的本部分规定了道地药材关白附的来源及形态、历史沿革、道地产区及生境特征、质量特征。

本部分适用于中华人民共和国境内道地药材关白附的生产、销售、鉴定及使用。

2 规范性引用文件

下列文件对于本文件的应用是必不可少的。凡是注日期的引用文件，仅注日期的版本适用于本文件。凡是不注日期的引用文件，其最新版本（包括所有的修改单）适用于本文件。

T/CACM 1020.1—2016 道地药材 第1部分：标准编制通则

中华人民共和国药典一部

3 术语和定义

T/CACM 1020.1—2016界定的以及下列术语和定义适用于本文件。

3.1

关白附 guanbaifu

产于以辽宁东部山区为中心，核心区域包括辽宁桓仁、凤城、海城、盖州、辽阳、清原，吉林通化及周边地区的关白附。

4 来源及形态

4.1 来源

本品为毛茛科植物黄花乌头 *Aconitum coreanum*（Lévl.）Rapaics 的干燥子根及母根。

4.2 形态特征

多年生草本。高50cm～120cm，根倒卵球形或纺锤形，长约2.8cm。茎高30cm～100cm，疏被反曲的短柔毛，密生叶，不分枝或分枝。茎下部叶在开花时枯萎，中部叶具稍长柄；叶片宽菱状卵形，长4.2cm～6.4cm，宽3.6cm～6.4cm，三全裂，全裂片细裂，小裂片线形或线状披针形，干时边缘稍反卷，两面几无毛；叶柄长为叶片的1/4或比叶片稍短，长1.4cm～4.5cm，无毛，具狭鞘。顶生总状花序短，有花2～7；轴和花梗密被反曲的短柔毛；下部苞片羽状分裂，其他苞片不分裂，线形；下部花梗长0.8cm～2cm；小苞片生花梗中部，狭卵形至线形，长1.5mm～2.6mm；萼片淡黄色，外面密被曲柔毛，上萼片船状盔形或盔形，高1.5cm～2cm，下缘长1.4cm～1.7cm，外缘在下部缢缩，喙短，侧萼片斜宽倒卵形，下萼片斜椭圆状卵形；花瓣无毛，爪细，瓣片狭长，长约6.5mm，距极短，头形；花丝全缘，疏被短毛；心皮3，子房密被紧贴的短柔毛。蓇葖果，长约1cm；种子长2mm～2.5mm，椭圆形，具三条纵棱，表面稍皱，沿棱具狭翅。8月~9月开花。

5 历史沿革

5.1 品种沿革

关白附又名白附子、竹节白附、黄乌拉花等，其用药历史悠久，古代本草著作有许多记载。以白附子之名入药，首载于南北朝时期《名医别录》，被列为下品，云："白附子，主心痛血痹，面上百病，行药势，生蜀郡，三月采。"

宋代《证类本草》记载："主心痛血痹，面上百病，行药势。生蜀郡。三月采。陶隐居云，此物乃言出芮芮，久绝，俗无复真者，今人乃作之献用。唐本注云：此物本出高丽，今出凉州已西，形似天雄。《本经》出蜀郡，今不复有。"对历代本草文献进行了概括。

明代李时珍《本草纲目》"草部·毒草类"记载："白附子生蜀郡，三月采。白附子因与附子相似，故得此名，根正如草乌头之小者，长寸许，干者皱纹有节。"

由以上考证可知明以前古代医药文献所言白附子，应是毛茛科植物黄花乌头 *Aconitum coreanum*（Lévl.）Rapaics。自明代中叶以后白附子逐渐演变成天南星科植物独角莲 *Typhonium giganteum* Engl. 的干燥块茎。即今药材所称之禹白附。"独角莲"作为白附子入药在明代陈嘉谟《本草蒙筌》中就有记载，其有"独茎，似鼠尾草，叶生穗间""叶细，周匝生于穗间""发叶甚细"的特征，显然这种白附子植物非黄花乌头。综上，在古代医方以"白附子"为名入药中，明代以前医方中白附子为毛茛科植物"关白附"，明清以后医方中白附子应以天南星科植物"禹白附"为主。

现代记载中，1963年版《中华人民共和国药典》一部首次以禹白附和关白附分别收载。1977年版《中华人民共和国药典》将禹白附改为白附子，又另外列有"关白附"。

综上所述，关白附来源于毛茛科植物黄花乌头 *Aconitum coreanum*（Lévl.）Rapaics 的干燥子根及母根。主产于辽宁、吉林等地，白附子早在汉代就有记载，且被广大医家及道地产区所认可，因此，本标准将白附子的道地药材定为"关白附"。

5.2 产地沿革

关白附又名白附子、竹节白附、黄乌拉花等，其入药历史悠久，古代本草著作有许多记载。白附子之名入药，首载于南北朝时期《名医别录》，被列为下品，云："白附子，主心痛血痹，面上百病，行药势，生蜀郡，三月采。"指出白附子产地（今成都一带）及采收时间。

南北朝时期《本草经集注》记载："此物乃言出芮芮，久绝，俗无复真者，今人乃作之献用。"芮芮即柔然，鲜卑别部，地在今蒙古国广大地区。

唐代《新修本草》记载："此物本出高丽，今出凉州已西，形似天雄。"高丽为今辽宁和朝鲜部分地区，凉州为甘肃地区，这里的关白附产地与之前发生了变化。宋代《证类本草》记载："主心痛血痹，面上百病，行药势。生蜀郡。三月采。陶隐居云：此物乃言出芮芮，久绝，俗无复真者，今人乃作之献用。唐本注云：此物本出高丽，今出凉州已西，形似天雄。《本经》出蜀郡，今不复有。"由"此物本出高丽"一句可知，在唐以前，高丽地区（今朝鲜半岛）就产白附子，这一地区历唐、五代、宋、明不衰。因此，"高丽"（或"新罗"或"东海"，今朝鲜半岛）以及"辽东"（今东北辽宁、吉林大部）一直是古代白附子的主产区。

明代《本草乘雅半偈》记载："白附子，本出高丽，今出凉州，形似天雄。"高丽即今朝鲜半岛地区，凉州即今甘肃武威。明代李时珍《本草纲目》"草部·毒草类"记载："白附子生蜀郡，三月采。白附子因与附子相似，故得此名，根正如草乌头之小者，长寸许，干者皱纹有节。"

由以上考证可知，明以前古代医药文献所言白附子，应是毛茛科植物黄花乌头。自明代中叶以后白附子逐渐演变成天南星科植物独角莲 *Typhonium giganteum* Engl. 的干燥块茎，即今所称之禹白附。民国时期《药物出产辨》记载："白附子，产河南禹州，近日多由牛庄帮运来，用姜煲过，乃能用之。"

1963年版《中华人民共和国药典》一部首次以禹白附和关白附分别收载，云："主产于辽宁、吉林等地。"《金世元中药材传统鉴别经验》记载："关白附主产于东北，主销上海、浙江、广东等地。"《500味常用中药材的经验鉴别》记载："主产于辽宁桓仁、凤城、海城、盖平、辽阳及吉林等地，多为野生。"《中国药材学》记载："主产于辽宁、吉林。主销上海，浙江并有少量出口。"

综上所述，关白附药用历史悠久，辽宁、吉林山区所产者质量较好。关白附产地沿革见表1。

表1　关白附产地沿革

年代	出处	产地及评价
南北朝	《名医别录》	白附子，主心痛血痹，面上百病，行药势，生蜀郡，三月采
	《本草经集注》	此物乃言出芮芮，久绝，俗无复真者，今人乃作之献用
唐	《新修本草》	此物本出高丽，今出凉州已西，形似天雄
宋	《证类本草》	主心痛血痹，面上百病，行药势。生蜀郡。三月采。陶隐居云：此物乃言出芮芮，久绝，俗无复真者，今人乃作之献用。唐本注云：此物本出高丽，今出凉州已西，形似天雄。《本经》出蜀郡，今不复有
明	《本草乘雅半偈》	白附子，本出高丽，今出凉州，形似天雄
	《本草纲目》	白附子生蜀郡，三月采。白附子因与附子相似，故得此名，根正如草乌头之小者，长寸许，干者皱纹有节
民国	《药物出产辨》	白附子，产河南禹州，近日多由牛庄帮运来，用姜煲过，乃能用之
现代	1963年版《中华人民共和国药典》	主产于辽宁、吉林等地
	《金世元中药材传统鉴别经验》	关白附主产于东北，主销上海、浙江、广东等地
	《500味常用中药材的经验鉴别》	主产于辽宁桓仁、凤城、海城、盖平、辽阳及吉林等地，多为野生
	《实用本草纲目彩色图鉴》	主产于东北
	《中国药材学》	主产于辽宁、吉林。主销上海，浙江并有少量出口

6　道地产区及生境特征

6.1　道地产区

以辽宁东部山区为中心，核心区域包括辽宁桓仁、凤城、海城、盖州、辽阳、清原，吉林通化及周边地区。

6.2　生境特征

辽宁东部山区地域广阔，属于温带季风和湿润地区，大陆性季风气候，四季分明。降水集中于夏季，年平均降水量与北方其他地区相比偏高，部分地区年平均降水量可达1000mm。土壤多为棕壤及山地暗棕土壤，土壤 pH 5.5～6.5，植被情况良好，多为次生林、低矮灌木丛或荒地。年平均气温

7.9℃，最高气温14℃，最低气温2.6℃，无霜期156d。年平均日照时数2000h以上。气候温暖湿润，光照充足，关白附耐严寒，较耐干旱，不耐水涝。一般在春季地表温度10℃以上开始返青。

7 质量特征

7.1 质量要求

应符合《中华人民共和国药典》一部对关白附的相关质量规定。

7.2 性状特征

关白附子根呈长卵形、卵形或长圆锥形，长1.5cm～5cm，直径0.7cm～2cm；表面灰褐色或棕褐色，有皱纹和倒根痕，有的有瘤状凸起的侧根；质较硬，不易折断，断面类白色，较平坦，富粉性。母根呈长圆锥形，长2cm～5cm，直径0.5cm～1.5cm；先端有茎基，表面棕褐色或黄棕色，具纵皱、沟纹及横长凸起的根痕。体轻，质松，断面有裂隙，气微弱，味辛而麻舌。

关白附与禹白附性状鉴别要点见表2。

表2 关白附与禹白附性状鉴别要点

比较项目	关白附	禹白附
基原	毛茛科植物黄花乌头 *Aconitum coreanum* (Lévl.) Raipaics 的块根	天南星科植物独角莲 *Typhonium giganteum* Engl. 的干燥块茎
形状	子根呈长卵形、卵形或长圆锥形，长1.5cm～5cm，直径0.7cm～2cm，母根呈长圆锥形，长2cm～5cm，直径0.5cm～1.5cm	呈椭圆形或卵圆形，长2cm～5cm，直径1cm～3cm
颜色	子根表面灰褐色或棕褐色，母根表面棕褐色或黄棕色	表面白色至黄白色
质地	质较硬，不易折断	质坚硬
断面	子根断面类白色，较平坦，富粉性，母根断面有裂隙	断面白色，粉性
气味	气微弱，味辛而麻舌	气微，味淡、麻辣刺舌

参 考 文 献

［1］陶弘景．名医别录［M］．尚志钧辑校．北京：人民卫生出版社，1986：232.

［2］苏敬等．新修本草（辑复本）［M］．尚志钧辑校．合肥：安徽科学技术出版社，1981：296.

［3］唐慎微．重修政和经史证类备急本草［M］．郑金生，尚元藕，刘大培，等校点．北京：华夏出版社，1993：327.

［4］卢之颐．本草乘雅半偈（校点本）［M］．冷方南，王齐南校点．北京：人民卫生出版社，1986：684.

［5］李时珍．本草纲目精华本［M］．余瀛鳌，林菁等编选．北京：科学出版社，1998：217.

［6］金世元．金世元中药材传统鉴别经验［M］．北京：中国中医药出版社，2010：2.

［7］卢赣鹏．500味常用中药材的经验鉴别［M］．北京：中国中医药出版社，1999：3.

［8］高学敏，张德芹，张建军．实用本草纲目彩色图鉴：第1卷［M］．北京：外文出版社，2006：663.

［9］徐国钧，何宏贤，徐珞珊，等．中国药材学：上册［M］．北京：中国医药科技出版社，1996：165.

［10］中华人民共和国卫生部药典委员会．中华人民共和国药典一部［S］．北京：人民卫生出版社，1978：243-244.

［11］中华人民共和国卫生部药典委员会．中华人民共和国药典一部［S］．北京：人民卫生出版社，1964：94.

［12］陶弘景．本草经集注［M］．尚志钧辑．芜湖：皖南医学院科研科，1985：153.

［13］陈嘉谟．本草蒙筌［M］．北京：中医古籍出版社，2009：172.

［14］陈仁山．药物出产辨［M］．台北：新医药出版社，1977：7.

ICS 11.120.01
C 23

团　　　　体　　　　标　　　　准

T/CACM 1020.71—2019

道地药材　第71部分：关防风

Daodi herbs—Part 71: Guanfangfeng

2019-08-13 发布　　　　2019-08-13 实施

中华中医药学会　发布

前　言

T/CACM 1020《道地药材》标准分为157个部分：

——第1部分：标准编制通则；

……

——第70部分：关白附；

——第71部分：关防风；

——第72部分：东北哈蟆油；

……

——第157部分：汉射干。

本部分为T/CACM 1020的第71部分。

本部分按照GB/T 1.1—2009给出的规则起草。

本部分由道地药材国家重点实验室及国家中医药管理局道地药材生态遗传重点研究室提出。

本部分由中华中医药学会归口。

本部分起草单位：辽宁中医药大学、中国中医科学院中药资源中心、北京中研百草检测认证有限公司。

本部分主要起草人：许亮、王冰、康廷国、张婷婷、杨燕云、邢艳萍、王佳豪、张大川、李胜男、尹海波、张建逵、赵容、黄璐琦、郭兰萍、詹志来、金艳、郭亮。

道地药材　第71部分：关防风

1　范围

T/CACM 1020的本部分规定了道地药材关防风的来源及形态、历史沿革、道地产区及生境特征、质量特征。

本部分适用于中华人民共和国境内道地药材关防风的生产、销售、鉴定及使用。

2　规范性引用文件

下列文件对于本文件的应用是必不可少的。凡是注日期的引用文件，仅注日期的版本适用于本文件。凡是不注日期的引用文件，其最新版本（包括所有的修改单）适用于本文件。

T/CACM 1020.1—2016　道地药材　第1部分：标准编制通则

中华人民共和国药典一部

3　术语和定义

T/CACM 1020.1—2016界定的以及下列术语和定义适用于本文件。

3.1

关防风　guanfangfeng

产于以黑龙江西部、吉林西北部、辽宁北部、内蒙古东部的山区为中心，核心区域包括黑龙江泰康、林甸、安达、泰来、肇州，吉林的洮安、镇赉、乾安，辽宁的铁岭，内蒙古的突泉等地及其周边地区的防风。

4　来源及形态

4.1　来源

本品为伞形科植物防风 *Saposhnikovia divaricata*（Turcz.）Schischk.　的干燥根。

4.2　形态特征

多年生草本。高30cm～80cm。根粗壮，细长圆柱形，分歧，淡黄棕色。根头处被有纤维状叶残基及明显的环纹。茎单生，自基部分枝较多，斜上升，与主茎近于等长，有细棱，基生叶丛生，有扁长的叶柄，基部有宽叶鞘。叶片卵形或长圆形，长14cm～35cm，宽6cm～8cm（～18cm），二回或近于三回羽状分裂，第一回裂片卵形或长圆形，有柄，长5cm～8cm，第二回裂片下部具短柄，末回裂片狭楔形，长2.5cm～5cm，宽1cm～2.5cm。茎生叶与基生叶相似，但较小，顶生叶简化，有宽叶鞘。复伞形花序多数，生于茎和分枝，先端花序梗长2cm～5cm；伞辐5～7，长3cm～5cm，无毛；小伞形花序有花4～10；无总苞片；小总苞片4～6，线形或披针形，先端长，长约3mm，萼齿短三角形；花瓣倒卵形，白色，长约1.5mm，无毛，先端微凹，具内折小舌片。双悬果狭圆形或椭圆形，长4mm～

5mm，宽 2mm～3mm，幼时有疣状突起，成熟时渐平滑；每棱槽内通常有油管 1，合生面油管 2；胚乳腹面平坦。花期 8 月～9 月，果期 9 月～10 月。

5 历史沿革

5.1 品种沿革

防风始载于秦汉时期《神农本草经》，被列为上品，云："防风，味甘、温，主大风，头眩痛，恶风，风邪，目盲无所见，风行周身，骨节疼痹（《御览》作'痛'），烦满。久服轻身。一名铜芸（《御览》作'芒'）。"南北朝时期陶弘景《本草经集注》记载："唯实而脂润，头节坚如蚯蚓头者为好。世用治风最要，道方时用。"

关于防风的品种历代本草文献记载较多，唐代《新修本草》记载："叶似牡蒿、附子苗等。"《证类本草》载有"解州防风""齐州防风""河中府防风""同州防风"四种，其中"解州防风"形态与现今防风相符，其他三种为其他植物。据《本草图经》记载，防风"根土黄色，与蜀葵根相类……似莳萝花，实似胡荽而大"，与伞形科植物防风 *Saposhnikovia divaricate*（Turcz.）Schischk. 类似。

明代《救荒本草》中防风的描述和附图都酷似现今的防风。李时珍《本草纲目》记载："防者，御也。其功效疗风最要，故名。屏风者，防风隐语也。曰芸、曰茴、曰蔄者，其花如茴香，其气如芸蒿、蔄兰也。"对植物形态未做进一步描述，其附图中果序虽呈伞形，但茎单一，不分枝，羽状复叶对生。清代《本草备要》记载："黄润者良。上部用身，下部用梢。"

综上所述，防风的品种伞形科植物防风 *Saposhnikovia divaricate*（Turcz.）Schischk. 为主流，同时，历代本草文献所记载防风品种还应包括伞形科其他植物。防风条下所载的石防风，应包括珊瑚菜，此种植物的根现今被称为"北沙参"入药，而在朝鲜与日本则被当作防风使用（日本称其为滨防风）。民国以后防风主产于关外，质量得到公认，因此，本标准将防风的道地药材定为关防风。

5.2 产地沿革

秦汉时期《神农本草经》记载："生川泽。"指出了防风的生长环境。《名医别录》记载："一名茴草，一名百枝，一名屏风，一名蔄根，一名百蜚。生沙苑（今陕西大荔县洛、渭河之间）川泽及邯郸（今邯郸）、琅琊（今安徽滁州西南）、上蔡（今河南驻马店上蔡县），二月、十月采根，曝干。"这里关于防风的产地记载变化较多。南北朝时期陶弘景《本草经集注》记载："郡县无名沙苑。今第一出彭城（今江苏徐州）、兰陵（今山东临沂兰陵），即近琅琊者。郁州（今江苏连云港附近云台山）百市亦得之。次出襄阳（今湖北襄阳）、义阳（今河南南部，信阳西和南阳部分地区）县界，亦可用，即近上蔡者。"此时关于防风的产区记载更加广泛，认为较好者产于江苏和山东。

唐代《新修本草》记载："今出齐州（今山东济南）、龙山（今山东日照莒县龙山镇）最善，淄州（今山东淄博）、兖州（今山东济宁）、青州者（今山东潍坊青州）亦佳。"此时的记载与之前的大致相同，指出山东产出者较好。

宋代《本草图经》记载："生沙苑川泽及邯郸、上蔡，今京东（今河南商丘）、淮（今淮河一带）、浙州郡（今浙江宁波余姚）皆有之。"

清代《本草经解》记载："防风气温，味甘，无毒。主大风头眩痛，恶风风邪，目盲无所见，风行周身，骨节疼痛，久服轻身，防风气温，禀天春和风木之气。"《本草便读》记载："防风能通行一身，御外风，故名。"

民国时期《药物出产辨》记载："产黑龙江洮南，为最多。"此时第一次记载防风产自黑龙江地区。《本草药品实地之观察》记载："因其有豫防风邪之效，故得是名。祁、平药肆之防风，又名口防风，乃河北西北及东北一带山地产品。"

中华人民共和国成立后，《中药材手册》记载：“张家口、承德两专区的尚义、张北、沽源、古北口、丰宁等地产量大、质量好，俗称‘地道货’‘口防风’，其他如保定、唐山等专区所产为山防风。”《药材资料汇编》记载：“关防风产于黑龙江之安达、泰康、博克图、兴安、肇东、肇州、肇源等地（即滨州铁路线一带），及洮南、白城、洮安（即平齐铁路线一带）。内蒙古之突泉、乾安。以上统称关防风。”《中医大辞典》记载：“又名屏风，关防风。主产吉林、黑龙江、内蒙古、河北等地。”《中国药材学》记载：“分布于东北及河北、山东、内蒙古。生于草原、干燥山坡。”《500味常用中药材的经验鉴别》对关防风有具体描述：“关防风系防风中地道佳品，其外皮灰黄或灰褐（色较深），枝条粗长，质糯肉厚而滋润，断面菊花心明显。多为单枝。尤以产于黑龙江西部为佳，其主根发达侧根少，皮色棕黄，菊花心明显，被誉为‘红条防风’。”《现代中药材商品通鉴》记载：“主产于黑龙江安达、泰康、肇州，吉林洮安、镇赉，辽宁铁岭等地，其中以黑龙江产量大，品质佳，视为道地药材。”《金世元中药材传统鉴别经验》记载：“防风分布很广，主要分布于黑龙江、吉林、辽宁、内蒙古、河北等地。东北三省产的防风素有‘关防风’‘东防风’之称，为著名的‘道地药材’。”现“关防风”因其量大质优而成为主流商品。

综上所述，历代本草文献记载防风的品种较多，以伞形科植物防风 *Saposhnikovia divaricate* (Turcz.) Schischk. 为主流，但防风的产地有很大变化，主要是由南向北迁移，由关内移到关外的东北和内蒙古东部地区。关防风产地沿革见表1。

表1　关防风产地沿革

年代	出处	产地及评价
秦汉	《神农本草经》	生川泽
南北朝	《名医别录》	生沙苑及邯郸、琅琊、上蔡
	《本草经集注》	今第一出彭城、兰陵，即近琅琊者
唐	《新修本草》	今第一出彭城、兰陵，即近琅琊者。郁州百市亦得之。次出襄阳、义阳县界，亦可用，即近上蔡者
宋	《本草图经》	生沙苑川泽及邯郸、上蔡，今京东、淮、浙州郡皆有之
清	《本草备要》	黄润者良。上部用身，下部用梢
民国	《药物出产辨》	产黑龙江洮南，为最多
	《本草药品实地之观察》	祁、平药肆之防风，又名口防风，乃河北西北及东北一带山地产品
现代	《药材资料汇编》	关防风产于黑龙江之安达、泰康、博克图、兴安、肇东、肇州、肇源等地（即滨州铁路线一带），及洮南、白城、洮安（即平齐铁路线一带）。内蒙古之突泉、乾安。以上统称关防风
	《中医大辞典》	主产吉林、黑龙江、内蒙古、河北等地
	《中国药材学》	分布于东北及河北、山东、内蒙古。生于草原、干燥山坡
	《500味常用中药材的经验鉴别》	关防风系防风中地道佳品……尤以产于黑龙江西部为佳……被誉为“红条防风”
	《现代中药材商品通鉴》	主产于黑龙江安达、泰康、肇州，吉林洮安、镇赉，辽宁铁岭等地，其中以黑龙江产量大，品质佳，视为道地药材
	《金世元中药材传统鉴别经验》	主要分布于黑龙江、吉林、辽宁、内蒙古、河北等地。东北三省产的防风素有“关防风”“东防风”之称，为著名的“道地药材”

6 道地产区及生境特征

6.1 道地产区

以黑龙江西部、吉林西北部、辽宁北部、内蒙古东部的山区为中心，核心区域包括黑龙江泰康、林甸、安达、泰来、肇州，吉林的洮安、镇赉、乾安，辽宁的铁岭，内蒙古的突泉等地及其周边地区。

6.2 生境特征

主要分布区域地势较为平坦，属于温带干旱、半干旱或半湿润的季风气候。年平均气温5℃左右，最冷月份1月，月平均气温-19.5℃左右，月极端最低气温-35.9℃，最热月份是7月，月平均气温23.4℃左右，月极端最高气温39.3℃。年平均降水量650mm，年平均日照时数2498h。分布区域为土壤疏松、肥沃、土层深厚、排水良好的草原沙质、偏碱性土壤的草原地区。以上环境因子构成了影响关防风地道性的关键因素（防风道地药材有喜光、喜肥、喜凉、喜湿润的特点）。黑龙江境内西部草原具有得天独厚的自然条件，所产关防风药效物质含量高，药材外观质量佳，为关防风道地产区。

7 质量特征

7.1 质量要求

应符合《中华人民共和国药典》一部对防风的相关质量规定。

7.2 性状特征

防风呈长圆锥形或长圆柱形，下部渐细，有的略弯曲，长15cm~30cm，直径0.5cm~2cm。表面灰棕色或棕褐色，粗糙，有纵皱纹、多数横长皮孔样突起及点状的细根痕。根头部有明显密集的环纹，有的环纹上残存棕褐色毛状叶基。体轻，质松，易折断，断面不平坦，皮部棕黄色至棕色，有裂隙，木部黄色。气特异，味微甘。

关防风呈长条圆柱形，稍弯曲，长15cm~30cm，直径0.5cm~1cm，根头直径可达1.5cm。表面灰褐色，根头部有许多密集的环节纹，习称“旗杆顶”或“蚯蚓头”。先端簇生黑褐色纤维状物，全株粗糙，有纵皱纹或抽皱，并有一侧根痕及横长皮孔。质松软，可折断。断面不平坦，中间有淡黄色圆心，外有棕色环，最外层浅黄白色，有裂隙，习称“菊花心”。气清香，味微甜而涩。

关防风与其他产地防风性状鉴别要点见表2。

表2 关防风与其他产地防风性状鉴别要点

比较项目	关防风	其他产地防风
根形	粗大	川防风细小，云防风细长
根表面	粗糙，根头部有密集的环纹，灰褐色	川防风多根痕，枯棕色或灰黑色；云防风较平坦，红棕色或棕褐色
质地	松软	坚实
先端	簇生黑褐色纤维状物	很少有或无纤维状物
气味	气清香，味微甜而涩	川防风气微味甘；云防风气香，味酸而涩

参 考 文 献

[1] 佚名. 神农本草经校注 [M]. 顾观光辑. 杨鹏举校注. 北京：学苑出版社，1998：63.

[2] 陶弘景. 本草经集注 [M]. 北京：学苑出版社，2013：15.

[3] 苏敬等. 新修本草 [M]. 尚志钧辑校. 合肥：安徽科学技术出版社，2004：102.

[4] 唐慎微. 证类本草 [M]. 尚志钧，郑金生，尚元藕，等校点. 北京：华夏出版社，1993：193.

[5] 苏颂. 本草图经 [M]. 尚志钧辑校. 合肥：安徽科学技术出版社，1994：121.

[6] 倪根金. 救荒本草校注 [M]. 北京：中国农业出版社，2008：22.

[7] 李时珍. 本草纲目（精华本）[M]. 余瀛鳌等编选. 北京：科学出版社，1998：44.

[8] 汪昂. 本草备要 [M]. 余力，陈赞育校注. 北京：中国中医药出版社，1998：37.

[9] 陶弘景. 名医别录（辑校本）[M]. 尚志钧辑校. 北京：人民卫生出版社，1986：112.

[10] 叶天士. 本草经解 [M]. 上海：上海卫生出版社，1957：39.

[11] 张秉成. 本草便读 [M]. 上海：上海卫生出版社，1957：8.

[12] 陈仁山，蒋淼，陈思敏，等. 药物出产辨（二）[J]. 中药与临床，2010，1（2）：63.

[13] 赵燏黄. 本草药品实地之观察 [M]. 樊菊芬点校. 福州：福建科学技术出版社，2006：215.

[14] 张家口专员公署商业局药材经理部. 中药材手册 [M]. 石家庄：河北人民出版社，1959：4.

[15] 中国药学会上海分会，上海市药材公司. 药材资料汇编：上集 [M]. 上海：科技卫生出版社，1959：87.

[16] 李经纬，区永欣，邓铁涛，等. 中医大辞典 [M]. 北京：人民卫生出版社，1995：667.

[17] 徐国钧，何宏贤，徐珞珊，等. 中国药材学：上册 [M]. 北京：中国医药科技出版社，1996：354.

[18] 卢赣鹏. 500味常用中药材的经验鉴别 [M]. 北京：中国中医药出版社，1999：94.

[19] 张贵君. 现代中药材商品通鉴 [M]. 北京：中国中医药出版社，2001：758.

[20] 金世元. 金世元中药材传统鉴别经验 [M]. 北京：中国中医药出版社，2010：49.

[21] 王建华，楼之岑. 中药防风的本草考证 [J]. 中国中药杂志，1989，14（10）：3-5.

[22] 中国中药协会. 道地药材标准 [M]. 北京：中国中医药出版社，2015：76.

ICS 11.120.01
C 23

团　　体　　标　　准

T/CACM 1020.72—2019

道地药材　第72部分：东北哈蟆油

Daodi herbs—Part 72: Dongbeihamayou

2019-08-13 发布　　2019-08-13 实施

中华中医药学会　发布

前 言

T/CACM 1020《道地药材》标准分为157个部分：

——第1部分：标准编制通则；

……

——第71部分：关防风；

——第72部分：东北哈蟆油；

——第73部分：东北鹿茸；

……

——第157部分：汉射干。

本部分为T/CACM 1020的第72部分。

本部分按照GB/T 1.1—2009给出的规则起草。

本部分由道地药材国家重点实验室及国家中医药管理局道地药材生态遗传重点研究室提出。

本部分由中华中医药学会归口。

本部分起草单位：辽宁中医药大学、中国中医科学院中药资源中心、北京中研百草检测认证有限公司。

本部分主要起草人：许亮、王冰、康廷国、王佳豪、杨燕云、邢艳萍、张大川、李胜男、张婷婷、王孟虎、黄璐琦、郭兰萍、詹志来、谭沛、张辉、金艳、尹海波、张建逵、赵容、郭亮。

道地药材 第72部分：东北哈蟆油

1 范围

T/CACM 1020 的本部分规定了道地药材东北哈蟆油的来源及形态、历史沿革、道地产区及生境特征、质量特征。

本部分适用于中华人民共和国境内道地药材东北哈蟆油的生产、销售、鉴定及使用。

2 规范性引用文件

下列文件对于本文件的应用是必不可少的。凡是注日期的引用文件，仅注日期的版本适用于本文件。凡是不注日期的引用文件，其最新版本（包括所有的修改单）适用于本文件。

T/CACM 1020.1—2016 道地药材 第1部分：标准编制通则

中华人民共和国药典一部

3 术语和定义

T/CACM 1020.1—2016 界定的以及下列术语和定义适用于本文件。

3.1

东北哈蟆油 dongbeihamayou

产于东北三省，包括黑龙江伊春、铁力、海林、宝清、木兰、方正、延寿、尚志；吉林抚松、长白、靖宇、集安、桦甸、浑江；辽宁凤城、新宾、岫岩、宽甸、抚顺、辽阳等地及周边地区的哈蟆油。

4 来源及形态

4.1 来源

本品为蛙科动物中国林蛙 *Rana temporaria chensinensis* David 雌蛙的输卵管，经采制干燥而得。

4.2 形态特征

雌蛙体长 71mm～90mm；头较扁平，头长宽相等或略宽；吻端钝圆，略突出于下颌，吻棱较明显；鼻孔位于吻眼之间，鼻间距大于眼间距，而与上眼睑同宽；鼓膜显著，明显大于眼径之半，犁骨齿两短斜行，位于内鼻孔内侧，前肢较短壮，指端圆，指较细长，指长顺序3、1、4、2，第1、3指几等长；关节下瘤、指基下瘤及内外掌突均较显著。后肢长。胫跗关节前达眼或略超过，左右跟部明显重叠，胫长超过体长之半，足与胫等长或略长；趾端钝圆；趾细长，第3、5趾达第4趾的第2、3关节下瘤之中部，蹼发达，除第4趾外，其余各趾的蹼多少至趾端而蹼缘缺刻较大，外侧跖间具蹼而不发达；关节下瘤小而明显，内跖突窄长，外跖突小而圆。皮肤上细小痣粒颇多，口角后端颌腺十分明显，背侧褶在颞部不平直而成曲折状，在鼓膜上方侧褶略斜向外侧，随即又折向中线，再后延伸达胯部；两侧褶间有少数分散的疣粒，在肩部有排成人形者；腹面皮肤光滑。跖褶2。两眼间深色横纹及鼓膜处三角斑清晰，背面与体侧有分散的黑斑点，一般都在疣粒上；四肢横斑清晰；腹面灰色斑点颇多，有的甚至自咽至腹后都有斑纹。

5 历史沿革

5.1 品种沿革

宋代苏颂《本草图经》“虾蟆”项下记载：“又有一种大而黄色，多在山石中藏蛰，能吞气，饮风露，不食杂虫，谓之山蛤。”记载了林蛙体黄色等特征习性。《本草纲目》将其从“蛤蟆”项下分出单列为“山蛤”，云：“山蛤在山石中藏蛰，似蛤蟆而大，黄色。”清代《钦定盛京通志》记载：“山蛤……多伏岩中，似虾蟇而大。腹黄红色，俗呼哈士蟆。”之后《辽海丛书·沈故篇》卷三记载：“哈士蟆形似田鸡，腹有油如粉条，有子如鲜蟹黄，取以作羹，极肥美，然惟兴京一带有之，满洲人用以祀祖，取其洁也。”详细记载了哈蟆油的特征，并记载兴京（今辽宁新宾地区）为其主产区。《本草详节》记载：“生深山岩窦、泉水流处。似虾蟆而大，黄色……必于二伏时，蛤夜出乘凉。”对林蛙的习性进行了描述。《桦甸县志》记载：“田鸡，状与蛙一致，惟背明黑，腹或黄或红，后足比蛤蟆加长为异，冬季蛰伏入水，春暖产卵于水后，卵生有白粘质物即其腹内之脂肪，人所珍视，呼为田鸡油……名哈士蚂。”以上的记载与现在用的林蛙品种形态一致。

综上所述，哈蟆油主流品种为中国林蛙 *Rana temporaria chensinensis* David，清代开始记载药食两用，并作为祀祖贡品，东北是其主产地，因此，本标准将哈蟆油的道地药材定为东北哈蟆油。

5.2 产地沿革

哈蟆油也称哈士蟆油、哈什蟆油。

《辽海丛书·沈故篇》卷三记载：“哈士蟆……然惟兴京一带有之，满洲人用以祀祖，取其洁也。”详细记载了哈蟆油的特征，并记载兴京（今辽宁新宾地区）为其主产区。

《桦甸县志》在“食货·物产·动物”有以下记述：“田鸡，状与蛙一致，惟背明黑，腹或黄或红，后足比蛤蟆加长为异，冬季蛰伏入水，春暖产卵于水后，卵生有白粘质物即其腹内之脂肪，人所珍视，呼为田鸡油……土人秋间捉之入市，得值颇丰，清时岁取入贡，名哈士蚂。”桦甸位于东北吉林，为哈蟆油的一个主产区。

现代对哈蟆油的记载较多，也较为统一，均以东北产出。《中药志》记载：“主产于东北，销全国并出口。”《中国药材学》记载：“分布于东北，以吉林的产品较好。”《500味常用中药材的经验鉴别》记载：“哈蟆油商品主要来源于野生资源。其来源动物中国林蛙主要分于黑龙江、吉林、辽宁，河南、贵州、甘肃、青海、河北等地，西南地区也有少量分布。”《现代中药材商品通鉴》记载：“产于吉林抚松、桦甸、盖平、磐石、敦化、延吉、安图，辽宁清原、新宾、本溪、抚顺、宽甸、临江、凤城，黑龙江省。”《药材资料汇编》记载：“主产于黑龙江伊春、铁力、海林、宝清、木兰、方正、延寿、尚志；吉林抚松、长白、靖宇、集安、桦甸、浑江；辽宁凤城、新宾、岫岩、宽甸、抚顺、辽阳；河北滦县；青海贵德等地。”《中华本草》记载：“分布于黑龙江、吉林、辽宁。”《中药大辞典》记载：“产黑龙江、吉林、辽宁、四川、内蒙古等地。”现代的文献记载也表明哈蟆油主产于东北地区。

综合历代本草文献记载，结合现代哈蟆油的研究，表明本药材的产地以东北为主，具体包括黑龙江伊春、铁力、海林、宝清、木兰、方正、延寿、尚志；吉林抚松、长白、靖宇、集安、桦甸、浑江；辽宁凤城、新宾、岫岩、宽甸、抚顺、辽阳等地及周边地区。东北哈蟆油产地沿革见表1。

表1　东北哈蟆油产地沿革

年代	出处	产地及评价
宋	《本草图经》	多在山石中藏蛰，能吞气，饮风露，不食杂虫，谓之山蛤
明	《本草纲目》	山蛤在山石中藏蛰，似蛤蟆而大，黄色
清	《钦定盛京通志》	山蛤……多伏岩中，似虾蟇而大。腹黄红色，俗呼哈士蟆，向亦充贡
	《辽海丛书·沈故篇》	哈士蟆形似田鸡，腹有油如粉条，有子如鲜蟹黄，取以作羹，极肥美，然惟兴京一带有之，满洲人用以祀祖，取其洁也
	《本草详节》	山蛤味甘，气温。生深山岩窦、泉水流处
民国	《桦甸县志》	田鸡，状与蛙一致……得值颇丰，清时岁取入贡，名哈士蚂
现代	《中药志》	主产于东北，销全国并出口
	《中国药材学》	分布于东北，以吉林的产品较好
	《中华本草》	分布于黑龙江、吉林、辽宁
	《中药鉴定学》	主产于黑龙江、吉林、辽宁等省
	《药材资料汇编》	主产于黑龙江伊春、铁力、海林、宝清、木兰、方正、延寿、尚志；吉林抚松、长白、靖宇、集安、桦甸、浑江；辽宁凤城、新宾、岫岩、宽甸、抚顺、辽阳；河北滦县；青海贵德等地

6　道地产区及生境特征

6.1　道地产区

生长于东北三省，包括黑龙江伊春、铁力、海林、宝清、木兰、方正、延寿、尚志；吉林抚松、长白、靖宇、集安、桦甸、浑江；辽宁凤城、新宾、岫岩、宽甸、抚顺、辽阳等地及周边地区。

6.2　生境特征

主产区位于中国东北的山地林区溪流沟谷，地域广阔，气候类型多样。东北冬季长达半年以上，降水集中于夏季。年平均降水量变化较大，自东而西，年平均降水量自1000mm降至300mm以下。林蛙是典型的水陆两栖性动物，一般生活在海拔900m左右山区植被较好的湿润环境中，在森林、灌丛、草地以及湖泊、水塘、沼泽和农田等多种静水域及其附近生活。在其生长发育过程中，蝌蚪期和冬眠期在水中生活，而变态后的幼、成蛙的活动期在陆地生活，两栖生活的时间分别为6个月左右。每年春天完成冬眠和生殖休眠以后，沿着溪流沟谷附近的潮湿植物带上山，开始完全的陆地生活。对栖息的森林类型有一定选择，喜栖在林内郁蔽度大、枯枝落叶多、空气湿润的植被环境中，如阔叶林或针阔混交林，林内有高大的乔木，中层灌木和低层蒿草的三层植被遮阴。林蛙不喜栖在针叶林内，特别是落叶枯林下。对山林的方向也有一定选择，春季气温低，喜欢在温度较高的南坡活动；盛夏时节喜欢在山林的北坡活动。其在林中活动有一定范围，一般以越冬和产卵地为中心，向外1km～2km距离。找不到适合的越冬场所会导致其死亡。

7　质量特征

7.1　质量要求

应符合《中华人民共和国药典》一部对哈蟆油的相关质量规定。

7.2 性状特征

东北哈蟆油呈不规则块状，弯曲而重叠，长1.5cm～2cm，厚1.5mm～5mm。表面黄白色，呈脂肪样光泽。偶有带灰白色薄膜状干皮。摸之有滑腻感，在温水中浸泡体积可膨胀。气腥，味微甘，嚼之有黏滑感。

参 考 文 献

[1] 苏颂. 本草图经 [M]. 尚志钧辑校. 合肥：安徽科学技术出版社，1994：545.

[2] 李时珍. 本草纲目 [M]. 张守康等主校. 北京：中国中医药出版社，1998：988.

[3] 闵钺. 本草详节 [M]. 张效霞校注. 北京：中国中医药出版社，2015：242.

[4]《桦甸县地方志》编纂委员会. 桦甸县志 [M]. 长春：吉林人民出版社，1995：413.

[5] 中国医学科学院药物研究所. 中药志 [M]. 北京：人民卫生出版社，1998：113.

[6] 徐国钧，何宏贤，徐珞珊，等. 中国药材学 [M]. 北京：中国医药科技出版社，1996：1818.

[7] 卢赣鹏. 500味常用中药材的经验鉴别 [M]. 北京：中国中医药出版社，1999：641.

[8] 张贵君. 现代中药材商品通鉴 [M]. 北京：中国中医药出版社，2001：2500.

[9]《药材资料汇编》编审委员会. 药材资料汇编 [M]. 北京：中国商业出版社，1999：283.

[10] 国家中医药管理局《中华本草》编委会. 中华本草：第9册 [M]. 上海：上海科学技术出版社，1999：375.

[11] 南京中医药大学. 中药大辞典 [M]. 上海：上海科学技术出版社，1986：1405.

[12] 康廷国. 中药鉴定学 [M]. 北京：中国中医药出版社，2012：468.

[13] 杨名赫，佟庆，高利，等. 东北林蛙的分类与蛤蟆油 [J]. 养殖技术顾问，2011，(12)：229.

ICS 11.120.01
C 23

团　　体　　标　　准

T/CACM 1020.73—2019

道地药材　第73部分：东北鹿茸

Daodi herbs—Part 73: Dongbeilurong

2019-08-13 发布　　2019-08-13 实施

中华中医药学会　发布

前　言

T/CACM 1020《道地药材》标准分为157个部分：

——第1部分：标准编制通则；

……

——第72部分：东北哈蟆油；

——第73部分：东北鹿茸；

——第74部分：江香薷；

……

——第157部分：汉射干。

本部分为T/CACM 1020的第73部分。

本部分按照GB/T 1.1—2009给出的规则起草。

本部分由道地药材国家重点实验室及国家中医药管理局道地药材生态遗传重点研究室提出。

本部分由中华中医药学会归口。

本部分起草单位：辽宁中医药大学、中国中医科学院中药资源中心、北京中研百草检测认证有限公司。

本部分主要起草人：许亮、王冰、康廷国、张婷婷、杨燕云、邢艳萍、王佳豪、张大川、李胜男、尹海波、张建逵、赵容、黄璐琦、郭兰萍、詹志来、金艳、郭亮。

道地药材 第73部分：东北鹿茸

1 范围

T/CACM 1020 的本部分规定了道地药材东北鹿茸的来源及形态、历史沿革、道地产区及生境特征、质量特征。

本部分适用于中华人民共和国境内道地药材东北鹿茸的生产、销售、鉴定及使用。

2 规范性引用文件

下列文件对于本文件的应用是必不可少的。凡是注日期的引用文件，仅注日期的版本适用于本文件。凡是不注日期的引用文件，其最新版本（包括所有的修改单）适用于本文件。

T/CACM 1020.1—2016 道地药材 第1部分：标准编制通则

中华人民共和国药典一部

3 术语和定义

T/CACM 1020.1—2016 界定的以及下列术语和定义适用于本文件。

3.1

东北鹿茸 dongbeilurong

产于东北适合养殖的山地林区，以长白山地区为核心，吉林双阳、东丰、敦化、东辽、伊通、蛟河、龙井、辉南、柳河、通化、靖宇、永吉、梨树、桦甸、安图、珲春、梅河口，辽宁西丰、清原、铁岭、北镇等地及周边地区的梅花鹿茸及马鹿茸。

4 来源及形态

4.1 来源

本品为鹿科动物梅花鹿 *Cervus nippon* Temminck 或马鹿 *Cervus elaphus* Linnaeus 的雄鹿未骨化密生茸毛的幼角。前者习称“花鹿茸”，后者习称“马鹿茸”。

4.2 形态特征

梅花鹿，体长1.5m左右，体重100kg左右。眶下腺明显，耳大直立，颈细长。四肢细长，后肢外侧踝关节下有褐色足迹腺，主蹄狭小，侧蹄小。臀部有明显的白色臀斑，尾短。雄鹿有分叉的角，有4叉~5叉，眉叉斜向前伸，第二枝与眉叉较远，主干末端再分两小枝。梅花鹿冬毛厚密，为褐色或栗棕色，白色斑点不显。鼻面及颊部毛短，毛尖沙黄色。从头顶起沿脊椎到尾部有一深棕色的背线。白色臀斑有深棕色边缘。腹毛淡棕，鼠蹊部白色。四肢上侧同体色，内侧色稍淡。夏毛薄，无绒毛，红棕色，白斑显著，在脊背两旁及体侧下缘排列成纵行，有黑色的背中线。腹面白色，尾背面黑色，四肢色较体色为浅。

马鹿，体形较大，体长2m，体重超过200kg。肩高约1m，背平直，肩部与臀部高度相等。鼻端裸露，耳大呈圆锥形。颈长约占体长1/3，颈下被毛较长。四肢长，两侧蹄较长，能触及地面。尾短，雄性有角，眉叉向前伸，几与主干成直角，主干稍向后略向内弯，角面除尖端外均较粗糙，角基有一小圈瘤状突。冬毛灰褐色。嘴、下颌深棕色，颊棕色，额部棕黑色。耳外黄褐色，耳内白色。颈部与身体背面稍带黄褐色，有一黑棕色的背线。四肢外侧棕色，内侧较浅。臀部有黄赭色斑。夏毛较短，没有绒毛，呈赤褐色。

5 历史沿革

5.1 品种沿革

鹿茸始载于《神农本草经》，被列为中品，谓“鹿茸味甘，性温”“主漏下恶血，寒热惊痫，益智强智，生齿不老”。宋代《梦溪笔谈》记载：“鹿茸利补阴。凡用茸，无乐太嫩，世谓之茄子茸，但珍其难得耳，其实少力，坚者又太老，唯长数寸，破之肌如朽木，茸端如玛瑙、红玉者最善。”《本草图经》记载：“鹿茸……今有山林处皆有之，四月角欲生时，取其茸，阴干，以形如小紫茄子者为上。或云茄子茸太嫩，血气犹未具，不若分歧如马鞍形者有力。茸不可嗅，其气能伤人鼻。”《本草图经》附图中展示的鹿茸角呈茄子形、无分叉等特点，说明古代本草文献记述的鹿茸和现今所用的梅花鹿 *Cervus nippon* Temminck 的茸相吻合。《本草衍义》谓：“茸，最难得不破及不出却血者，盖其力尽在血中，猎时多有损伤故也。”以上“茸端如玛瑙、红玉者最善”“形如小紫茄子”“马鞍形者有力”等记述，和今日商品梅花鹿 *Cervus nippon* Temminck 的“二杠”相吻合。

明代《本草纲目》记载：“鹿，处处山林中有之。马身羊尾，头侧而长，高脚而行速。牡者有角，夏至则解。大如小马，黄质白斑，俗称马鹿。”根据描述和附图，李时珍所述“马鹿”更似梅花鹿 *Cervus nippon* Temminck。李时珍曰“麋，鹿属也……今人多不分别，往往以麋为鹿”。说明二者为不同种。《本草乘雅半偈》记载：“鹿者仙兽，自能乐性，游处山林，从事云泉。”“故角之力用虽广，而茸为独专。茸主漏下恶血，寒热惊痫，任为病也”。

清代《本草便读》记载：“鹿茸，乃鹿初生之嫩角，长不过一二寸，色紫而嫩，取茸时连脑骨切下，然后毙鹿，取其全生气而血不散也……角为精血所聚，鹿茸其最著者也。”《本草求真》曰：“鹿角初生，长二三寸，分歧如鞍，红如玛瑙，破之如朽木者良，酥涂微炙用。茸有小白虫，视之不见，鼻嗅恐虫入鼻。”《本经逢原》记载：“形如茄子，色如玛瑙者良，紫润圆短者为上，毛瘦枯绉尖长生歧者为下”“其毛黄泽而无白毛者为鹿茸”。根据其描述应为梅花鹿 *Cervus nippon* Temminck 的茸。

综上所述，梅花鹿 *Cervus nippon* Temminck 为鹿茸的主流品种，历史悠久，而马鹿 *Cervus elaphus* Linnaeus 与梅花鹿同属，但本草文献中少有记载，有关学者认为鹿茸在我国被应用至少有二三百年的历史。近代东北成为优质鹿茸的主产区，因此，本标准将鹿茸的道地药材定为东北鹿茸。

5.2 产地沿革

关于鹿茸的产地在民国时期有明确记载。《增订伪药条辨》记载：“须颜色紫红明润有神，顶圆如馒头式者佳。鹿茸……东三省产及青海、新疆均佳。”《药物出产辨》记载：“产中国边境，长白山为最佳，关东亦佳。”此时所描述为梅花鹿 *Cervus nippon* Temminck 的茸，且认为产自长白山者最佳。

现代《中药大辞典》记载：“主产吉林、辽宁、黑龙江、河北、北京等地；其他地区亦有少量生产。”《药材资料汇编》记载：“现时梅花鹿主产于吉林双阳、东丰、敦化、东辽、伊通、蛟河、龙井、辉南、柳河、通化、靖宇、永吉、梨树、桦甸、安图、珲春、梅河口；辽宁西丰、清原、铁岭、北镇。”综上所述，历代鹿茸的主流品种为梅花鹿 *Cervus nippon* Temminck，现马鹿茸也作为鹿茸使用。近代以来东北成为优质鹿茸的主产区，被业界推崇，目前多为人工饲养。东北鹿茸产地沿革见表1。

表1 东北鹿茸产地沿革

年代	出处	产地及评价
民国	《增订伪药条辨》	须颜色紫红明润有神，顶圆如馒头式者佳；鹿茸……东三省产及青海、新疆均佳
	《药物出产辨》	产中国边境，长白山为最佳，关东亦佳
现代	《中药大辞典》	主产吉林、辽宁、黑龙江、河北、北京等地；其他地区亦有少量生产
	《药材资料汇编》	现时梅花鹿主产于吉林双阳、东丰、敦化、东辽、伊通、蛟河、龙井、辉南、柳河、通化、靖宇、永吉、梨树、桦甸、安图、珲春、梅河口；辽宁西丰、清原、铁岭、北镇

6 道地产区及生境特征

6.1 道地产区

东北适合养殖的山地林区，以长白山地区为核心，吉林双阳、东丰、敦化、东辽、伊通、蛟河、龙井、辉南、柳河、通化、靖宇、永吉、梨树、桦甸、安图、珲春、梅河口，辽宁西丰、清原、铁岭、北镇等地及周边地区。

6.2 生境特征

梅花鹿生活于森林边缘和山地草原地区，不喜生活在茂密的森林或灌丛中。白天和夜间的栖息地明显不同，白天多选择在向阳的山坡、茅草丛较为深密并与其体色基本相似的地方栖息，夜间则栖息于山坡的中部或中上部，坡向不定，但仍以向阳的山坡为多，栖息的地方茅草则相对低矮稀少。东北梅花鹿人工养殖场址应选择在饲料丰富或离饲料基地较近的地方。要求地势稍高，平坦宽阔，排水良好，阳光充足，冬季避风。鹿场周围必须有2.8m～3m高的围栏或围墙，防止鹿逃跑。场内地面最好铺砖石，以增大蹄的摩擦力，中部稍高，呈15°。鹿舍应坐北向南，依次为公鹿舍、母鹿舍、育成鹿舍、产房、锯茸保定舍及病鹿隔离舍。每个圈舍建筑面积为长9m～12m，宽8m～10m；运动场长25m～30m，宽9m～12m。可养公鹿18只～25只或母鹿20只～30只，或育成鹿30只～40只或离乳仔鹿45只～65只。此外还需配备饲料加工调制室、精料库、粗料棚、青贮窖等设施。

7 质量特征

7.1 质量要求

应符合《中华人民共和国药典》一部对鹿茸的相关质量规定。

7.2 性状特征

花鹿茸呈圆柱状分枝，具一个分枝者习称“二杠”，主枝习称“大挺”，长17cm～20cm，锯口直径4cm～5cm，离锯口约1cm处分出侧枝，习称“门庄”，长9cm～15cm，直径较大挺略细。外皮红棕色或棕色，多光润，表面密生红黄色或棕黄色细茸毛，上端较密，下端较疏；分岔间具1条灰黑色筋脉，皮茸紧贴。锯口黄白色，外围无骨质，中部密布细孔。具两个分枝者习称“三岔”，大挺长23cm～33cm，直径较二杠细，略呈弓形，微扁，枝端略尖，下部多有纵棱筋及突起疙瘩；皮红黄色，茸毛较稀而粗。体轻。气微腥，味微咸。二茬茸与头茬茸相似，但挺长而不圆或下粗上细，下部有纵棱筋。皮灰黄色，茸毛较粗糙，锯口外围多已骨化。体较重。无腥气。

马鹿茸较花鹿茸粗大，分枝较多，侧枝一个者习称“单门”，两个者习称“莲花”，三个者习称“三岔”，四个者习称“四岔”或更多。按产地分为“东马鹿茸”和“西马鹿茸”。东马鹿茸“单门”大挺长 25cm ~ 27cm，直径约 3cm。外皮灰黑色，茸毛灰褐色或灰黄色，锯口面外皮较厚，灰黑色，中部密布细孔，质嫩；“莲花”大挺长可达 33cm，下部有棱筋，锯口面蜂窝状小孔稍大；“三岔”皮色深，质较老；“四岔”茸毛粗而稀，大挺下部具棱筋及疙瘩，分枝先端多无毛，习称“捻头”。西马鹿茸大挺多不圆，先端圆扁不一，长 30cm ~ 100cm。表面有棱，多抽缩干瘪，分枝较长且弯曲，茸毛粗长，灰色或黑灰色。锯口色较深，常见骨质。气腥臭，味咸。

东北鹿茸与其他产地鹿茸性状鉴别要点见表 2。

表 2　东北鹿茸与其他产地鹿茸性状鉴别要点

比较项目	东北鹿茸	其他产地鹿茸
主枝长	24cm ~ 27cm	30cm ~ 100cm
外皮	灰黑色	灰色或黑灰色
锯口	中部密布细孔，质嫩	色较深，常见骨质

参 考 文 献

［1］佚名．神农本草经［M］．陈德兴，张玉萍，徐丽莉，等注．福州：福建科学技术出版社，2012：69.

［2］沈括．梦溪笔谈［M］．上海：上海书店出版社，2003：224－225.

［3］苏颂．本草图经［M］．尚志钧辑校．合肥：安徽科学技术出版社，1994：445.

［4］寇宗奭．本草衍义［M］．北京：商务印书馆，1937：96.

［5］李时珍．本草纲目［M］．武汉：崇文书局，2017：221.

［6］卢之颐．本草乘雅半偈［M］．冷方南，王齐南校点．北京：人民卫生出版社，1986：166.

［7］张秉成．本草便读［M］．上海：上海科学技术出版社，1958：106.

［8］黄宫绣．本草求真［M］．太原：山西科学技术出版社，2012：35－36.

［9］张璐．本经逢原［M］．赵小青，裴晓峰校注．北京：中国中医药出版社，1996：271.

［10］蔡少青，王璇．常用中药材品种整理与质量研究［M］．北京：北京医科大学出版社，2003：150－151.

［11］曹炳章．增订伪药条辨［M］．刘德荣点校．福州：福建科学技术出版社，2004：114－115.

［12］陈仁山，蒋淼，陈思敏，等．药物出产辨（二十一）［J］．中药与临床，2014，5（3）：65.

［13］南京中医药大学．中药大辞典：下［M］．上海：上海科学技术出版社，1986：2232.

［14］《药材资料汇编》编审委员会．药材资料汇编［M］．北京：中国商业出版社，1999：285.

［15］李军德，黄璐琦，曲晓波．中国药用动物志［M］．2版．福州：福建科学技术出版社，2013：1472－1474.

ICS 11.120.01
C 23

团　　体　　标　　准

T/CACM 1020.74—2019

道地药材　第74部分：江香薷

Daodi herbs—Part 74: Jiangxiangru

2019-08-13 发布　　2019-08-13 实施

中华中医药学会　发布

前　言

T/CACM 1020《道地药材》标准分为157个部分：

——第1部分：标准编制通则；

……

——第73部分：东北鹿茸；

——第74部分：江香薷；

——第75部分：江栀子；

……

——第157部分：汉射干。

本部分为T/CACM 1020的第74部分。

本部分按照GB/T 1.1—2009给出的规则起草。

本部分由道地药材国家重点实验室及国家中医药管理局道地药材生态遗传重点研究室提出。

本部分由中华中医药学会归口。

本部分起草单位：北京联合大学、中国中医科学院中药资源中心、无限极（中国）有限公司、北京中研百草检测认证有限公司。

本部分主要起草人：张元、詹志来、黄璐琦、郭兰萍、孙景、唐德英、黄迎春、郭亮、陈金龙、李可意、余意。

道地药材 第74部分：江香薷

1 范围

T/CACM 1020的本部分规定了道地药材江香薷的来源及形态、历史沿革、道地产区及生境特征、质量特征。

本部分适用于中华人民共和国境内道地药材江香薷的生产、销售、鉴定及使用。

2 规范性引用文件

下列文件对于本文件的应用是必不可少的。凡是注日期的引用文件，仅注日期的版本适用于本文件。凡是不注日期的引用文件，其最新版本（包括所有的修改单）适用于本文件。

T/CACM 1020.1—2016 道地药材 第1部分：标准编制通则

中华人民共和国药典一部

3 术语和定义

T/CACM 1020.1—2016界定的以及下列术语和定义适用于本文件。

3.1

江香薷 jiangxiangru

产于以江西新余分宜为核心及其周边地区的香薷。

4 来源及形态

4.1 来源

本品来源于唇形科植物江香薷 *Mosla chinensis*‘jiangxiangru’的干燥地上部分。

4.2 形态特征

直立草本。茎高9cm～40cm，纤细，自基部多分枝，或植株矮小不分枝，被白色疏柔毛。叶线状长圆形至线状披针形，长1.3cm～2.8cm（～3.3cm），宽2mm～4mm（～7mm），先端渐尖或急尖，基部渐狭或楔形，边缘具疏而不明显的浅锯齿，上面榄绿色，下面较淡，两面均被疏短柔毛及棕色凹陷腺点；叶柄长3mm～5mm，被疏短柔毛。总状花序头状，长1cm～3cm；苞片覆瓦状排列，偶见稀疏排列，圆倒卵形，长4mm～7mm，宽3mm～5mm，先端短尾尖，全缘，两面被疏柔毛，下面具凹陷腺点，边缘具睫毛，5脉，自基部掌状生出；花梗短，被疏短柔毛。花萼钟形，长约3mm，宽约1.6mm，外面被白色绵毛及腺体，内面在喉部以上被白色绵毛，下部无毛，萼齿5，钻形，长约为花萼长之2/3，果时花萼增大。花冠紫红、淡红至白色，长约5mm，略伸出于苞片，外面被微柔毛，内面在下唇之下方冠筒。上略被微柔毛，余部无毛。雄蕊及雌蕊内藏。花盘前方呈指状膨大。小坚果球形，直径约1.2mm，灰褐色，具深雕纹，无毛。花期6月～9月，果期7月～11月。

5 历史沿革

5.1 品种沿革

香薷始载于南北朝时期《名医别录》："味辛、微温，主霍乱腹痛，吐下散水肿。"陶弘景《本草经集注》云："家家有此，惟供生食，十月中取干之，霍乱煮饮，无不瘥，作煎，除水肿尤良。"此记载指出了香薷的采收季节，基本同现代香薷属植物的采收期。

宋代《本草图经》记载："旧不著所出州土。陶隐居云：家家有之。今所在皆种，但北土差少，似白苏而叶更细。十月中采，干之……寿春及新安有。彼间又有一种石上生者，茎、叶更细，而辛香弥甚，用之尤佳。彼人谓之石香薷。《本经》出草部中品，云生蜀郡、陵、荣、资、简州及南中诸山岩石缝中生。二月、八月采苗、茎、花、实俱亦主调中，温胃，霍乱吐泻，今人罕用之，故但附于此。"《本草图经》所载为唇形科香薷属香薷组之植物，似白苏而叶更细，与土香薷 *Elsholtzia ciliata*（Thunb.）Hyland. 十分相似，而寿春及新安等地石上生者与石荠苎属石香薷 *Mosla chinensis* Maxim. 相符。古新安在江西吉安东南，为现今江香薷主产地分宜一带。书中对香薷形态、生境、药效简言描述。石香薷在宋以前已被认识到疗效胜于香薷，但应用还局限于江西、四川一带。

宋代《本草衍义》记载："香薷生山野间，荆湖南北、二川有之，汴洛作圃种之，暑月亦作蔬菜。叶如茵陈，花茸紫，在一边成穗，凡四五十房为一穗，如荆芥穗，别是一种香气。"从花色及花穗偏向一侧、有香气结合所述产地分布来看，应以香薷属植物香薷和海州香薷两种为主。

明代《本草纲目》记载："时珍曰，香薷有野生，有家莳。中州（今河南）人三月种之，呼为香菜，以充蔬品。丹溪朱氏惟取大叶者为良，而细叶者香烈更甚，今人多用之。方茎，尖叶有刻缺，颇似黄荆叶而小，九月开紫花成穗。"李时珍所描述的香薷与今之江香薷 *Mosla chinensis*'Jiangxiangru'的植物形态一致。至明代以后药用香薷逐渐由香薷属植物变迁为石荠苎属植物石香薷。

清代《植物名实图考》记载："香薷，《别录》中品，江西亦种以为蔬，凡霍乱及胃气痛，皆煎服之。"其记载的功效及产地应为江香薷，即唇形科石荠苎属植物石香薷的栽培变种江西香薷。

民国二十九年重修《分宜县志》卷二"物产"项下有较详细的描述，曰："香薷产地南乡铜岭。产量每年约五十担，有出口。"

《500味常用中药材的经验鉴别》（1999）记载："江香薷有带根和不带根两种。带根的有穗状花序，茎挺直或稍成波状弯曲，长30cm～50cm或更长，直径为1mm～3mm，基部为紫红色，上部黄绿色或淡黄色，有时可见根及根痕，茎方柱形，节明显，叶对生……全体被白色茸毛。"《中药大辞典》（2005）记述香薷"栽培于江西分宜、新余等地"。《金世元中药材传统鉴别经验》记载："石香薷 *Mosla chinensis* Maxim.（青香薷、华荠苧）主产于广西桂林、全县；湖南长沙、湘潭；湖北孝感、黄冈等地（本品以往主销华南）。江香薷 *Mosla chinensis*'Jiangxiangru'主产于江西宜春、分宜、萍乡、铜鼓、贵溪、于都等地，河北安国，河南禹州、长葛亦产。以江西产量大，质量优，为著名的'道地药材'。"

综上所述，历代本草文献将香薷、石香薷列为两药，但功效相似，均为暑病良药。香薷品种应为唇形科香薷属香薷组的几个品种，我国产33种，多入药兼食用；香薷最早的并非专指海州香薷，现代中医文献所载海州香薷为正品香薷，与目前实际使用不符，市场已经很少见到，绝大多数为石香薷。自北宋时期《嘉祐本草》引唐代《四声本草》之言曰："今新定、新安有，石上者被人名石香薷，细而辛更绝佳。"石香薷来源为唇形科石荠苎属植物石香薷及其变种江西香薷，其他的可视为土香薷，原因在于临床实践中发现，石香薷"功比香薷更胜"而代替了其他香薷属香薷。至明代香薷使用的主流基本定为石荠苎属植物石香薷及其变种江西香薷。目前国内香薷主流商品为江香薷（石香薷在江西的一个栽培变种）、青香薷。

5.2 产地沿革

历代本草文献对香薷的形态、采收、产地变迁、食用习惯等进行了记载。在明代以前香薷的产地较多，至明代《本草品汇精要》有香薷道地产区为“江西新定、新安者佳”的记载开始，明清以来其道地产区主要在江西，具体来说为分宜及其周边地区，其历史沿革及考证为本药材品种及道地区域的确定提供了充分的本草学依据。江香薷产地沿革见表1。

表1 江香薷产地沿革

年代	出处	产地及评价
宋	《本草图经》	今所在皆种，但北土差少，似白苏而叶更细，十月中采，干之……寿春（今安徽寿县）及新安（今浙江淳安一带）有
	《本草衍义》	香薷生山野间，荆湖南北、二川有之，汴洛作圃种之，暑月亦作蔬菜。叶如茵陈，花茸紫，在一边成穗，凡四五十房为一穗，如荆芥穗，别是一种香气
	《证类本草》	《本经》出草部中品，云生蜀郡、陵、荣、资、简州及南中诸山岩石缝中生
明	《本草品汇精要》	〔道地〕江西新定、新安者佳
	《本草纲目》	中州（今河南）人三月种之
清	《植物名实图考》	香薷，《别录》中品，江西亦种以为蔬，凡霍乱及胃气痛，皆煎服之
民国	《分宜县志》	香薷产地南乡铜岭。产量每年约五十担，有出口
现代	《500味常用中药材的经验鉴别》	江香薷有带根和不带根两种
	《中药大辞典》	栽培于江西分宜、新余等地
	《金世元中药材传统鉴别经验》	石香薷（青香薷、华荠苧）主产于广西桂林、全县；湖南长沙、湘潭；湖北孝感、黄冈等地（本品以往主销华南）。江香薷主产于江西宜春、分宜、萍乡、铜鼓、贵溪、于都等地，河北安国，河南禹州、长葛亦产。以江西产量大，质量优，为著名的“道地药材”

6 道地产区及生境特征

6.1 道地产区

以江西新余分宜为核心及其周边地区。

6.2 生境特征

分宜位于北纬27°33′~28°08′，东经114°29′~114°51′，县境南为低山区，北部为丘陵，袁河横贯中部，间以平原岗地。地势南部略高，中部较低平。分宜属亚热带季风性湿润气候，雨量充沛，阳光充足，气候温和，无霜期长，土层肥厚，适宜农作物生长。年平均气温17.2℃，年平均降水量1600mm，无霜期270d。香薷对土壤要求不严格，一般土地都可以栽培，黏土生长较差，碱土不宜栽培，怕旱，不宜重茬。野生于海拔1400m的草坡或林下。

7 质量特征

7.1 质量要求

应符合《中华人民共和国药典》一部对香薷的相关质量规定。

7.2 性状特征

香薷长55cm~66cm。表面黄绿色，质较柔软。边缘有5~9疏浅锯齿。果实直径0.9mm~1.4mm，表面具疏网纹。

江香薷为带根和不带根的全草，带根的有穗状花序。茎挺直或稍呈波状弯曲，长30cm~50cm或更长，直径1mm~3mm，基部紫红色，上部黄绿色或淡黄色，有时可见根及支根痕，茎方柱形、节明显，长4cm~7cm，叶对生稍皱缩，暗绿色至灰绿色，背面稍浅，长卵形至披针形，边缘有疏锯齿，叶多碎落。花梗生自叶腋，其先端具有穗状花絮，花萼宿存，钟状，灰绿色至淡紫红色，苞片脱落或残存，全体被白色柔毛，尤于花部较稠密。质脆易碎，茎折断面纤维性。气香，味凉而微辛，后稍麻。香薷商品以枝嫩、穗多、香气浓者为佳。

江香薷与其他产地香薷（青香薷）性状鉴别要点见表2。

表2 江香薷与其他产地香薷（青香薷）性状鉴别要点

比较项目	江香薷	其他产地香薷（青香薷）
外形	茎挺直或稍呈波状弯曲，长30cm~50cm或更长，直径1mm~3mm，茎方柱形	长不及30cm，茎细，上部分方柱形，稍波状弯曲，有分枝
颜色	基部紫红色，上部黄绿色或淡黄色	基部紫红色，上部灰绿色
花茎	花部被白色柔毛较稠密	多无花
味感	味凉而微辛，后稍麻	味辛凉而微有灼感

参 考 文 献

［1］陶弘景．名医别录（辑校本）［M］．尚志钧辑校．北京：人民卫生出版社，1986：203.

［2］陶弘景．本草经集注（辑校本）［M］．尚志钧辑校．北京：人民卫生出版社，1994：238.

［3］苏颂．本草图经［M］．尚志钧辑校．合肥：安徽科学技术出版社，1994：582.

［4］寇宗奭．本草衍义［M］．太原：山西科学技术出版社，2012：144.

［5］唐慎微．重修政和经史证类备用本草［M］．北京：中国中医药出版社，2013：187.

［6］李时珍．本草纲目（校点本）［M］．北京：人民卫生出版社，1982：909.

［7］吴其濬．植物名实图考［M］．上海：商务印书馆，1957：589.

［8］胡珊梅，范崔生，袁春林．江香薷的本草考证和药材资源的研究［J］．江西中医药大学学报，1994（2）：31－34.

［9］卢赣鹏．500 味常用中药材的经验鉴别［M］北京：中国中医药出版社，1999：601.

［10］江苏新医学院．中药大辞典：上册［M］．上海：上海人民出版社，1977：515.

［11］金世元．金世元中药材传统鉴别经验［M］．北京：中国中医药出版社，2010：292.

ICS 11.120.01
C 23

团 体 标 准

T/CACM 1020.75—2019

道地药材 第75部分：江栀子

Daodi herbs—Part 75: Jiangzhizi

2019-08-13 发布 2019-08-13 实施

中华中医药学会 发布

前　言

T/CACM 1020《道地药材》标准分为157个部分：

——第1部分：标准编制通则；

……

——第74部分：江香薷；

——第75部分：江栀子；

——第76部分：江枳壳；

……

——第157部分：汉射干。

本部分为T/CACM 1020的第75部分。

本部分按照GB/T 1.1—2009给出的规则起草。

本部分由道地药材国家重点实验室及国家中医药管理局道地药材生态遗传重点研究室提出。

本部分由中华中医药学会归口。

本部分起草单位：北京联合大学、中国中医科学院中药资源中心、无限极（中国）有限公司、中药材商品规格等级标准研究技术中心、北京中研百草检测认证有限公司、南昌大学。

本部分主要起草人：张元、詹志来、黄璐琦、郭兰萍、何雅莉、李可意、黄迎春、郭亮、余意、陈金龙、马方励。

道地药材　第75部分：江栀子

1　范围

T/CACM 1020的本部分规定了道地药材江栀子的来源及形态、历史沿革、道地产区及生境特征、质量特征。

本部分适用于中华人民共和国境内道地药材江栀子的生产、销售、鉴定及使用。

2　规范性引用文件

下列文件对于本文件的应用是必不可少的。凡是注日期的引用文件，仅注日期的版本适用于本文件。凡是不注日期的引用文件，其最新版本（包括所有的修改单）适用于本文件。

T/CACM 1020.1—2016　道地药材　第1部分：标准编制通则

中华人民共和国药典一部

3　术语和定义

T/CACM 1020.1—2016界定的以及下列术语和定义适用于本文件。

3.1

江栀子　jiangzhizi

产于以江西新建、丰城、万载、吉安、金溪、宜春为核心及其周边地区的栽培或野生栀子。

4　来源及形态

4.1　来源

本品来源于茜草科植物栀子 *Gardenia jasminoides* Ellis的干燥成熟果实。

4.2　形态特征

灌木，高0.3m～3m；嫩枝常被短毛，枝圆柱形，灰色。叶对生，革质，稀为纸质，少为3枚轮生，叶形多样，通常为长圆状披针形、倒卵状长圆形、倒卵形或椭圆形，长3cm～25cm，宽1.5cm～8cm，先端渐尖，骤然长渐尖或短尖而钝，基部楔形或短尖，两面常无毛，上面亮绿，下面色较暗；侧脉8对～15对，在下面突起，在上面平；叶柄长0.2cm～1cm；托叶膜质。花芳香，通常单朵生于枝顶，花梗长3mm～5mm；萼管倒圆锥形或卵形，长8mm～25mm，有纵棱，萼檐管形，膨大，顶部5裂～8裂，通常6裂，裂片披针形或线状披针形，长10mm～30mm，宽1mm～4mm，结果时增长，宿存；花冠白色或乳黄色，高脚碟状，喉部有疏柔毛，冠管狭圆筒形，长3cm～5cm，宽4mm～6mm，顶部5至8裂，通常6裂，裂片广展，倒卵形或倒卵状长圆形，长1.5cm～4cm，宽0.6cm～2.8cm；花丝极短，花药线形，长1.5cm～2.2cm，伸出；花柱粗厚，长约4.5cm，柱头纺锤形，伸出，长1cm～1.5cm，宽3mm～7mm，子房直径约3mm，黄色，平滑。果卵形、近球形、椭圆形或长圆形，黄色或橙红色，长 1.5cm～3.5cm，直径 1.2cm～2cm，有翅状纵棱 5～9，顶部的宿存萼片长达 4cm，宽达 6mm；种子多数，扁，近圆形而稍有棱角，长约 3.5mm，宽约 3mm。花期 3 月～7 月，果期 5 月至翌年 2 月。

5 历史沿革

5.1 品种沿革

栀子始载于《神农本草经》："枝子，味苦、寒。主治五内邪气，胃中热气，面赤酒皰皶鼻，白癞，赤癞，疮疡。一名木丹。"

南北朝时期《名医别录》曰："大寒，无毒。主治目热赤痛，胸心大小肠大热，心中烦闷，胃中热气。一名越桃，生南阳川谷。九月采实，曝干。""南阳"为今之河南南阳，"九月采实"，基本符合栀子的采收时间。《本草经集注》记载："解玉支毒。处处有。亦两三种小异，以七道者为良。经霜乃取之，今皆入染用，于药甚稀。玉支，即羊踯躅也。"可见当时已经观察到栀子分布较广，且有差异，同时指明有"七道"者即七棱的是品质较优的栀子。

宋代《本草图经》曰："栀子，生南阳川谷，今南方及西蜀州郡皆有之。木高七八尺，叶似李而厚硬，又似樗蒲子，二三月生白花，花皆六出，甚芬香，俗说即西域薝蔔也。夏秋结实如诃子状，生青熟黄，中仁深红，九月采实，曝干。南方人竞种以售利。《货殖传》云，卮茜千石，亦比千乘之家，言获利之博也。此亦有两三种，入药者山栀子，方书所谓越桃也。皮薄而圆小，刻房七棱至九棱为佳。其大而长者，乃作染色。"其记载栀子形态与栀子 *Gardenia jasminoides* Ellis 的形态相同，且明确提出入药为山栀子，而作染色用的"大而长的"应为水栀子，《中国植物志》认为："生长在不同的环境，使其习性、叶的形状及大小、果实的形状及大小等均发生一些变异。其变异主要可分为两个类型：一类通常称为'山栀子'，果卵形或近球形，较小；另一类通常称为'水栀子'，果椭圆形或长圆形，较大。据称前者适为药用，后者适为染料用。"

明代《本草蒙筌》曰："山栀子：味苦，气寒……一名越桃，霜后收采。家园栽者，肥大且长（此号伏尸栀子）只供染色之需，五棱六棱弗计。山谷产者，圆小又薄。堪为入药之用，七棱九棱方良。"说明此时已区分使用栽培品与野生品，认为入药应选山栀子。明代《本草纲目》谓："栀子，叶如兔耳，浓而深绿，春荣秋瘁。入夏开花，大如酒杯，白瓣黄实，薄皮细子有须，霜后收之。蜀中有红栀子，花烂红色，其实染物则赭红色。"其形态描述、种植、采收与现今《中国植物志》中所载栀子相同。

清代《植物名实图考》曰："栀子，本经中品。即山栀子，以染黄者；以七棱至九棱者为佳。"《植物名实图考》中栀子附图，其中叶片、花、果实形态，结合其所用名称为山栀子，与《中国植物志》中栀子形态基本一致，为同一品种。

民国时期《药物出产辨》记载："以广东北江、星子、连州产者佳，其次乐昌、英德、清远、翁源亦可。身短而圆着为山栀，合药用。身长者为水栀，染料用。广西均有产出。"产地与现代产地基本相同。

现代《金世元中药材传统鉴别经验》记载："栀子主要分布长江以南，各省均有野生，现家种、野生均有，以家种产量大。家种主要有……江西丰城、宜春、临川、乐安。"

综上所述，历代本草典籍中已将山栀子与水栀子明确区分，入药者为山栀子，而水栀子多作染色用而不入药。历代药用山栀子的形态、果实特征，以及开花结实、采收、分布等记载与今栀子 *Gardenia jasminoides* Ellis 的描述基本一致。

5.2 产地沿革

历代本草文献对药用栀子的形态、果实特征，以及开花结实、采收季节、分布区域的记载与今

栀子 *Gardenia jasminoides* Ellis 的描述基本一致，且古代本草典籍中已将山栀子与水栀子进行了区分，入药者为山栀子，而水栀子多作染色用而不入药，这与现代研究基本一致。关于栀子的产地变迁，据考证，栀子在宋代以前产于河南南阳，宋代迁往南方各地，宋代之后产地较多，明代以来将江西临江军（今新余、新干、樟树等地）、福建建州（今建瓯）、湖北荆州作为道地产区，其中江西樟树等地一直为优质道地产区，且延续至今。现家种、野生均有，以家种产量大。江栀子产地沿革见表1。

表1　江栀子产地沿革

年代	出处	产地及评价
秦汉	《神农本草经》	枝子，味苦、寒。主治五内邪气，胃中热气，面赤酒皰皶鼻，白癞，赤癞，疮疡。一名木丹。生南阳川谷
南北朝	《名医别录》	大寒，无毒。主治目热赤痛，胸心大小肠大热，心中烦闷，胃中热气。一名越桃，生南阳川谷。九月采实，曝干
唐	《新修本草》	枝子，味苦，寒、大寒，无毒……一名木丹，一名越桃。生南阳川谷
宋	《本草图经》	栀子，生南阳川谷，今南方及西蜀州郡皆有之
明	《本草品汇精要》	南阳川谷，今南方及西蜀州郡皆有之。〔道地〕临江军、江陵府、建州
清	《植物名实图考》	山栀子，以染黄者；以七棱至九棱者为佳
民国	《药物出产辨》	以广东北江、星子、连州产者佳，其次乐昌、英德、清远、翁源亦可

6　道地产区及生境特征

6.1　道地产区

以江西新建、丰城、万载、吉安、金溪、宜春为核心及其周边地区。

6.2　生境特征

江西地处中国东南部，位于北纬24°29′14″~30°04′41″，东经113°34′36″~118°28′58″，以江南丘陵、山地为主；盆地、谷地广布，略带平原。赣中南以丘陵为主，多由红色砂页岩及部分千枚岩等较松软岩石构成，经风化侵蚀，呈低缓浑圆状，海拔约200m，接近边缘山地部分的高丘，海拔约300m~500m；其相对高度除南部在百米以上外，一般仅50m~80m。属亚热带季风气候，气候温和，雨量充沛，光照充足，年平均气温16.3℃~19.5℃，年平均降水量1341mm~1943mm，年平均日照时数1718.2h。

栀子要求气候温暖湿润、阳光充足的环境。较耐旱，忌积水，喜湿润。栀子幼苗能耐荫蔽，成年植株要求阳光充足。适应-5℃以上的温度，生长的温度范围为12℃~35℃，最适温度为25℃~28℃。对土壤要求不严格，适应性强，但低洼地、盐碱地不宜栽种，宜排水良好、疏松、肥沃、酸性至中性的红黄壤土。

7　质量特征

7.1　质量要求

应符合《中华人民共和国药典》一部对栀子的相关质量规定。

7.2 性状特征

江栀子呈长卵圆形或椭圆形，长 1.5cm ~ 3.5cm，直径 1cm ~ 1.5cm。表面红黄色或棕红色，有 6 条翅状纵棱，棱间常有 1 条明显的纵脉纹，并有分枝。先端残存萼片，基部稍尖，有残留果梗。果皮薄而脆，略有光泽；内表面色稍浅，有光泽，具 2 条 ~3 条隆起的假隔膜。种子多数，扁卵圆形，聚结成团，红黄色或深红色，表面密具细小疣状突起。气微，味微酸而苦。

江栀子与其他产地栀子（水栀子）性状鉴别要点见表 2。

表 2　江栀子与其他产地栀子（水栀子）性状鉴别要点

比较项目	江栀子	其他产地栀子（水栀子）
外形	干燥果实呈长卵圆形或椭圆形，长 1.5cm ~ 3.5cm，直径 1cm ~ 1.5cm。有 6 条翅状纵棱，棱间常有 1 条明显的纵脉纹，并有分枝。先端残存萼片，基部稍尖，有残留果梗	干燥果实长椭圆形，长 2cm ~ 7cm，直径 1cm ~ 1.5cm。纵棱较高
颜色	表面红黄色或深红色	表面棕红色
气味	气微，味微酸而苦	气微，味不甚苦

参 考 文 献

[1] 佚名. 神农本草经 [M]. 吴普等述. 孙星衍, 孙冯翼辑. 北京: 人民卫生出版社, 1984: 79.

[2] 陶弘景. 名医别录（辑校本）[M]. 尚志钧辑校. 北京: 人民卫生出版社, 1986: 144.

[3] 苏敬等. 新修本草（辑复本）[M]. 合肥: 安徽科学技术出版社, 1981: 329.

[4] 苏颂. 本草图经 [M]. 尚志钧辑校. 北京: 人民卫生出版社, 1994: 370.

[5] 刘文泰. 本草品汇精要 [M]. 北京: 人民卫生出版社, 1982: 502.

[6] 李时珍. 本草纲目（校点本）[M]. 北京: 人民卫生出版社, 1982: 1439.

[7] 吴其濬. 植物名实图考 [M]. 上海: 商务印书馆, 1957: 784.

[8] 陈仁山, 蒋淼, 陈思敏, 等. 药物出产辨（十五）[J]. 中药与临床, 2013.4 (1): 64-65.

[9] 金世元. 金世元中药材传统鉴别经验 [M]. 北京: 中国中医药出版社, 2012: 266.

ICS 11.120.01
C 23

团　体　标　准

T/CACM 1020.76—2019

道地药材　第76部分：江枳壳

Daodi herbs—Part 76：Jiangzhiqiao

2019-08-13 发布　　2019-08-13 实施

中华中医药学会　发布

前　言

T/CACM 1020《道地药材》标准分为157个部分：

——第1部分：标准编制通则；

……

——第75部分：江栀子；

——第76部分：江枳壳；

——第77部分：江枳实；

……

——第157部分：汉射干。

本部分为T/CACM 1020的第76部分。

本部分按照GB/T 1.1—2009给出的规则起草。

本部分由道地药材国家重点实验室及国家中医药管理局道地药材生态遗传重点研究室提出。

本部分由中华中医药学会归口。

本部分起草单位：江西省药物研究所、华润三九医药股份有限公司、中国中医科学院中药资源中心、北京中研百草检测认证有限公司。

本部分主要起草人：胡蓉、朱良辉、肖草茂、李忠贵、李玉云、赖娟华、黄璐琦、郭兰萍、詹志来、谭沛、张辉。

道地药材 第76部分：江枳壳

1 范围

T/CACM 1020 的本部分规定了道地药材江枳壳的来源及形态、历史沿革、道地产区及生境特征、质量特征。

本部分适用于中华人民共和国境内道地药材江枳壳的生产、销售、鉴定及使用。

2 规范性引用文件

下列文件对于本文件的应用是必不可少的。凡是注日期的引用文件，仅注日期的版本适用于本文件。凡是不注日期的引用文件，其最新版本（包括所有的修改单）适用于本文件。

T/CACM 1020.1—2016 道地药材 第1部分：标准编制通则

中华人民共和国药典一部

3 术语和定义

T/CACM 1020.1—2016 界定的以及下列术语和定义适用于本文件。

3.1

江枳壳 jiangzhiqiao

产于以江西樟树和吉安新干沿袁河、赣江两岸的冲积平原为核心及与此接壤或临近的丰城、新余、峡江地区中亚热带湿润气候区的枳壳。

4 来源及形态

4.1 来源

本品为芸香科植物酸橙 *Citrus aurantium* L. 及其栽培变种的干燥未成熟果实。其栽培种主要为臭橙 *Citrus aurantium*‘Xiucheng’和香橙 *Citrus aurantium*‘Xiangcheng’。

4.2 形态特征

酸橙：小乔木，枝叶茂密，刺多，徒长枝的刺长达8cm。叶色浓绿，质地颇厚，翼叶倒卵形，基部狭尖，长1cm～3cm，宽0.6cm～1.5cm，或个别品种几无翼叶。总状花序有花少数，有时兼有腋生单花，有单性花倾向，即雄蕊发育，雌蕊退化；花蕾椭圆形或近圆球形；花萼5或4浅裂，有时花后增厚，无毛或个别品种被毛；花大小不等，花径2cm～3.5cm；雄蕊20～25，通常基部合生成多束。果圆球形或扁圆形，果皮稍厚至甚厚，难剥离，橙黄至朱红色，油胞大小不均匀，凹凸不平，果心实或半充实，瓤囊10瓣～13瓣，果肉味酸，有时有苦味或兼有特异气味；种子多且大，常有肋状棱，子叶乳白色，单或多胚。花期4月～5月，果期9月～12月。

臭橙：树形塔形，小枝刺多而小，叶翼小，不明显，叶小，蜡质多，叶肉肥厚，近全缘，不明显的波齿状，基部阔楔形，果皮粗糙，成熟红色。

香橙：树形圆头形，小枝刺少而小，叶翼小，很不明显，叶较大，蜡质少，微有波齿状，基部钝圆形，果皮稍平滑，成熟黄色。

5 历史沿革

5.1 品种沿革

枳壳之名，始见于唐代甄权《药性论》（也有说，始见于南朝刘宋时雷敩所著《雷公炮炙论》），唐以前文献只有枳实，未见有枳壳记载。沈括《补笔谈·卷三·药议》中云："六朝以前医方唯有枳实，无枳壳，后人用枳之小嫩者为枳实，大者为枳壳。"寇宗奭《本草衍义》曰："枳实、枳壳一物也。"这些都说明枳壳、枳实源于同一植物。从唐以前的本草和医书中，无法得知有关枳壳原植物的形态。

唐代《本草拾遗》记载："《本经》采实用，九月、十月不如七月、八月，既厚且辛。《书》曰：江南为橘，江北为枳。今江南俱有枳橘，江北有枳无橘，此自别种，非干变易也。"指出枳与橘为不同品种。

宋代《本草图经》最早对枳壳及其原植物进行了形态描述："如橘而小，高亦五七尺，叶如枨，多刺，春生白花，至秋成实。九月、十月采，阴干。旧说七月、八月采者为实；九月、十月采者为壳。今医家以皮厚而小者为枳实；完大者为壳，皆以翻肚如盆口唇状、须陈久者为胜。近道所出者，俗呼臭橘，不堪用。"并附有汝州枳壳及成州枳实之图。从其描述看，酸橙系列品种药材具备"翻肚如盆口唇状"特征，而枸橘不具备此特征。但从汝州枳壳图中可以清晰地看出枳壳植物叶片为三出复叶，树干和枝上多刺，这些特征都与枸橘的形态特征相似，而成州枳实植物图则没有这些明显特征。《橘录》记载："枸橘色青气烈，小者似枳实，大者似枳壳。能治逆气、心胸痹痛、中风便血，医家多用之。近时难得枳实，人多植枸橘于篱落间，收其实，剖干之，以之和药，味与商州之枳几逼真矣。枸橘又未易多得，取朱栾之小者，半破之，日暴以为枳，异方医者不能辨，用以治疾亦愈。药贵于愈疾而已，孰辨其为真伪耶。"说明在宋代，枳壳药用品种较为多样，酸橙、枸橘、朱栾皆作枳壳使用，但当时医家"皆以翻肚如盆口唇状"的酸橙枳壳为佳品，这是临床长期应用优选的结果。

元代《本草元命苞》记载："形如橘实，小叶，似枨刺多。春生白花，至秋成实，七八月采之，阴干。"

明代《本草品汇精要》提及枳壳"类香圆而小"。可推之，当时枳壳来源非香圆。《药性粗评》卷一云："枳实，橘属。初生如鹅眼大者，枳实也。既大如弹丸许者，枳壳也。"明确提出枳壳为柑橘属植物，说明许希周记载的枳壳应该是酸橙果实。《本草蒙筌》记载枳实"与枳壳一物，因收迟早异名""商州所生，似橘极小，择如鹅眼，色黑陈者良。近道亦生，一种俗呼臭橘，其皮微绿，不堪药用。今市家每采指为绿衣者，欺世谋利，无益有损，故凡入药剂，必求黑色者为真也"。又云："其大枳壳，亦贵陈年，取翻肚如盆口唇，制剜瓤锉片麸炒。"并附枳实原植物图。从其所附图看，陈嘉谟所载之枳实原植物为三出复叶，上部枝条扁平光秃多刺，这符合枸橘的特征。《本草纲目》收载枳壳，并另列枸橘专条，与枳壳明确区别。枸橘释名臭橘，枳释名枳实、枳壳，曰："枸橘处处有之。树、叶并与橘同，但干多刺。三月开白花，青蕊不香。结实大如弹丸，形如枳实而壳薄，不香。人家多种为藩篱，亦或收小实，伪充枳实及青橘皮售之，不可不辨。"明确指出枸橘为枳实的伪品。从《本草纲目》所附原植物图分析，枸橘似现代的植物枸橘，枳则为单身复叶的柑橘属植物，与现代的酸橙类似。《本草原始》记载："青而小者俗呼鹅眼枳实，近道出者小而绿色气臭，俗呼绿衣枳实，不堪用。修治枳实用皮厚而小，翻肚如盆口状，陈久者为胜。"书中的绿衣枳实应该指的是枸橘。

清代《本草从新》记载："壳薄虚大为枳壳，陈者良，麸炒用。"《植物名实图考》记载："橘蕲淮而化为枳，或去江南亦别有枳，即橘之酸酢者，以别枸橘耳。”并对枸橘专列一条“园圃中以为樊，刺硬茎坚，愈于杞柳，其橘气臭，亦呼臭橘，乡人云有毒不可食，而市医或以充枳实，亦治跌打，隐其名曰铁篱笆”。《本草述》特别阐述了枳与橙、橘、柑的区别：“橙叶有两刻，枳木之叶似之。橘树与枳皆多刺，但叶两头尖，非一叶两刻耳。每见橘叶久而化为两刻者，是即橘化为枳之说也。柑树与橘无异，但少刺耳。然则，柑与橘之分在刺，而橘与橙、枳之分在叶也。”清代也将枳壳与枸橘进行明确区分。

自先秦、汉魏六朝以至唐代，枳壳原植物形态从文献上无从考证。纵观历代本草文献对枳实（壳）原植物的形态描述，发现有以下几个特征：树高“五七尺”“刺多”；叶“小叶”“似橙”“一叶两刻”；花白色。宋代、明代存在枸橘与酸橙并存现象，从“翻肚如盆口唇”的药材性状描述推断似为酸橙，而从《本草图经》《本草蒙筌》所附原植物形态图看，又似为枸橘，但《本草纲目》中所绘枳图明显为柑橘属植物，应为酸橙。清代则明确将枸橘（臭橘）视为伪品，以酸橙枳壳列为正品，与现今药用习惯一致，基原为芸香科植物酸橙 *Citrus aurantium* L. 及其栽培变种的干燥未成熟果实。

5.2 产地沿革

南北朝时期《名医别录》收载枳实，未有枳壳，记录“生河内（今河南武陟）”。

唐代《千金翼方》提出“药出州土”，记载枳实出于商州（今属陕西商洛）和金州（今陕西安康）的品质好，出于其他州土者，“不堪进御”。

宋代《本草图经》记载：“枳实生河内川泽。枳壳，生商州川谷，今京西、江湖州郡皆有之，以商州者为佳。”汝州为今河南临汝，成州为今甘肃成县。

元代《本草元命苞》记载：“枳壳，生商州川谷。”“枳实，生河内川泽，惟商州精好。”

明代《本草品汇精要》记载了《本草图经》内容，并记述枳壳“汝州、商州者为佳”，枳实“〔道地〕成州、商州川谷”。龚廷贤《寿世保元》治偏坠气痛处方中用到了“江枳壳”，证明明代已用江西产地来命名枳壳药材。

清代《本草崇原》记载：“枳实出河内洛西及江湖州郡皆有，近时出于江西者为多。”此时江西成为枳壳的大宗产区。《本草述》记载：“用产出江右者良，取翻肚如盆口唇者。”《药性切用》载有“江枳壳”，说明清代江西由枳壳大宗产区逐渐演变为道地产区。

民国时期名医丁甘仁的医案中多个处方均明确使用“江枳壳”。《增订伪药条辨》记载：“江西沙河出者，细皮肉厚而结，色白气清香而佳，龙虎山出者亦佳。四川出者，名川枳壳，色黄肉厚，味带酸，次之。江浙衢州出者，皮粗色黄，卷口心大肉薄，亦次。浙江黄埠出者，肉松而大，有灯盏之名，更次，洋枳壳者，或即此也。”沙河位于今江西九江柴桑，龙虎山位于今江西鹰潭境内。《药物出产辨》记载：“枳壳，产四川为最，江西次之，福州又次之。日本亦有产，但质味不佳。大小暑出新。”

《中药材手册》记载枳壳“主产于四川江津、綦江，江西，江苏苏州虎丘等地。此外，浙江、福建、广西、湖南、湖北、陕西、云南、贵州等地亦产。”《药材资料汇编》（1959）记载：“川枳壳主产四川之綦江、江津、铜灌驿等地。品质皮细、肉厚（赵家渡亦有产，但非正品）。江枳壳主产江西清江（樟树）、贵溪、抚州（临川）、新干、弋阳、鹰潭。皮较粗，个较小，肉厚色逊，不及川货。”《药材资料汇编》（1999）记载：“现时主产于湖南沅江、益阳、黔阳、辰溪、麻阳、龙山、泸溪、汉寿、宁乡、莱阳、常宁、安仁、双峰、衡东；江西清江、新干、新余、丰城、吉安、弋阳、都昌；四川江津、綦江、万县、云阳、酉阳、蓬溪。以湖南产量大，占全国产量40%以上。江西产者质佳，以清江县黄岗、新干县三湖洲为道地产区。”《中华本草》记载：“枳壳主产于四川江津、綦江，江西新干、清江，湖南沅江，浙江衢县、常山、兰溪等地。四川产者称‘川枳壳’，江西产者称‘江枳壳’，湖南产者称‘湘枳壳’。除供本省销售外，亦供应省外或出口。江苏、浙江产者品质与湘枳壳类似，称‘苏枳壳’，多销省内。”

清康熙年间和同治年间撰修的《新淦县志》均将枳壳列为本县主要土产，乾隆年间和道光年间

《清江县志》均记录本县土产“橙分两种，气味清芬者做蜜煎，苦浊者为枳”，清乾隆年间《丰城县志》记载本县物产“有枳壳，出白洲者佳”，清同治年间《新喻县志》记载本县物产“橙有香臭两种，香者作蜜饯，臭者即枳壳，产龙尾洲”，清同治十年的《峡江县志》在本县物产中亦有枳壳记载。据1999年《江西省医药志》记载，清道光年间“樟帮”的外出药商在香港、澳门设庄，一方面采购洋药内销，另一方面出口当地出产的商洲枳壳、枳实等药材，在国际市场颇受欢迎。其中尤以枳壳，因其皮青、肉厚、色白和香味纯正而闻名。樟树枳壳由于品质优良、具有特色，而成为樟树道地药材拳头产品之一，是樟树的主要出口药材，外销枳壳均打上江西清江的标记。民国江西枳壳生产曾一度萎缩，“到1949年，新干县全县只有997株，面积不足40亩”。中华人民共和国成立以后，政府大力扶持枳壳生产，据《江西柑桔品种志》记载：“酸橙类在我省各地均有零星栽培，而在三湖、洲上桔区较为集中，主要供作中药材用。70年代初开始，樟树市医药公司已在当地建成近5000亩的以香橙、臭橙等6个品种的中药材基地，年产12.5万公斤。”

明代开始出现“江枳壳”这一名词，清代有“出于江西者为多”“用产出江右者良”的记载，直至民国时期，医家亦喜在处方中写明“江枳壳”。综上所述，“江枳壳”应用历史悠久，为江西樟树和新干地区道地物产，现今“江枳壳”因其品质优良，依然在各大药材市场上为药商所推崇。鉴于“江枳壳”名称早在明代被医家所用，因此，本标准采纳江枳壳称谓。江枳壳产地沿革见表1。

表1　江枳壳产地沿革

年代	出处	产地及评价
明	《寿世保元》	江枳壳
清	《本草崇原》	枳实出河内洛西及江湖州郡皆有，近时出于江西者为多
	《本草述》	用产出江右者良，取翻肚如盆口唇者
	《药性切用》	江枳壳
	《清江县志》	本县土产，“橙分两种，气味清芬者作蜜煎，苦浊者为枳”
	《新淦县志》	本县土产
	《丰城县志》	本县物产“有枳壳，出白洲者佳”
	《新喻县志》	本县物产“橙有香臭两种，香者作蜜饯，臭者即枳壳，产龙尾洲”
	《峡江县志》	本县物产“橙有香臭两种，香者蜜饯佳，臭者即枳壳”
民国	《丁甘仁医案》	江枳壳
	《增订伪药条辨》	江西沙河出者，细皮肉厚而结，色白气清香而佳，龙虎山出者亦佳。四川出者，名川枳壳，色黄肉厚，味带酸，次之。江浙衢州出者，皮粗色黄，卷口心大肉薄，亦次。浙江黄埠出者，肉松而大，有灯盏之名，更次，洋枳壳者，或即此也
	《药物出产辨》	产四川为最，江西次之，福州又次之。日本亦有产，但质味不佳。大小暑出新
现代	《中药材手册》	产于四川江津、綦江，江西，江苏苏州虎丘等地。此外，浙江、福建、广西、湖南、湖北、陕西、云南、贵州等地亦产
	《药材资料汇编》（1959年版）	江枳壳主产江西清江（樟树）、贵溪、抚州（临川）、新干、弋阳、鹰潭。皮较粗、只较小、肉厚色逊，不及川货
	《药材资料汇编》（1999年版）	江西产质佳，以清江县黄岗、新干县三湖洲为道地产区
	《中华本草》	枳壳主产于四川江津、綦江，江西新干、清江，湖南沅江，浙江衢县、常山、兰溪等地

6 道地产区及生境特征

6.1 道地产区

以江西樟树和吉安新干沿袁河、赣江两岸的冲积平原为核心及与此接壤或临近的丰城、新余、峡江地区中亚热带湿润气候区。

6.2 生境特征

中亚热带湿润气候区，年平均气温高于17℃，无霜期不少于275d，年平均降水量1500mm左右，年平均日照时数1700h左右，海拔34m～200m，砂壤土或坡度＜10°的红壤坡地，pH 5.8～6.5，有机质含量≥1.5%。

7 质量特征

7.1 质量要求

应符合《中华人民共和国药典》一部对枳壳的相关质量规定。

7.2 性状特征

枳壳呈半球形，直径3cm～5cm。外果皮棕褐色至褐色，有颗粒状突起，突起的先端有凹点状油室；有明显的花柱残迹或果梗痕。切面中果皮黄白色，光滑而稍隆起，厚0.4cm～1.3cm，边缘散有1列～2列油室，瓤囊7瓣～12瓣，少数至15瓣，汁囊干缩呈棕色至棕褐色，内藏种子。质坚硬，不易折断。气清香，味苦、微酸。

江枳壳外果皮绿褐至黑褐色，颗粒状突起明显，较粗糙；中果皮，切面呈盆口外翻明显，肉厚，质坚实稍显粗糙；气香浓郁。江枳壳与其他产地枳壳（川枳壳）性状鉴别要点见表2。

表2 江枳壳与其他产地枳壳（川枳壳）性状鉴别要点

比较项目	江枳壳	其他产地枳壳（川枳壳）
外果皮	绿褐色至黑褐色，颗粒状突起明显，较粗糙	绿色至绿褐色，光滑细腻
中果皮	切面呈盆口外翻明显，肉厚，质坚实稍显粗糙	切面呈盆口外翻明显，肉厚，质坚实较光滑
气香	浓郁	浓郁

参 考 文 献

［1］中国科学院中国植物志编辑委员会．中国植物志：第四十三卷［M］．北京：科学出版社，1997：194.

［2］朱培林，吴永忠，兰冬生，等．江枳壳优良类型选择研究［J］．现代中药研究与实践，2004，18（6）：25.

［3］甄权．药性论（辑释本）［M］．尚志钧辑．合肥：安徽科学技术出版社，2006：75－76.

［4］雷敩．雷公炮炙论［M］．张骥补辑．施仲安校注．南京：江苏科学技术出版社，1985：49.

［5］胡道静．梦溪笔谈校证［M］．上海：上海人民出版社，2016：753.

［6］周仲瑛，于文明．中医古籍珍本集成·本草卷·雷公炮炙药性赋［M］．长沙：湖南科学技术出版社，2014：206.

［7］尚志钧．本草拾遗辑释［M］．合肥：安徽科学技术出版社，2002：130.

［8］苏颂．本草图经［M］．尚志钧辑校．合肥：安徽科学技术出版社，1994：365－366.

［9］彭世奖．橘录校注［M］．北京：中国农业出版社，2010：26.

［10］尚从善．中国本草全书：第22卷本草元命苞［M］．北京：华夏出版社，1999：273.

［11］刘文泰．御制本草品汇精要［M］．陈仁寿，杭爱武点校．上海：上海科学技术出版社，2005：661－662.

［12］许希周．中国本草全书：第56卷药性粗评［M］．北京：华夏出版社，1999：26.

［13］陈嘉谟．本草蒙筌［M］．王淑民，陈湘萍，周超凡点校．北京：人民卫生出版社，1988：221.

［14］李时珍．本草纲目（校点本）：第三册［M］．北京：人民卫生出版社，1979：2084.

［15］李中立．本草原始［M］．张卫，张瑞贤校注．北京：学苑出版社，2011：344－345.

［16］吴仪洛．本草从新［M］．上海：上海科学技术出版社，1982：174－175.

［17］张瑞贤，王家葵，张卫，等．植物名实图考校释［M］．北京：中医古籍出版社，2007：566，598－599.

［18］郑怀林，焦振廉，任娟莉，等．本草述校注［M］．北京：中医古籍出版社，2005：561.

［19］陶弘景．名医别录（辑校本）［M］．尚志钧辑校．北京：人民卫生出版社，1986：130.

［20］陶弘景．本草经集注（辑校本）［M］．尚志钧，尚元胜辑校．北京：人民卫生出版社，1994：283.

［21］苏敬等．新修本草（辑复本）［M］．尚志钧辑校．合肥：安徽科学技术出版社，1981：326.

［22］孙思邈．千金翼方［M］．焦振廉，张琳叶，胡玲，等校注．北京：中国医药科技出版社，2011：8.

［23］龚廷贤．寿世保元［M］．鲁兆麟主校．北京：人民卫生出版社，1993：369.

［24］郑林．张志聪医学全书［M］．北京：中国中医药出版社，1999：1143.

［25］徐大椿．徐大椿医书全集：上［M］．北京市卫生干部进修学院中医部编校．北京：人民卫生出版社，1988：754.

［26］丁甘仁．丁甘仁医案［M］．苏礼，王怡，谢晓丽整理．北京：人民卫生出版社，2007：5，19，27，58，104.

［27］曹炳章．增订伪药条辨［M］．刘德荣点校．福州：福建科学技术出版社，2004：73.

［28］陈仁山，蒋森，陈思敏，等．药物出产辨（十五）［J］．中药与临床，2013，4（1）：65.

[29] 中华人民共和国卫生部药政管理局. 中药材手册 [M]. 北京：人民卫生出版社，1959：247-248.

[30] 中国药学会上海分会，上海市药材公司. 药材资料汇编：上集 [M]. 上海：科技卫生出版社，1959：108.

[31]《药材资料汇编》编审委员会. 药材资料汇编 [M]. 北京：中国商业出版社，1999：392.

[32] 国家中医药管理局《中华本草》编委会. 中华本草：第4册 [M]. 上海：上海科学技术出版社，1999：880.

[33] 李谦吉，李焕斗. 新淦县志（清康熙十二年刊本） [M]. 影印本. 台湾：成文出版社，1989：244.

[34] 王毓德，周卿. 新淦县志（清康熙五十四年增刊本） [M]. 影印本. 台湾：成文出版社，1989：260.

[35] 王肇赐，陈锡麟. 新淦县志（清同治十二年刊本） [M]. 影印本. 台湾：成文出版社，1989：326.

[36] 张湄. 清江县志（清道光四年刊本）[M]. 影印本. 台湾：成文出版社，1989：151.

[37] 邓延辑，熊为霖. 清江县志（清乾隆四十五年刊本） [M]. 影印本. 台湾：成文出版社，1989：446.

[38] 满岱，唐光云. 丰城县志卷三 [M]. 刻本. 1752（清乾隆十七年）：五.

[39] 文聚奎，祥安，吴增逵. 新喻县志卷二 [M]. 刻本. 瀛洲书院，1873（清同治十二年）：十五，十六.

[40] 暴大儒，廖其观. 峡江县志卷一：下 [M]. 刻本. 1871（清同治十年）：二十五，二十八.

[41] 江西省医药志编纂委员会. 江西省医药志 [M]. 北京：方志出版社，1999：174.

[42] 新干县志编纂委员会. 新干县志 [M]. 北京：中国世界语出版社，1990：924.

[43] 聂纯清，朱一清，廖振凤. 江西柑桔品种志 [M]. 南昌：江西科学技术出版社，1992：5.

ICS 11.120.01
C 23

团 体 标 准

T/CACM 1020.77—2019

道地药材 第77部分：江枳实

Daodi herbs—Part 77：Jiangzhishi

2019-08-13 发布 2019-08-13 实施

中华中医药学会 发布

前　　言

T/CACM 1020《道地药材》标准分为157个部分：

——第1部分：标准编制通则；

……

——第76部分：江枳壳；

——第77部分：江枳实；

——第78部分：江吴萸；

……

——第157部分：汉射干。

本部分为T/CACM 1020的第77部分。

本部分按照GB/T 1.1—2009给出的规则起草。

本部分由道地药材国家重点实验室及国家中医药管理局道地药材生态遗传重点研究室提出。

本部分由中华中医药学会归口。

本部分起草单位：重庆市中药研究院、中国中医科学院中药资源中心、北京中研百草检测认证有限公司、重庆锦雲医药研究院有限公司。

本部分主要起草人：银福军、舒抒、王昌华、黄璐琦、郭兰萍、詹志来、赵纪峰、郭亮。

道地药材 第77部分：江枳实

1 范围

T/CACM 1020 的本部分规定了道地药材江枳实的来源及形态、历史沿革、道地产区及生境特征、质量特征。

本部分适用于中华人民共和国境内道地药材江枳实的生产、销售、鉴定及使用。

2 规范性引用文件

下列文件对于本文件的应用是必不可少的。凡是注日期的引用文件，仅注日期的版本适用于本文件。凡是不注日期的引用文件，其最新版本（包括所有的修改单）适用于本文件。

T/CACM 1020.1—2016 道地药材 第1部分：标准编制通则

中华人民共和国药典一部

3 术语和定义

T/CACM 1020.1—2016 界定的以及下列术语和定义适用于本文件。

3.1

江枳实 jiangzhishi

产于江西樟树、新干及周边地区的枳实。

4 来源及形态

4.1 来源

本品为芸香科植物酸橙 *Citrus aurantium* L. 及其栽培变种的干燥幼果。

4.2 形态特征

常绿小乔木，枝三棱状，有刺。单身复叶互生，革质卵状长椭圆或倒卵形，长5cm～10cm，宽2.5cm～5cm，个别品种无翼叶。总状花序有花少数，有时兼有腋生单花；萼片5，花瓣5，花白色，略反卷；雄蕊20，或更多，基部常合生成多束。柑果圆球形或扁圆形，果皮厚，橙黄色，表面粗糙，难剥离；瓤囊10～13，果肉味酸，有时有苦味或兼有特异气味；种子多且大，常有肋状棱，子叶乳白色，单或多胚。花期4月～5月，果期9月～12月。

5 历史沿革

5.1 品种沿革

唐代以前枳实、枳壳不分。《神农本草经》仅载枳实，列木部中品，云："枳实，味苦、寒。主大风在皮肤中，如麻豆苦痒，除寒热结，止利，长肌肉，利五脏，益气轻身。生川泽。”

南北朝时期《名医别录》记载：“生河内（今河南武陟）。九十月采，阴干。”

唐代《本草拾遗》在枳壳条记载：“《本经》采实用，九月、十月不如七月、八月，既厚且辛。《书》曰：江南为橘，江北为枳。今江南俱有枳橘，江北有枳无橘，此自别种，非干变易也。”这里指出江南之橘和江北之枳应明确为两个不同的物种，枳的环境适应性强，南北均有，而橘仅产南方地区，两者非同一物种因地理环境影响而引起的物种变异。《新修本草》记载：“生河内川泽。”并始提出枳实、枳壳两个不同的名称。枳的环境适应性强，因此，唐代以前的枳实产于北方，其来源可能为芸香科植物枳（枸橘）*Poncirus trifoliata*（L.）Raf.。

宋代，枳实的来源发生了较大变化。苏颂《本草图经》曰：“橘柚，生南山川谷及江南，今江浙、荆襄、湖岭皆有之，木高一二丈，叶与枳无辨，刺出于茎间，夏初生白花，六七月而成实，至冬而黄熟，乃可啖。”又曰：“枳实，生河内（今河南泌阳）川泽。枳壳，生商州（今河南商丘）川谷，今京西、江湖州郡皆有之。如橘而小，高亦五七尺，叶如枨（橙），多刺，春生白花，至秋成实。九月、十月采，阴干。旧说七月、八月采者为实；九月、十月采者为壳。今医家多以皮厚而小者为枳实；完大者为壳，皆以翻肚如盆口唇状、须陈久者为胜。近道所出者，俗呼臭橘，不堪用。”苏颂乃将枳、橘两种植物互为比较，认为枳、橘形态相似，不易区分，但橘柚仅生长于终南山及江南地区，并分布于江浙、荆襄、湖岭等南方地区，并可食。枳实不仅生今河南泌阳、商丘、洛阳等北方地区，并在江西、浙江等南方地区也有，作药用。书中又附成州（今甘肃成县）枳实图和汝州（今河南临汝）枳壳图，其中，成州枳实图花单生叶腋，果顶具环状物，与柑橘属植物香橙 *Citrus junos* Sieb. ex Tanaka 极其相似，现仍有部分地区将此作为枳实、枳壳的代用品。而汝州枳壳图多棘刺，小叶为三出复叶，明显区别于柑橘属植物，与芸香科植物枳（枸橘）*Poncirus trifoliata*（L.）Raf. 相一致，应为其所述之臭橘，不堪用，已并非枳实主流品种。又结合医家选用“既厚且辛”“翻肚如盆口唇状”的枳实药材性状特征，根据《中国植物志》，在柑橘属植物中只有酸橙的药材具有皮厚味辛、瓤小充实等特点，故宋代已认为来源于酸橙 *Citrus aurantium* L. 的枳实较好。缘何枸橘混作枳实药用，南宋韩彦直在《橘录》中提到枸橘时说：“枸橘色青气烈，小者似枳实；大者似枳壳。……近时难得枳实，人多植枸橘于篱落间，收其实，剖干之以和药，味与商州之枳几逼真矣。”说明枸橘并非真正的枳实、枳壳，因当时枳实不能满足需求，人们就将与商州枳实、枳壳相似的枸橘来伪充枳实药用。又说：“枸橘又未易多得，取朱栾之小者半破之，曝以为枳，异方医者不能辨。”朱栾 *Citrus aurantium* L.‘Zhulan’为酸橙的一栽培变种。因此，在宋代，不仅酸橙已成为枳实的正品，并有用枸橘伪充枳实，同时，还有将朱栾幼果作为枳实替代应用的现象。

明代《本草蒙筌》中记载：“商州所生，似橘极小，择如鹅眼，色黑陈者良。……枳实秋收，枳壳冬采。今医者不以此泥，惟视皮厚小者为实，完大者为壳也。”指出商州所产枳实质佳，与上述记载一致，且因采收期早晚不同而成为枳实、枳壳两种不同的药材。

清代《本草崇原》记载：“枳实出于河内洛西及江湖州郡皆有。近时出于江西者为多。”表明清代枳实已主产于江西。《植物名实图考》记载：“橘逾淮而化为枳，或云江南亦别有枳，盖即橘之酸酢者，以别枸橘耳。”明确指出枳实应为酸橙类植物的果实。

民国时期《增订伪药条辨》记载：“枳壳、枳实，为老嫩、大小之分别。江西沙河出者，细皮肉厚而结，色白气清香而佳，龙虎山出者亦佳。”《药物出产辨》记载：“枳壳，产四川为最，江西次之，福州又次之。”说明在清代至民国时期，认为江西、四川产枳壳、枳实品质较佳。

《中药材手册》记载：“四川产者皮细，青绿色，品质较佳，俗称‘川枳壳’。产江西者皮略粗，黑绿色俗称‘江枳壳’……产四川江津、綦江，江西，江苏苏州虎丘等地。”《中国道地药材》记载：“尤以江西清江县所培育的为优良品种，皮厚且白，气香浓烈，远近闻名。湖南沅江的‘湘枳壳’、四川万县的‘川枳壳’亦享盛誉。”《常用中药材品种整理和质量研究》记载：“四川产者市场上称川枳实。……湖南产者市场上称湘枳实。江西产者市场上称江枳实。……贵州大多以甜橙的幼果作枳实，称甜橙枳实。”

综上所述，通过本草考辨，澄清了本草关于枳实基原的混乱现象。从地理分布、植物形态、果实味道、药材性状等方面均表明，历代本草文献所载枳实基原发生了变化。唐代以前，枳实主要来源于芸香科植物枳（枸橘）*Poncirus trifoliata*（L.）Raf. 的果实。宋代的枳实来源较为混乱，芸香科植物酸橙 *Citrus aurantium* L. 已成为枳实的重要来源，而枸橘已逐渐变为了混伪品，这期间，增加了香圆、朱栾作为枳实来源。明代以后，公认枳实来源于酸橙，而枸橘不可作枳实药用。现《中华人民共和国药典》规定商品药材江枳实、川枳实等主流品种主要来源于芸香科植物酸橙 *Citrus aurantium* L. 及其栽培变种的干燥幼果，其中江西地区主要栽培芸香科植物酸橙栽培种臭橙 *Citrus aurantium* L.‘Xiucheng’及香橙 *Citrus aurantium* L.‘Xiangcheng’，而甜橙作为枳实历代本草文献并无明确记载，应是近代才出现的，仅在四川、贵州、广东等局部地区使用，并未成为主流商品。

5.2 产地沿革

从本草文献记载来看，历史上枳实在我国南北区域均产，在唐代以前似乎主产于北方地区，并以商州（今陕西商洛）所产枳实为佳，在宋代以后产区逐渐南迁。据调查，目前枳实在我国长江流域及南方各省区柑橘栽培地区资源最为丰富，主要栽培于江西、重庆、湖南等，其中以川枳实（主产于重庆江津、綦江）、江枳实（主产于江西樟树、新干）栽培历史悠久、产量大、质量佳，为道地药材。江枳实产地沿革见表1。

表1 江枳实产地沿革

年代	出处	产地及评价
宋	《本草图经》	枳实，生河内川泽。枳壳，生商州（今陕西商洛）川谷，今京西（亦作洛西，即今关中地区）、江湖州郡（今江西、浙江湖州）皆有之，以商州者为佳
清	《本草崇原》	枳实出于河内洛西及江湖州郡皆有。近时出于江西者为多
民国	《增订伪药条辨》	江西沙河出者，细皮肉厚而结，色白气清香而佳，龙虎山出者亦佳
	《药物出产辨》	枳壳，产四川为最，江西次之，福州又次之
现代	《中药材手册》	产四川江津、綦江，江西，江苏苏州虎丘等地
	《中国道地药材》	尤以江西清江县所培育的为优良品种，皮厚且白，气香浓烈，远近闻名。湖南沅江的“湘枳壳”、四川万县的“川枳壳”亦享盛誉
	《常用中药材品种整理和质量研究》	四川产者市场上称川枳实。……湖南产者市场上称湘枳实。江西产者市场上称江枳实

6 道地产区及生境特征

6.1 道地产区

江西樟树、新干及周边平原地带与江河湖泊沿岸地区。

6.2 生境特征

樟树、新干位于江西中部，地形以平原为主。属亚热带季风气候，具有气候温润、四季分明、霜期较短、日照充足的特点。年平均气温 17.7℃，年平均日照时数 1718.2h，无霜期 273d 左右，年平均降水量 1710.7mm，多集中在 3 月 ~6 月，约占全年降水量的 50%，初夏温度与雨量的同步提升有利于“江枳实”的生长发育及有效成分积累。

7 质量特征

7.1 质量要求

应符合《中华人民共和国药典》一部对枳实的相关质量规定。

7.2 性状特征

枳实呈半球形，少数为球形，直径0.5cm~2.5cm。外果皮黑绿色或暗棕绿色，具颗粒状突起和皱纹，有明显的花柱残迹或果梗痕。切面中果皮略隆起，厚0.3cm~1.2cm，黄白色或黄褐色，边缘有1列~2列油室，瓤囊棕褐色。质坚硬。气清香，味苦、微酸。

江枳实外果皮多呈绿黑色至黑褐色，粗糙，疣状突起明显，果实基部具放射状沟纹；中果皮厚4mm~7mm，质坚实。

江枳实与其他产地枳实性状鉴别要点见表2。

表2 江枳实与其他产地枳实性状鉴别要点

比较项目	江枳实	其他产地枳实
外观	绿黑色至黑褐色，粗糙有疣状突起明显	黑绿色或暗棕绿色，粗糙
横切面	肉厚瓤小，中果皮厚，坚实	中果皮厚或略薄
质地	质坚实	质坚硬或稍松

参 考 文 献

[1] 佚名. 神农本草经［M］. 吴普等述. 孙星衍，孙冯翼辑. 沈阳：辽宁科学技术出版社，1997：30.

[2] 陶弘景. 名医别录（辑校本）［M］. 尚志钧辑校. 北京：人民卫生出版社，1986：130.

[3] 尚志钧. 本草拾遗辑释［M］. 合肥：安徽科学技术出版社，2002：130，529.

[4] 苏敬等. 新修本草（辑复本）［M］. 尚志钧辑校. 合肥：安徽科学技术出版社，1981：326.

[5] 苏颂. 本草图经（辑校本）［M］. 尚志钧辑校. 北京：学苑出版社，2017：371.

[6] 韩彦直. 橘录［M］. 王云五主编. 上海：商务印书馆，1937：9，13.

[7] 陈嘉谟. 本草蒙筌［M］. 王淑民，陈湘萍，周超凡点校. 北京：人民卫生出版社，1988：221.

[8] 张志聪. 本草崇原［M］. 刘小平点校. 北京：中国中医药出版社，1992：88.

[9] 吴其濬. 植物名实图考［M］. 北京：中华书局，1963：784.

[10] 曹炳章. 增订伪药条辨［M］. 刘德荣点校. 福州：福建科学技术出版社，2004：73.

[11] 陈仁山，蒋淼，陈思敏，等. 药物出产辨（十五）［J］. 中药与临床，2013，4（1）：64-65.

[12] 中华人民共和国卫生部药政管理局. 中药材手册［M］. 北京：人民卫生出版社，1959：247-249.

[13] 胡世林. 中国道地药材［M］. 哈尔滨：黑龙江科学技术出版社，1989：570.

[14] 徐国钧，徐珞珊，王峥涛. 常用中药材品种整理和质量研究：南方协作组：第四册［M］. 福州：福建科学技术出版社，2001：536.

ICS 11.120.01
C 23

团 体 标 准

T/CACM 1020.78—2019

道地药材 第78部分：江吴萸

Daodi herbs—Part 78: Jiangwuyu

2019-08-13 发布 2019-08-13 实施

中华中医药学会 发布

前　　言

T/CACM 1020《道地药材》标准分为157个部分：

——第1部分：标准编制通则；

……

——第77部分：江枳实；

——第78部分：江吴萸；

——第79部分：江车前；

……

——第157部分：汉射干。

本部分为T/CACM 1020的第78部分。

本部分按照GB/T 1.1—2009给出的规则起草。

本部分由道地药材国家重点实验室及国家中医药管理局道地药材生态遗传重点研究室提出。

本部分由中华中医药学会归口。

本部分起草单位：重庆市中药研究院、中国中医科学院中药资源中心、北京中研百草检测认证有限公司、重庆锦雲医药研究院有限公司。

本部分主要起草人：银福军、舒抒、赵纪峰、黄璐琦、郭兰萍、詹志来、王昌华、张植玮、郭亮。

道地药材　第 78 部分：江吴萸

1　范围

T/CACM 1020 的本部分规定了道地药材江吴萸的来源及形态、历史沿革、道地产区及生境特征、质量特征。

本部分适用于中华人民共和国境内道地药材江吴萸的生产、销售、鉴定及使用。

2　规范性引用文件

下列文件对于本文件的应用是必不可少的。凡是注日期的引用文件，仅注日期的版本适用于本文件。凡是不注日期的引用文件，其最新版本（包括所有的修改单）适用于本文件。

T/CACM 1020.1—2016　道地药材　第 1 部分：标准编制通则

中华人民共和国药典一部

3　术语和定义

T/CACM 1020.1—2016 界定的以及下列术语和定义适用于本文件。

3.1

江吴萸　jiangwuyu

产于江西樟树及周边地区的栽培吴茱萸。

4　来源及形态

4.1　来源

本品为芸香科植物吴茱萸 *Euodia rutaecarpa*（Juss.）Benth.、石虎 *Euodia rutaecarpa*（Juss.）Benth. var. *officinalis*（Dode）Huang 或疏毛吴茱萸 *Euodia rutaecarpa*（Juss.）Benth. var. *bodinieri*（Dode）Huang 的干燥近成熟果实。

4.2　形态特征

吴茱萸：小乔木或灌木，高 3m ~ 5m，嫩枝暗紫红色，与嫩芽同被灰黄或红锈色茸毛，或疏短毛。有小叶 5 ~ 11，小叶薄至厚纸质，卵形、椭圆形或披针形，长 6cm ~ 18cm，宽 3cm ~ 7cm，叶轴下部的较小，两侧对称或一侧的基部稍偏斜，边全缘或浅波浪状，小叶两面及叶轴被长柔毛，毛密如毡状，或仅中脉两侧被短毛，油点大且多。花序顶生；雄花序的花彼此疏离，雌花序的花密集或疏离；萼片及花瓣均 5，偶有 4，镊合排列；雄花花瓣长 3mm ~ 4mm，腹面被疏长毛，退化雌蕊 4 ~ 5 深裂，下部及花丝均被白色长柔毛，雄蕊伸出花瓣之上；雌花花瓣长 4mm ~ 5mm，腹面被毛，退化雄蕊鳞片状或短线状或兼有细小的不育花药，子房及花柱下部被疏长毛。果序宽（3mm ~）12mm，果密集或疏离，暗紫红色，有大油点，每分果瓣有 1 种子；种子近圆球形，一端钝尖，腹面略平坦，长 4mm ~ 5mm，褐黑色，有光泽。花期4月~6月，果期8月~11月。

石虎：小乔木或灌木，高3m~5m，嫩枝暗紫红色，老枝赤褐色，上有明显皮孔。小叶5~11，对生，纸质，卵形、椭圆形或披针形，彼此疏离；叶背密被长毛，脉上最密，油点粗大、少。花序顶生，彼此疏松，每分果瓣有1种子；种子近圆球形，一端钝尖，腹面略平坦，长4mm~5mm，褐黑色，有光泽。花期4月~6月，果期7月~11月。

疏毛吴茱萸：与石虎的区别在于小叶薄纸质，叶背仅叶脉被疏柔毛，油点小。果梗纤细且延长。

5 历史沿革

5.1 品种沿革

吴茱萸别名吴萸、茶辣、漆辣子、优辣子、气辣子。始载于《神农本草经》，被列为中品，书中曰："一名藙。生山谷。"

南北朝时期《名医别录》记载："生上谷及宛朐。"上谷即今山西与河北边境附近，宛朐为今山东菏泽地区。

唐代《本草拾遗》在食茱萸项下记载："且茱萸南北总有，以吴（今江苏南部、浙江北部、安徽、江西一带）为好，所以有吴之名。两处俱堪入食，若充药用，要取吴者。"这里南北是地域上的概说，意即吴茱萸的分布范围较广，入药应选产自吴地者，这在一定程度上明确了吴茱萸道地药材的历史地位。

宋代《本草图经》记载："生上谷川谷及冤句。今处处有之，江浙、蜀汉尤多。"江浙指今江苏、浙江、安徽等地，蜀汉指今四川及云南、贵州北部、陕西汉中一带。并附临江军（今江西樟树）吴茱萸和越州（今浙江绍兴）吴茱萸图，结合形态描述来看，越州吴茱萸应是石虎 *Euodia rutaecarpa*（Juss.）Benth. var. *officinalis*（Dode）Huang。

明代《本草品汇精要》记载："〔道地〕临江军、越州、吴地。"《本草纲目》记载："茱萸枝柔而肥，叶长而皱，其实结于梢头，累累成簇而无核，与椒不同。一种粒大，一种粒小，小者入药为胜。"李时珍对吴茱萸性状的描述与今之吴茱萸商品基本一致，并以小粒者质优，其中大粒吴茱萸应可能来源于今之吴茱萸 *Euodia rutaecarpa*（Juss.）Benth.，小粒吴茱萸可能来源于今之石虎 *Euodia rutaecarpa*（Juss.）Benth. var. *officinalis*（Dode）Huang 或疏毛吴茱萸 *Euodia rutaecarpa*（Juss.）Benth. var. *bodinieri*（Dode）Huang。

民国时期《增订伪药条辨》记述："吴茱萸，上春出新。湖南长沙、安化及广西出者，粒大梗亦多，气味触鼻，皆佳。浙江严州出者，粒细梗少，气味略薄，亦佳。"《药物出产辨》记载："产湖南常德府为最，广西左江亦佳，右江虽略逊，亦作好论。"

通过对历代本草文献进行梳理发现，吴茱萸应来源于芸香科植物吴茱萸、石虎或疏毛吴茱萸，与2015年版《中华人民共和国药典》一部规定相一致。吴茱萸南北均产，以产吴地者入药为胜而得名，古代主要产于临江军、越州、吴地等，并形成今之"江吴萸"（主产于江西樟树）、"杜吴萸"（主产于浙江北部）、"常吴萸"（主产于湖南西部、贵州东北部、重庆东南部各地，历来因集散于常德而得名）等道地药材。

5.2 产地沿革

有关吴茱萸产地的记载较广，最早记载其产于河北、山东等北方地区；南北朝以后逐渐转移到南方地区；在宋代主要产地增加了四川、陕西等地，并形成了以江西樟树、浙江北部、贵州北部为核心的道地产区。江吴萸产地沿革见表1。

表1　江吴萸产地沿革

年代	出处	产地及评价
唐	《本草拾遗》	且茱萸南北总有，以吴（今江苏南部、浙江北部、安徽、江西一带）为好，所以有吴之名。两处俱堪入食，若充药用，要取吴者
明	《本草品汇精要》	〔道地〕临江军（今江西樟树）、越州（今浙江绍兴）、吴地（今江苏南部、浙江北部、安徽、江西一带）

6　道地产区及生境特征

6.1　道地产区

江西樟树及周边山地、丘陵、平坝向阳地区。

6.2　生境特征

樟树位于江西中部，地形以平原为主，属亚热带季风气候，具有气候温润、四季分明、霜期较短、日照充足的特点。年平均气温17℃，年平均日照时数1718.2h，无霜期273d，年平均降水量1710.7mm，土壤以砂壤土为主。

7　质量特征

7.1　质量要求

应符合《中华人民共和国药典》一部对吴茱萸的相关质量规定。

7.2　性状特征

吴茱萸呈球形或略呈五角状扁球形，直径2mm～5mm。表面暗黄绿色至褐色，粗糙，有多数点状突起或凹下的油点。先端有五角星状的裂隙，基部残留被有黄色茸毛的果梗。质硬而脆，横切面可见子房5室，每室有淡黄色种子1粒。气芳香浓郁，味辛辣而苦。

江吴萸多为大粒吴萸，商品又称“中花吴萸”。多呈五角状扁球形，直径2.5mm～4mm。表面青绿色，粗糙，有多数点状突起或凹下的油点。先端有五角星状的裂隙，不开口。气芳香浓郁，味辛辣而苦。

江吴萸与其他产地吴茱萸性状鉴别要点见表2。

表2　江吴萸与其他产地吴茱萸性状鉴别要点

比较项目	江吴萸	其他产地吴茱萸
外形	扁球形，颗粒大，均匀，不开口，直径2.5mm～4mm	颗粒小，或大小不均匀，直径2mm～5mm
颜色	表面青绿色	绿色，黄绿色或绿褐色

参 考 文 献

[1] 佚名. 神农本草经 [M]. 吴普等述. 孙星衍，孙冯翼辑. 北京：科学技术文献出版社，1996：73.

[2] 陶弘景. 名医别录（辑校本）[M]. 尚志钧辑校. 北京：人民卫生出版社，1986：114.

[3] 尚志钧. 本草拾遗辑释 [M]. 合肥：安徽科学技术出版社，2002：384.

[4] 苏颂. 本草图经（辑校本）[M]. 尚志钧辑校. 北京：学苑出版社，2017：374.

[5] 刘文泰. 本草品汇精要 [M]. 北京：人民卫生出版社，1982：500－502.

[6] 钱超尘，温长路，赵怀舟，等. 金陵本《本草纲目》新校正 [M]. 上海：上海科学技术出版社，2008：1177.

[7] 曹炳章. 增订伪药条辨 [M]. 刘德荣点校. 福州：福建科学技术出版社，2004：66.

[8] 陈仁山，蒋森，陈思敏，等. 药物出产辨（十二）[J]. 中药与临床，2012，3（2）：65.

ICS 11.120.01
C 23

团 体 标 准

T/CACM 1020.79—2019

道地药材 第79部分：江车前

Daodi herbs—Part 79: Jiangcheqian

2019-08-13 发布 2019-08-13 实施

中华中医药学会 发布

前 言

T/CACM 1020《道地药材》标准分为157部分：

——第1部分：标准编制通则；

……

——第78部分：江吴萸；

——第79部分：江车前；

——第80部分：苏薄荷；

……

——第157部分：汉射干。

本部分为T/CACM 1020的第79部分。

本部分按照GB/T 1.1—2009给出的规则起草。

本部分由道地药材国家重点实验室及国家中医药管理局道地药材生态遗传重点研究室提出。

本部分由中华中医药学会归口。

本部分起草单位：中国中医科学院中药资源中心、江西省药品检验检测研究院、四川省中医药科学院、北京中研百草检测认证有限公司。

本部分主要起草人：詹志来、姚闽、李青苗、黄璐琦、郭兰萍、何雅莉、郭亮。

道地药材　第79部分：江车前

1　范围

T/CACM 1020 的本部分规定了道地药材江车前的来源及形态、历史沿革、道地产区及生境特征、质量特征。

本部分适用于中华人民共和国境内道地药材江车前的生产、销售、鉴定及使用。

2　规范性引用文件

下列文件对于本文件的应用是必不可少的。凡是注日期的引用文件，仅注日期的版本适用于本文件。凡是不注日期的引用文件，其最新版本（包括所有的修改单）适用于本文件。

T/CACM 1020.1—2016　道地药材　第1部分：标准编制通则

中华人民共和国药典一部

3　术语和定义

T/CACM 1020.1—2016 界定的以及下列术语和定义适用于本文件。

3.1

江车前　jiangcheqian

产于江西吉安、宜春及周边产区的车前子。

4　来源及形态

4.1　来源

本品为车前科植物车前 *Plantago asiatica* L. 的干燥成熟种子。

4.2　形态特征

二年生或多年生草本。须根多数。根茎短。基生叶呈莲座状，叶片薄纸质或纸质，宽卵形至宽椭圆形，长4cm～12cm，宽2.5cm～6.5cm，先端钝圆至急尖，边缘波状、全缘或中部以下有锯齿、牙齿或裂齿，基部宽楔形或近圆形，多少下延，两面疏生短柔毛；脉5～7；叶柄长2cm～15cm（～27cm），基部扩大成鞘，疏生短柔毛。花序3～10，直立或弓曲上升；花序梗长5cm～30cm，有纵条纹，疏生白色短柔毛；穗状花序细圆柱状，长3cm～40cm，紧密或稀疏，下部常间断；苞片狭卵状三角形或三角状披针形，长2mm～3mm，长过于宽，龙骨突宽厚，无毛或先端疏生短毛。花具短梗；花萼长2mm～3mm，萼片先端钝圆或钝尖，龙骨突不延至先端，前对萼片椭圆形，龙骨突较宽，两侧片稍不对称，后对萼片宽倒卵状椭圆形或宽倒卵形。花冠白色，无毛，冠筒与萼片约等长，裂片狭三角形，长约1.5mm，先端渐尖或急尖，具明显的中脉，于花后反折。雄蕊着生于冠筒内面近基部，与花柱明显外伸，花药卵状椭圆形，长1mm～1.2mm，先端具宽三角形突起，白色，干后变淡褐色。胚珠7～

15（~18）。蒴果纺锤状卵形、卵球形或圆锥状卵形，长 3mm ~4.5mm，于基部上方周裂。种子 5 ~6（~12），卵状椭圆形或椭圆形，长（1.2mm ~）1.5mm ~2mm，具角，黑褐色至黑色，背腹面微隆起；子叶背腹向排列。花期 4 月 ~8 月，果期 6 月 ~9 月。

5 历史沿革

5.1 品种沿革

车前子入药始载于《神农本草经》："味甘、寒，无毒。主气癃，止痛，利水道小便，除湿痹。久服轻身耐老。一名当道。生平泽。"《名医别录》最早记载其产地："生真定（今河北正定）丘陵阪道中，五月五日采，阴干。"

唐代《新修本草》认为"今出开州（今重庆开州一带）者为最"。此外《通典·卷第六·食货六·赋税下》中也记载："盛山郡（唐天宝元年改开州置，治所在开江县）贡蜡四十斤，车前子一升，今开州。"其后诸多本草文献均推崇开州车前子。唐代诗人张籍诗云："开州午月车前子，作药人皆道有神。惭愧文君怜病眼，三千里外寄闲人。"可见唐代开州车前子已甚为知名，并作为贡品。

宋代《本草图经》记载："车前子，生真定平泽、丘陵道路中，今江湖、淮甸、近京、北地处处有之。春初生苗，叶布地如匙面，累年者长及尺余如鼠尾。花甚细，青色微赤。结实如葶苈，赤黑色。五月五日采，阴干。今人五月采苗，七月、八月采实。人家园圃中或种之，蜀中尤尚。北人取根日干，作紫菀卖之，甚误所用。"同时附有一幅滁州车前子图，从其所画的须根结合地理分布可推测为车前 *Plantago asiatica* L. 或者大车前 *Plantago major* L.，因古代植物分类尚不发达，且大车前与车前极为相似，故难以准确区分两者。同时也表明，宋代四川、重庆等地就已经开始人工栽培车前，这是关于车前人工栽培产区的最早记载。

明代《救荒本草》以"车轮菜"之名收载，云："生滁州及真定平泽，今处处有之。春初生苗，叶布地如匙面，累年者长及尺余，又似玉簪叶稍大而薄，叶丛中心撺葶三四茎，作长穗如鼠尾。花甚密，青色微赤。结实如葶苈，赤黑色。"其在《本草图经》的文字描述的基础上，增补"滁州""又似玉簪叶稍大而薄，叶丛中心撺葶三四茎"等描述，并附有一幅图，文图结合基本与车前 *Plantago asiatica* L. 一致。李时珍《本草纲目》所附车前图亦为须根系。从历代所附车前图的"须根系"结合历史产区记载来看，古代所用的车前子主流品种应为车前科植物车前 *Plantago asiatica* L. 的种子。

5.2 产地沿革

最早记载车前产地的是南北朝时期《名医别录》，书中云："生真定（今河北正定）丘陵阪道中。"虽然其后本草文献予以延续，但自唐代《新修本草》提出"今出开州（今重庆开州一带）者为最"以来，后世多推崇开州一代所产，且宋代以来川蜀便开始人工栽培，可见其种植历史十分悠久，至今四川尚为人工栽培主产区之一。明代《本草品汇精要》明确将开州定为道地产区："车前子【地】〔图经曰〕生真定平泽、丘陵道路中，今江湖、淮甸、近京、北地处处有之。〔道地〕开州者为最。【时】〔生〕春生苗。〔采〕五月五日取苗，七月、八月取实。【收】阴干。【用】子黑细者为好。"

近代以来主推崇江西所产和四川所产车前子，如民国时期《药物出产辨》记载："以产江西吉安府、陕西汉中府、四川等为最。由汉口帮来略大粒有壳。奉天、吉林两省亦有出，略细粒而净，由牛庄帮运来。俱秋季出新。"《增订伪药条辨》记载："车前草……市中有大小车之别，大车为真品，小车系土荆芥子伪充，万不可用。盖车前甘、寒，荆芥辛、温，性既相反，又奚容混售乎。炳章按：车前子，江西吉安芦江出者，为大车前，粒粗色黑。江南出者，曰土车前，俱佳。淮南出者，粗而多壳；衢州出者，小而壳净，皆次。河北孟河出者为小车前，即荆芥子也，不入药用，宜注意之。"

《药材资料汇编》将不同产区车前子归纳为："主产于江西吉安、吉水，产量大且品质好，称'江车前'。辽宁辽阳、盖平所产称'关车前'。四川成都所产称'川车前'。"

综上所述，车前子为历代常用中药材，最早产于河北正定一带，然自唐代以来推崇开州等川地所产，并作为贡品，甚为知名。自宋代以来川蜀开始人工栽培车前子，明代《本草品汇精要》将开州定为道地产区，并一直延续至今，及至近代，车前子主要产于四川成都、德阳等地。江西吉安等地所产车前子亦有百余年的历史，并为近代以来医家所推崇，一直延续至今，成为公认的道地药材。中华人民共和国成立以来，将两地的车前子分别定名为"川车前"与"江车前"，因此，本标准将两者均定为道地药材。江车前产地沿革见表1。

表1 江车前产地沿革

年代	出处	产地及评价
南北朝	《名医别录》	生真定（今河北正定）丘陵阪道中
唐	《新修本草》	今出开州者为最
	《通典·卷第六·食货六·赋税下》	盛山郡［唐天宝元年改开州置，治所在开江县（今四川开县）］贡蜡四十斤，车前子一升，今开州
宋	《本草图经》	生真定平泽、丘陵道路中，今江湖、淮甸、近京、北地处处有之
明	《本草品汇精要》	生真定平泽、丘陵道路中，今江湖、淮甸、近京、北地处处有之。〔道地〕开州者为最
民国	《药物出产辨》	以产江西吉安府、陕西汉中府、四川等为最
	《增订伪药条辨》	车前子，江西吉安芦江出者，为大车前，粒粗色黑。江南出者，曰土车前，俱佳
现代	《药材资料汇编》	主产于江西吉安、吉水，产量大且品质好，称"江车前"

6 道地产区及生境特征

6.1 道地产区

江西赣江两岸平原地带，以吉安泰和、新干，宜春樟树及九江修水为核心产区。

6.2 生境特征

江车前分布较广，生态适宜性较强。喜阳光充足、温暖湿润的环境，适宜于肥沃的砂壤土种植。

7 质量特征

7.1 质量要求

应符合《中华人民共和国药典》一部对车前子的相关质量规定。

7.2 性状特征

种子略呈椭圆形、不规则长圆形或三角状长圆形，稍扁，长约2mm，宽约1mm。表面黄棕色至黑褐色，略粗糙不平，于放大镜下可见微细纵纹，于稍平一面的中部有灰白色凹点状种脐。质硬。种子放入水中，外皮有黏液释出。气微，嚼之带黏性。以粒大、色黑、饱满者为佳。

参 考 文 献

［1］掌禹锡等. 嘉祐本草（辑复本）［M］. 尚志钧辑复. 北京：中医古籍出版社，2009：150.

［2］刘衡如，刘山永. 新校注本草纲目［M］. 北京：华夏出版社，2013：737-739.

［3］苏颂. 本草图经［M］. 尚志钧辑校. 合肥：安徽科学技术出版社，1994：107.

［4］阎玉凝. 救荒本草图谱［M］. 北京：北京科学技术出版社，2016：11.

［5］陈仁山，蒋森，陈思敏，等. 药物出产辨（四）［J］. 中药与临床，2010，1（4）：62-64.

［6］曹炳章. 增订伪药条辨［M］. 刘德荣点校. 福州：福建科学技术出版社，2004：57.

［7］中国药学会上海分会，上海市药材公司. 药材资料汇编：上集［M］. 上海：科技卫生出版社，1959：99-100.

ICS 11.120.01
C 23

团 体 标 准

T/CACM 1020.80—2019

道地药材 第80部分：苏薄荷

Daodi herbs—Part 80: Subohe

2019-08-13 发布 2019-08-13 实施

中华中医药学会 发布

前　　言

T/CACM 1020《道地药材》标准分为157个部分：

——第1部分：标准编制通则；

……

——第79部分：江车前；

——第80部分：苏薄荷；

——第81部分：苏芡实；

……

——第157部分：汉射干。

本部分为T/CACM 1020的第80部分。

本部分按照GB/T 1.1—2009给出的规则起草。

本部分由道地药材国家重点实验室及国家中医药管理局道地药材生态遗传重点研究室提出。

本部分由中华中医药学会归口。

本部分起草单位：江苏大学、中国中医科学院中药资源中心、华润三九医药股份有限公司、北京中研百草检测认证有限公司。

本部分主要起草人：欧阳臻、黄璐琦、郭兰萍、詹志来、郭亮、杨倩、谭沛、张辉、杨翠云、王笃军。

道地药材 第80部分：苏薄荷

1 范围

T/CACM 1020 的本部分规定了道地药材苏薄荷的来源及形态、历史沿革、道地产区及生境特征、质量特征。

本部分适用于中华人民共和国境内道地药材苏薄荷的生产、销售、鉴定及使用。

2 规范性引用文件

下列文件对于本文件的应用是必不可少的。凡是注日期的引用文件，仅注日期的版本适用于本文件。凡是不注日期的引用文件，其最新版本（包括所有的修改单）适用于本文件。

T/CACM 1020.1—2016 道地药材 第1部分：标准编制通则

中华人民共和国药典一部

3 术语和定义

T/CACM 1020.1—2016 界定的以及下列术语和定义适用于本文件。

3.1

苏薄荷 subohe

产于江苏苏州、南通及周边地区的薄荷。

4 来源及形态

4.1 来源

本品为唇形科植物薄荷 *Mentha haplocalyx* Briq. 的干燥地上部分。

4.2 形态特征

多年生草本。茎直立，高30cm～60cm，下部数节具纤细的须根及水平匍匐根茎，锐四棱形，具四槽，上部被倒向微柔毛，下部仅沿棱上被微柔毛，多分枝。叶片长圆状披针形、披针形、椭圆形或卵状披针形，稀长圆形，长3cm～5cm（～7cm），宽0.8cm～3cm，先端锐尖，基部楔形至近圆形，边缘在基部以上疏生粗大的牙齿状锯齿，侧脉5对～6对，与中肋在上面微凹陷，下面显著，上面绿色；沿脉上密生余部疏生微柔毛，或除脉外余部近于无毛，上面淡绿色，通常沿脉上密生微柔毛；叶柄长2mm～10mm，腹凹背凸，被微柔毛。轮伞花序腋生，轮廓球形，花时径约18mm，具梗或无梗，梗可长达3mm，被微柔毛；花梗纤细，长2.5mm，被微柔毛或近于无毛。花萼管状钟形，长约2.5mm，外被微柔毛及腺点，内面无毛，10脉，不明显，萼齿5，狭三角状钻形，先端长锐尖，长1mm。花冠淡紫色，长4mm，外面略被微柔毛，内面在喉部以下被微柔毛，冠檐4裂，上裂片先端2裂，较大；其余3裂片近等大，长圆形，先端钝。雄蕊4，前对较长，长约5mm，均伸出于花冠之外，花丝丝状，无毛，花药卵圆形，2室，室平行。花柱略超出雄蕊，先端近相等2浅裂，裂片钻形。花盘平顶。小坚果卵珠形，黄褐色，具小腺窝。花期7月~9月，果期10月。

5 历史沿革

5.1 品种沿革

薄荷始载于唐代孙思邈《千金食治》中，名为蕃荷菜，书中云："味苦、辛，温，无毒。可久食，却肾气，令人口气香絜。主辟邪毒，除劳弊。形瘦疲倦者不可久食，动消渴病。"《新修本草》记载："主贼风伤寒，发汗，恶气，心腹胀满，霍乱，宿食不消，下气。煮汁服，亦堪生食。人家种之，饮汁发汗，大解劳乏。"说明薄荷在唐代就已经开始种植。

宋代《本草图经》曰："薄荷，旧不著所出州土，而今处处皆有之。茎、叶似荏而尖长，经冬根不死，夏、秋采茎叶，曝干。古方稀用，或与薤作齑食。近世医家治伤风，头脑风，通关格及小儿风涎，为要切之药，故人家园庭间多莳之。又有胡薄荷，与此相类，但味少甘为别。生江浙间，彼人多以作茶饮之，俗呼新罗薄荷。近京僧寺亦或植一二本者。《天宝方》名连钱草者是。石薄荷，生江南山石上，叶微小，至冬而紫色，此一种不闻有别功用。"从《本草图经》可以看出当时薄荷的栽培已经比较普遍，同时也记载了有不同品种薄荷的存在，指出了除正品薄荷外的3种薄荷：胡薄荷（新罗薄荷），味道稍甜，可作茶饮用；连钱草为近京僧寺栽培，或许也可作茶；石薄荷，则不作药用，也不作茶用。《本草衍义》首次提出了龙脑薄荷之名："薄荷，世谓之南薄荷，为有一种龙脑薄荷，故言南以别之。"《宝庆本草折衷》记载："生南京及岳州。今处处园庭间多莳有之。生吴中者名为吴菝蔺，生胡地者名为胡菝蔺，一名新罗菝蔺。今江浙间亦有之。"该书中提到了3组产地：南京和岳州，南京为今河南商丘南，岳州为今湖南岳阳，这是较早的薄荷产地记载，不过此后就很少标记这里是产地了；吴中，今江苏苏州，这里是后来著名的薄荷道地产区；江浙间，与《本草图经》"胡薄荷……生江浙间，彼人多以作茶饮之，俗称新罗薄荷"的记载类似。

明代《本草品汇精要》云："惟一种龙脑薄荷，于苏州郡学前产之，盖彼逵势似龙，其地居龙脑之分，得禀地脉灵异，故其气味功力倍于他所，谓之龙脑薄荷。非此则皆劣矣。〔道地〕出南京、岳州及苏州郡学前者为佳。"明确指出了苏州郡（今江苏苏州）是薄荷的道地产区之一。《本草蒙筌》曰："薄荷味辛、苦，气温。气味俱薄，浮而升，阳也。无毒。又名鸡苏，各处俱种。姑苏龙脑者第一，五月端午日采干。"李时珍《本草纲目》曰："薄荷，人多栽莳。二月宿根生苗，清明前后分之。方茎赤色，其叶对生，初时形长而头圆，及长则尖。吴、越、川、湖人多以代茶。苏州所莳者，茎小而气芳，江西者稍粗，川蜀者更粗，入药以苏产为胜。"此后江苏苏州为薄荷道地产区成为共识。如《本草乘雅半偈》曰："薄荷多栽莳，亦有野生者。茎叶气味，皆相似也……吴、越、川、湖以之代茗，唯吴地者茎小叶细，臭胜诸方，宛如龙脑，即称龙脑薄荷；江右者茎肥；蜀汉者更肥，入药俱不及吴地者良。"

清代《本草易读》载薄荷"处处有之，人家多栽莳之……苏产者良"。汪昂《本草备要》载薄荷"苏产气芳者良"。《本草从新》曰："苏州所莳者，茎小而气芳，最佳。"《本草害利》曰："处处有之，苏产为胜，夏、秋采茎叶曝干。"

民国时期《增订伪药条辨》曰："薄荷六七月出新。苏州学宫内出者，其叶小而茂，梗细短，头有螺蛳蒂，形似龙头，故名龙脑薄荷。气清香，味凉沁，为最道地。太仓、常州产者，叶略大，梗亦细，一茎直上，无龙头形。气味亦略淡。有头二刀之分，头刀力全，叶粗梗长，香气浓厚；二刀乃头刀割去后，留原根抽茎再长，故茎梗亦细，叶亦小，气味亦略薄，尚佳。杭州笕桥产者，梗红而粗长，气浊臭，味辣，甚次。山东产者，梗粗叶少，不香，更次。二种皆为侧路，不宜入药。"明确提出了苏州为薄荷的道地产区。《药物出产辨》曰："薄荷，产江西吉安府、湖南允州府、河南禹州府、江苏太仓州。夏季出新。又名鸡苏。薄荷冰亦由此制出。”

《中药材手册》（1959）记载：“薄荷全国大部地区均有生产。主产于江苏苏州、太仓，浙江笕桥，河北安国及江西等地。江苏苏州专区所产的龙脑薄荷质量最佳，但产量很少。”《药材资料汇编》（1959）记载：“以江苏太仓产称‘苏薄荷’，为道地药材……其附近的嘉定、常熟、苏州及苏北的南通、海门等地均有生产，统称‘苏薄荷’。”《中华本草》（1999）记载：“主要栽培于江苏南通、海门、东台、淮阴、盐城、徐州、太仓等地……江苏、安徽所产者为苏薄荷。”

综上分析，薄荷始载于唐代孙思邈的《千金食治》。从明代起，明确江苏苏州为薄荷道地产区，主流品种为唇形科植物薄荷 *Mentha haplocalyx* Briq.。近代以来，以江苏太仓、南通等周边地区产薄荷质量最佳，称“苏薄荷”，为道地药材。因此，本标准将薄荷的道地药材定为苏薄荷。

5.2 产地沿革

本草文献记载薄荷在唐代就已经开始种植，自宋代起产地扩大，处处有之。明代开始明确了以苏州所产薄荷为佳。近代以来，薄荷在全国大部分地区均有生产，主要为栽培品，主产于江苏苏州、太仓、南通、海门，浙江笕桥，河北安国，安徽及江西等地。以江苏太仓、南通及周边地区为道地产区。苏薄荷产地沿革见表1。

表1 苏薄荷产地沿革

年代	出处	产地及评价
宋	《本草图经》	薄荷，旧不著所出州土，而今处处皆有之……又有胡薄荷，与此相类，但味少甘为别。生江浙间，彼人多以作茶饮之，俗呼新罗薄荷。近京僧寺亦或植一、二本者。《天宝方》名连钱草者是。石薄荷，生江南山石上，叶微小，至冬而紫色，此一种不闻有别功用
	《本草衍义》	薄荷，世谓之南薄荷，为有一种龙脑薄荷，故言南以别之
	《宝庆本草折衷》	生南京，及岳州（今湖南岳阳）。今处处园庭间多莳有之。生吴中者名为吴菝蔺，生胡地者名为胡菝蔺，一名新罗菝蔺。今江浙间亦有之
明	《本草品汇精要》	旧不著所出州土，今江浙处处有之。〔道地〕出南京、岳州及苏州郡学前者为佳
	《本草蒙筌》	姑苏龙脑者第一，五月端午日采干
	《本草纲目》	今人药用，多以苏州者为胜……吴、越、川、湖人多以代茶。苏州所莳者，茎小而气芳，江西者稍粗，川蜀者更粗，入药以苏产为胜
	《本草乘雅半偈》	薄荷多栽莳，亦有野生者。茎叶气味，皆相似也……吴、越、川、湖以之代茗，唯吴地者茎小叶细，臭胜诸方，宛如龙脑，即称龙脑薄荷；江右者茎肥；蜀汉者更肥，入药俱不及吴地者良
清	《本草易读》	处处有之，人家多栽莳之……苏产者良
	《本草备要》	苏产气芳者良
	《本草从新》	苏州所莳者，茎小而气芳，最佳
	《本草害利》	处处有之，苏产为胜，夏、秋采茎叶曝干

表1（续）

年代	出处	产地及评价
民国	《增订伪药条辨》	苏州学宫内出者，其叶小而茂，梗细短，头有螺螄蒂，形似龙头，故名龙脑薄荷。气清香，味凉沁，为最道地。太仓常州产者，叶略大，梗亦细，一茎直上，无龙头形。气味亦略淡。有头二刀之分，头刀力全，叶粗梗长，香气浓厚；二刀乃头刀割去后，留原根抽茎再长，故茎梗亦细，叶亦小，气味亦略薄，尚佳。杭州笕桥产者，梗红而粗长，气浊臭，味辣，甚次。山东产者，梗粗叶少，不香，更次。二种皆为侧路，不宜入药
	《药物出产辨》	薄荷产江西吉安府、湖南允州府、河南禹州府、江苏太仓州
现代	《中药材手册》	薄荷全国大部地区均有生产。主产于江苏苏州、太仓，浙江笕桥，河北安国及江西等地。江苏苏州专区所产的龙脑薄荷质量最佳，但产量很少
	《药材资料汇编》	以江苏太仓产称"苏薄荷"，为道地药材……其附近的嘉定、常熟、苏州及苏北的南通、海门等地均有生产，统称"苏薄荷"
	《中华本草》	主要栽培于江苏南通、海门、东台、淮阴、盐城、徐州、太仓等地……江苏、安徽所产者为苏薄荷

6 道地产区及生境特征

6.1 道地产区

江苏苏州、南通及周边地区。

6.2 生境特征

主产区江苏苏州太仓地处北纬31°20′~31°45′，东经120°58′~121°20′，位于江苏东南部、长江口南岸，占地面积约为620km^2。该地区属北亚热带南部湿润气候，四季分明，阳光充足，年平均气温16.3℃，1月平均气温2.5℃，7月平均气温28℃，年平均降水量1055mm，无霜期226d，年平均日照时数1858.1h。江苏南通地处北纬31°01′~32°43′，东经120°12′~121°55′，位于黄海南部、长江入海口东岸，占地面积约为8544km^2。该区域属北亚热带湿润气候，光照充足，雨水充沛，四季分明，温和宜人，年平均气温15.1℃，1月份最冷，平均气温3℃；7月~8月最热，平均气温27℃，年平均降水量1040mm，无霜期242d~257d，年平均日照时数2200h。苏薄荷喜温暖潮湿、阳光充足和雨量充沛的环境，对环境适应性较强，生于水旁潮湿地，在海拔2100m以下地区都可以生长，土壤条件一般以疏松、肥沃、湿润的夹砂土或油砂土较好。江苏苏州太仓和南通生境特征较为相似，适宜苏薄荷生长。

7 质量特征

7.1 质量要求

应符合《中华人民共和国药典》一部对薄荷的相关质量规定。

7.2 性状特征

薄荷茎呈方柱形，有对生分枝，长15cm~40cm，直径0.2cm~0.4cm；表面紫棕色或淡绿色，棱角处具茸毛，节间长2cm~5cm；质脆，断面白色，髓部中空。叶对生，有短柄；叶片皱缩卷曲，完整者展平后呈宽披针形、长椭圆形或卵形，长2cm～7cm，宽1cm～3cm；上表面深绿色，下表面灰绿色，稀被茸毛，有凹点状腺鳞。轮伞花序腋生，花萼钟状，先端5齿裂，花冠淡紫色。揉搓后有特殊清凉香气，味辛、凉。

苏薄荷茎呈方柱形，表面多紫棕色，有对生分枝，有的局部有螺旋，长15cm～40cm，直径0.2cm～0.4 cm。棱角处具茸毛，分枝较多且长，茎部上端浅紫色或灰褐色，断面髓部中空。叶皱缩卷曲，完整者展平后叶片呈披针形，长2cm～7cm，宽1cm～3cm；叶基楔形，先端渐尖，边缘锯齿状。叶面密被茸毛，具突出的凹点状腺鳞，上表面深绿色，下表面浅绿色。轮伞花序腋生，花冠白色或深紫色，雄蕊超出花冠。揉搓后有特殊清凉香气，味辛、凉，浓郁。

苏薄荷与其他产地薄荷性状鉴别要点见表2。

表2 苏薄荷与其他产地薄荷性状鉴别要点

比较项目	苏薄荷	其他产地薄荷
茎	茎方形，表面多紫棕色，有的局部有螺旋，分枝较多且长，茎部上端浅紫色或灰褐色	茎有对生分枝，表面紫棕色或淡绿色
叶	叶片上表面深绿色，下表面浅绿色，叶面密被茸毛，具突出的凹点状腺鳞	叶片上表面深绿色，下表面灰绿色，稀被茸毛，有凹点状腺鳞
花	花冠白色或深紫色	花冠淡紫色
气味	揉搓后有特殊清凉香气，味辛、凉，浓郁	揉搓后有特殊清凉香气，味辛、凉

参 考 文 献

［1］国家药典委员会．中华人民共和国药典一部［S］．北京：中国医药科技出版社，2015：377－378.

［2］中国科学院中国植物志编辑委员会．中国植物志：第六十六卷［M］．北京：科学出版社，1977：263－264.

［3］孙思邈．千金食治［M］．吴受琚注释．北京：中国商业出版社，1985：52.

［4］苏敬等．新修本草（辑复本）［M］．尚志钧辑校．合肥：安徽科学技术出版社，1981：471.

［5］苏颂．本草图经［M］．尚志钧辑校．合肥：安徽科学技术出版社，1994：584.

［6］寇宗奭．本草衍义［M］．颜正华，常章富，黄幼群点校．北京：人民卫生出版社，1990：145.

［7］陈衍．宝庆本草折衷［M］．郑金生整理．北京：人民卫生出版社，2007：625.

［8］刘文泰．本草品汇精要［M］．北京：人民卫生出版社，1982：876－877.

［9］陈嘉谟．本草蒙筌［M］．北京：人民卫生出版社，1988：108－109.

［10］李时珍．本草纲目［M］．北京：人民卫生出版社，1977：2063－2064.

［11］卢之颐．本草乘雅半偈［M］．北京：人民卫生出版社，1986：529－530.

［12］汪讱庵．本草易读［M］．北京：人民卫生出版社，1987：170.

［13］汪昂．全图本草备要［M］．谢观，董丰培评校．重庆：重庆大学出版社，1996：82.

［14］吴仪洛．本草从新［M］．北京：中国中医药出版社，2013：49－50.

［15］凌奂．本草害利［M］．北京：中医古籍出版社，1982：93.

［16］曹炳章．增订伪药条辨［M］．上海：上海科学技术出版社，1959：28.

［17］陈仁山，蒋淼，陈思敏，等．药物出产辨（三）［J］．中药与临床，2010，1（3）：62－64.

［18］中华人民共和国卫生部药政管理局．中药材手册［M］．北京：人民卫生出版社，1959：360－361.

［19］中国药学会上海分会，上海市药材公司．药材资料汇编：上集［M］．上海：科技卫生出版社，1959：260－261.

［20］国家中医药管理局《中华本草》编委会．中华本草：第5册［M］．上海：上海科学技术出版社，1999：79.

［21］邵扬，叶丹，欧阳臻，等．薄荷的生境适宜性区划及品质区划研究［J］．中国中药杂志，2016，41（17）：3169－3175.
